神经内科常见疾病诊断与治疗

SHENJING NEIKE CHANGJIAN JIBING ZHENDUAN YU ZHILIAO

主　编　曾昭龙　陈文明
副主编　王展航　钟水生　胡湘蜀　胡运新
　　　　廖华印　卢健军　李　波
编著者　（以姓氏笔画为序）

王玉周　王展航　卢健军　叶锦龙
包泽岩　匡祖颖　刘志红　闫　丽
李　花　李　波　李志刚　杨　慧
吴明秀　张　玮　张佩琪　陈文明
陈炳光　欧阳梅　罗旌攀　金　洋
胡全喜　胡运新　胡琼力　胡湘蜀
钟　钧　钟水生　费凌霞　柴　英
徐　炎　郭馨文　唐晓梅　董晓立
曾昭龙　温友禄　温金峰　廖华印
廖硕希　潘梦秋

河南科学技术出版社
· 郑州 ·

内容提要

本书由神经内科专家编写,作者参考国内外最新文献,结合自己丰富的临床实践和教学经验,较详细地介绍了神经内科常见疾病的诊断与治疗技术。全书共 13 章,包括头痛、眩晕及相关疾病、脑血管疾病、中枢神经感染性及脱髓性疾病、痴呆、运动障碍、遗传变性、癫痫、脊髓疾病、周围神经病、神经肌肉疾病、神经症性障碍等。每种疾病概述其病因病理,详述诊断、治疗和临床体会。本书内容丰富,阐述简明,实用性强,适合神经内科医生和基层医务人员阅读参考。

图书在版编目（CIP）数据

神经内科常见疾病诊断与治疗/曾昭龙，陈文明主编. －郑州：河南科学技术出版社，2018.4（2018.11 重印）

ISBN 978-7-5349-9141-7

Ⅰ.①神…　Ⅱ.①曾…　②陈…　Ⅲ.①神经系统疾病－常见病－诊疗　Ⅳ.①R741

中国版本图书馆 CIP 数据核字（2018）第 038522 号

出版发行：河南科学技术出版社
北京名医世纪文化传媒有限公司
地址：北京市丰台区丰台北路 18 号院 3 号楼 511 室　　邮编：100073
电话：010-53556511　010-53556508
策划编辑：杨磊石
文字编辑：陈　鹏
责任审读：杜云祥　周晓洲
责任校对：龚利霞
封面设计：吴朝洪
版式设计：王新红
责任印制：陈震财
印　　刷：北京盛通印刷股份有限公司
经　　销：全国新华书店、医学书店、网店
开　　本：787 mm×1092 mm　1/16　　**印张：**17.25　　**字数：**400 千字
版　　次：2018 年 4 月第 1 版　　2018 年 11 月第 2 次印刷
定　　价：88.00 元

如发现印、装质量问题，影响阅读，请与出版社联系并调换

序

随着神经影像、基因检测等技术的飞速发展,神经系统疾病的诊疗水平得到空前的提升。由于神经系统解剖的复杂性、致病因素和病情种类的多样性,以及人类社会环境的变迁、神经系统疾病谱系的变化,神经系统疾病的诊疗依然存在着相当大的难度。这就需要医师们时刻以患者为中心,在临床实践中努力学习、刻苦钻研、善于总结,不断提升自己的诊疗水平,最大限度地解除患者的痛苦。

广东三九脑科医院作为一家脑病专科医院,建院 24 年以来,所服务的病人来自全国乃至东南亚、非洲、东欧等地,其疾病的疑难复杂性给医师们提出了严峻的挑战,客观上也为医师们提供了宝贵的临床实践与积累机会。《神经内科常见疾病诊断与治疗》一书的编写,正是他(她)们长期临床工作的经验积累和总结。与别的神经专科著作有所不同之处在于,本书更加突出临床实用性,每一章节中"临床体会"部分是作者们根据自己的诊疗心得写出来的,确实难能可贵,值得读者们去借鉴。因此,本书定会给广大基层医师、年轻的神经病学专科医师带来很好的参考和指导作用。

"宝剑锋从磨砺出,梅花香自苦寒来"。医学作为一种集科学和人文为一体的非常特别的专业,需要长期的经验积累和总结,也需要不断地求真与创新。让我们将现代科学技术、人文关怀和长期的临床经验三者有机结合,更好地为广大患者服务。也真诚地希望广东三九脑科医院的同行们继续努力,再创辉煌!

南方医科大学专家组成员

2017 年 8 月 1 日于广州

田时雨

注:田时雨系中央首长保健医师,国家卫生部《中国医药卫生科技成果鉴定专家名录》库专家,资深教授,羊城十大名医,《神经病诊断学》主编,获得全军医学终身成就奖、享受国务院政府特殊津贴。)

前　言

　　20 世纪以来神经病学作为医学科学的一个重要分支得到了飞速的发展,神经内科也已经成为各级综合医院的重要学科之一,作为神经内科医师如何从当今这个科技与知识爆炸式增长的时代获取有用的医疗信息,使自己能够快速成长为一名合格的专科医师,需要自己不断地去学习、去实践、去总结。

　　我们将临床上常见的神经内科疾病编辑成册,编写时力求做到"简明扼要、突出重点",强调临床的实用性。对临床诊断与治疗部分阐述得相对详细,对于概述、病因病机等内容力求简明,对临床有指导意义的内容以"临床体会"的形式单独列出。这其中既有我们自己的经验和体会,也借鉴了其他专家的临床经验,同时参考了相关的专家共识或指南。由于篇幅的限制,对于药物的作用机制及不良反应很少提及,临床使用时应加以注意。书中列出的有些疾病在基层医院可能很少见到,但在我们脑病专科医院会经常面对,对于这些疾病我们也将其收录于书中,以便读者能够更好地认识和查阅。本书主要面向从事临床一线工作的神经内科医师、全科医师和即将步入临床工作的医学生,对非神经专科医师也具有一定的参考价值。

　　我们在编写过程中,参考了许多相关专著及文献,借鉴了许多专家的知识和经验,书中没有一一列出,在此向相关的作者和专家致歉并表示衷心的感谢!虽然我们竭尽全力,但书中的内容仍存在某些不足和纰漏,欢迎大家给予批评指正。

编　者

2017 年 8 月于广州

目　录

第 1 章

头 痛

头痛是指头颅上半部(眉弓、耳郭上部、枕外隆突连线以上)的疼痛,是内科疾病中一种最常见的症状。它既可以是单一疾病,也可以是躯体某些器质性疾病的信号或并发症。临床上通常将其分为原发性头痛和继发性头痛,本章主要讨论的是原发性头痛。

一、解剖学基础

头痛是由于头颅的疼痛感受器受到某些致病因素(物理的或化学的)刺激产生异常神经冲动,经痛觉传导通路到达大脑皮质进行分析产生痛觉(精神性头痛纯系患者的主观体验属例外),头颅的各种组织结构因含痛觉感受器多少和性质不同,有些组织对痛觉敏感,有的不敏感。

1. 颅外对疼痛敏感的结构

(1)颅外动脉:额动脉和眶上动脉、颞浅动脉、耳后动脉和枕动脉。这些动脉对扩张、牵拉、扭曲极为敏感,这是血管性头痛的主要原因。

(2)颅外肌肉:颞肌、项部深层的半棘肌、头最长肌、颈最长肌及枕下肌肉、项部中层的头夹肌和颈夹肌、浅部的斜方肌、肩胛提肌和菱形肌;这些肌肉的持续收缩和血流受阻引起代谢产物堆积并释放致痛物质而产生疼痛。

(3)颅外末梢神经:常见为滑车神经、眶上神经、耳颞神经、枕大神经、枕小神经和耳

大神经,若受到刺激,可产生深部放射痛。

(4)头颅骨膜:颅底骨膜对疼痛敏感。

2. 颅内对疼痛敏感的结构

(1)血管:主要是脑膜动脉、脑底动脉环、大部分静脉窦及皮质静脉。

(2)脑膜:颅前、后凹及脑膜中动脉周围硬膜有痛感,小脑幕上痛感明显。

(3)神经:主要为三叉神经、面神经、舌咽神经及迷走神经、颈 1～3 脊神经的分支。

二、病因和发病机制

【病因】 引起头痛的病因很多,临床上通常分为原发性和继发性两类。前者不能归因于某一确切的病因,称之为原发性头痛,常见的有偏头痛、紧张性头痛等;后者病因可涉及各种颅内病变如脑血管疾病、颅内感染、颅脑外伤,全身性疾病如发热、内环境紊乱以及滥用精神活性药物等。

【发病机制】 由于病因不同,其发病机制也不一样。

1. 血管病变:①血管被牵拉、伸展、挤压、移位;②动脉扩张;③静脉扩张;④血管炎症。

2. 脑膜受刺激。

3. 肌肉病变。

4. 神经病变。

5. 血管活性物质对组织的刺激。

6. 中枢神经系统的异常放电。

三、诊断思路

1. 病史采集

(1)头痛的发生速度。

(2)头痛的部位。

(3)头痛发生的时间和持续时间。

(4)头痛的程度。

(5)头痛的性质。

(6)头痛的伴随症状。

(7)头痛诱发、加重及缓解因素。

(8)头痛的周期性。

(9)头痛是首发症状还是在某个疾病过程中出现的。

(10)是否有高血压病,严重的心、肾、肝疾病,有无糖尿病、甲状腺功能亢进等内分泌疾病。

2. 体格检查　临床检查时,除了注意神经系统检查外,还必须同时注意一般体格检查。

3. 辅助检查

(1)影像学检查:头颅 CT 或 MR,DR 颈椎片。

(2)脑电图。

(3)脑血流图。

(4)心理评估。

(5)脑脊液检查。

4. 诊断要点　对于原发性头痛患者除心理评估可能出现异常外,其他检查一般无特殊诊断意义,进行辅助检查的目的是为了排除其他疾病引起的头痛。

(1)排除全身性疾病引起的头痛

①心血管系统疾病:如高血压、高血压脑病。

②急性感染性疾病:如细菌、病毒及寄生虫感染,尤其伴发热时常出现头痛。

③血液病:贫血、白血病等,尤其是白血病侵及脑膜或合并颅内出血时。

④内分泌及代谢性疾病。

⑤变态反应性疾病。

⑥外源性中毒。

⑦物理因素。

(2)排除眼、耳、鼻、咽喉及口腔等引起的头痛

①眼源性:如屈光不正、青光眼、斜视等。

②耳源性:如急性及慢性化脓性中耳炎等。

③鼻源性:急慢性鼻炎、鼻窦炎、鼻中甲肥大或偏曲等。

④咽喉源性:急慢性喉炎、鼻咽癌转移。

⑤口腔、颌面部疾病:牙髓炎、颞颌关节疾病等。

(3)排除颅内器质性病变引起的头痛

①颅内感染。

②颅内占位病变。

③颅脑外伤。

④脱髓鞘病变。

5. 头痛的诊断流程(图 1-1)

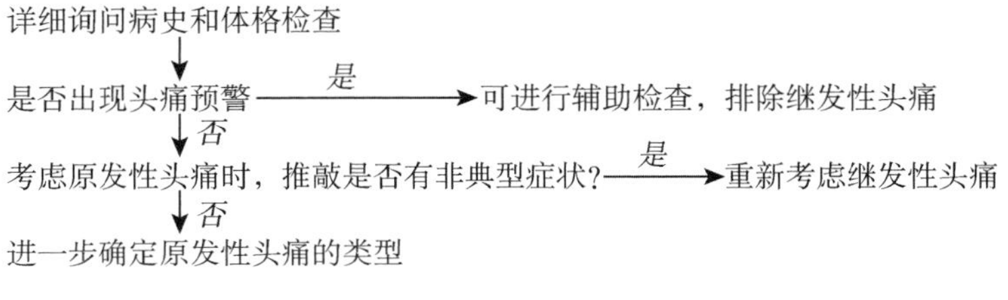

图 1-1　头痛诊断流程

（曾昭龙）

第一节　偏头痛

偏头痛是一种慢性发作性神经血管疾病,以发作性、偏侧、搏动样头痛为主要临床特征。严重的偏头痛被世界卫生组织定为最致残的慢性疾病之一,类同于痴呆、四肢瘫痪和严重精神疾病。最新流行病学调查显示:在我国 18—65 岁人口中,偏头痛的发病率为 9.3%,男孩的发病率与女孩相同,都是 6%,但随着年龄的增长,女性的偏头痛发病率会逐渐增高,男:女=1:3。

【病因和发病机制】

1. 病因　目前偏头痛的发病原因并不完全清楚,但从临床上观察,许多因素可促使其诱发。

(1)激素性:月经、排卵、口服避孕药、激素替代。

(2)食物性:乙醇、亚硝酸盐(腌制食品)、谷氨酸钠(味精等)、阿司帕坦、巧克力、奶酪、饮食不规律。

(3)心理性:精神紧张、焦虑、抑郁。

(4)环境性:强光、日晒、噪声、气味、天气变化、高海拔。

(5)睡眠相关性:缺少睡眠、过多睡眠。

(6)药物性:硝酸甘油、组胺、雌激素、雷尼替丁、利血平等。

(7)其他:头部外伤、强体力劳动、疲劳。

2. 发病机制

(1)血管学说:认为血管先收缩,如眼动脉收缩造成视觉先兆如偏盲、闪光等,继之血管剧烈扩张,血流瘀滞而头痛,2～4 小时后恢复正常。

(2)神经学说:认为脑功能紊乱始于枕叶,以 2～3mm/min 的速度向前推进并蔓延及全头部,借此解释视觉先兆和头痛,称为扩散性皮质抑制现象。

(3)神经源性炎症反应学说:认为不明原因的刺激物刺激三叉神经,使三叉神经末端

释放化学特质如 P 物质,导致局部炎性反应和血管舒张,激发头痛。

(4)血管神经联合学说:认为各种不同刺激物可影响皮质、丘脑、下丘脑,然后刺激脑干。脑干的兴奋导致皮质功能改变,出现先兆症状,然后引起血管扩张,刺激三叉神经,使神经末端产生局部炎症反应;另一方面促使血小板释放 5-羟色胺(5-HT),促使 5-HT 浓度下降,抗疼痛的作用减弱,导致头痛加重。

【诊断与鉴别诊断】

1. 临床表现　典型的偏头痛病人将经历下列四个阶段。

(1)前驱症状:在偏头痛发作前一天或数天患者会有一些异常现象,如畏光、怕声、情绪不稳定、困倦、水肿等。

(2)先兆症状:主要是视觉症状(如眼前闪光、冒金星、视野缺损等)、感觉症状(如针刺感、麻木感等)、语言功能障碍。持续时间约数分钟至 1 小时。有少许患者只有先兆而不头痛。

(3)头痛症状:剧烈头痛,头痛多位于一侧,呈搏动感,逐渐蔓延及全头部,伴恶心、呕吐、畏光、怕声,持续时间 4～72 小时。

(4)后遗症状:发作终止后,患者感到疲劳、无力、食欲差,1～2 天后好转或消失。

2. 辅助检查　所有的检查对单纯的偏头痛患者无诊断价值,检查的目的是为了排除其他引起头痛的疾病,可根据患者的情况,选择进行头颅 CT、MR 及脑电图、脑脊液等检查。

3. 诊断要点　偏头痛的诊断主要根据患者的病史、临床表现(包括头痛的部位、性质、程度、持续时间、伴随症状、先兆表现和活动的影响)、家族史、神经系统检查及相关检查结果进行综合判断,必须排除继发性头痛

和其他类型的原发性头痛。目前偏头痛的诊断主要根据国际头痛协会制订的《国际头痛疾患分类第3版(试用版),2013》的诊断标准进行分类和诊断。

(1)无先兆偏头痛(普通型偏头痛,单纯型偏头痛)

①至少有5次发作符合下述2～4项标准。

②头痛发作持续时间4～72小时(未经治疗或治疗无效者)。

③头痛至少具有下列特点中的两项:a.局限于单侧;b.搏动性;c.程度为中度或重度;c.日常体力活动(如走路或爬楼梯)会加重头痛或头痛时避免此类活动。

④头痛期至少具有下列中的一项:a.恶心和(或)呕吐;b.畏光和怕声。

⑤不能归因于其他疾病。

(2)有先兆偏头痛(典型偏头痛,复杂型偏头痛)

①至少符合无先兆头痛2～4项特征的2次发作。

②先兆至少有下列一种表现,没有运动无力症状:a.完全可逆的视觉症状:包括阳性症状(如闪烁的光、点、线)及(或)阴性症状(如视觉丧失)。b.完全可逆的感觉症状:包括阳性症状(如针刺感)及(或)阴性症状(如麻木感)。c.完全可逆的语言功能障碍。

③至少满足下列的两项:a.同向视觉症状及(或)单侧感觉症状;b.至少一个先兆症状逐渐发展的过程≥5分钟,和(或)不同先兆症状接连发生,过程≥5分钟;c.每个症状持续5～60分钟。

④在先兆症状同时或在先兆发生后60分钟内出现头痛,头痛符合无先兆偏头痛标准2～4项。

⑤不能归因于其他疾病。

(3)慢性偏头痛

①每个月头痛≥15天,持续3个月以上。

②平均持续时间超过每次4小时(未治疗)。

③至少符合以下1项:a.符合国际头痛协会(IHS)诊断的偏头痛病史;b.典型偏头痛特征弱化或消失但发作频率增加超过3个月;c.期间有符合IHS诊断标准的偏头痛发作。

④不符合新发每日头痛或持续偏侧头痛的诊断。

⑤除外其他原因引起的头痛。

(4)特殊类型的偏头痛

①偏瘫型偏头痛:多在儿童期发病,成年后停止;偏瘫可单独发生,也可伴有偏侧麻木、失语;偏头痛消退后可持续10分钟至数周不等。有家族型和散发型。

②基底型偏头痛:儿童和青春期女性发病较多,先兆症状为完全可逆的视觉症状(如闪光、暗点)、脑干症状(如眩晕、复视、眼球震颤、共济失调、黑矇),也可出现意识模糊和跌倒发作;先兆症状持续20～30分钟后出现枕部搏动性疼痛,常伴有恶心和呕吐。

③前庭性偏头痛:具有前庭性眩晕的症状和偏头痛的发作特点,反复出现发作性的眩晕、恶心呕吐,持续5分钟至72小时,可伴有畏光、畏声等类似于偏头痛的伴随症状,且对于抗偏头痛药物有良好反应。

④偏头痛持续状态:偏头痛发作时间持续72小时以上,但期间可有短于4小时的缓解期。

4.鉴别诊断

(1)丛集性头痛:头痛部位多为一侧眼眶或球后、额颞部,头痛性质多为发作性、剧烈样疼痛,常伴有同侧结膜充血、流泪、流涕和霍纳(Horner)征,不伴恶心、呕吐。发作频率为隔日1次至每日8次,每次持续时间15分钟至3小时。男女比为9:1。

(2)紧张性头痛:头痛部位多在双侧颞部、枕部、额顶部和(或)全头部,可扩展至颈、肩、背;头痛性质多呈紧缩性、压迫性;程度为轻至中度,可呈发作性或持续性;多伴有焦虑、抑郁表现。

(3)症状性偏头痛:临床上也可表现为类似偏头痛性质的头痛,可伴有恶心、呕吐,但无典型的偏头痛发作过程。大部分病例可有局灶性神经功能缺失或刺激症状,头颅影像学检查可显示病灶。同时注意排除高血压。

【治疗】 由于偏头痛具有反复发作的特点,因此平时生活调理及保健非常重要:保持健康的生活方式;寻找并避免各种诱因(如饮酒、晒太阳等);充分利用非药物干预手段(按摩、理疗、生物反馈、认知行为治疗和针灸等);对于发作频繁或疼痛剧烈的患者需要进行药物干预,包括急性期治疗和预防治疗。

1. 急性期的治疗 急性发作期治疗的目的是迅速缓解疼痛、消除伴随症状及恢复病人的功能,常用的药物如下。

(1)非甾体消炎药:主要用于轻至中度头痛患者及对这类药物反应好的患者。

阿司匹林(ASA):500mg,口服,每日1~3次。

布洛芬:200~300mg,口服,每日1~2次。

萘普生:250~500mg,口服,每日1~3次。

对乙酰氨基酚:500mg,口服,每日1~2次。

复方阿司匹林片(ASA250mg+对乙酰氨基酚200~250mg+咖啡因50mg):1片,口服,每日1~3次。

(2)麦角胺制剂:主要用于单用镇痛药不能较好缓解头痛或有明显不良反应的中、重度偏头痛患者。

甲磺酸双氢麦角碱:1~2mg,口服,每日3次。

麦角胺:首剂2mg,口服,如未缓解,继以每半小时1mg给药;最大剂量:24小时6mg,每周10mg。

(3)曲坦类:为5-羟色胺(5-HT)受体激动药,已有7种曲坦类药物用于临床,如舒马普坦、佐米普坦、依来曲普坦、利扎曲普坦、那拉曲普坦、氟伐曲坦(夫罗曲坦)、阿莫曲坦。目前我国市场有舒马普坦、佐米普坦、利扎曲普坦。对中、重度偏头痛有良好的疗效,耐受性良好。

舒马普坦:首剂50~100mg,间隔2小时以上可重复用药,最大剂量24小时300mg。

利扎曲普坦:首剂5~10mg,间隔2小时以上可重复用药,最大剂量24小时20~30mg,肝肾功能损害者用量减半。

佐米普坦:首剂2.5mg,间隔2小时以上可重复用药,最大剂量24小时15mg,肝肾功能损害者最大剂量2.5mg。

(4)阿片类镇痛药:用于频繁头痛发作者、顽固性经期偏头痛、单纯镇痛药无法解除的头痛及对麦角胺和舒马普坦禁忌或不能耐受者,可单独使用或与镇痛药联用。

曲马多:首剂50~100mg,维持剂量:50~100mg,每日3~4次。

可待因:每次15~30mg,每日30~90mg,极量:0.25g。

(5)止吐药物:主要用于头痛时伴有频繁呕吐者。

甲氧氯普胺(胃复安):10mg,口服或肌内注射,必要时可重复。

多潘立酮(吗丁啉):10mg,口服,每日3次,饭前半小时服。

2. 预防治疗 并不是所有的偏头痛患者都需要预防性治疗,当患者出现下列情况时需要考虑进行预防性治疗:①近3个月内平均每个月发作2次或头痛超过4天;②急性期治疗无效或有禁忌证无法治疗;③每周至少使用镇痛药物2次以上;④特殊类型的偏头痛;⑤患者的倾向;⑥月经性偏头痛。常用于预防性治疗的药物主要有以下几类。

(1)钙通道拮抗药
盐酸氟桂利嗪:每次5~10mg,睡前服。
盐酸洛美利嗪:每次5~10mg,口服,每日2次。

（2）抗癫痫药

丙戊酸钠片：每次0.2～0.4g，口服，每日2～3次。

丙戊酸镁缓释片：每次0.25～0.5g，口服，每日2次。

托吡酯（妥泰）：25mg，口服，每晚1次；7天后25mg，口服，每日2次；最大剂量每日200mg。

加巴喷丁片：0.3～0.6g，口服，每日2～3次。

（3）β-肾上腺素受体阻滞药

普萘洛尔（心得安）：20～40mg，口服，每日2～3次。

美托洛尔（倍他乐克）：50～100mg，口服，每日2次。

比索洛尔：5～10mg，口服，每日1次。

（4）三环类抗抑郁药、选择性5-HT再摄取抑制药

阿米替林片：25mg，口服，每晚1次，逐渐加至75mg，最大剂量225mg。

帕罗西汀片：20～60mg，口服，每日1次。

舍曲林片：50～200mg，口服，每日1次。

西酞普兰片：20～60mg，口服，每日1次。

安非他酮片：75mg，口服，每日1～3次，然后根据病情适当增减，一天总量不超过450mg。

文拉法辛胶囊：75mg，口服，每日1次，最大剂量不超过225mg。

3. 偏头痛持续状态的治疗

（1）丙戊酸钠持续静脉滴注：先以丙戊酸钠500mg加0.9%氯化钠100ml持续静脉滴注（时间不少于15分钟），30分钟后无缓解或疼痛未减轻达50%以上，则追加丙戊酸钠剂量，最大不超过1200mg。

（2）激素的应用：地塞米松20mg加5%

葡萄糖500ml静脉滴注，每日1次。

（3）镇痛药物使用：布桂嗪（强痛定）、哌替啶（杜冷丁）等。

（4）对症治疗：如镇静药、止吐药的应用。

【临床体会】

1. 国际头痛协会已对偏头痛的病名进行了规范，以前一些不规范的病名不再使用：如血管神经性头痛、血管性头痛、神经性头痛、原发性头痛等。

2. 并不是所有的偏头痛患者的发病部位为一侧头部，从临床观察看，约有40%的患者表现为双侧或其他部位如枕部、头顶、前额等。

3. 在偏头痛的预防治疗中，以普萘洛尔、丙戊酸钠（镁）、阿米替林、氟桂利嗪应用最为广泛，且经临床证实有较好的疗效。

4. 偏头痛的预防性治疗应从小剂量开始，逐渐达到有效剂量，达到有效剂量后要维持治疗3～6个月；如一种药物治疗效果欠佳时可考虑2～3种药物联合应用。

5. 已肯定无预防治疗偏头痛作用的药物：尼莫地平、卡马西平、苯妥英钠、维拉帕米（异搏定）、吲哚美辛（消炎痛）、麦角胺。

6. 曲坦类药与非甾体抗炎药对偏头痛的镇痛效果相似，但曲坦类药物对于非甾体抗炎药无效的偏头痛患者仍有60%左右有效。

7. 对于药物治疗无效的偏头痛患者可考虑外科干预：如颞浅动脉结扎术、微血管减压术、星状神经节阻滞等。

8. 偏头痛发作时偶然服用镇痛药是可取的，切忌长期、大量使用镇痛药，避免出现药物过度使用性头痛及胃黏膜损害。

9. 偏头痛患者大多数预后良好，且随着年龄的增长头痛会逐渐减缓，极少数患者需长期服用预防性药物。偏头痛患者如果长期得不到有效控制可增加脑卒中的风险。

（曾昭龙）

第二节 紧张性头痛

紧张性头痛是神经内科门诊中最为常见的疾病，占头痛门诊患者的 40% 左右，高于偏头痛。主要表现为慢性头部紧束样或压迫样疼痛，多为双侧或整个头部，常伴有焦虑、烦躁、失眠等症状。其并非是一种单一疾病，而是由多种因素导致的一组临床综合征。虽然其不是一种致命性的头痛，但由于头痛发生的频率高，常常给患者带来很大的痛苦，影响患者的生活质量，导致工作效率低下。

【病因和发病机制】

1. **病因** 常见的原因：头、颈、肩部姿势不良引起的后枕部和肩部肌肉收缩；休息时间不够和睡眠不足；精神心理紧张而导致的精神压力甚至焦虑或抑郁；颞颌关节功能紊乱；镇痛药物的过量或滥用等。

2. **发病机制** 目前紧张性头痛的发病机制并不十分清楚，可能与下列假说或机制有关：心理机制学说；肌肉收缩机制；中枢机制；肌筋膜机制；免疫机制；血管因素；血小板因素；遗传因素。由于紧张性头痛并不是一种疾病，而是各种原因引起的一组临床综合征，因此没有一种机制可以完全解释患者的发病机制，需根据每个患者的发病情况而定，每个患者可能与其中一种或多种机制有关。

【诊断与鉴别诊断】

1. **临床表现**

（1）多数患者为两侧头痛，多为两颞侧、后枕部、头顶部或全头部疼痛。检查时发现后颈部、肩部肌肉有压痛点，有时可以摸到一个或多个硬结，这说明颈肌处于紧张收缩状态。

（2）头痛性质为钝痛、胀痛、压迫感、麻木感或束带样紧箍感。

（3）头痛强度为轻至中度，很少因头痛而卧床不起或影响日常生活。

（4）头痛连绵不断，很多患者的症状可回

溯到 10～20 年前。

（5）虽整日头痛，但一日之内头痛可逐渐增强和逐渐减轻。

（6）常因看书学习、生气、失眠、焦虑或忧郁、月经来潮、围绝经期等因素使紧张性头痛阵发性加剧，许多患者因此不能看书、写字、操作电脑。

2. **辅助检查**

（1）脑部 CT 或 MRI 检查，以便排除颅内肿瘤、炎性脱髓鞘、寄生虫感染等疾病。

（2）脑脊液检查，以排除颅内感染性疾病。

（3）眼科特殊检查，以排除青光眼、屈光不正及其他眼部疾病。

（4）经颅多普勒检查，以了解患者血管功能及血流情况。

（5）心理相关量表测试，以进一步了解患者是否存在明显的抑郁、焦虑等情况。

根据患者的情况选择，并不是每个患者都需要进行上述检查。

3. **诊断要点** 根据国际头痛协会制订的《国际头痛疾患分类第 3 版（试用版），2013》的诊断标准进行分类和诊断。

（1）偶发阵发性紧张性头痛诊断标准

①至少 10 次符合标准②～④的发作，平均每个月＜1 天（每年＜12 天）。

②持续 30 分钟至 7 天。

③下列 4 项特征中至少有 2 项：a. 双侧分布；b. 性质为压迫性或紧箍性（非搏动性）；c. 程度轻到中度；d. 走路或登楼等一般躯体活动不会加重头痛。

④符合以下 2 项：无恶心或呕吐；畏光或怕声。

⑤没有另一个 ICHD-3 的头痛疾病诊断能更好地解释。

（2）频繁阵发性紧张性头痛诊断标准

①至少 10 次符合标准②～④的发作，平均每个月 1～14 天，超过 3 个月（每年≥12 天，但＜180 天）。

②持续 30 分钟至 7 天。

③下列 4 项特征中至少有 2 项：a. 双侧分布；b. 性质为压迫性或紧箍性（非搏动性）；c. 轻到中度程度；d. 走路或登楼等一般躯体活动不会加重头痛。

④符合以下 2 项：a. 无恶心或呕吐；b. 畏光或怕声中不超过 1 个。

⑤没有另一个 ICHD-3 的头痛疾病诊断能更好地解释。

(3)慢性紧张性头痛诊断标准

①头痛符合诊断标准②～④，平均每个月≥15 天（每年≥180 天）3 个月以上。

②持续 30 分钟至 7 天。

③下列 4 项特征中至少 2 项：a. 双侧分布；b. 性质为压迫性或紧箍性（非搏动性）；c. 程度轻到中度；d. 走路或登楼等一般躯体活动不会加重头痛。

④符合以下 2 项：a. 无恶心或呕吐；b. 畏光或怕声中不超过 1 个。

⑤没有另一个 ICHD-3 的头痛疾患诊断能更好地解释。

(4)很可能的紧张性头痛的诊断标准：仅 1 项不满足上述紧张性头痛及其亚型的标准，且不符合其他头痛疾患的诊断标准。

4．鉴别诊断

(1)与偏头痛及丛集性头痛的鉴别（见偏头痛的鉴别诊断）。

(2)与颈源性头痛的鉴别：颈源性头痛主要表现为枕部、耳后部、耳下部、颈部闷胀不适或酸痛感，疼痛部位可扩展到前额、颞部、顶部，有的可同时出现同侧肩背上肢疼痛。检查可发现在耳下方颈椎旁及乳突下后方有明显压痛。病程较长者可有颈后部、颞部、顶部、枕部压痛点。部分患者压顶试验和托头试验可阳性。但也有患者无明显体征。X 线检查可见不同程度的颈椎退行性改变，有的

可见颈椎间孔狭窄，椎体前后缘增生或棘突增宽变厚，棘上韧带钙化。少数患者 CT 或 MRI 检查可见颈椎间盘突出。而紧张性头痛患者多数为两侧头痛，以两颞侧、头顶部或全头部疼痛。头痛常伴有头部压迫感、麻木感或束带样紧箍感。但许多患者常两者合并存在。

【治疗】

1．非药物治疗　包括心理治疗、物理松弛治疗、针灸推拿治疗、生物反馈治疗等。同时保证正常睡眠。

2．药物治疗

(1)镇痛药：对于轻至中度的头痛患者一般有较好的镇痛效果；对于某些严重的头痛患者仍然有效。但应注意避免频繁、大量使用，同时注意对胃肠功能的损害。常用的药物如下。

罗通定（颅痛定）：30～60mg，口服，每日 1～3 次。

阿司匹林（ASA）：500mg，口服，每日 1～3 次。

布洛芬：200～300mg，口服，每日 1～2 次。

萘普生：250～500mg，口服，每日 1～3 次。

对乙酰氨基酚：500mg，口服，每日 1～2 次。

复方阿司匹林（ASA250mg ＋对乙酰氨基酚 200～250mg ＋咖啡因 50mg）：1 片，口服，每日 1～3 次。

(2)肌肉松弛药：主要用于颅周和面部肌肉收缩的患者，或联合非药物治疗方法。

盐酸乙哌立松：50 mg，口服，每日 2～3 次。

盐酸替扎尼定：1～2mg，口服，每日 2～3 次。

巴氯芬：5～10mg，口服，每日 1～3 次。

(3)抗抑郁药：常用于合并有抑郁或焦虑的患者。

阿米替林:25mg,口服,每晚 1 次,逐渐加至 75mg,最大剂量 225mg。

帕罗西汀:20~60mg,口服,每日 1 次。

舍曲林:50~200mg,口服,每日 1 次。

西酞普兰:20~60mg,口服,每日 1 次。

安非他酮:75mg,口服,每日 1~3 次,然后根据病情适当增减,一天总量不超过 450mg。

文拉法辛:75mg,口服,每日 1 次,最大剂量不超过 225mg。

(4)丙戊酸盐:对紧张性头痛也有较好的预防作用。

丙戊酸钠片:每次 0.2~0.4g,口服,每日 2~3 次。

丙戊酸镁缓释片:每次 0.25~0.5g,口服,每日 2 次。

(5)苯二氮䓬类:具有镇静、催眠、抗焦虑、松弛肌肉、抗惊厥等多重作用,只能短时间使用,避免滥用,以防成瘾。

阿普唑仑:0.4~0.8mg,口服,每晚 1 次。

左匹克隆:7.5~15mg,口服,每晚 1 次。

(6)A 型肉毒素:适用于口服药物无效或不能耐受的顽固性头痛患者,根据患者情况选择剂量及注射点。

(7)中药:目前广泛用于紧张性头痛的治疗,可根据患者的情况,辨证选择中药汤剂或中成药。

【临床体会】

1. 绝大部分紧张性头痛患者存在心理障碍的因素,有些是因,有些则是果。因此紧张性头痛患者特别要关注心理的变化,心理相关测试和心理治疗是必要的。

2. 频繁阵发性紧张性头痛常常与无先兆性偏头痛同时存在。当头痛符合很可能的偏头痛及紧张性头痛的诊断标准时,应诊断为紧张性头痛(或符合标准的亚型),其原则就是确定性诊断胜于很可能的诊断。

3. 当头痛符合很可能的偏头痛和很可能的紧张性头痛时,则诊断为前者,一般的等级原则是将偏头痛及其亚型置于紧张性头痛及其亚型之前。

4. 对于偶发性紧张性头痛患者在头痛发作时服用简单的镇痛药即可,而对于频发性和慢性紧张性头痛患者则需预防治疗。

5. 在临床上尽量采用非药物治疗,对非药物治疗效果差的患者则加用药物治疗,一般以肌肉松弛药为主,根据患者的情况再加用抗抑郁药或抗焦虑药,避免长期使用镇痛药。阿片类镇痛药不推荐用于紧张性头痛。对于口服药物无效或不能耐受的顽固性头痛患者,可考虑使用 A 型肉毒素治疗。

6. 一般来说,紧张性头痛只要自我调节得当和通过药物治疗,症状会得到较好的控制,绝大部分患者预后良好,确有极少数患者停药后会出现头痛,需要长期服用药物维持治疗。只要把药物剂量控制好,不会再对身体造成明显的危害。

(曾昭龙　吴明秀)

第三节　丛集性头痛

丛集性头痛(CH)是一种反复发作的一侧性的剧烈头痛,主要发生于眶、眶上、颞部,持续时间为 15~180 分钟,频率从隔日 1 次到每日 8 次,持续时间为数周至数月。疼痛时伴有同侧结膜充血、流泪、鼻塞、流涕、前额和面部出汗、瞳孔缩小、上睑下垂和(或)眼睑水肿,伴或不伴不安或躁动。本病好发于 20—40 岁的青壮年男性,男女比例为(5~8):1。该病虽然十分罕见,但发作期间患者的痛苦甚至比分娩、骨折或肾结石的痛苦更甚。

【病因和发病机制】　总的来说,该病的病因及发病机制均不十分清楚。目前普遍认为该病发生机制可能与下丘脑的生理节率改变和神经内分泌紊乱有关,尤其是 5-HT 的代谢异常与 CH 的发生有着密切关系。

【诊断与鉴别诊断】

1. 临床表现

(1)发病率较低,以男性多见,男女比(5～8):1;首次发病多在 30 岁左右,60 岁以上少见。

(2)具有丛集性发作的特点:患者往往在一年的某个季节发作(头痛发作期),每天可发作 1～2 次,多数可达 8 次,每天大约在相同时间发作,有的像定时钟一样,几乎在恒定的时间发作,每次发作症状和持续时间几乎相同。持续 2 周至 4 个月,接着是 1～2 年的间歇期。

(3)头痛固定于一侧眼及眼眶周围,多发生在下午或晚间,初时感觉一侧眼及眼眶周围胀感或压迫感,数分钟后迅速发展为剧烈胀痛或钻痛,可向同侧额颞部和顶枕部扩散,同时伴有疼痛侧球结膜充血、流泪、流涕、出汗、眼睑轻度水肿,少有呕吐。60%～70% 的患者发作时病侧出现霍纳征。头痛时患者十分痛苦。

(4)慢性丛集性头痛极少见,占 CH 的不足 10%,可以由发作性 CH 转为慢性,也可以自发作后不缓解呈持续性发作。慢性 CH 临床症状与发作性 CH 临床症状相同,症状持续发作 1 年以上,或虽有间歇期,但不超过 30 天。

2. 辅助检查

(1)舌下含服硝酸甘油、皮下或肌内注射组胺可诱发丛集性头痛。

(2)头颅 MR 或 CT 检查以排除颅内病变,特别是初发的患者。

(3)脑脊液检查以排除颅内感染。

3. 诊断要点　根据国际头痛协会制订的《国际头痛疾患分类第 3 版(试用版)》的诊断标准进行分类和诊断。

(1)至少 5 次符合标准(2)～(4)的发作。

(2)位于偏侧眶、眶上和(或)颞部的严重或剧烈疼痛,持续 15～180 分钟(未经治疗)。

(3)符合下列 1 项或 2 项

①至少下列 1 项头痛侧症状和体征:a. 结膜充血和(或)流泪;b. 鼻塞和(或)流涕;c. 眼睑水肿;d. 前额和面部出汗;e. 前额和面部发红;f. 耳朵胀满感;g. 瞳孔缩小和(或)上睑下垂。

②不安或激越。

(4)活动期,半数以上发作的频率为隔日 1 次到每日 8 次。

(5)没有另一个 ICHD-3 的头痛疾患诊断能更好地解释。

根据患者的发病情况,临床上又可分为:①阵发丛集性头痛:丛集性头痛发作期持续 7 天至 1 年,其中间隔至少 1 个月的无痛期。②慢性丛集性头痛:丛集性头痛发作超过 1 年不缓解或缓解期<1 个月,10%～15% 的患者没有缓解期。

4. 鉴别诊断

(1)Tolosa-Hunt 综合征(痛性眼肌麻痹):也可表现为一侧眼眶周围剧烈性头痛,可伴有同侧眼痛及眼肌麻痹、鼻塞或流泪,动眼神经、滑车神经、展神经均可受累,而以动眼神经最常见,有时三叉神经第一支也可累及;病变多在海绵窦或眶上裂;激素治疗有效,但易复发。

(2)症状性丛集性头痛:由于颅内病变导致的丛集性头痛样发作,如鞍旁脑膜瘤、垂体腺瘤、第三脑室区域钙化病变、前部颈动脉动脉瘤、侵入鞍上池的斜坡表皮样瘤、椎动脉动脉瘤、鼻咽癌、同侧半球巨大动静脉畸形以及上颈部脑膜瘤均可能导致症状性丛集性头痛。通过影像学检查一般可鉴别。

(3)发作性偏侧头痛:发生于眶、眶上、颞部及其任何组合处的剧烈的、严格局限于偏侧的头痛发作,持续 2～30 分钟,每日数次。疼痛时伴有同侧结膜充血、流泪、鼻塞、流涕、前额和面部出汗、瞳孔缩小、上睑下垂和(或)

眼睑水肿。对吲哚美辛绝对有反应。

【治疗】

1. 急性发作期的治疗

(1)吸氧治疗:面罩吸入 100%纯氧,每分钟 6～12L,时间为 15 分钟,70%～90%的患者可终止发作。

(2)舒马普坦:发作时立即皮下注射 6mg,一般 5 分钟内开始起效,15 分钟内头痛缓解,耐受性好。或经鼻吸入舒马普坦或佐米曲普坦。

(3)麦角胺制剂:双氢麦角碱静脉注射可在 10 分钟内迅速缓解疼痛,而肌内注射和鼻腔给药则起效较慢。有心血管病或高血压病患者慎用或禁用。

(4)利多卡因:以 4%利多卡因 1ml 经患侧鼻孔滴鼻,约 1/3 的患者可缓解。

2. 预防治疗

(1)维拉帕米(异搏定):起始剂量为每日 80mg,每日 3 次,逐日增加剂量 40～120mg,以 7～14 天为一阶段,直到发生不良反应或达到日限定最高剂量 960mg 停止。可以用于长期预防性治疗,由于维拉帕米可以通过房室结的传导引起房室传导阻滞,因此用药前必须进行心电图检查。

(2)碳酸锂:每天 300～900mg,分 3 次口服,最大剂量每天 1500mg。由于锂盐有效浓度与中毒剂量接近而且有严重的不良反应,因此大剂量用药时需监测血药浓度,一般血药浓度控制在 0.4～10mmol/L。

(3)类固醇皮质激素:泼尼松 40～60mg,早晨顿服,连用 3 天,之后每隔 3 天减 10mg,18 天后减完。

(4)二氢麦角新碱:通常日剂量为 4～

8mg,最大剂量可增至 12mg,对发作的头痛有很好的疗效,短期不良反应包括恶心、肌肉痛性痉挛、腹痛和足部水肿。长期使用可导致严重的纤维化不良反应,因此使用受到限制,只能在医师的监督下用于短期治疗。

(5)丙戊酸钠:600～1200mg,分次口服。

(6)托吡酯:平均剂量为 100mg(25～200mg),可从每日 25mg 开始,3～7 天增加 25mg,最大剂量 200mg。

3. 枕神经封闭术　在头痛同侧枕大神经处注射含利多卡因的甲泼尼龙 120mg 能使头痛缓解达 5～73 天。

4. 手术治疗　采用经皮射频三叉神经根切断术最有效。

【临床体会】

1. 在阵发丛集性头痛的丛集期和慢性丛集性头痛的任何时期,头痛可以被乙醇、组胺或硝酸甘油诱发。因此在丛集期内患者避免饮酒或食用含乙醇类食品,避免使用组胺或硝酸甘油。

2. 能明确有效地改善发作性和慢性丛集性头痛的治疗方法:100%纯氧每分钟 6～12L,舒马普坦 6mg 皮下注射,佐米曲坦 5mg 或 10mg 喷鼻剂,枕骨下单次或多次注射皮质类固醇。

3. 在丛集期早期开始坚持每日服用预防用药,直至头痛消失后至少 2 周,逐渐减量至停药,不可突然停药,在下一丛集期开始又重新用药。

4. 绝大多数患者通过药物的治疗和预防能够缓解症状,但目前没有根治方法,60岁以后头痛的发作会逐渐减少。

(曾昭龙)

第四节　药物过度使用性头痛

药物过度使用性头痛(MOH)是指头痛患者过度使用镇痛药之后出现的频繁发作的头痛,随着所用药物的戒断,头痛会逐渐缓解或恢复到先前的头痛类型。MOH 在 1950

年被首次报道,是由于频繁使用麦角胺引起,先后被称为反跳性头痛、药源性头痛、药物滥用性头痛。国际头痛协会在国际头痛分类第2版(2004年)中正式命名为药物过度使用性头痛。MOH是慢性每日头痛的一种类型,占慢性每日头痛的33%～48%。已列居第3位最常见的头痛类型。

【病因和发病机制】

1. 病因 所有头痛对症治疗药物如果使用不当或长期使用几乎都可能使头痛患者发生MOH。主要有:单纯镇痛药、复合镇痛药、曲普坦类药物、麦角胺类、阿片样物质或多种镇痛药物的联合应用。据不完全统计,在我国以含咖啡因的镇痛药所占比例最高,达91.2%。

2. 发病机制 目前MOH的发病机制和生物学基础仍不明了;可能是谷氨酸、多巴胺、内源性大麻素系统、食欲素等参与MOH。由于药物反复刺激痛觉传导通路可能导致中枢性敏化,细胞适应了过度的镇痛刺激,使得细胞膜转导发生障碍,导致中枢神经系统对治疗不起反应,药物直接刺激中枢神经系统的痛觉调制能力,药物使血液中5-羟色胺水平下降,进而使中枢神经系统5-羟色胺受体上调,从而导致痛觉过敏状态的出现。

【诊断与鉴别诊断】

1. 临床表现

(1)临床主要特征:多见于30岁以上的患者,男女比约1:3.5。患者几乎每天呈持续性头痛,多为轻至中度,双侧或弥漫性疼痛,有时局限于前额或枕部,晨起症状明显,停用镇痛药后头痛加重,患者往往每天1次或多次服用镇痛药。

(2)伴随症状:强迫行为、焦虑、抑郁常见;注意力下降;消化系统疾病。

(3)不同MOH的头痛特征:曲普坦类MOH发展为偏头痛样,天天头痛;麦角胺类和镇痛药类MOH发展为紧张性头痛样,天

天头痛;麦角衍生物较曲普坦类严重。

(4)戒药后可能会出现戒断症状:包括戒断性头痛、恶心、呕吐、低血压、心动过速、睡眠紊乱、坐立不安、焦虑或神经过敏,癫痫和幻觉(少见,仅见于巴比妥类药物的戒断反应);戒断反应持续时间为2～10天,一般来说,镇痛药＞角胺类＞曲普坦类。

2. 诊断要点 MOH的诊断主要依靠患者提供的病史及临床表现。

(1)原有的头痛患者每个月头痛发作日数≥15天。

(2)规律过度使用急性期治疗的药物超过3个月:①每月使用麦角胺、曲普坦、阿片类或复合镇痛药≥10天;②每月使用单一成分药≥15天或并无过度使用单一成分药物,但是合计使用麦角胺、曲普坦、阿片类或复合镇痛药≥15天。

(3)过度用药期间头痛进展或明显加重。

(4)其他ICHD-3诊断不能更好解释。

【治疗】

1. 首先确定治疗方案

(1)先停服镇痛药物,后预防治疗。

(2)停服镇痛药物的同时加用预防性药物。

(3)撤药方法:阿片类和巴比妥盐类需缓慢停药,其他药物可突然停药。

2. 预防性药物选择 偏头痛样药物过度使用性头痛患者,可予以氟桂利嗪、洛美利嗪、普萘洛尔、丙戊酸钠(镁)、托吡酯、阿米替林及肉毒素A或加巴喷丁等;紧张性头痛样药物过度使用性头痛患者,可予以三环类抗抑郁药(如阿米替林、多塞平)、5-羟色胺(5-HT)再摄取抑制剂类药物(如舍曲林和帕罗西汀)和肌肉松弛药(如巴氯芬、替扎尼定、安定等)治疗。可联合行为、针灸、中药等治疗。

3. 撤药后的戒断症状处理

(1)撤药后头痛的处理:可选用患者未过度使用的急性期镇痛药,且避免使用短效药物,常用的药物:曲普坦类、萘普生、非甾体抗

炎药、皮质类固醇激素、双氢麦角碱、神经镇痛药如氯丙嗪等。如：萘普生 250mg，口服，每日 3 次，2 周；或 500mg，口服，每日 2 次，2 周。

（2）撤药后的戒断症状处理：泼尼松 60mg，2 天；泼尼松 40 mg，2 天；泼尼松 20mg，2 天；可有效预防反跳性头痛及撤药症状。

【临床体会】

1. 对于耐受性好的头痛患者最好是立即撤除所服镇痛药物，同时进行预防性治疗；而对于撤除镇痛药物后无法忍受的患者则改用另一种类型的镇痛药，或逐渐减少所服药物的剂量，并同时服用预防性药物。

2. MOH 的预后与规律服药持续时间与所服镇痛药物的种类及头痛类型有关，病程长、多种镇痛药物联合使用、TIH、大剂量使用镇痛药、过度使用苯巴比妥类药物或阿片样药物的患者往往预后不佳。

3. MOH 的复发率高，为 40%～60%，1 年之内复发的可能性最大，所以患者需要预防治疗的时间较长，至少 1 年以上，并注意逐渐减药。

（曾昭龙）

第五节　低颅压性头痛

低颅压性头痛是指脑脊液（CSF）压力降低（＜60mmH$_2$O）、以直立性头痛为特征的一组临床综合征。本病与体位直接相关，患者常在直立 15 分钟内出现头痛或头痛明显加剧，卧位后头痛明显减轻或消失。重者可引起硬膜下出血、意识障碍或精神症状等。临床上常分自发性和继发性两种。

【病因和发病机制】

1. 病因　低颅压性头痛有特发性和继发性两种，特发性低颅压头痛病因不明，可能与血管舒缩障碍引起 CSF 分泌减少或吸收增加有关。继发性低颅压头痛多见于脑脊液漏，其次是腰椎穿刺术。此外，外伤、手术、剧烈运动、脱水、糖尿病酮症酸中毒、尿毒症、全身严重感染、脑膜脑炎、过度换气和低血压等都可以引起。

2. 发病机制　由于脑脊液减少、吸收过快或外漏等使脑脊液容量减少，脑脊液对脑组织的缓冲支撑作用减弱，直立时脑组织移位下沉等使脑内痛敏结构，如脑膜、血管和三叉、舌咽、迷走等脑神经受牵张引起头痛。

【诊断与鉴别诊断】

1. 临床表现

（1）直立性头痛是低颅压性头痛特征性的临床表现，患者坐立时头痛明显，平卧或头低足高位则头痛明显减轻或缓解。头痛多位于额部和枕部，有时波及全头，或向项、肩、背及下肢放射，性质为钝痛或搏动性痛。

（2）可伴有眩晕、恶心、呕吐、视物模糊，严重者可出现意识障碍或精神症状。

（3）检查可发现颈部有不同程度的抵抗感。

2. 辅助检查

（1）腰椎穿刺术：脑脊液压力＜60mmH$_2$O，细胞数正常或轻度升高，部分患者蛋白可增高，糖和氯化物正常。

（2）影像学检查

①头颅磁共振平扫＋增强：a. 约 50% 的特发性低颅压患者可见硬膜下积液，但占位效应不明显；约 25% 的特发性低颅压患者可见硬膜下血肿。b. 幕上和幕下弥漫性脑膜强化。c. 静脉系统扩张充血：主要见于大的脑静脉和（或）静脉窦。d. 垂体充血。e. 脑下坠的表现：视交叉池消失、视交叉弓形突出、垂体蒂和脑桥被压扁、脑桥前池消失和小脑扁桃体下坠。

②脊椎磁共振平扫＋增强：可见硬膜外和硬膜内静脉扩张、硬膜强化和硬膜憩室。

③脊椎造影:有助于明确脊膜脑脊液漏口部位,可选用薄层 CT 脊髓造影、T_2 加权磁共振脊髓造影、数字减影脊髓造影或动态 CT 脊髓造影。

3. **诊断要点**　根据国际头痛协会制订的《国际头痛疾患分类第 3 版(试用版)》诊断标准进行诊断,诊断标准如下。

(1)任何符合诊断标准(3)的头痛。

(2)脑脊液压力低(< 60 mmH₂O)和(或)影像学具有脑脊液漏出的证据。

(2)脑脊液压力低($< 60 \text{mmH}_2\text{O}$)和(或)影像学具有脑脊液漏出的证据。

(3)头痛的发生发展在时间上与脑脊液压力低或脊液漏出相关,或因为头痛而发现脑脊液压力低或脑脊液漏出。

(4)不能更好地符合 ICHD-3 的其他诊断。

4. **鉴别诊断**　本病应注意与产生体位性头痛的某些疾病鉴别,如脑和脊髓肿瘤、脑室梗阻综合征、中枢神经系统感染、脑静脉血栓形成、亚急性硬膜下血肿、肥厚性硬脑膜炎和颈椎病等。一般通过脑脊液穿刺及影像学检查可资鉴别。

【治疗】

1. **一般治疗**　包括去枕平卧休息、口服补液(每天 2000~3000ml)、穿紧身裤和束腹带。

2. **病因治疗**　对于有明确病因者应针对病因治疗,如控制感染、纠正脱水和糖尿病酮症酸中毒等。对手术或创伤后存在脑脊液漏者可行漏口修补术。

3. **药物治疗**

(1)安钠咖 500mg,皮下或肌内注射,或加入 500~1000ml 乳化林格液缓慢静脉滴注。咖啡因可阻断腺苷受体,使颅内血管收缩,增加 CSF 压力和缓解头痛。

(2)糖皮质激素:地塞米松 100mg 加生理盐水静脉滴注,疗程 3~7 天。

(3)大量生理盐水静脉滴注,每日不超过 3000ml。

4. **硬膜外血贴疗法**　用自体血 15~20ml 缓慢注入腰或胸段硬膜外间隙,血液从注射点上下扩展数个椎间隙,可压迫硬膜囊和阻塞脑脊液漏出口,迅速缓解头痛,适于腰穿后头痛和自发性低颅压性头痛。

5. **手术治疗**　对于常规治疗无效的患者,则积极寻找脑脊液漏口而进行手术治疗。

【临床体会】

1. 补液尽量以口服补液为主,静脉补液量一般不要超过每天 3000ml,防止出现液体潴留及心力衰竭,特别是有心脏疾病及老年患者。

2. 虽然部分患者脑脊液结果出现典型的病毒感染的特点:蛋白升高、有核细胞计数增加,但是否进行抗病毒治疗,对于预后并没有统计学差别。

3. 对于内科常规治疗无效的患者应积极寻找脑脊液漏口以便进行手术治疗。

4. 本病大多数患者预后良好,早期诊断与及时治疗很重要。

(曾昭龙)

第 2 章

眩　晕

眩晕（头晕）是引起患者极大痛苦、甚至对工作和生活质量造成严重影响的一组常见症候群。导致此症候群的相关疾病发病率、患病率高，患者数量大。眩晕病因涉及多个学科与专业，如耳鼻喉科、神经内外科、骨科、内科、眼科、心理精神科等专业科室，存在相互交叉；有的急性眩晕如果迁延不愈，可能转化为长期慢性头晕，给患者带来长期的生理和心理上的困扰。根据前庭疾病国际分类法，目前将前庭症状分为4大类：眩晕、头晕、前庭视觉症状和姿势症状，每一大类中又有多个亚类。

眩晕是指运动幻觉或错觉。患者可主诉视物旋转或自身旋转感：即没有自身运动时产生了运动的感觉或正常头动时产生与这种运动不同的变形扭曲的自身运动感，也可主诉为非旋转性感觉如自身飘忽、倾斜、摇摆、跳动感或滑动感。头晕是指空间定向障碍或损害。患者通常对自身的位置、姿势及周围环境的错误判断，产生不稳、跌倒感。前庭-视觉症状是指在由前庭病变所致或前庭-视觉系统相互作用下产生的视觉症状，如视物倾斜、视物模糊、视觉震荡、视觉滞后、运动性视物模糊等症状。姿势症状是指患者处于直立体位（包括坐位、站立、行走）时产生的不稳、方向性倾倒、几乎跌倒的感觉等。

【眩晕的解剖学基础】　人体平衡的维持，依赖于视觉系统、前庭系统及本体感觉等

三个系统的功能正常及相互协调。在不同的条件或场景下，这三个系统的作用会有变化。如在黑暗环境中，主要依赖前庭或本体系统来保持平衡，而在黑暗而又崎岖的道路上行走时，主要靠前庭系统的正常功能来保持平衡。前庭系统由左右内耳的三对半规管及椭圆囊、球囊、前庭神经及其前庭中枢组成。半规管负责感知人体的角加速度，椭圆囊和球囊则分别负责感知水平方向与垂直方向的加速度。起源于壶腹嵴、椭圆囊、球囊的神经形成前庭神经，经脑桥前庭神经核换元，经内侧丘系传入前庭中枢，并与小脑、中脑的动眼神经核、皮质脊髓束等形成联系，构成完整的前庭-视觉-运动系统协调的平衡功能的整合调节网络。

【眩晕的常见原因和发病机制】

1. 病因　前庭、脑干、小脑、脊髓的病变及大脑皮质中枢的任何部分病损，均会导致眩晕、头晕或平衡障碍的发生。由前庭系统导致眩晕的原因大致可分为前庭周围性和前庭中枢性，50％以上的患者都是前庭周围性原因。

（1）前庭器官周围性病变

①膜迷路由于缺血、感染等原因引起的水肿。

②耳石脱落于半规管或壶腹嵴。

③内听动脉栓塞导致耳蜗或前庭缺血。

④外伤。

⑤前庭神经炎症。

⑥前庭变性疾病或自身免疫性前庭病变。

(2)脑干或小脑病变

①脑干或小脑炎症。

②脑干或小脑出血、梗死或短暂性缺血发作。

③脑干、小脑肿瘤。

④脑干或小脑脱髓鞘。

⑤大脑皮质病变或平衡整合功能减退。

(3)心理精神性因素

①惊恐障碍。

②焦虑状态。

(4)遗传性疾病。

(5)原因不明者。

2. 发病机制　眩晕、头晕、失衡是临床症候群,导致此类症候的疾病很多,每一种疾病各有其病因和病机。但总体上讲,人体平衡功能的保持,需要有前庭系统、本体觉和视觉系统功能的完整,以及它们各自在中枢神经系统内不断被整合、相互协调。在此三个系统的任何一处病变或功能障碍都将导致原有平衡状态被打破,或影响平衡功能的康复。

【眩晕的诊断思路】

1. 病史采集

(1)眩晕/头晕症状的性质。

(2)眩晕/头晕症状的程度。

(3)眩晕/头晕症状持续时间(表 2-1)。

(4)眩晕/头晕伴随症状:是否有视物旋转、视物模糊或震荡、耳鸣、听力下降、恶心呕吐、大汗、便意、头痛、黑矇、四肢麻木无力、跌倒、言语不清、饮水呛咳及精神症状等(表 2-2)。

表 2-1　眩晕持续时间及提示

眩晕持续时间	可能的诊断
数秒	良性阵发性位置性眩晕(BPPV)、前庭型偏头痛、心律失常、梅尼埃后期、前庭阵发症、外淋巴瘘、上半规管裂
数分	短暂性脑缺血发作(TIA)、惊恐发作、前庭型偏头痛
20 分钟至数小时	梅尼埃后期、前庭阵发症、听神经瘤
数天	前庭神经炎初期、迷路炎、脑血管病、脱髓鞘
数周	心因性疾病、神经系统疾病、双侧前庭功能减退、慢性中毒

表 2-2　眩晕伴发症状及提示

症状	可能的诊断
眼震	周围性或中枢性眩晕
神经系统局灶症状	脑血管病、颅内肿瘤、感染、脱髓鞘
畏光、怕声	前庭性偏头痛
面神经无力	耳带状疱疹、听神经瘤
头痛	前庭性偏头痛、听神经瘤
耳鸣	梅尼埃病、听神经瘤、迷路炎
耳胀满感	梅尼埃病、听神经瘤
耳或乳突疼痛	急性中耳炎、听神经瘤
听力损失	梅尼埃病、外淋巴瘘、听神经瘤、胆脂瘤、耳硬化症、TIA 或侵及小脑上动脉的卒中、带状疱疹病毒感染
平衡失调	单侧前庭神经病变、桥小脑角肿瘤、脑血管等中枢病变

（5）眩晕/头晕症状发作的频度或周期性。

（6）眩晕/头晕症状诱发、加重及缓解因素（表2-3）。

（7）既往病史：高血压、糖尿病、高脂血症、头颈部外伤史、颈椎病、血液系统疾病、精神或心理疾病等。

表 2-3　眩晕诱发因素及提示

自发性发作	前庭性偏头痛、急性前庭外周病变、梅尼埃病、脑卒中、脱髓鞘、韦尼克（Wernicke）脑病
头部/体位位置改变	BPPV、前庭性偏头痛、急性迷路炎、桥小脑肿瘤脱髓鞘病、外淋巴瘘
瓦尔萨尔瓦（Valsalva）动作	半规管裂、外淋巴瘘
工作压力、应激等	精神或心理疾病、前庭性偏头痛
近期上呼吸道病毒感染	急性前庭神经炎
免疫功能低下抑制	耳部带状疱疹

2. 体格检查

（1）一般内科体检：意识情况、关注血压（直立位、两臂血压差）、心脏、颈部（颈部活动度及范围、颈部杂音听诊、颈或后枕部压痛）。

（2）眼部检查：眼球静止时状态、眼球运动功能（眼球运动范围、视跟踪、扫视、反扫视）、视力。眼震检查是重点之一：注意眼震的方向、强度、持续时间、诱发方式等。

（3）头动检查：低频正弦式头动、头脉冲试验、甩头试验、水平头脉冲检查、凝视性眼震、摇头性眼震检查等。

（4）听力检查。

（5）步态检查：单腿站立试验、Tandem Romberg 站立、Tandem 行走、Fukuda 原地踏步、行走转头试验等。

（6）位置性检查：位置试验、变位试验。

（7）鉴别性筛查试验：椎动脉检查、颈源性因素筛查等。

（8）神经系统体格检查。

3. 辅助检查

（1）纯音听阈测定。

（2）视频眼震电图。

（3）耳蜗肌源诱发电位。

（4）听性脑干反应。

（5）颈部血管超声。

（6）平衡功能评定。

（7）影像学检查：颈椎、耳蜗、头部的 X 线、CT、MR 等。

（8）血液相关检查：如血常规、血糖、血脂等。

（9）心理测试及精神状态评估。

4. 诊断流程（图 2-1）

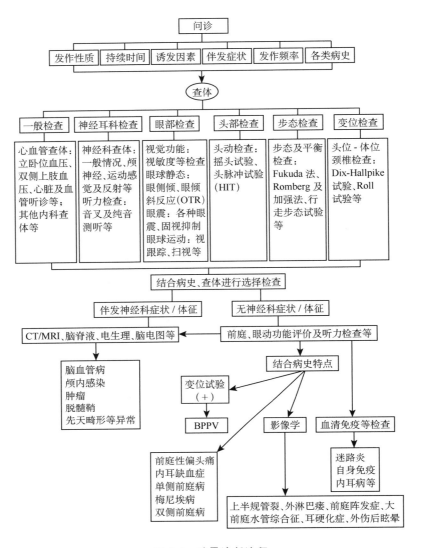

图 2-1　眩晕诊断流程

（陈文明）

第一节　梅尼埃病

梅尼埃病（MD）是特发性内耳疾病，临床主要表现为反复发作旋转性眩晕、波动性感音神经性聋，伴耳鸣、耳闷感，间歇期无眩晕，可持续性耳鸣，多年来国内将其译为美尼尔病，已证实内耳病理改变为膜迷路积水。1989 年"自然学科名字审定委员会"根据法语读音译为梅尼埃病更贴切，因其为独立的内耳疾病，不主张用梅尼埃综合征等词。

【病因和发病机制】　目前真正的病因和发病机制尚不明确，最主要的组织病理学改变是内淋巴积水。导致内淋巴积水的因素可以是内在的，也可以是外在的，内因包括：乳突气房的发育不良、前庭导水管和内淋巴囊的发育不良、乙状窦前移和基因易感性;另外,自身免疫反应过敏、耳硬化、病毒、血管和创伤等外因均可以引起调节内淋巴稳态的细胞化学和生物机制的紊乱,如:离子的紊乱,从而导致内淋巴积水。其发病机制有以下几种学说:内淋巴高压学说、膜迷路破裂学说、钙离子超载学说、外淋巴间隙淋巴液混合学说等。

【诊断与鉴别诊断】

1. 临床症状 MD 临床表现多种多样,对患者威胁最大的就是发作性眩晕,其次为耳聋、耳鸣、耳闷。

(1)眩晕:2/3 病人以眩晕为首发症状,由于前庭终器受刺激,突觉天旋地转,自身要跌倒。常在睡梦中发作,起病急,有自身或环境旋转、滚翻、摇摆或颠簸感,剧烈眩晕 20 分钟至 12 小时。眩晕发作时,常伴有自发眼震及面色苍白、出汗、呕吐等自主神经症状。眩晕发作缓解后运动或声光刺激可使症状再发,个别患者可间隔 1~5 年,多数患者 1 年或 1 个月发作数次,甚至几天发作一次。一般规律为首次发作以后犯病次数逐渐增多,达高潮后逐渐减轻,减少发作次数,直到听觉严重损失后眩晕减轻或消失。眩晕的剧烈程度因人而异,同一患者每次发作的轻重不一。现一般认为 MD 早期各种症状由机械因素引起,晚期由生化因素引起。有两种少见的眩晕发作类型,在诊断疾病时应归于 MD 的范畴:①Lermoyez 综合征:先有耳聋、耳鸣,但无眩晕,以后突然眩晕,听力随之好转,耳鸣减轻。②椭圆囊危象:患者在意识清醒的情况下出现的突发倾倒,由于发作突然,患者会出现面部损伤。患者突感腿部无力跌倒,猝不及防,可自行站起,且无眩晕。

(2)耳鸣:是一种主观症状,可以是 MD 的症状,有时比其他症状早几年,而未引起患者重视。约 80% 患者有此症状,病程早期常为嘤嘤或吹风样声,属低频性耳鸣,患者常能耐受,后期蝉鸣属高频性耳鸣,整天存在,在安静环境中耳鸣加重,病人常不能耐受,但尚能入睡,说明大脑皮质抑制时耳鸣减轻或消失,发病前耳鸣加重,眩晕缓解后耳鸣减轻。耳鸣有以下特点:①耳鸣强度与听力损害程度一致;②耳鸣声调与听力损害频率区有关,可用耳鸣匹配曲线确定其为高频或低频性耳鸣;高频听力下降,常引起高频性耳鸣;低频听力下降,引起低频性耳鸣;③随着病程进展,由于适应耳鸣,症状减轻。

(3)耳聋:听力下降是主要症状,急性发作期时被眩晕掩盖。早期低频感音神经聋,常呈可逆性的,有明显波动性听力减退者只有 1/4,虽然患耳听力下降,但又惧怕强声、尖声刺激,此种现象表明有重振,是一种响度畸变,可能由于外毛细胞受损,强声刺激下脑细胞对听觉的增补作用。MD 造成听力损失因人而异,可在 1~2 年发病数次后即达 60dB,也可能多次波动后听力仍正常,也可能某次严重发病后达全聋。故听力丧失与发作次数、持续时间无一定相关性,随病情发展耳聋加重,高频亦下降且无波动现象,总的趋势是每况愈下,最后可呈严重感音神经性聋或全聋。在发作间歇期,对同一声音,两耳感到声调不同,患耳听到的声调较高,这种现象称复听,是一种音调畸变,复听和重振都是耳蜗感应性聋的特殊情况。

(4)耳部闷胀感:以前认为耳聋、耳鸣、眩晕为 MD 典型三联征。1946 年后发现 1/3 的患者有患耳胀满感,甚至患耳前、后区亦有压迫、胀满感。此症状可发生在病程的早期,常出现于眩晕发作之前,经过反复发作后此症状不明显或者患者适应了常不诉此症,许多学者将其归之于 MD 的第四联征。

(5)自主神经症状:恶心、呕吐、出汗及面色苍白等自主神经症状是剧烈眩晕发作的伴随症状,其出现常反映眩晕的剧烈程度,自主神经症状与自发眼震一样都是 MD 的客观体征。

(6)平衡障碍:MD缓解期除听觉障碍外,少数患者平衡功能障碍,表现为持续性不稳感,或偏向一侧的倾倒,有时发生防护性倾倒,如行走前突感前后道路向下沉,为防止向前跌倒而将身体后仰,结果向后跌倒,有时觉前方道路升高,怕向后跌倒而发生向前扑倒。

2．辅助检查

(1)纯音测听:早期即可逆期,为低频(0.25～1kHz)听力下降,是上升型听力曲线,多次检查有10～30dB的波动;中期高频(4～8kHz)下降,2kHz听力正常呈"峰"型曲线;后期2kHz亦下降或高频进一步下降,呈平坦型或下坡型曲线。

(2)电反应测听:用电反应仪可客观的测出从蜗神经到脑下干丘核的点位,MD的听力损伤可在耳蜗,用耳蜗电图可测得总和电位(SP)与蜗神经动作电位(AP)幅度的比值,一般认为SP/AP≥0.4视为异常,可作为内淋巴积水的诊断依据,但是如果任何情况导致听神经活动降低,从而引发AP降低时,这时的SP/AP比值增高不一定反应膜迷路积水,因此还要结合临床表现综合判断。

(3)头脉冲试验(HIT):约13％MD患者出现一侧HIT降低,但同时伴有一侧温度试验降低者约42％。这说明MD患者的半规管功能在相当程度上是保留的,没有受到严重伤害。42％患者温度试验受损,仅13％MD患者HIT受损,说明MD更容易损害前庭终末器官处理低频信号的功能。HIT属于引发正常频率反应的生理刺激,容易产生中枢适应。温度试验属于引发正常频率之外的非生理性刺激,因此不易产生中枢适应。

(4)温度试验:冷热水或空气刺激外耳道,用眼震电图仪计算眼震之慢相角速度,以相对值计算双侧不对称比CP值。MD常表现为患侧半规管功能低下,冷热试验正常者亦不排除本病,温度试验仅显示低频外周前庭功能损害的情况,对MD没有特异性。

(5)前庭脊髓反射检查:眩晕发作后可做原地踏步试验,走直线试验,做书写、过指及Romberg试验,患者均向前庭功能损害侧偏斜。现用静态姿势图定量检查Romberg试验,可定量测试晃动轨迹的长度和速度,MD者晃动的轨迹较正常人长,速度大,重心后移。

(6)影像学检查:颞部CT扫描偶呈前庭导水管周围气化差,导水管短而直,膜迷路磁共振成像(MRI)部分患者可显示前庭导水管变直、变细。

3．MD的分期　主要依据0.5、1、2、3kHz四个纯音频率电测听或音叉检测所显示的听力丧失程度来分期。1期:听力丧失<25dB。2期:听力丧失达25～40dB。3期:听力丧失达41～70dB。4期:听力丧失>70dB。

4．诊断要点　MD的诊断主要根据患者的病史及发作时的主要临床表现进行诊断,根据MD的确定性程度,分为几种不同程度的诊断标准。

(1)确切性MD诊断标准

①自发性眩晕,每次持续约20分钟至12小时。

②患耳在眩晕发作期间或之后出现低中频感音神经性聋。

③疾病早期,眩晕发作时伴有波动性耳科症状(听力下降,耳鸣,耳胀满感)。

④其他前庭疾病不能解释的症状。

(2)疑似MD的诊断标准

①眩晕或头晕发作2次以上,每次持续20分钟至24小时。

②患耳出现波动性耳部症状(听力、耳鸣或耳胀满感)。

③已经排除其他前庭疾病可能。

5．鉴别诊断

(1)突发性聋:在很短时间内出现严重的感音神经性聋,若伴眩晕很易与MD首次犯病相混淆,其鉴别要点为:①突发性聋是以高频下降为主;而MD早期以低频下降为主,且有听力波动。②突发性聋之眩晕 2～3 天减轻或消失，以后不再复发；而 MD 为反复发作性眩晕。③给予利尿药或甘油治疗后突发性聋无效，而 MD 听力可恢复。

（2）良性阵发性位置性眩晕（BPPV）：其特点为头位变动或某一特定头位时出现眩晕及眼震，发作时与 MD 相似，其鉴别要点为：①典型 BPPV 间歇期无任何症状及体征，听神经及前庭功能正常；而 MD 有耳聋、耳鸣及位听功能异常。②BPPV 在特定体位症状明显；而 MD 任何体位都可眩晕，患侧卧位更明显，眼震为水平型向健侧。③BPPV 通过体位治疗后症状可缓解；而 MD 活动体位症状加重。④BPPV 眩晕发作时间为数秒或几分钟；而 MD 眩晕时间长达数小时。

（3）前庭神经病变：包括前庭神经炎或前庭神经供血不足，可于感冒后突发眩晕、恶心、呕吐。鉴别点为本病无耳蜗症状，眩晕持续时间较长，代偿后眩晕消失，很少复发。

（4）后循环缺血（PCI）：主要为迷路动脉供血不足引起，50%～75% 的患者以眩晕为首发症状，多见于中老年人，常伴有视物模糊、复视、核间肌麻痹、言语含糊、猝倒等脑干缺血症状，影像学检查可见腔隙性脑梗死、颈椎骨质增生、椎间孔与横突孔变及动脉硬化、狭窄等表现；颈部血管彩超检查及经颅多普勒检查，显示椎-基底动脉供血不足。

【治疗】

1. 急性发作期治疗

（1）一般治疗：绝对卧床休息，避免声光刺激，消除恐惧焦虑心理，控制食盐和水分的摄取量。

（2）药物治疗

①前庭神经镇静药：地西泮（安定）5～10mg，口服，每日 1～2 次，若呕吐严重可改用 10mg 肌内注射或静脉滴注。

②抗胆碱能制剂：东莨菪碱每次 10～20mg，肌内注射。

③血管扩张药

倍他司汀：6～12mg，口服，每日 3 次；或 2～4mg，肌内注射，每日 3 次；或倍他司汀 20～40mg 加入生理盐水 200ml，静脉滴注，10～15 天为 1 个疗程。

氟桂利嗪（西比灵）：10mg，口服，每晚 1 次，疗程 1 个月。

④利尿药：氢氯噻嗪（双氢克尿塞）25mg，口服，每日 2～3 次，1 周后停药或减量，服药期间注意补钾。

⑤其他治疗：眩晕早期可静脉滴注低分子右旋糖酐每天 250～500ml。三磷腺苷（ATP）静脉滴注或口服；拟诊为自身免疫或变态反应因素有关的 MD，可口服或静脉滴注类固醇激素，如地塞米松片 0.75mg，口服，每日 3 次，1 周后递减；或地塞米松 5～10mg，静脉滴注，3 天后可递减；高压氧治疗。

（3）手术治疗：10% 病例没有足够有效的治疗，可能考虑需要手术治疗，例如内淋巴囊减压手术，前庭神经切断手术等，内淋巴囊减压手术可以早期缓解淋巴水肿和压力增高，减低对毛细胞的破坏。适时进行早期手术适应证的评估，权衡利弊条件下，选择适当手术方法。

2. 间歇期治疗　无症状者无须任何治疗，有平衡障碍、耳聋、耳鸣者，可根据症状特点进行相应治疗，以防止眩晕发作及听力进一步下降。

（1）防止眩晕急性发作：保持生活规律，减少精神、情绪刺激，低盐饮食，每日限定盐 1.5g 以下，避免刺激性食物如咖啡、酒、烟等。

（2）耳聋、耳鸣等耳蜗症状的治疗：常选用血管扩张药、改善内耳微循环药物，内淋巴高压者可加服利尿药，用法、用量见"急性发作期治疗"，用药强度比急性发作期缓和。

（3）前庭功能重建训练：前庭功能训练方法很多，在此介绍 Cawt horne 前庭体操疗法。

①眼运动：眼球向上、下运动 20 次；从一侧到另一侧 20 次；注视手指于一臂的距离，移动手指到 35cm 处，再回到一臂远，20 次，开始慢以后加快。

②头运动：睁眼，头前屈后伸 20 次；从一侧转头到另一侧 20 次；开始慢后加快，眩晕消失后，闭眼做同样动作。

③坐位：耸肩 20 次；转肩向右再向左 20 次；向前屈，从地上拾起东西，再坐好 20 次。

④立位：睁眼从坐到立，再坐回 20 次；闭眼同样动作 20 次；在两手之间掷橡皮球，于眼平面以上或在膝部以上两手之间掷球。

⑤走动：横穿房间走动，先睁眼后闭眼各 10 次；上、下斜坡先睁眼后闭眼各 10 次。弯腰俯首和转动的游戏如滚木球等；单足站立先睁眼后闭眼；一足在另一足的正前方行走，先睁眼后闭眼。

各节体操开始应非常缓慢，以后逐渐加快速度，从卧位，到坐位，到立位。每天 2～3 次，每次 15～30 分钟，锻炼 2 个月无效可停止治疗。

【临床体会】

1. MD 患者眩晕持续具体时间通常难以明确，因为患者很难分辨到底是眩晕发作，还是眩晕后相关症状。

2. MD 中存在特殊的临床表现，由于前庭-脊髓反射张力突然丧失，导致患者出现坠落感或不常见的侧推感，通常持续数秒钟，很少持续超过数分钟。这种现象通常称为坠落发作或 Tumarkin 耳石危象。

3. 大多数患者在疾病早期眩晕发作的 24 小时之内，会出现听力改变，并表现出波动性缓解现象。当眩晕反复发作数年，患者出现永久性听力损失及耳鸣，眩晕发作时不再伴有诸如耳胀满感等耳部症状。

4. MD 眩晕是一种在没有发生躯体运动的时候，出现一种自我运动的异常感觉，或在正常的躯体运动过程中出现的空间感觉扭曲。头晕和不稳感不能视为眩晕，故不能作为 MD 的诊断依据，虽然部分 MD 患者会出现长期的头晕症状或不稳感。

5. 少数 MD 患者可能同时出现双耳感音神经性听力下降（对称性或非对称性），此类患者除考虑双侧性 MD 外，尚需要排除自身免疫性内耳疾病的可能。

6. MD 患者随着眩晕反复发作，病情不能得以控制，也会出现中高频、甚至全频型听力损失。

7. 在药物治疗保证内耳微循环扩张有足够灌流量时，高压氧治疗可以提高血液溶解氧量，恢复正常代谢，消除内耳缺氧，可减轻眩晕发作，对保障听力有好处，所以单纯药物治疗远不如高压氧联合药物治疗效果好。

（闫　丽　刘志红）

第二节　良性阵发性位置性眩晕

良性阵发性位置性眩晕（BPPV）是一种阵发性、由头位变动引起的，伴有特征性眼震的短暂的发作性眩晕，是最常见的前庭疾病。本病可见于各个年龄段，但儿童少见。并非所有的头动都可引起 BPPV 发作，只有与重力垂直线夹角有变化的头动才能出现症状。

【病因和发病机制】

1. 病因　大多数患者原因不明，少数患者继发于头部外伤后、梅尼埃病、前庭神经炎、突发性聋或内耳手术后。

2. 发病机制　耳石脱落学说（崤顶结石症学说，半规管结石症学说）；黏性增强学说；双侧前庭功能不对称。

【诊断与鉴别诊断】

1. 临床分类　通常按照耳石脱落的部位分为：①后半规管 BPPV；②水平半规管 BPPV；③上半规管 BPPV；④混合型 BPPV。临床上以后半规管 BPPV 最常见，其次为水平半规管 BPPV,而上半规管 BPPV 和混合型 BPPV 临床上比较少见。

2. 临床表现

(1)临床特点:通常 BPPV 具有下列 5 个临床特征:①潜伏期:头位变化后 1～4 秒后才出现眩晕。②旋转性:眩晕具有明显的旋转感,患者视物旋转或闭目有自身旋转感。③短暂性:眩晕在不到 1 分钟内自行停止。④转换性:头回到原来位置可再次诱发眩晕。⑤疲劳性:多次头位变化后,眩晕症状逐渐减轻。

(2)不同部位 BPPV 的临床表现

①后半规管 BPPV:a. 当处于某一头位时突然出现眩晕。b. 通常发生于床上向某一侧翻身、头向一侧活动或做伸颈动作、乘车时突然加速或减速时,改变激发眩晕头位后眩晕减轻或消失,多于一分钟内停止。c. 至激发头位时 3～6 秒出现短暂的旋转性眼震,易疲劳,右耳向下时为反时针旋转,左耳向下时为顺时针旋转,直立时出现反向眼震,眼震时间一般不超过 30 秒。

②水平半规管 BPPV:a. 常在床上向左右翻身时发作,当头转向患侧时眩晕或眼震加剧。b. 做头部的垂直运动如抬头或弯腰

后的直立则不会引起眩晕。c. 潜伏期短(2～3 秒),持续时间可能略长,疲劳性不确定(可有可无)。d. 大部分患者眼震方向为水平向地性。

③上半规管 BPPV:a. 患者眩晕症常出现在迅速坐起或躺下时。b. 时间 1 分钟内。c. 眼震不明显,常表现为轻微的旋转性眼震,眼动快相朝患侧。d. 症状具有易疲劳性。

3. 辅助检查

(1)Dix-Hallpike 试验:这是用来确定 BPPV 诊断最常用的检查方法(图 2-2)。患者坐位水平方向转头 45°,快速躺下使头悬垂与水平面呈 30°。这种体位正好使后半规管处于受重力牵拉的平面。黏附于壶腹嵴顶或浮动于半规管长臂的碎片会移动并引起眩晕和眼震。眩晕出现可有潜伏期,该体位应维持 30 秒。如果患者有 BPPV,当患耳为下位耳时会诱发眩晕和眼震。然后患者缓慢恢复坐位。如果患者在悬头位出现眩晕和眼震,恢复坐位时还会出现眩晕和眼震。该体位也使前半规管处于相对悬垂的位置,因此前半规管 BPPV 也可诱发眩晕,前半规管 BPPV 的眼震方向为向下扭转性眼震。

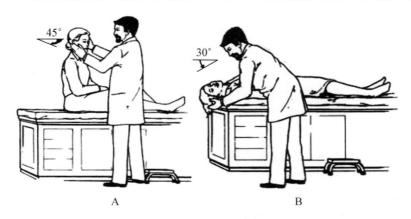

图 2-2　Dix-Hallpike 试验(引自《眩晕症的诊断与治疗》,张素珍主编)

(2)侧卧试验:患者坐于检查床上(图 2-3),头向一侧转 45°,然后快速向对侧侧卧。

这样处于向下耳的后半规管壶腹嵴受到重力的牵拉,管结石或嵴顶结石诱发眩晕和眼震。

同样,下位耳内前半规管耳石也可移动,出现眩晕和向下的扭转性眼震。然后患者回到坐位。

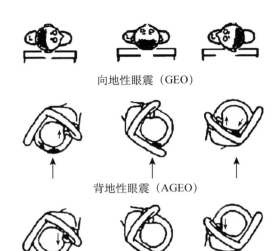

向地性眼震（GEO）

背地性眼震（AGEO）

图 2-4　水平滚转试验(引自《眩晕症的诊断与治疗》,张素珍主编)

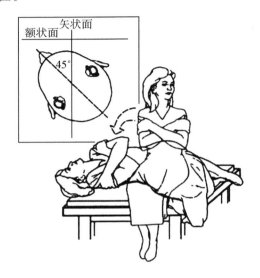

额状面　矢状面　45°

图 2-3　侧卧试验(引自《眩晕症的诊断与治疗》,张素珍主编)

（3）滚转试验:患者仰卧头屈曲 20°(图 2-4),然后头快速向一侧转动,并保持头位 1 分钟,观察有无眩晕出现。头位再转回中线位(仍然是轻度屈曲位),再快速转向对侧。水平半规管 BPPV,由于耳石在水平半规管内来回移动,左转和右转两个方向都会出现眩晕和眼震,头转向患侧时慢相眼速加快,眼震时程延长,患者主观症状加重。眼震的方向取决于是嵴帽结石还是半规管结石。水平半规管结石眼震方向向地,有疲劳性,而嵴顶结石眼震方向离地,持续存在不疲劳。

（4）影像学检查:如怀疑颈椎病者,可做颈椎 X 片或 MRI 以了解颈椎骨质增生及脊髓受压的程度。怀疑有中枢性眩晕者可行 MRI＋MRA 检查以明确颅内病变及血管情况。

4. 诊断要点

（1）反复发作性眩晕,眩晕常在体位变化时诱发。

（2）特征性眼震。

（3）眩晕持续时间一般小于 1 分钟。

（4）Dix-Hallpike 试验、侧卧试验、滚转试验阳性。

5. 鉴别诊断

（1）中枢性位置眩晕:常见于大脑第四脑室肿瘤及血管病变,可有头痛、恶心、呕吐及其他阳性神经体征。常有自发性眼震,体位测试眼震持续在 30 秒以上,无潜伏期,无疲劳,CT 及 MRI 可进一步确诊。

（2）颈椎病:颈椎骨质增生可压迫椎动脉或刺激颈交感神经而引起椎动脉痉挛,使前庭供血不足,多见于 40 岁以上成人,眩晕发作与特定头颈位置有关。常合并其他椎-基底动脉供血不足症状,如头痛、视觉障碍及上肢麻木等。颈椎 X 线片可见第 4～6 节颈椎有骨质增生或其他畸形。

【治疗】

1. 耳石复位

（1）Epley 复位法:用于治疗后半规管结石症。如果右侧为患侧,如图 2-5 所示,第一步是患者坐在检查床上头向患侧(右侧)转 45°,使患者运动到 Dix-Hallpike 体位的患耳侧(图 2-5),保持下位 1~2 分钟。然后头向对侧方向转 90°,短暂保持新的位置,患者旋转呈侧卧位,但面朝下鼻子与仰卧位成 135°角位置。在最后的位置上患者可能出现短暂相同特征的眩晕和眼震,表明耳石碎片在后半规管内移动。然后保持该头位缓慢坐起。

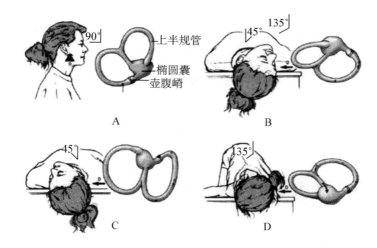

图 2-5　Epley 法后半规管复位步骤(右后 BPPV)(引自《眩晕症的诊断与治疗》,张素珍主编)

　　A. 患者坐于检查床,头右转 45°;B. 快速后仰,使头与水平面成 10°~30°;C. 将患者头左转 90°;D. 头再向左转 90°,待眩晕消失后坐起

　　(2)BBQ 复位方法:用于治疗水平半规管结石症,复位方法如图 2-6 所示。①患者仰卧位;②头快速向健侧转 90°;③再向相同方向(健侧)做第二次转头 90°,肩膀和身体也同时快速转动至鼻子朝下的俯卧位;④头再次快速向相同方向转 90°,成为患侧在下的侧卧位;⑤再继续转 90°,回到鼻子朝上的仰卧。每一位置等待直到眩晕停止。

　　(3)Semont 法:治疗后半规管 BPPV,Semont 法是判断病变侧别后,医师站在患者前方,进行以下步骤(图 2-7):以右侧为患侧为例。①患者坐在检查床中间,头从正中向健侧转 45°;②迅速向患侧侧卧 90°,以后脑勺枕于检查床上;③迅速坐起向健侧 180°俯卧,保持头与肩膀之间 45°位置;④最后缓慢恢复直立坐位,头保持稍向前倾。

　　(4)Gufoni 顶石症复位:以右侧为例,促使耳石从壶腹部位游离出来,向水平半规管后部移动。①患者直立坐位头朝前;②患者快速向患侧侧卧,头接触到床时要迅速减速;③头向上转 45°,并停留 2 分钟观察;④缓慢恢复直立坐位。此手法可重复 2~3 次,同时观察眼震方向。

　　2. 药物治疗　倍他司汀片:6~12mg,口服,每日 3 次。

　　3. 手术治疗　手法复位及药物治疗无效的患者可考虑手术治疗,包括前庭神经切断,支配后半规管的单孔神经切断及患侧半规管的阻塞。耳石复位多可治愈,故手术很少采用。

　　【临床体会】

　　1. 诊断需要解决哪一侧是病侧,哪个半规管受累,管石症还是顶石症等三个方面问题。

　　2. 在耳石复位的过程中要特别注意观察眼震的变化情况,以了解耳石是向壶腹移动还是远离壶腹移动,以便达到更好的复位效果。

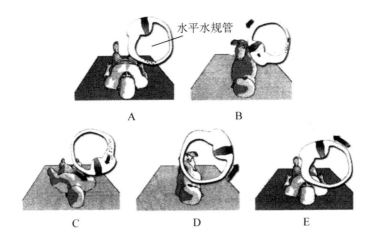

图 2-6　向地性眼震(右侧水平 BPPV)的复位(引自《眩晕症的诊断与治疗》,张素珍主编)

A. 患者仰卧;B. 头向健侧转动 90°;C. 身体转动 180°由仰卧变为俯卧而头位保持不变;D. 继续转动 90°至面部向下,再继续转头 90°至患耳向下;E. 回到平卧位。每次头位变换须迅速在 0.5 秒内完成,每一体位保持 30～60 秒直至眼震消失,整个过程头部转动共 360°

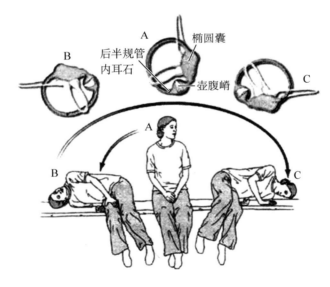

图 2-7　Semont 法治疗后半规管 BPPV(引自《眩晕症的诊断与治疗》,张素珍主编)

A. 患者坐于检查台头向健侧转 45°;B. 患者迅速向患侧躺下(与受累的后半规管平面平行),直到头 20°悬位;C.1 分钟后,患者经过开始的坐位向对侧躺下,保持头偏向健侧 45°不变(鼻 45°向地),保持该体位 1 分钟后缓慢回到坐位

3. 针对每个耳石症的患者,到底重复复位多少次为好目前还没有统一的标准,应根据患者的耐受程度确定重复的次数,不一定在一次治疗中重复太多。

4. 前庭康复训练除了耳石复位,对于合并了其他疾病或有前庭功能损害的患者,也应进行适当的前庭康复训练。

5. BPPV 可见于各个年龄段,但儿童少见。其预后良好,每年有 10%～15% 的复发率,对管石复位治疗的反应仍好。BPPV 有自愈性,少数患者可以自行缓解,超过 3 个月不愈者称为顽固性,复位无效可行手术治疗。

6. 目前各种复位方法中管石症的相对成熟,还没有标准的顶石症的复位方法。

7. Dix-Hallpike 手法被认为是诊断 PC-BPPV 的金标准,但专业和非专业临床医师之间的准确性可能会有很大不同。因此,Dix-Hallpike 手法阴性不一定排除 PC-BPPV 的诊断。可在另一次的访视中重复 Dix-Hallpike 手法以确认诊断并避免假阴性结果。

（闫　丽）

第三节　前庭神经炎

前庭神经炎以往又称前庭神经元炎,指仅发生于前庭神经及前庭神经节的炎症病变,耳蜗及前庭中枢系统正常,多发生于 20—60 岁的成年人。半数以上患者有上呼吸道或胃肠道感染史,本病与病毒感染有关,也可继发于病灶感染或血管因素。

【病因和发病机制】　目前病因病机不完全明确,因其常发生在感冒后,推测可能为病毒感染或病灶感染性疾病,导致前庭神经和其节细胞受损,亦有学者认为与血管因素有关。

【诊断与鉴别诊断】

1. 临床表现

(1)多见于成年人,无性别差异,约 30% 患者发病前有感冒史。

(2)突发性眩晕:突然发作的重度旋转性眩晕,有明显的平衡障碍,常伴有恶心、呕吐,数小时达到高峰,可持续数天或数周。无听力及其他脑神经受损。急性发作后,眩晕和平衡障碍逐渐减轻,但通常持续数天,3～4 周后症状基本消失,以后转为位置性眩晕,6 个月后症状全部消失。老年人恢复慢,可长达数月。

(3)向患侧倾倒:在患者活动中很容易观察到,闭目直立试验可进一步证实,方向性倾倒感更为明显。

(4)发作多为单侧性,偶有两耳先后发病者。

(5)可分为单次发作型及多次发作型两种类型,多次发作型为反复发作眩晕或不稳感,系前庭神经部分萎缩或神经功能障碍所致。

(6)体征:急性发作期可见自发性、水平或水平旋转性眼震,眼震方向依前庭功能受损严重程度而定,单侧者向健侧,双侧者向损伤较轻侧。

2. 辅助检查

(1)自发性眼震检查:早期可见自发性水平或水平旋转性眼震,快相指向健侧。在静态眼震未见时,可进行甩头试验或摇头试验检查。

(2)纯音测听检查:正常或无新增听力损伤。

(3)耳镜检查:外耳道及骨膜正常。

(4)前庭功能检查:病情控制稳定或眩晕缓解后可行冷热检查试验,患侧半规管轻瘫或麻痹,有时呈向健侧优势偏向。VEMP 检查可出现患侧潜伏期延长、振幅低或未引出,提示前庭功能受累。

3. 诊断要点

(1)发病前多有上呼吸道感染或胃肠道

感染史。

（2）突发眩晕,有明显的平衡障碍,伴有快相指向健侧的自发眼震,前庭功能减退或半规管麻痹,发作时间长,无耳鸣及听力减退。

（3）无其他脑神经症状。

4. 鉴别诊断

（1）梅尼埃病:眩晕发作突然,发作时间短,一般几小时即消失,伴有耳鸣或听力减退、恶心呕吐,发作频繁,早期前庭功能检查正常,多次发作后则减退。早期低频听力下降,晚期可全频率下降。

（2）听神经瘤:多表现为头晕、步态不稳,以夜间为主,常有听力减退及面神经及三叉神经症状,无明确眩晕发作;脑脊液蛋白含量明显升高,CT或MRI扫描可明确诊断。

（3）小脑梗死:患者突发眩晕、恶心呕吐,常伴高血压及血管硬化性心血管疾病,CT或MRI扫描可发现梗死。

【治疗】

1. 前庭抑制药或中枢抑制药

（1）地芬尼多（眩晕停）:25mg,口服,每日2～3次。

（2）艾司唑仑（舒乐安定）:1～2mg,口服,每日1次。

（3）阿普唑仑（佳静安定）:0.4mg,口服,每日1次。

（4）异丙嗪:25mg,口服,每日1次。

2. 抗病毒治疗:吗啉胍（病毒灵）,100～200mg,口服,每日3次。

3. 类固醇激素类

（1）地塞米松:0.75mg,晨服1次。

（2）泼尼松:5mg,口服,每日3次。

4. 血管扩张药及营养神经、保护神经药、抗缺氧改善微循环药等。

（1）金纳多:40mg,口服,每日3次。

（2）倍他司汀片:6～12mg,口服,每日3次。

5. 对症及支持治疗　如眩晕重,伴恶心、呕吐者可给予止吐、补液。

6. 前庭功能训练　眩晕症状减轻后尽可能早期活动,进行前庭功能康复训练,促使前庭功能早日恢复。

【临床体会】

1. 眩晕症状较重者,前庭抑制药与中枢抑制药可同时使用,但前庭抑制药多主张应用有限剂量,以缓解眩晕为度,持续时间也不宜过长,以免影响中枢代偿功能的建立。

2. 类固醇激素可消除神经炎性水肿,有助于前庭功能的恢复,早期可配合使用。

3. 所有患者均可自然好转,轻微的后遗症包括短暂的振动性幻觉和当头部快速转向患侧时的平衡障碍。少数患者残留有长期的平衡障碍、头部运动耐受不良、继发性焦虑等。少部分患者可出现患侧后半规管的继发性BPPV。

4. 患者的临床表现可完全正常,但其前庭功能却不一定完全恢复。

5. 本病患者年龄越小,恢复越快、越完全。

（闫　丽）

第四节　前庭性偏头痛

眩晕是偏头痛患者常见的症状,偏头痛患者的眩晕发生率比非偏头痛患者的眩晕发生率高;同时,在眩晕中偏头痛的发病率也较高,尤其是在无法明确分类的复发性眩晕中更高。近十年来的研究成果证实了前庭性偏头痛（vestibular migraine,VM）作为一个独立的疾病存在。2012年国际头痛协会和Barany协会同时选择使用了VM,并形成了诊断标准。

【病因和发病机制】　前庭性偏头痛的发

病机制,本质上也就是偏头痛的发病机制,具体见偏头痛相关章节。

【诊断与鉴别诊断】

1. 临床表现 反复发作的眩晕头晕,持续时间长短不等。可持续数秒、数分或数小时数天。在眩晕头晕发作前后或同时,大多数患者有偏头痛症状。如有偏头痛家庭史可帮助诊断。大多数患者在发作时不伴耳鸣听力下降等。少部分患者可在头位变化时加重。诱发或加重的因素与偏头痛患者相同。

2. 辅助检查 目前,没有任何生物学标记物可以证实偏头痛发作。VM 的诊断主要根据病史、临床表现及床旁检查来诊断。听力检查、前庭功能检查有明显异常者,往往提示其他疾病而非 VM。

3. 诊断要点

(1)前庭性偏头痛:①至少 5 次中度或重度前庭症状发作,持续 5 分钟至 72 小时;②符合头痛国际分类(ICHD)定义的偏头痛(伴或不伴先兆)现病史或既往史;③至少 50% 的前庭发作伴有一个或多个偏头痛特征,如搏动样头痛、畏光、怕声、视觉或其他先兆;④不能用另一前庭疾病或偏头痛诊断解释。

(2)可能前庭性偏头痛:①至少具有中度的发作性前庭症状。②至少具有下列内容中的一项:符合国际头痛学会的偏头痛诊断标准;眩晕发作期间出现偏头痛;偏头痛的特异性诱因,如特殊食物、睡眠不规律、激素水平改变等;抗偏头痛药物治疗有效。③排除了其他疾病。

4. 鉴别诊断

(1)梅尼埃病(MD):首次发作的 MD 有时很难与 VM 区别。典型的 MD 具有眩晕、平衡功能异常、耳鸣、进行性听力下降。听力检查是区别两者的重要手段:VM 患者可有急性发作期间的听力下降,但发作间歇期往往恢复正常。而 MD 患者听力检查呈进行性下降的表现。因此,患者在病程中只

要有听力下降的证据,即使出现偏头痛,也应该诊断为 MD 而不是 VM。VM 患者往往有经常性头痛发作,或有头痛/头晕的家庭史,也有助于区别。

(2)良性阵发性位置性眩晕(BPPV):VM 的眩晕往往与头痛相关联。虽然 VM 可有位置性眼震与位置性眩晕,其特点是眩晕大多持续存在于头位改变全过程,直到回复头位,且与某侧某条半规管无关。VM 可在数分钟至数天的期间内不断发作,而 BP-PV 可在数周至数月内不断发作短暂性眩晕,每次发作很少超过 1 分钟。

(3)前庭阵发症(VP):虽然 VM 发作持续时间有时可很短暂,但 VP 发作时间很短暂,数秒或数分钟,且有动脉搏动性。而 90% 的 VM 发作持续时间超过此时间范围。VP 一天内可多次频繁发作,VM 一天内多次发作的概率相对较低。VP 对卡马西平治疗反应良好,必要时可用卡马西平试验性治疗来鉴别。

(4)非前庭性头晕:VM 也可表现为头晕,因此需注意与可引起非前庭性头晕的疾病。如低血压、低血糖、反射性晕厥、心律不齐等。

(5)后循环缺血:后循环缺血患者有基础病病史,有脑血管病危险因素,年龄偏大,头颅 MR 可有缺血或梗死,椎基底动脉系统有动脉粥样硬化或狭窄。后循环缺血的特点如头晕、复视、构音障碍、吞咽困难、共济失调、跌倒发作。

【治疗】 抗偏头痛药物可治疗 VM,详见偏头痛相关章节。

【临床体会】

1. VM 诊断困难,尤其是虽反复发作但不伴头痛者、初次发作者。

2. VM 发作类型多样:眩晕持续时间、是否伴有头痛、头痛出现在眩晕之前、之后或同时,个体间差别很大,需仔细鉴别。

3. 反复眩晕发作但无听力下降的主诉

或检查证实的耳蜗病变,应首先考虑诊断VM。既往有些被诊断为梅尼埃病者,其实可能就是VM。因此,此类患者做听力测定并注意自身对比,有助于鉴别VM还是MD。

4. 按偏头痛的预防和治疗方法来治疗VM,可达到肯定效果。反之,按此方法治疗效果好的反复发作性眩晕,更可以诊断为前庭性偏头痛。

5. 反复发作的眩晕患者,即使无肯定的偏头痛病史,眩晕发作的同时或前后也无偏头痛症状,也很可能是偏头痛性眩晕。此时,可追问其父母及家族成员是否有偏头痛病史,也可作为佐证。

(陈文明)

第五节　前庭阵发症

反复发作性眩晕的疾病谱中,有一类眩晕具有如下特点:发作时间短(可仅为数秒),一天内发作多次,发作间歇无症状,有时可表现为头位改变时加重,临床评估困难,卡马西平治疗有良好效果。此类型的眩晕被称为前庭阵发性眩晕,或称前庭阵发症(vestibular paroxysmia,VP)。

【病因和发病机制】

1. **病因**　椎基底动脉发育异常导致早年出现症状,或因高血压动脉硬化增加、搏动性增强导致压迫损伤第Ⅷ对脑神经。颅内血管对第Ⅷ对脑神经交叉压迫是引发短暂眩晕发作的原因。

2. **发病机制**　压迫第Ⅷ对脑神经的血管多为小脑前下动脉,小部分为小脑后下动脉或椎动脉。搏动性的动脉长期对第Ⅷ对脑神经局部压迫造成被压迫神经局部的脱髓鞘改变,出现时相性的轴突间放电;压迫也可导致前庭核中枢性兴奋性增高,最终形成短暂性发作性眩晕(伴或不伴耳鸣)症状,体位改变或可诱发或加重症状。

【诊断与鉴别诊断】

1. **临床表现**

(1)短暂性或位置性眩晕发作,持续时间数秒或数分钟,伴有姿势和步态不稳。

(2)发作可能与头位变化有关或过度换气有关。

(3)发作期间偶然或持续性单侧听力过敏或耳鸣。

(4)发作期可测得前庭和(或)耳蜗功能障碍,但在发作间歇期无明显功能障碍表现。

(5)卡马西平试验性治疗有效。

(6)通常无中枢性眼动异常,体格检查无脑干定位体征。

2. **辅助检查**　发作期或疾病晚期,前庭功能检查、听力检查可发现受损。头部MR检查发现血管压迫第Ⅷ对脑神经,可作为诊断的辅助依据,但不作为预测是否出现前庭阵发症或判断病变侧的指标。

3. **诊断要点**　根据下列临床特点可对该病进行明确诊断。

(1)短暂发作的眩晕,持续数秒至数分钟,并有自限性。

(2)特殊的身体位置或头位可诱发频繁的发作。

(3)永久性或仅出现在发作期的听力丧失或耳鸣。

(4)神经生理学检查,发现听觉或前庭功能受损。

(5)卡马西平治疗有效。

(6)排除其他引起眩晕的疾病。

4. **鉴别诊断**

(1)癫痫发作:少部分癫痫以眩晕为唯一症状。但往往伴有癫痫发作的其他症状如恶心、便意等自主神经症状及发作后的疲劳感等全身症状。

(2)其他鉴别诊断:见前庭性偏头痛一节。

【治疗】

1. 药物治疗　卡马西平片：每日 200～600mg，分 2～3 次口服；或奥卡西平片：每日 300～600mg，分 2～3 次口服。

2. 手术治疗　对 MRI 证实的大血管压迫第Ⅷ对脑神经所致眩晕发作严重且药物治疗无效者，外科解压术是一项选择。

【临床体会】

1. 前庭阵发症相对少见，须与其他类似发作方式的眩晕疾病相鉴别。

2. 卡马西平有效的眩晕患者，应注意排除前庭性偏头痛、癫痫性眩晕、梅尼埃病、惊恐发作等疾病。

3. 影像学检查发现血管与第Ⅷ对脑神经关系密切，不能作为前庭阵发症的唯一诊断证据，而必须是结合是否有相应的症状。因此，选择手术应慎重。因血管减压术有其一定的风险。原则上药物治疗为主，药物治疗无效且同时伴有其他需手术的疾病如同侧面肌脑神经有血管卡压的表现（如三叉神经痛、面肌痉挛）、大的蛛网膜囊肿、桥小脑角肿瘤等，可考虑手术治疗。

4. 应高度重视卡马西平可能带来的不良反应如粒细胞减少、严重过敏导致剥脱性皮炎等。

（陈文明）

第六节　持续性姿势-知觉性头晕综合征

心因性眩晕又称精神源性眩晕，是慢性眩晕/头晕患者中常见的一种疾病。根据 ICD-11 和 DSM-5 的定义，有焦虑引发的慢性前庭综合征、抑郁引发的前庭症状、焦虑并发发作性前庭综合征、焦虑并发慢性前庭综合征、抑郁并发前庭综合征、跌倒恐惧、持续性姿势-知觉性头晕综合征等。此节只重点介绍持续性姿势-知觉性头晕综合征（PP-PD）。

【病因和发病机制】

1. 常见诱因

（1）心理因素：无器质性病变（包括无器质性前庭病变）者，头晕不稳慢性症状是原发性焦虑疾病的表现。

（2）神经耳源性：先有器质性神经耳源性前庭疾病，虽然已经治愈，但继发患者焦虑和抑郁等精神疾病。

（3）心理-生理交互作用：原先有焦虑病史者，或具备焦虑特质/焦虑倾向者，在急性前庭疾病发作之后，导致原先的焦虑疾病恶化加剧，是器质性和心因性两种因素存在交互的作用。

2. 发病机制　心理因素在眩晕疾病和平衡功能障碍扮演重要角色。心因性眩晕/头晕是由心理、行为因素参与介导的一类慢性眩晕/头晕疾病。对眩晕后果的灾难性想法和身体不适的相互作用可能是心因性眩晕的主要机制。心理障碍中的 20%～30% 患者合并有前庭发作，同时，视觉性眩晕的某些症状又与惊恐发作的症状相重叠，而大部分心因性眩晕的发作与焦虑症相关。心理因素与慢性前庭疾病可以互为因果。慢性前庭疾病患者往往伴有心理或精神症状，而心理精神疾病如焦虑症患者可出现头晕或平衡障碍症状。

【诊断与鉴别诊断】

1. 临床表现　有阵发性头晕发作，常伴有自主神经症状和严重的恐惧，部分患者可伴有前庭功能紊乱。

（1）持续性非眩晕性头晕或主观不平衡感。可主诉为头晕、头重，头脑内部旋转感觉，自身与环境分离的感觉等，症状持续 3 个月以上。

（2）当自身运动时或外界物体运动时高度敏感，造成不适，使症状加重。

（3）在复杂视觉刺激环境中，如精细化视

觉工作、人流量大的地方如超市、大街、公路边车流量大等,头晕和不稳感症状加剧。

第(1)是核心症状。第(2)、(3)是症状加重的因素。

2．辅助检查

(1)前庭功能检查:温度试验、视动试验、旋转试验等,有的患者可发现前庭功能损害。

(2)动态平衡功能检测:SOT 测试提示视觉、深感觉过度依赖。

(3)心理测试如 DHI 和 HADS 量表、SCL-90、HMMA、HAMD 等筛查精神性疾病。

3．诊断要点

(1)非旋转性头晕和(或)不稳,病程达或超过 3 个月,且每天持续至少半天。

(2)直立尤其是行走时症状出现和最重,静止尤其是卧位时消失。

(3)在自身运动或被动运动、复杂图形刺激、大范围视野移动视觉刺激等情形时可出现症状恶化。

(4)症状在前庭疾病或影响平衡功能的疾病、心理精神刺激或环境刺激后很快出现,且头晕/不稳感在这些事件结束后至少持续 3 个月或以上。

(5)明显的焦虑或功能障碍的临床症状或心理测试证据。

4．鉴别诊断

(1)惊恐发作:典型的惊恐发作由突然发生的剧烈恐惧产生,伴有心动过速、胸痛、呼吸困难、出汗、震颤、头晕并可伴有轻度头痛。自主神经症状往往可在 5 分钟内达到高峰,又可在发作后 15～60 分钟自然消退。

(2)慢性前庭综合征:是一组以慢性眩晕头晕或不稳为主要症状,持续数月至数年。

其特点为通常有持续性前庭系统功能障碍(视振荡、眼震、步态不稳)的临床综合征,有进行性发展和恶化的病程特点。往往有明确的原发病如小脑退行性病变、颅后窝占位、慢性双侧前庭病等。

【治疗】

1．原发病治疗 治疗引起眩晕的各种疾病。如果患者有前庭疾病史且目前仍有活动性前庭疾病之证据,应及时治疗前庭疾病,如患者经病史-体检-前庭功能检查均提示前庭功能已经代偿,目前核心症状是 PPPD,则应以治疗 PPPD 为主。

2．药物治疗 选择性 5-羟色胺重吸收抑制药(SSRIs)、5-羟色胺去甲肾上腺素重吸收抑制药(SNRIs):如盐酸舍曲林片,每日 50～100mg;文拉法辛胶囊:每日 75～150mg;草酸艾司西酞普兰片:每日 20mg。

3．前庭康复治疗 早期开始前庭康复治疗,可促进前庭代偿机制尽早形成。

4．认知行为疗法 可联合脱敏疗法和认知疗法,帮助患者重新认识焦虑的诱发因素、症状产生的机制及其自身康复的能力。

【临床体会】

1．慢性眩晕头晕的患者,要考虑焦虑抑郁的可能。应详细询问病史,结合心理精神量表测试结果,及时诊断和治疗。

2．心因性眩晕患者,往往同时存在慢性前庭功能损伤和焦虑抑郁。要分清两者中究竟哪个是因,哪个是果并不重要。重要的是一旦发现存在焦虑、抑郁等心理精神问题,即予以药物治疗和心理干预,以达到更好的治疗效果。

3．服药时间至少一年以上。

(陈文明)

第七节 后循环动脉疾病导致的眩晕

在引起眩晕症候群的诸多疾病中,后循环动脉即椎基底动脉及其分支血管疾病是其中之一,但占很少比例,据不同的研究报道,约占总眩晕原因的 10% 左右。但在临床实践中,诊断却相当混乱。特别是中老年人,颈椎 X 线检查发现有颈椎骨质增生者,常被冠以"颈性眩晕、椎基底动脉供血不足、后循环供血不足"等病名,被误诊者相当多见。

【病因和发病机制】

1. 常见诱因 脑血管病的高危因素均可诱发:如高血压、糖尿病、高脂血症、高龄、不健康生活方式(吸烟、酗酒等)、肥胖、压力过大、过度疲劳及药物(如避孕药)等。

2. 发病机制 椎动脉、基底动脉及其分支,负责内耳、脑干、小脑、枕叶等耳或脑的重要结构的血液供应。内听动脉闭塞引起前庭及耳蜗缺血坏死;基底动脉及其分支破裂导致脑干或小脑出血;基底动脉及其分支栓塞则导致相应供血区域的脑组织短暂性缺血发作或梗死。当小脑或脑干血管性病变累及脑桥的前庭神经核群、小脑蚓部、顶核、绒球小结叶等结构时,均可产生眩晕和平衡障碍症状。

【诊断与鉴别诊断】

1. 临床表现

(1)内听动脉梗死引起的突发聋:内听动脉梗死者可出现眩晕、恶心、呕吐、高音调耳鸣、甚至听觉完全丧失即神经性聋。患者发病前数日往往出现眩晕发作,某些患者可出现步态不稳、视物模糊、头痛、跌倒等前驱症状。如果是小脑下前动脉闭塞导致的内听动脉梗死,可伴有同侧周围性面瘫,同侧面部痛温觉障碍,同侧霍纳征、对侧偏身障碍。部分患者可有同侧共轭性视麻痹、眼球震颤、肢体无力、吞咽困难等。

(2)脑干及小脑梗死:脑干、小脑梗死之临床表现取决于梗死的部位及范围大小。可表现为单纯的持续性眩晕、单纯旋转性眼震(朝向健侧)或水平-旋转混合眼震。或有霍纳征、面瘫、病灶侧头面部和对侧半身痛温觉丧失,步态和肢体共济失调。也可有经典的延髓背外侧综合征,表现为患侧头面部痛温觉障碍、面瘫、咽后壁反射减弱、声音嘶哑、吞咽困难、霍纳征、泌汗障碍、病灶对侧半身痛温觉障碍。如病变只累及小脑蚓部,则只导致共济失调。此类患者没有偏瘫、偏身感觉障碍,因此容易被误诊和漏诊。通常临床上遇到的所谓孤立性眩晕中,应警惕上述病变的可能性。如果大范围梗死,则将引起小脑水肿和脑疝,因此及时诊断尤其重要。

2. 辅助检查

(1)前庭功能检测:温度试验、肌源性前庭诱发电位、反射性视-眼动系统检测。

(2)影像学检查:CT、MR 检查见脑干或小脑急性责任病灶。

3. 诊断要点

(1)急性起病,存在脑血管病的高危因素。

(2)症状:眩晕,可伴持续性高音调耳鸣和听力下降;共济运动失调,除后循环的 TIA 外,持续时间长。

(3)体格检查:眼球震颤包括中枢性自发性眼震,步态不稳、视物模糊、视-眼动异常、眼偏斜反应综合征、头面部痛温觉障碍、面瘫、咽后壁反射减弱、声音嘶哑、吞咽困难、霍纳征、泌汗障碍、病灶对侧半身痛温觉障碍等神经系统定位体征。

(4)中枢神经系统影像学检查及前庭功能检查等提示前庭中枢受损。

4. 鉴别诊断

(1)前庭性偏头痛:往往有反复头痛发作史、家族史,体格检查无阳性体征。影像学检查也无异常。

(2)梅尼埃病:反复发作的眩晕、耳鸣、听力下降史。前庭功能及听力检查往往异常。

(3)位置性眩晕:症状与头位变化密切相关,眩晕症状持续时间通常少于 1 分钟。

(4)直立性低血压:有高血压、服药史(如利尿药、三环类抗抑郁药、抗帕金森药)、老年人多见,早晨、餐后半小时内等。测量血压发现直立位时的收缩压下降至少 20mmHg 或舒张压下降至少 10mmHg。

【治疗】

1. TIA、急性脑梗死的治疗可参照急性脑梗死治疗有关章节。

2. 积极治疗原发病如高血压、糖尿病等。

3. 原因不明的孤立性眩晕，即使神经影像学检查阴性，也应予以相应的血管病预防治疗和处理措施。

4. 积极进行前庭功能康复治疗。

【临床体会】

1. 脑干和小脑的血管性病变常伴有眩晕/头晕症状，但不是急性眩晕的常见病因。

2. 脑干和小脑卒中导致的眩晕如果漏诊和误诊，将会引起严重后果。因此，眩晕时间长的患者，应警惕脑干、小脑卒中的可能，应仔细体格检查，及时行头部 MR 检查。

3. 后循环缺血，是指后循环血管的 TIA 或梗死，没有其他如供血不足的所谓中间状态的诊断。

4. 当中老年人转颈或抬头、低头时出现眩晕/头晕症状，颈椎片提示颈椎骨质增生或曲度异常，往往会被诊断为颈性眩晕。其实，这种情况还是以耳石症可能性大。后循环缺血发作引发的症状，除了眩晕头晕外，还有视物模糊、四肢无力、后组颅神经症状、吞咽困难、平衡失调等枕叶皮质、脑干、小脑功能受损的症状和体征。所谓的颈部活动时引起颈部交感神经兴奋，导致椎动脉痉挛的说法没有证据。

5. 所谓孤立性眩晕，是指患者除眩晕症状外，不伴有其他症状及体征。由于脑干结构的致密性及血管支配与神经结构的非一一对应性，决定了绝大多数的后循环缺血呈现出多种重叠的临床表现。单纯的眩晕/头晕、晕厥、跌倒发作和短暂性的意识丧失等很少由后循环缺血发作所致，因此脑干卒中引起的孤立性眩晕少之又少。应该详细询问病史及仔细体格检查，发现其他症状和神经系统阳性体征，及时辅以必要的影像学检查，以免误诊漏诊。

（陈文明　刘志红）

第 **3** 章

脑血管疾病

脑血管疾病（CVD）是指由各种脑血管病变所引起的脑部疾病。急性脑血管病又称脑卒中（stroke），临床上按病理性质分为缺血性和出血性卒中两大类；前者又称为脑梗死，包括脑血栓形成和脑栓塞；后者包括脑出血和蛛网膜下腔出血。依据神经功能缺失症状持续的时间，将不足 24 小时者称为短暂性脑缺血发作（TIA），超过 24 小时者称之为脑卒中。CVD 是神经系统的常见病及多发病，最新流行病学调查显示：其发病率为（100～300）/10 万，患病率为（500～740）/10 万，死亡率为（50～100）/10 万，是目前人类第一大死亡原因。脑血管疾病具有高发病率、高致残率、高死亡率及高复发率的特点，给家庭和社会带来沉重的经济负担。

【大脑的血液供应】 正常成年人的脑重约为 1500g，占体重 2%～3%，流经脑组织的血液却占心脏每分搏出量的 20%，表明脑血供非常丰富，代谢非常旺盛，脑组织耗氧量占全身耗氧量的 20%～30%，能量来源主要依赖于糖的有氧代谢，且无能量储备，因此，脑组织对缺血缺氧极为敏感。脑的血液由颈内动脉系统及椎-基底动脉系统供应，由脑静脉和静脉窦回流血液。

1. 脑的动脉系统

（1）颈内动脉系统（前循环）：起自颈总动脉，穿行颈动脉管至海绵窦，颈内动脉的主要分支有眼动脉、脉络前动脉、后交通动脉（与椎-基底动脉系统连接组成 Willis 环）、大脑前动脉和大脑中动脉；供应眼部和大脑半球前 3/5 部分（额叶、颞叶、顶叶和基底节）的血流。

（2）椎-基底动脉系统（后循环）：两侧椎动脉均由锁骨下动脉的根部上后方发出，经 $C_{1\sim6}$ 的横突孔入颅，在脑桥下缘汇入基底动脉。椎动脉的分支：脊髓后动脉、脊髓前动脉、延髓动脉、小脑后下动脉；基底动脉的分支有小脑前下动脉、脑桥支、内听动脉、小脑上动脉和大脑后动脉；大脑后动脉分为皮质支（颞下动脉、矩状动脉和顶枕动脉），深穿支（丘脑穿通动脉、丘脑膝状体动脉和中脑支）和后脉络膜动脉。供应大脑半球后 2/5 部分、丘脑、脑干和小脑的血流。

2. 脑的静脉系统 由脑静脉和静脉窦组成。

（1）大脑浅静脉：大脑上静脉（汇集大脑皮质的大部分血流）、大脑中静脉（汇集大脑外侧沟附近的血液）和大脑下静脉（汇集大脑半球外侧面下部和底部的血液）。

（2）大脑的深静脉：主要为大脑大静脉（Galen 静脉），它包括大脑内静脉（丘脑纹状体静脉、透明隔静脉、丘脑上静脉和侧脑室静脉）和基底静脉（大脑前静脉、大脑中静脉和下纹状体静脉），大脑大静脉汇集大脑半球白质、基底节、间脑和脑室脉络丛等处静脉血液注入直窦。深浅两组静脉的血液由乙状窦经颈内静脉出颅。

（3）颅内的静脉窦：主要为上矢状窦、下矢状窦、直窦、海绵窦、横窦和乙状窦。

【脑血管病的病因】　CVD 的发生与许多全身或局部脑血管病变及血液系统病变均有关，其病因可以是单一的，也可由多病因所致。常见的病因如下。

1. 血管病变

（1）高血压性动脉硬化和动脉粥样硬化最为常见。

（2）其次为结核、梅毒、钩端螺旋体和结缔组织疾病等所致的动脉炎。

（3）先天性狭窄、血管畸形、动脉瘤及烟雾病（Moyamoya）等先天性血管病。

（4）外伤、穿刺、插入导管、颅脑手术、放疗、药物、毒物及恶性肿瘤等所致的血管病损。

2. 血流动力学改变　高血压、低血压或血压的急骤波动以及心脏病所致的传导阻滞、心功能障碍、风湿性或非风湿性瓣膜病、心肌病及心律失常，尤其心房纤颤。

3. 血液成分和流变学改变　脱水、高纤维蛋白原血症、红细胞增多症和白血病等所致的高黏血症以及服用避孕药、应用抗凝血药和弥散性血管内凝血等所致凝血机制异常。

4. 其他病因　脂肪、空气、癌细胞和寄生虫等栓子，脑血管痉挛、外伤、放射和受压等，少部分 CVD 患者的病因不明，2015 年最新中国缺血性卒中分型（CISS）把原因不明的栓塞性卒中称为隐源性卒中（ESUS）。

【脑血管病的主要危险因素】

1. 高血压　高血压"人群归因风险比"高达 34.6%，为卒中首要危险因素。

2. 体力活动减少

3. 肥胖

4. 高脂血症　高脂血症增加血液黏滞度，加速脑动脉硬化的发生。低密度脂蛋白（LDL）水平增加与缺血性卒中的发生有关。

血胆固醇水平降低可增加脑出血的危险性。

5. 吸烟及酗酒　尼古丁刺激交感神经使血管收缩，引起高血压。吸烟还可提高血浆纤维蛋白原的含量，增加血液黏度及血管壁损伤。酗酒者卒中的发病率是一般人群的 4～5 倍，特别是增加出血性卒中的危险。

6. 饮食结构改变　如高摄盐量及肉类、动物油的高摄入，高同型半胱血症亦增加脑卒中的发生。

7. 心脏病　如冠心病、心肌梗死、心瓣膜病、非风湿性心房纤颤、心脏黏液瘤、二尖瓣脱垂和各种原因所致的心力衰竭均会增加 TIA、脑卒中的发病率，是肯定的卒中危险因素。

8. 糖尿病　是脑卒中重要的危险因素。

9. TIA 和脑卒中　是卒中的危险因素。

10. 其他　精神紧张、睡眠呼吸暂停低通气综合征（OSAS）、口服避孕药、颈动脉狭窄及感染等亦与脑卒中的发生有关。

【脑血管病的诊断思路】

1. 病史的采集

（1）脑血管病的发生速度和持续时间。

（2）发病年龄。

（3）起病状态。

（4）吸烟、酗酒及家族史。

（5）生育及避孕史。

（6）全脑症状。

（7）意识障碍。

（8）神经体征。

（9）头痛是首发症状，还是在某个疾病过程中出现的。

（10）是否有高血压及糖尿病、严重的心、肾、肝等疾病，有无甲状腺功能亢进等内分泌疾病。

2. 体格检查　临床检查时，除了注意神经科检查外，还必须同时注意一般体格检查。

3. 辅助检查

（1）影像学检查：如头颅 CT、MRI、CTA、DSA 及颈部彩超。

（2）脑电图。

（3）脑血流图。

（4）心电图、心脏彩超、动态血压监测、动态心电监测。

（5）脑脊液检查。

（6）血常规、凝血功能、肝肾功能及糖化血红蛋白检查。

（7）心理评估。

对于脑血管病患者，时间就是大脑，及时诊断、开通绿色通道尽早治疗是抢救患者的关键，快速做出初步定位定性诊断非常重要。定性诊断根据年龄、起病状态和起病速度最具有临床意义。定位诊断首先应根据询问病史、神经功能缺失体征初步确定；大面积脑梗死的临床症状可与脑出血类似，但起病状态及速度等病史资料会有很大的差异，因此要极为重视，再进一步完善 CT/MRI 检查可提供确定的诊断。

4. 诊断流程　（图 3-1）

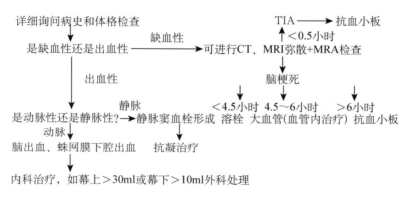

图 3-1　CVD 诊断流程

（钟水生）

第一节　短暂性脑缺血发作

短暂性脑缺血发作（TIA）是持续时间短暂并反复发作的脑局部供血障碍，导致相应供血区局限性神经功能缺失症状。以短暂性、发作性、局限性脑、脊髓或视网膜缺血引起神经功能缺失症状为主要临床特征。典型的临床症状持续时间不超过 1 小时，一般在 5～10 分钟，并且在影像学（特别是 DWI）上没有急性脑梗死的证据。TIA 的转归各占约 1/3，即反复类似的发作、以后发生脑梗死和痊愈各占约 1/3。TIA 是即将发生致残性卒中的一个危险信号或先兆。TIA 是缺血性卒中最重要的危险因素，90 天内发生卒中的危险性大约 17%，第 1 周内的危险性最大。颈内动脉系统 TIA 表现为一过性黑矇最易发作脑梗死，TIA 合并心房纤颤易发生栓塞性脑梗死。

【病因和发病机制】　目前 TIA 的发病原因尚不完全清楚，其危险因素与脑梗死相同，包括不可变更性和可变更的危险因素，前者如高龄、性别、种族和遗传因素。后者包括高血压、颈动脉狭窄、吸烟、体力活动减少、高脂血症、糖尿病和心脏病等。其病因及发病机制可以是单一的，也可由多病因及多途径所致。

1. 微栓塞　微栓子主要来源于颈内动脉系统动脉粥样硬化斑块和动脉硬化性狭窄

处的附壁血栓的脱落、胆固醇结晶等,微栓子阻塞小动脉后出现相应缺血症状,当栓子破碎或自溶移向远端时,血流恢复,症状消失。

2. 脑血管痉挛　脑动脉硬化后的狭窄形成血流旋涡,刺激血管壁发生痉挛。

3. 血液成分及动力学改变　某些血液系统疾病如血小板增多症、白血病、真性红细胞增多症、贫血、S 蛋白及 C 蛋白缺乏等,各种原因所致的高凝状态及心律失常和低血压等引起的血流动力学改变等均可导致 TIA 的发生。

4. 其他　如血管炎、脑外盗血综合征、小灶出血和颈椎病所致的椎动脉受压等。

【诊断与鉴别诊断】

1. 临床表现　TIA 好发于 50－70 岁的中老年人,男性多于女性。常有高血压、心脏病、高脂血症和糖尿病病史。发病突然,迅速出现局限性脑、脊髓神经功能或视网膜功能障碍,持续时间短(一般在 5～10 分钟),多于 5 分钟左右达到高峰,症状一般不超过 1 小时,恢复快,不留后遗症状,可反复发作,每次发作的症状相对较固定。通常不会表现为症状仅持续数秒钟即消失的闪击样发作。

(1)颈内动脉系统 TIA

①常见症状:对侧轻偏瘫或单肢无力,可伴对侧面部轻瘫,为大脑中动脉与大脑前动脉皮质支的分水岭区或大脑中动脉供血区缺血的表现。

②特征性症状:霍纳征交叉瘫(病变侧霍纳征、对侧偏瘫);眼动脉交叉瘫(病变侧单眼一过性失明或黑矇、对侧感觉障碍及偏瘫);优势半球受累可出现失语症。

③可能出现的症状:对侧同向性偏盲,系大脑前动脉、中动脉、后动脉皮质支或大脑中动脉与大脑后动脉皮质支分水岭区缺血而使颞顶枕交界区受累所致;对侧偏身或单肢感觉异常,系大脑中动脉供血区缺血的表现。

(2)椎-基底动脉系统 TIA

①常见症状:眩晕、平衡障碍,不伴耳鸣,

为脑干前庭缺血表现,少数伴耳鸣,累及内听动脉所致。

②特征性症状

a. 短暂性全面性遗忘症(transient global amnesia,TGA):短时间记忆丧失,对时间、地点定向障碍,患者有自知力,言语、书写和计算能力保留,是大脑后动脉颞支缺血累及边缘系统海马、海马旁回和穹窿所致。

b. 跌倒发作(drop attack):表现为患者转头或仰头时,下肢突然失去张力而跌倒,无意识丧失,常可立刻自己站起来,为脑干网状结构缺血所致。

c. 双眼视力障碍发作:系双侧大脑后动脉距状支缺血而致枕叶视皮质受累,引起暂时性皮质盲。

(3)可能出现的症状:共济失调、构音不清、吞咽困难、意识障碍伴或不伴瞳孔缩小、一侧或双侧面、口周麻木或交叉性感觉障碍、复视和眼外肌麻痹、交叉性瘫痪。

2. 辅助检查

(1)影像学检查:MRI、CT 检查大多正常,部分患者可见脑内有腔隙性梗死灶或缺血灶。MRI 弥散加权或 PET 可见片状缺血区。DSA/MRA/CTA 或颈部彩超可见血管狭窄、动脉粥样硬化斑。

(2)TCD 检查:TCD 微栓子监测适合频繁发作的 TIA 病人,有助于对动脉粥样硬化的易损斑块进行评价。

(3)血常规、生化、心电图及心脏彩超检查也是必要的。

3. 诊断要点　大多数 TIA 病人就诊时临床症状已消失,故 TIA 的诊断主要根据病史、临床表现(包括颈内动脉系统或椎-基底动脉系统神经功能缺失症状、持续时间、伴随症状)、既往史及相关检查结果进行综合判断不难诊断,但确定病因非常重要,大部分患者应当进一步完善某些辅助检查,有助于选择适当的治疗方法。

4. 鉴别诊断

（1）部分性癫痫：尤其是单纯部分发作，常表现为从躯体一处开始并向周围扩展，持续数秒至数分钟的肢体抽搐，脑电图多有异常，CT/MRI 检查可见脑内局灶性病变。

（2）脑梗死：急性脑梗死超早期常表现为一侧偏瘫偏身感觉障碍或言语含糊不清，持续时间常超过 30 分钟，CT/MRI 检查，尤其 DWI 可见脑内梗死病灶。

（3）心脏疾病：严重心律失常如室上性心动过速、室性心动过速、多源性室性期前收缩、心房扑动、病态窦房结综合征等，阿-斯（Adams-Stokes）综合征，可因阵发性全脑供血不足，出现晕倒头晕和意识丧失，但常无神经系统局灶性症状和体征，心电图、超声心动图和 X 线检查常有异常发现。

（4）梅尼埃病：发病年龄多小于 50 岁，发作性眩晕、恶心呕吐与椎-基底动脉 TIA 类似，但每次发作持续时间常超过 24 小时，且常伴耳鸣、耳阻塞感、听力减退等症状，除眼球震颤外，无其他神经系统定位体征。

（5）其他：如脑脓肿、脑肿瘤、慢性硬膜下血肿、脑寄生虫病等亦可出现 TIA 发作相似症状，原发或继发性自主神经功能不全亦可因血压或心律的急剧变化出现短暂性全脑供血不足，出现发作性意识障碍，应注意排除。

【治疗】　由于 TIA 的发病机制与临床表现与缺血性卒中尤其相似，因此国际上通常将 TIA 和缺血性卒中列入相同的预防及治疗指南中。治疗的目的是消除病因、减少及预防复发、保护脑功能。

1. 病因治疗　有明确病因者应尽可能针对病因治疗，如高血压患者达标血压应控制在＜140/90mmHg，糖尿病患者伴高血压者血压宜控制在更低水平（＜130/85mmHg）；糖尿病患者推荐 HbAlc 治疗目标为＜7%；对于高脂血症患者，证据表明，当 LDL-C 下降≥50% 或 LDL-C≤1.8mmol/L（70mg/dl）时，二级预防更为有效。有效地控制血液系统疾病、心律失常等也很重要。

2. 预防性药物治疗

（1）抗血小板聚集剂

阿司匹林（ASA）：50～325mg，口服，每日 1 次。

氯吡格雷（Clopidogre）：75mg，口服，每日 1 次，或噻氯匹定（Ticlopidine）：125～250mg，口服，每日 1～2 次。

（2）抗凝药物

华法林：每次 2～4mg，口服，每日 1 次，目标剂量是维持 INR 在 2.0～3.0。

低分子肝素：每次 4000U，腹壁皮下注射，每日 2 次。

新型口服抗凝血药包括达比加群、利伐沙班、阿哌沙班及依度沙班，可作为华法林的替代药物。

（3）脑保护治疗（钙拮抗药）

盐酸氟桂利嗪：每次 5～10mg，睡前服。

尼莫地平：每次 20～30mg，口服，每日 3 次。

（4）颅外颈动脉狭窄治疗

①对于近期发生 TIA 合并同侧颈动脉颅外段严重狭窄（70%～99%）的患者，如果预计围术期死亡和卒中复发＜6%，推荐进行颈内动脉内膜剥脱术（CEA）或血管内介入支架成形术（CAS）治疗，CEA 或 CAS 的选择应依据患者个体化情况。

②对于近期发生 TIA 合并同侧颈动脉颅外段中度狭窄（50%～69%）的患者，如果预计围术期死亡和卒中复发＜6%，推荐进行 CEA 或 CAS 治疗，CEA 或 CAS 的选择应依据患者个体化情况。

③对于近期发生 TIA 合并同侧颈动脉颅外段轻度狭窄（＜50%）的患者，不推荐进行 CEA 或 CAS 治疗。

④颅外椎动脉狭窄伴有症状性颅外椎动脉粥样硬化狭窄的 TIA 患者，内科治疗无效时，可选择支架置入术作为内科药物治疗辅助技术手段。

（5）其他治疗：中医中药包括丹参、川芎、红花、水蛭等单方或复方制剂。

降纤治疗(巴曲酶、降纤酶、蚓激酶)、血管扩张药(如长春西丁、前列地尔等)、扩容药物(如低分子右旋糖酐)可根据病情酌情使用。

【临床体会】

1. 2009 年美国卒中协会(ASA)更新了 TIA 定义:脑、脊髓或视网膜局灶性缺血所致的、不伴急性梗死的短暂性神经功能障碍。新定义认为有无梗死病灶是鉴别诊断 TIA 和脑梗死的唯一依据,而不考虑症状持续时间,新定义淡化了"时间-症状"的概念,强调了"组织学损害"。还将脊髓缺血导致的急性短暂性神经功能缺损也归入 TIA 的范畴。

2. TIA 患者发生卒中的概率明显高于一般人群,短期内频繁发作的 TIA 患者应及时进行相关检查及治疗。

3. 有明确病因者应尽可能针对病因治疗,如控制好血压、血糖及血脂,做好二级预防。

4. 发病在 24 小时内,具有脑卒中高复发风险(ABCD2 评分≥4 分)的急性非心源性 TIA,应尽早给予阿司匹林联合氯吡格雷治疗 21 天。此后阿司匹林或氯吡格雷均可作为长期二级预防一线用药。

5. 伴有心房颤动的 TIA 患者,推荐使用适当剂量的华法林口服抗凝治疗,维持 INR 在 2.0～3.0。

6. 颅外颈动脉狭窄的患者需根据患者的情况是否考虑血管内介入或手术治疗。发病 30 天内伴症状性颅内动脉严重狭窄(狭窄率 70%～99%)的 TIA 患者,应尽早给予阿司匹林联合氯吡格雷治疗 90 天。此后阿司匹林或氯吡格雷均可作为长期二级预防一线用药。如复查 DSA 或 CTA 未见狭窄改善者,可行 CAS、CEA 等。

（钟水生）

第二节　脑　梗　死

脑梗死(CI)是由于脑部血液供应障碍,缺血、缺氧引起的局限性脑组织的缺血性坏死或软化。包括脑血栓形成、脑栓塞和腔隙性脑梗死等,占全部脑卒中的 80% 左右。

一、脑血栓形成

脑血栓形成(CT)又称动脉粥样硬化性脑梗死,是指脑动脉因动脉粥样硬化及各类动脉炎等血管病变导致血管的管腔狭窄或闭塞,进而发生血栓形成,造成局部脑供血区血流中断,发生相应脑组织缺血、缺氧,软化坏死,出现神经功能缺失症状和体征。是脑梗死中最常见的类型。

【病因和发病机制】　2011 年中国提出并发表了最新的 CISS(Chinese ischemic stroke subclassification)分型,根据病因分如下几种。

1. 大动脉粥样硬化(LAA)　包括主动脉弓和颅内/外大动脉粥样硬化。

2. 心源性卒中(CS)　潜在疾病包括:心脏瓣膜置换,二尖瓣狭窄,既往 4 周内的心肌梗死,左心室室壁瘤,左心室附壁血栓,任何有记录的阵发性或永久性房颤或房扑、伴有或不伴有超声自发显影或左房栓子,病态窦房结综合征,扩张型心肌病,心内肿物,心内膜炎,卵圆孔未闭(PFO)。

3. 穿支动脉疾病(PAD)　由于穿支动脉口粥样硬化或小动脉纤维玻璃样变所导致的急性穿支动脉区孤立梗死灶为穿支动脉疾病。

4. 其他病因(OE)　存在其他特殊疾病(如细菌、病毒、钩端螺旋体等感染性疾病,肌纤维发育不良、Binswanger 病等遗传性疾病,血小板增多症、红细胞增多症、弥散性血管内凝血、白血病、血小板减少性紫癜等血液病,结缔组织病等各种原因所致的动脉炎,可卡因等药源性动脉炎;其他还有 Moyamoya 病、脑淀粉样血管病等)的证据,这些疾病与本次卒中相关,且可通过血液学检查、脑脊液(CSF)检查以及血管影像学检查证实,同时排除了大动脉粥样硬化或心源性卒中的可能性。

5. 病因不确定(UE)　未发现能解释本次缺血性卒中的病因。一是无确定的病因。未发现确定的病因,或有可疑病因但证据不够强,除非再做更深入的检查。二是多病因。发现两种以上病因,但难以确定哪一种与该次卒中有关。三是检查欠缺。常规血管影像或心脏检查都未能完成,难以确定病因。如某些病例虽有明确的脑梗死临床表现和影像学证据,但却难以找到病因,其发生可能与蛋白 C、蛋白 S、抗心磷脂抗体以及抗血栓 Ⅲ 缺乏引起的高凝状态等。

在 CISS 分型体系中,进一步将颅内外大动脉粥样硬化所致缺血性卒中的潜在发病机制分为:载体动脉(斑块或血栓)阻塞穿支动脉、动脉-动脉栓塞、低灌注/栓子清除下降以及混合机制。

【诊断与鉴别诊断】

1. 临床分类　根据患者的临床表现脑血栓形成通常分为以下几类。

(1)大面积脑梗死:通常是主干(颈内动脉、大脑中动脉)或皮质支的完全性卒中,病人表现为病灶对侧完全性偏瘫、偏身感觉障碍及向病灶对侧的凝视麻痹,可伴有头痛和意识障碍,并呈进行性加重。

(2)腔隙性脑梗死:是指发生在大脑半球深部白质及脑干的缺血性微梗死,直径 0.2~15mm 的囊性病灶,约占脑梗死的 20%。是脑组织缺血、坏死、液化并由吞噬细胞移走而形成腔隙。

(3)分水岭脑梗死(CWSI):是相邻血管供血区之间分水岭区或边缘带(border zone)的局部缺血。一般多为血流动力学障碍所致。结合 CT 或 MR 可分为:①皮质前型:为大脑前与大脑中动脉供血区的分水岭脑梗死,出现以上肢为主的中枢性偏瘫及偏身感觉障碍,一般无面舌瘫,可有情感障碍、强握反射和局灶性癫痫;优势半球病变可出现经皮质性运动性失语。②皮质后型:为大脑中与大脑后动脉,或大脑前、中、后动脉皮质支间的分水岭区,病灶位于顶、枕、颞交界区。以偏盲最常见,多以下象限盲为主,可有皮质性感觉障碍,偏瘫无或轻微;约一半患者有情感淡漠,可有记忆力减退和格斯特曼(Gerstmann)综合征(角回受损),主侧病变出现认字困难和经皮质感觉性失语,非主侧偶见体象障碍。③皮质下型:为大脑前、中、后动脉皮质支与深穿支间或大脑前动脉回返支(Heubner 动脉)与大脑中动脉的豆纹动脉间的分水岭区梗死,病灶位于大脑深部白质、壳核、尾状核等处,可出现纯运动性轻偏瘫和(或)感觉障碍、不自主运动等。

(4)出血性脑梗死:是由于脑梗死供血区内动脉再灌注损伤或坏死后血液漏出继发出血,常发生于大面积脑梗死之后。

(5)多发性脑梗死:是指两个或两个以上不同的供血系统脑血管闭塞引起的梗死,多为反复发生脑梗死的后果。

2. 临床表现

(1)一般特点:由动脉粥样硬化引起的多见于中老年人,动脉炎所致的以中青年居多。多在安静或休息状态下起病,部分病前有肢体麻木无力、眩晕、言语不清等 TIA 前驱症状。局灶性神经功能缺失症状多在发病后 10 余小时或 1~2 天达到高峰。除脑干梗死和大面积脑梗死外很少出现意识障碍。

(2)不同血管闭塞所致脑梗死的临床表现

①颈内动脉闭塞:病灶侧霍纳征(颈上交感神经节后纤维受损)或同侧单眼一过性黑矇,偶可因眼动脉缺血所致永久性视力障碍;眼或颈部血管杂音,颈动脉搏动减弱;对侧偏瘫、偏身感觉障碍和偏盲等三偏症状,优势半

球受累可有失语症,非优势半球受累可出现体象障碍,甚至出现痴呆或晕厥发作。

②大脑前动脉闭塞:病灶对侧中枢性面舌瘫及偏瘫,以面舌瘫及下肢瘫明显,可伴轻度感觉障碍,旁中央小叶受损出现尿潴留或尿急,额极与胼胝体受累出现淡漠、反应迟钝、欣快和缄默等,额叶受累常有强握与吸吮反射,优势半球受累可出现上肢失用及布罗卡(Broca)失语。皮质支受累对侧下肢远端为主的中枢性瘫痪,可伴感觉障碍及肢体短暂性共济失调、强握反射和精神症状。深穿支闭塞出现对侧中枢性面舌瘫及上肢近端轻瘫(内囊膝部及部分前肢)。

③大脑中动脉闭塞:病灶对侧中枢性面舌瘫及偏瘫、偏身感觉障碍和偏盲等三偏症状,上下肢瘫痪程度基本相等(主干闭塞),皮质支上分支受累面部及上肢重于下肢,布罗卡(Broca)失语(优势半球)和体象障碍(非优势半球);下分支受累肢体无偏瘫,出现感觉性(Wernicke)失语、命名性失语和行为障碍等。深穿支闭塞出现三偏症状(中枢性上下肢均等偏瘫)、面舌瘫及主侧半球病变侧皮质下失语。

④大脑后动脉闭塞:病灶对侧偏瘫、偏盲和偏身感觉障碍(较轻)、丘脑综合征,优势半球病变可有失读症(主干闭塞),皮质支受累对侧同向性偏盲或象限盲,而黄斑视力保存(黄斑回避现象),两侧病变可出现皮质盲。优势半球出现命名性失语。深穿支闭塞:丘脑穿通动脉闭塞出现红核丘脑综合征:病灶侧小脑性共济失调、意向性震颤、舞蹈样不自主运动,对侧感觉障碍;丘脑膝状体动脉闭塞可见丘脑综合征:对侧感觉障碍,深感觉为主以及自发性疼痛、感觉过度、轻偏瘫,共济失调和不自主运动,可有舞蹈、手足徐动症和震颤等锥体外系症状;中脑支闭塞出现韦伯(Weber)综合征:同侧动眼神经瘫痪,对侧中枢性偏瘫;或 Benedit 综合征:同侧动眼神经瘫痪,对侧不自主运动。后脉络膜动脉闭塞

主要表现为对侧象限盲。

⑤椎-基底动脉闭塞

主干闭塞:常引起脑干广泛梗死,出现眩晕、呕吐、瞳孔缩小、共济失调、四肢瘫痪、昏迷等脑神经、锥体束及小脑症状,常伴消化道出血、肺水肿、高热等,甚至因病情危重死亡。

基底动脉尖综合征:由 Caplan(1980)首先报道。基底动脉尖端分出小脑上动脉和大脑后动脉两对动脉,其分支供应中脑、丘脑、小脑上部、颞叶内侧及枕叶,故闭塞后可出现以中脑病损为主要表现的一组临床综合征,多因动脉粥样硬化性脑血栓形成、心源性或动脉源性栓塞引起。临床表现为眼球运动及瞳孔异常,单侧或双侧动眼神经部分或完全麻痹、一个半综合征及眼球上视不能(上丘受累),瞳孔光反应迟钝而调节反应存在,类似阿罗(Argyll Robertson)瞳孔(顶盖前区病损)。意识障碍,一过性或持续数天,或反复发作(中脑及/或丘脑网状激活系统受累);对侧偏盲或皮质盲;严重记忆障碍(颞叶内侧损伤)。

中脑支闭塞出现韦伯(Weber)综合征、Benedit 综合征、脑桥支闭塞出现米亚尔-居尔勒(Millard-Gubler)综合征(外展、面神经麻痹,对侧肢体瘫痪)、福维尔(Foville)综合征(同侧凝视麻痹、周围性面瘫,对侧偏瘫)。

⑥小脑后下动脉或椎动脉闭塞综合征

延髓背外侧(Wallenberg)综合征:是脑干梗死中最常见的类型。主要表现为眩晕、呕吐、眼球震颤(前庭神经核),同侧霍纳征(交感神经下行纤维受损),交叉性感觉障碍(三叉神经脊束核及对侧交叉的脊髓丘脑束受损),吞咽困难和声音嘶哑(舌咽、迷走神经受损),同侧小脑性共济失调(绳状体或小脑受损)。

双侧脑桥基底部梗死出现闭锁综合征:患者四肢瘫痪,意识清楚,不能讲话和吞咽,仅能以目示意。

⑦小脑梗死:由小脑上动脉、小脑后下动脉、小脑前下动脉等闭塞所致,常有眩晕、恶心、

呕吐、共济失调、眼球震颤、站立不稳和肌张力降低等,可有脑干受压及颅内压增高症状。

3. 辅助检查

(1)颅脑 CT 检查:CT 显示脑梗死病灶的大小和部位准确率 66.5%～89.2%,梗死灶为低密度,可以明确病变的部位、形状及大小,较大的梗死灶可使脑室受压,变形及中线结构移位,但脑梗死起病 4～6 小时,只有部分病例可见边界不清的稍低密度灶,多数脑梗死病例发病后 24～48 小时后逐渐显示与闭塞血管供血区一致边界较清的低密度灶(图3-2),多数24小时内或梗死灶小于8mm、

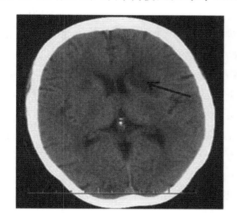

图 3-2 脑梗死 CT 表现

小脑及脑干等颅后窝梗死不易为 CT 显现,皮质表面的梗死也常常不被 CT 察觉,脑 CT 检查往往不能提供正确诊断。必要时应在短期内复查,以免延误治疗。病后亚急性期(2～3 周)梗死区处于吸收期,此时因水肿消失、巨噬细胞吞噬梗死区坏死细胞可导致病灶与脑组织等密度,CT 上不能见到病灶,出现"模糊效应",需强化方可显示。增强扫描能够提高病变的检出率和定性诊断率。出血性梗死 CT 表现为大片低密度区内有不规则斑片状高密度区,与脑血肿的不同点为低密度区较宽广及出血灶呈散在小片状。CT 显示初期脑出血的准确率 100%。因此,早期 CT 检查有助于排除脑出血。

(2)颅脑 MRI 检查:MRI 对脑梗死的检出极为敏感,对脑部缺血性损害的检出优于 CT,能够检出较早期的脑缺血性损害,可在缺血 1 小时内见到。起病 6 小时后大梗死几乎都能被 MRI 显示,表现为 T_1 加权低信号,T_2 加权高信号。有研究发现,MRI 弥散加权(DWI)15～20 分钟即可发现脑梗死超早期缺血病变,MRI 在 DWI 图上梗死区呈高信号,ADC 图为低信号(图 3-3),急性脑梗死病灶在不同时期 DWI 信号均为高信号,超早期(≤6 小时)、急性期(6～24 小时)、坏死期(24～48 小时)、软化期(48 小时至 3 周)ADC 值呈现类似"U"形改变:超早期的下降、急性期及坏死期降至最低和软化期的逐渐升高。DWI 对诊断超早期和急性期缺血性脑梗死病灶非常敏感。各时期ADC值的变

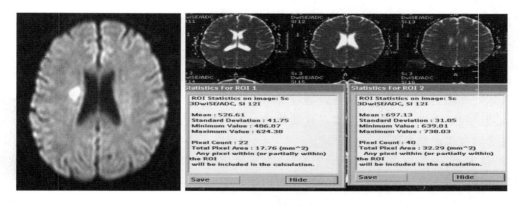

图 3-3 脑梗死超早期 DWI 表现

化反映了急性脑梗死不同时期的脑细胞由细胞毒性水肿向血管源性水肿演变的病理过程。磁共振 ADC 图对判断缺血梗死病灶的病程发展时期有很大帮助。

（3）数字减影全脑血管造影（DSA）、MRA、CTA 均可发现血管狭窄和闭塞的部位，可显示动脉炎、烟雾（Moyamoya）病、动脉瘤和血管畸形等，但 DSA 为血管检查的金标准。

（4）特殊检查：经颅多普勒超声（TCD）及颈动脉彩色 B 超可发现颈动脉及颈内动脉的狭窄、动脉粥样硬化斑或血栓形成。脑脊液检查通常 CSF 压力、常规及生化检查正常，大面积脑梗死压力可增高，出血性脑梗死 CSF 可见红细胞。如通过临床及影像学检查已确诊为脑梗死，则不必进行 CSF 检查。

（5）常规检查：血、尿、大便常规及肝功能、肾功能、凝血功能、血糖、血脂、心电图等作为常规检查，有条件者可进行动态血压监测。胸片应作为常规以排除癌栓，是否发生吸入性肺炎的诊断依据。

4. 诊断要点 中老年病人，多有高血压、糖尿病、心脏病、高脂血症、吸烟等脑血管病的相关危险因素病史，常在安静状态或睡眠中突然起病，迅速出现局限性神经功能缺失症状并持续 24 小时以上，症状可在数小时或数日内逐渐加重，神经症状和体征可以用某一血管解释，经脑 CT/MRI 排除脑出血、炎症性疾病和瘤卒中等，并发现梗死灶，即可确诊。

5. 鉴别诊断

（1）脑栓塞：起病急骤，数秒钟或数分钟内症状达到高峰，常有心脏病史，特别是心房纤颤、心肌梗死、急性细菌性心内膜炎或其他栓子来源时应考虑脑栓塞。

（2）脑出血：发病更急，常在活动中起病，数分钟或数小时内出现神经系统局灶定位症状和体征，常有头痛、呕吐等颅内压增高症状及较重的意识障碍，血压明显增高。但轻型脑出血与一般脑血栓形成，大面积脑梗死和脑出血症状相似，可行头颅 CT 以鉴别。

（3）颅内占位病变：某些颅内肿瘤、硬膜下血肿、脑脓肿等发病也较快，出现偏瘫等局限性神经功能缺失症状和体征，需与本病鉴别。可行 CT/MRI 检查鉴别。

【治疗】

1. 一般治疗 应保持安静、卧床休息，避免情绪激动和血压升高，严密观察体温、脉搏、呼吸和血压等生命体征，注意瞳孔和意识改变，保持呼吸道通畅，及时清理呼吸道分泌物或吸入物，有意识障碍、消化道出血患者应禁食 24～48 小时。有明确病因者应尽可能针对病因治疗，根据《中国缺血性脑卒中和短暂性脑缺血发作二级预防指南 2014》推荐：发病数天后如果收缩压≥140mmHg 或舒张压≥90mmHg，应启动降压治疗（Ⅰ级推荐，A 级证据），发病 48 小时内急性期强化降压并无显著获益，如急性期收缩压≥180mmHg 或舒张压≥110mmHg 或平均动脉压≥130mmHg 可适当降压，不主张过早过度降压以免加重脑缺氧，如高血压患者达标血压应控制在＜140/90mmHg，糖尿病患者伴高血压者血压宜控制在更低水平（＜130/85mmHg）；糖尿病患者推荐 HbA1c 治疗目标为＜7%；对于高脂血症患者，证据表明，当 LDL-C 下降≥50% 或 LDL-C≤1.8mmol/L（70mg/dl）时，二级预防更为有效。有效地控制血液系统疾病、心律失常等也很重要。

2. 超早期治疗 目的是解除血栓梗阻，通畅血管，迅速恢复血流，减轻神经元损伤。

（1）静脉溶栓治疗：根据《中国急性缺血性脑卒中诊治指南 2014》对缺血性脑卒中发病 3 小时内（Ⅰ类推荐，A 级证据）和 3～4.5 小时（Ⅰ类推荐，B 级证据）的患者进行溶栓治疗有可能挽救缺血半暗带。常用的药物及其适应证与禁忌证如下。

①重组组织型纤溶酶原激活药（rt-PA）：是选择性纤维蛋白溶解药，与血栓中纤维蛋

白形成复合物后增强了与纤溶酶原的亲和力,使纤溶作用局限于血栓形成的部位;每次用量为 0.9mg/kg(总量<90mg)静脉滴注,其中 10% 在最初 1 分钟内静脉推注,其余 90% 药物溶于 100ml 的生理盐水,持续静脉滴注 1 小时,用药期间及用药 24 小时内应严密监护患者;此药有较高的安全性和有效性。2012 年发表的 IST-3 试验提示发病 6 小时内静脉溶栓治疗急性缺血性脑卒中可能是安全有效的,发病后 3 小时内 rt-PA 溶栓治疗的患者获益最大,ECASSⅢ试验提示发病后 3~4.5 小时静脉使用 rt-PA 仍然有效。

②尿激酶:常用量 100 万~150 万 U,加入 5% 葡萄糖或生理盐水中静脉滴注,30 分钟至 2 小时滴完,剂量因人而异。我国"九五"攻关课题《急性缺血性脑卒中 6 小时内的尿激酶静脉溶栓治疗》试验显示 6 小时内采用尿激酶溶栓相对安全、有效。

③溶栓治疗适应证:a. 年龄≥18 岁;b. 有缺血性卒中导致的神经功能缺损症状;c. 症状出现<3 小时,尿激酶可酌情延长至 6 小时,排除 TIA(其症状和体征绝大多数持续不足 1 小时),无意识障碍,但椎-基底动脉系统血栓形成因预后极差,即使昏迷也可考虑;d. NIHSS5~25 分;e. 治疗前收缩压<200mmHg 或舒张压<120mmHg;f. CT 排除颅内出血,且本次病损的低密度梗死灶尚未出现;g. 无出血性疾病及出血素质;h. 患者或家属签署知情同意书。

④溶栓治疗禁忌证:a. 年龄>80 岁;b. 血压高于 185/110mmHg,血糖<2.7mmol/L;c. NIHSS 评分>26 分或<4 分,瘫痪肢体的肌力在 3 级以上;d. 体温>39℃有意识障碍;e. 头颅 CT 见大片低密度影,>1/3 大脑半球;f. 有出血倾向或出血素质,血小板<100×10⁹/L,INR>1.7,APTT>15 秒。

(2)血管内治疗:血管内治疗是急性缺血性卒中急性期治疗的重要手段之一,是 rt-PA 静脉溶栓治疗未通后一种有益的补救方

法,近期 AHA/ASA 在 2013 年指南明确推荐:rt-PA 静脉溶栓与血管内支架取栓桥接治疗对急性缺血性卒中患者具有临床获益。符合静脉 rt-PA 溶栓的患者应接受静脉 rt-PA 治疗,即使正在考虑血管内治疗(Ⅰ类推荐,A 级证据)。

适应证:尚无统一标准,以下仅供参考:①年龄≥18 岁;②卒中前 mRS 评分为 0 分或 1 分;③NIHSS≥6 分;④大血管闭塞(血管直径≥2mm)或梗死是由颈内动脉或大脑中动脉 M1 段闭塞所致;DWI 显示梗死体积<70ml,ASPECT≥6 分;⑤可在 6 小时内起始治疗(腹股沟穿刺),后循环可延长至发病 24 小时内。

尽管获益尚不确定,对于特定的急性缺血性卒中患者在发病 6 小时内利用支架取栓器进行血管内治疗可能是合理的,包括大脑中动脉 M2 或 M3 段、大脑前动脉、椎动脉、基底动脉或大脑后动脉闭塞患者(ⅡB 类推荐,C 级证据)。

3. 抗血小板聚集治疗

阿司匹林(ASA):100~300mg,口服,每日 1 次,可降低死亡率和复发率。

氯吡格雷(clopidogre):75mg,口服,每日 1 次。

噻氯匹定(ticlopidine):125~250mg,口服,每日 1~2 次。

对于大血管病变可考虑氯吡格雷联合阿司匹林双抗降低脑梗死的复发率。

4. 抗凝治疗　抗凝治疗能降低缺血性脑卒中的复发率、降低肺栓塞和深静脉血栓形成发生率,但被症状性颅内出血增加所抵消。心源性栓塞、动脉夹层可考虑使用抗凝治疗。常用药物如下。

华法林:每次 2~4mg,口服,每日 1 次,华法林的目标剂量是维持 INR 在 2.0~3.0。

低分子肝素:每次 4000U,腹壁皮下注射,每日 2 次。

新型口服抗凝血药可作为华法林的替代

药物,包括达比加群、利伐沙班、阿哌沙班及依度沙班,选择何种药物应考虑个体化因素。

5. 降纤治疗 通过降解血中纤维蛋白原,增强纤溶系统活性,抑制血栓形成。国内常见的药物如下。

巴曲酶(batroxobin):首次剂量为10BU,另两次各为5 BU,隔日1次,共3次。使用前用250ml生理盐水稀释,静脉滴注1小时以上。用药前血纤维蛋白原浓度应高于100mg/dl者。

降纤酶(defibrase):急性发作期,1次10U,每日1次,连用3~4日。非急性发作期,首次10U,维持量5~10U,每日或隔日1次,2周为1个疗程。使用前用注射用水或0.9%氯化钠溶液适量使之溶解,加入至无菌生理盐水100~250ml中,静脉滴注1小时以上。

安克洛酶(ancrod):一般皮下注射,也可静脉滴注。开始4天内每天1U/kg,第5天后,每天1~2U/kg,10天后每次4U/kg,每周2~3次。以血浆纤维蛋白原为监测指标,使其下降至0.7~1.0g/L,疗程一般3~4周。

蚓激酶:60万U(2片),口服,每日3次。

6. 脑保护治疗 在缺血瀑布启动前超早期针对自由基损伤、细胞内钙离子超载、代谢性细胞酸中毒、兴奋性氨基酸毒性作用和磷脂代谢障碍等进行联合治疗。可采用自由基清除剂(依达拉奉、丁基苯酞等)、钙离子通道阻滞药、抗兴奋性氨基酸递质和亚低温治疗。

7. 脱水治疗 脑水肿高峰期为发病后48小时至5天,根据临床观察或颅内压监测,给予20%甘露醇125~250ml,6~8小时一次,静脉滴注;亦可用呋塞米20~40mg或白蛋白50ml,静脉注射。

8. 外科治疗 对于大面积脑梗死和小脑梗死用内科保守治疗效果差且有脑疝征象者,宜行开颅减压治疗。对于存在同侧颈动脉颅外段严重狭窄(70%~99%)的患者,如果预计围术期死亡和卒中复发<6%,推荐进行颈内动脉内膜剥脱术(CEA)或CAS治疗,CEA或CAS的选择应依据患者个体化情况。对于合并同侧颈动脉颅外段中度狭窄(50%~69%)的患者,如果预计围术期死亡和卒中复发<6%,推荐进行CEA或CAS治疗,CEA或CAS的选择应依据患者个体化情况。对于合并同侧颈动脉颅外段轻度狭窄(<50%)的患者,不推荐进行CEA或CAS治疗。

9. 康复治疗 对于生命体征平稳的急性缺血性脑血管病患者应尽早进行体能和针灸、按摩等康复理疗,以降低患者的致残率,增进神经功能恢复,提高生活质量。

【临床体会】

1. 脑梗死具有高复发率、高致残率及高死亡率的特点,且脑卒中为急症,可根据《柳叶刀神经病学》中风120快速识别方法以减少院前延误,为获得最佳疗效应力争超早期溶栓或血管内治疗。

2. 脑梗死3小时内rt-PA静脉溶栓治疗的患者获益最大,3~4.5小时静脉使用rt-PA仍然有效。6小时内采用尿激酶溶栓相对安全、有效。

3. 脑梗死应在发病后6小时内行血管内治疗,后循环可延长至发病24小时内;如静脉rt-PA溶栓治疗后血管未再通,血管内支架取栓桥接治疗对急性缺血性卒中患者具有临床获益。

4. 对于卒中(NIHSS≤4分)急性期或TIA的患者,阿司匹林联合氯吡格雷治疗21天降低卒中复发风险优于阿司匹林单药治疗,且不增加严重出血风险;对于大血管病变可考虑氯吡格雷联合阿司匹林双抗降低脑梗死的复发率。

5. 对于生命体征平稳的患者应尽早进行肢体功能训练和针灸、按摩等康复治疗,以降低患者的致残率,提高生活质量。

6. 有条件的医院应组建卒中单元,将脑

卒中的急救、治疗、心理和康复等结合为一体,使患者发病后能第一时间得到有效、规范的诊治,改善预后。

(钟水生)

二、脑 栓 塞

脑栓塞是指各种栓子随血流进入颅内动脉系统使血管急性闭塞引起相应供血区脑组织缺血坏死及脑功能障碍。约占脑梗死的15%。

【病因和发病机制】

1. **病因** 按栓子来源分三类。

(1)心源性:在脑栓塞中最为常见,占脑栓塞60%～75%。常见的原因是心房纤颤、感染性心内膜炎、风湿性心瓣膜病、心肌梗死、心房黏液瘤、心脏手术(心脏移植及瓣膜置换)、先天性心脏病(房室间隔缺损、卵圆孔未闭等异常通道引起的脑栓塞,称为反常栓塞)、心肌病等。

(2)非心源性:动脉粥样硬化斑块的脱落、血管内的附壁血栓、骨折或手术时脂肪栓和气栓、肺静脉血栓或血凝块、败血症等引起,其他少见的栓子有癌细胞、寄生虫卵、羊水、颈动脉纤维肌肉发育不良和异物等。

(3)来源不明:约30%脑栓塞利用现有检查手段和方法不能确定原因。

2. **发病机制** 各种栓子阻塞血管,使该供血区脑组织缺血、水肿或坏死,导致神经功能缺失。同时栓子可刺激血管发生广泛痉挛,继发性血栓形成可导致脑梗死范围扩大、症状加重。

【诊断与鉴别诊断】

1. **临床表现**

(1)以青壮年多见,任何年龄均可发病。发病前多有风湿性心脏病、心房颤动或大动脉粥样硬化等,多在活动中突然发病,是发病最急的脑卒中,常在数秒至数分钟内发展到高峰,个别病例容易继发出血或反复发生栓塞,于发病后数天内病情呈进行性加重。

(2)多数患者意识清楚或仅有轻度意识障碍,大脑中动脉或颈内动脉主干的大面积脑栓塞可发生抽搐发作、严重脑水肿、颅内压高及昏迷;椎-基底动脉系统栓塞也可发生昏迷,病情危重。

(3)栓塞动脉供血区的功能障碍导致局限性神经功能缺失症状。

(4)多数患者伴有栓子的原发疾病,如风湿性心脏病、心房纤颤和严重心律失常,部分患者有骨折、心脏手术或剖宫产等病史,或伴有脑外多器官栓塞症状,如肠系膜、肾、肺等。

2. **辅助检查**

(1)颅脑 CT 及 MRI 检查可显示缺血性梗死或出血性梗死的病灶,出血性梗死更支持脑栓塞的诊断。多数患者继发出血性梗死,需定期复查头颅 CT 以便早期发现梗死后出血,及时调整治疗方案。

(2)DSA、MRA、CTA 均可发现栓塞血管的部位,但 DSA 仍为血管检查的金标准。

(3)特殊检查:经颅多普勒超声(TCD)及颈动脉彩色 B 超可发现颈动脉及颈内动脉的狭窄、动脉粥样硬化斑或血栓形成。脑脊液检查通常 CSF 压力正常,出血性脑梗死 CSF 可呈血性或镜下见红细胞;亚急性细菌性心内膜炎等感染性脑栓塞 CSF 白细胞增高,脂肪栓塞者 CSF 可见脂肪球。如通过临床及影像学检查已确诊为脑梗死,则不必进行 CSF 检查。

(4)常规检查:血、尿、粪常规及肝功能、肾功能、凝血功能、血糖、血脂、心电图等作为常规检查,心电图检查可发现风心病、心肌梗死、冠心病、心肌炎和心律失常的证据,超声心动图检查可证实心源性栓子的存在,有条件者可进行 D-二聚体检查。胸片可发现肺部肿瘤为癌栓提供诊断依据。

3. **诊断要点** 根据突然起病,数秒至数分钟内出现失语、偏瘫、一过性意识丧失、肢体抽搐等局灶性症状,有心脏病或发现栓子来源,同时发现其他脏器栓塞,心电图、D-二聚体及心脏彩超异常均有助于诊断,不难做出诊断。脑 CT 或 MRI 可明确脑栓塞部位、数目、范围及是否继发出血。

4. 鉴别诊断　应注意与脑出血、脑血栓形成相鉴别(见本节脑血栓形成)。

【治疗】

1. 急性期的治疗　发生在颈内动脉或大脑中动脉主干的大面积脑梗死可发现严重的脑水肿,继发脑疝,应积极甘露醇和呋塞米脱水、降颅压治疗,必要时请神经外科会诊进行去骨瓣减压术。常用的药物如下。

(1)脑水肿高峰期为发病后 48 小时至 5 天,根据临床观察或颅内压监测,给予 20% 甘露醇 125～250ml,6～8 小时一次,静脉滴注;亦可用呋塞米 20～40mg 或白蛋白 50ml,静脉注射。

(2)血管内治疗:血管内治疗是脑栓塞急性期治疗的重要手段之一,是 rt-PA 静脉溶栓治疗未通后一种有益的补救方法,近期 AHA/ASA 在 2013 年指南明确推荐:rt-PA 静脉溶栓与血管内支架取栓桥接治疗对急性缺血性卒中病人具有临床获益。符合静脉 rt-PA 溶栓的病人应接受静脉 rt-PA 治疗,即使正在考虑血管内治疗(Ⅰ类推荐,A 级证据)。

(3)抗凝治疗

华法林:每次 2～4mg,口服每日 1 次,华法林的目标剂量是维持 INR 在 2.0～3.0。

低分子肝素:每次 4000U 腹壁皮下注射,每日 2 次。

新型口服抗凝血药可作为华法林的替代药物,包括达比加群、利伐沙班、阿哌沙班及依度沙班,选择何种药物应考虑个体化因素。

2. 预防治疗　并不是所有的脑栓塞病人都耐受抗凝治疗,当病人不能耐受抗凝药物可使用抗血小板聚集治疗。

阿司匹林:100～300mg,口服,每日 1 次,可降低死亡率和复发率。

氯吡格雷:75mg,口服,每日 1 次。

【临床体会】

1. 心源性栓塞、动脉夹层可考虑使用抗凝治疗,临床上常采用“2016 年欧洲卒中学会指南建议心源性卒中抗凝启动时间:1-3-6-12 原则,TIA 后,当天就可以抗凝;轻度卒中(NIHSS＜8 分),3 天后抗凝;中等卒中(NIHSS 8～15 分),6 天左右后抗凝;严重卒中(NIHSS≥16),12 天以后抗凝。

2. 脑栓塞二级预防首选华法林。氯吡格雷联合阿司匹林降低卒中再发风险的作用明显劣于华法林,两者严重出血的发生率相近。

3. 华法林抗凝治疗应监测 INR 指标,控制在 2～3 为宜。

4. 出血并发症的处理:维生素 K(拮抗华法林)、鱼精蛋白(低分子肝素钙拮抗药)。

(钟水生)

第三节　脑　出　血

脑出血(ICH)是指原发性非外伤性脑实质内出血。高血压是脑出血最常见的原因,高血压常伴发脑内小动脉病变,血压骤升引起动脉破裂出血称为高血压性脑出血。脑出血占全部脑卒中的 20%～30%。

【病因和发病机制】

1. 病因

(1)常见病因是高血压,以高血压合并小动脉硬化最常见。

(2)脑动脉粥样硬化、动脉瘤、动静脉畸形、脑淀粉样血管病变、血液病(白血病、血小板减少性紫癜、再生障碍性贫血、红细胞增多症、血友病和镰状细胞病等)、脑动脉炎、烟雾病、夹层动脉瘤、颅内静脉窦血栓形成、抗凝或溶栓治疗、梗死性脑出血、原发或转移性肿瘤等。

2. 发病机制　高血压性脑出血的发病机制并不完全清楚,目前主要认为如下。

(1)较多认为长期高血压导致脑内小动脉或深穿支动脉壁脂质透明变性或纤维素样坏死、微夹层动脉瘤或小动脉瘤形成,当血压骤然升高时,血液自血管壁渗出或动脉瘤破裂,血液进入脑组织形成血肿。

(2)高血压引起远端血管痉挛,导致小血管缺氧坏死及血栓形成,斑点状出血及脑水肿,出血融合即形成血肿,可能为子痫等高血压性脑出血的机制。

(3)脑内动脉中层肌细胞较少,且缺乏外弹力层,随年龄增长,脑内小动脉变得弯曲呈螺旋状,使深穿支动脉成为出血的好发部位,豆纹动脉自大脑中动脉呈直角分出,易受高压血流冲击发生粟粒状动脉瘤,是脑出血的最好发部位,其外侧支被称为出血动脉。

【诊断与鉴别诊断】

1. 临床表现　常发生于 50－70 岁,男性略多,冬春季发病较多,多有高血压病史。通常在活动和情绪激动时发病,出血前多无预兆,病人常出现剧烈头痛,常伴恶心、呕吐,血压升高,临床症状因出血部位及出血量不同而异,常在数分钟到数小时内达到高峰,少数病人出现局灶性痫性发作,重症者发病后头痛剧烈、瞬时呕吐,迅速转入意识模糊或昏迷。临床表现的轻重与出血量及出血部位密切相关。

(1)基底节出血:占全部脑出血的 70% 左右,以壳核出血最为常见(占全部的 60%),丘脑出血占全部脑出血的 10%。二者出血常累及内囊,故称为内囊区出血,内囊损害体征尤为突出,壳核又称为内囊外侧型,丘脑又称内囊内侧型出血。壳核出血系豆纹动脉尤其是其外侧支破裂所致。表现为病灶对侧偏瘫、偏身感觉障碍和同向性偏盲,双眼球向病灶对侧同向凝视不能,优势半球出血伴有失语,出血量大可能意识障碍,出血量小可仅表现为纯运动或纯感觉障碍,不伴头痛、呕吐等颅内高压表现。与腔隙性梗死常不易鉴别。丘脑出血系丘脑膝状动脉和丘脑穿通动脉破裂所致。常表现为突发对侧偏瘫、偏身感觉缺失、偏盲等内囊三偏症状。可伴有眼球偏斜或分离性斜视、上视障碍或凝视鼻尖、无反应性小瞳孔和眼球会聚障碍等特征性眼征,意识障碍多见且较重,丘脑中间腹侧核受累可出现帕金森综合征、运动性震颤等表现;累及丘脑底核或纹状体可出现偏身舞蹈-投掷样运动;主侧丘脑出血可出现丘脑性失语。

(2)脑干出血:脑桥出血最为常见,约占脑出血的 10%,中脑及延髓出血较为罕见,脑桥出血多由基底动脉脑桥支破裂所致,出血多位于脑桥基底与被盖部间,小量出血可无意识障碍,表现为共济失调性偏瘫和交叉性瘫痪,两眼向病灶侧凝视麻痹或核间性眼肌麻痹;大量出血(血肿＞5ml)累及双侧被盖和基底节,破入脑室病人迅速出现昏迷、双眼针尖样瞳孔、中枢性高热(体温持续＞ 39℃,躯干热四肢不热)、呕吐咖啡样胃内容物、四肢瘫痪、中枢性呼吸衰竭、眼球浮动和去大脑强直等,多在 48 小时内死亡。

(3)脑叶出血:约占脑出血的 10%,常由烟雾病、血管淀粉样病变、脑动脉畸形、脑肿瘤等所致,出血以顶叶最常见,其次为颞叶、枕叶、额叶,也可多脑叶同时出血。常表现为头痛、呕吐、癫痫、脑膜刺激征及出血脑叶的局灶定位症状,额叶出血出现偏瘫、摸索、淡漠、布罗卡(Broca)失语等;颞叶可有感觉性(Wernicke)失语、精神症状及癫痫等;顶叶有偏身感觉障碍、失用、失认及空间构象障碍;枕叶可有视野缺损。

(4)小脑出血:多由小脑齿状核动脉破裂所致,占脑出血的 10% 左右,起病初期常无意识障碍,表现为眩晕、频繁呕吐、平衡障碍和枕部剧烈头痛等,但无肢体瘫痪为其临床特点。出血量少者除上述表现外,常伴有两眼向病灶对侧凝视、吞咽及发音困难。出血量较大者,常发病后 12～24 小时出现昏迷及脑干受压征象,病情迅速进展者,常出现面神经麻痹、双眼凝视病灶对侧、四肢锥体束征,病侧或对侧瞳孔缩小、对光反应减弱,晚期瞳孔散大,中枢性呼吸衰竭,最后枕骨大孔疝死亡。

2. 辅助检查

(1)颅脑 CT 检查:可清楚显示出血部位、出血量、血肿形态、是否破入脑室及血肿周围有无低密度水肿带和占位效应、梗阻性脑积水和脑组织移位等情况,是临床疑诊脑出血的首选检查。1 周后血肿周围有环形增强,血肿吸收后呈低密度或囊性变,对进展型脑出血病人需进行 CT 动态观察。

(2)MRI 检查:急性期对幕上及小脑出血的价值不如 CT,对脑干的出血和监测脑出血的演变过程优于 CT 扫描。4～5 周后 CT 不能辨认脑出血时,MRI 仍可明确分辨,故可区别陈旧性脑出血和脑梗死,且可显示血管畸形的流空现象。MRA 较 CT 更易发现血管瘤、脑血管畸形及肿瘤等出血原因。SWI 对发现海绵状血管瘤优势明显。

(3)数字减影全脑血管造影(DSA):怀疑血管炎、烟雾病、动脉瘤、脑血管畸形等可行 DSA、MRA、CTA 检查,但 DSA 仍为血管检查的金标准,尤其是血压正常的年轻病人应尽力查明病因,以防复发。

(4)特殊检查:脑脊液检查有诱发脑疝的危险,仅在不能进行头颅 CT 检查、且临床无明显颅内压增高表现时进行,CSF 压力增高,CSF 多呈洗肉水样均匀血性或黄色;怀疑小脑出血禁行腰穿。

(5)常规检查:血、尿、粪常规及肝功能、肾功能、凝血功能、血脂、心电图等作为常规检查,特别凝血活酶时间和部分凝血活酶时间异常提示凝血功能障碍,胸片可为瘤性卒中发现原发肿瘤的证据。

3. 诊断要点 50 岁以上中老年高血压病人在活动或情绪激动时突然起病,迅速出现偏瘫、失语等局灶性神经缺失症状,应首先考虑脑出血的可能。头颅 CT 检查可提供脑出血的直接证据。

4. 鉴别诊断

(1)脑梗死:中老年病人,常有高血压、糖尿病、高脂血症等病史,休息或安静状态中起病,常在数分钟或数小时内出现局灶性神经缺血症状,做 CT 检查未见出血首先考虑为脑血栓形成。如病人有心脏病史,特别是心房纤颤、心肌梗死、急性细菌性心内膜炎或其他栓子来源时,起病更急骤,数秒钟或数分钟内症状达到高峰,常应考虑脑栓塞。

(2)蛛网膜下腔出血:好发于 30－60 岁中老年病人,血管畸形青少年多见,常不伴高血压病史,活动或情绪激动时起病,起病急骤,常在数分钟内出现剧烈头痛,重症病人短时间内出现昏迷,查体颈强,克尼格(Kernig)征、布鲁津斯基(Brudzinski)征均阳性,做 CT 检查可见脑池、脑室及蛛网膜下腔内高密度影,腰穿检查见均匀一致的血性脑脊液。

(3)外伤性颅内血肿:外伤性颅内血肿多有明确外伤史,头颅 CT 可发现血肿。

(4)其他昏迷病人:对发病突然、迅速昏迷且局灶体征不明显者,应注意与(酒精、药物、一氧化碳)全身性中毒及(肝性昏迷、糖尿病、低血糖、尿毒症)代谢性疾病引起的昏迷鉴别,头颅 CT 无出血性改变,病史及相关实验室检查可提供诊断线索。

【治疗】 采用积极合理的治疗,以挽救病人生命,减少神经功能残疾程度和降低复发率、死亡率。

1. 内科治疗

(1)一般治疗:应保持安静、卧床休息 2～4 周,避免情绪激动和血压升高,严密观察体温、脉搏、呼吸和血压等生命体征,注意瞳孔和意识改变,保持呼吸道通畅,及时清理呼吸道分泌物或吸入物,必要时行气管插管或切开术,有意识障碍、消化道出血病人应禁食 24～48 小时。

（2）控制脑水肿，降低颅内压：脑出血后脑水肿约在 48 小时达到高峰，维持 3～5 天后逐渐缓解，脑水肿可使颅内压增高致脑疝形成，是影响脑出血死亡率及功能恢复的主要因素。积极控制脑水肿、降低颅内压是脑出血急性期治疗的重要环节，必要时行 ICP 监测。常见的脱水药如下：20％甘露醇 125～250ml，6～8 小时一次，静脉滴注，疗程 7～10 天；亦可用呋塞米 20～40mg，每日 2～4 次，静脉注射；甘油果糖氯化钠 250ml，每日 1～3 次，静脉滴注；白蛋白 50ml，每日 1～2 次，静脉注射。

（3）控制高血压：对于收缩压 150～220mmHg 的病人，在没有急性降压禁忌证的情况下，快速降压至 140mmHg 可能是安全的，并可改善病人的功能预后。如钙离子拮抗药氨氯地平缓释片、ACEI、卡托普利、β受体阻滞药倍他乐克、利尿药氢氯噻嗪等。对于收缩压＞220mmHg 的病人，在持续性静脉输注和密切监测血压的情况下，进行积极降压治疗是合理的，在急性期脑出血后颅内压（ICP）增高的情况下收缩压一般控制在 140～180mmHg。

（4）并发症的防治：积极预防肺部感染、上消化道出血、下肢深静脉血栓形成；保持水电解质平衡；中枢性高热者宜以物理降温为主。

2. 外科治疗

（1）脑出血的外科治疗对挽救重症病人的生命及促进神经功能恢复有益。应根据出血部位、出血量、病因及病人年龄、意识障碍、全身状况决定，手术宜在超早期（发病后 6～24 小时内）进行。手术适应证：幕上、脑叶或壳核＞40ml 或中线结构移位超过 5mm，同侧侧脑室受压闭塞超过 1/2；幕下：脑干＞10ml，小脑半球＞15ml，蚓部血肿＞6ml，血肿破入第四脑室或脑池受压消失，出现脑干受压症状或急性阻塞性脑积水征象者；脑室出血致梗阻性脑积水；有明确的动脉瘤、动静脉畸形和海绵状血管瘤等血管病变病人。脑桥出血一般不宜手术。

（2）常用的手术方法：开颅血肿清除术；钻孔扩大骨窗血肿清除术；锥孔穿刺血肿吸除术；立体定向血肿清除术；脑室引流术。

3. 康复治疗　对于生命体征平稳的脑出血病人应尽早进行体能和针灸、按摩等康复理疗，以降低病人的致残率，增进神经功能恢复，提高生活质量。

4. 脑卒中单元　有条件的医院组建由多学科医师参与的，将脑卒中的急救、神经内外科治疗、心理和康复等结合为一体，使病人发病后能第一时间得到有效、规范的诊断、治疗、护理、心理及康复，降低病人的病死率、致残率，改善预后，缩短住院时间，减少花费和社会负担，提高生活质量，让病人早日回归社会。

【临床体会】

1. CT 检查对急性脑出血的诊断有优势；MRI 检查对监测脑出血的演变过程有优势，SWI 序列对发现海绵状血管瘤优势明显。

2. 脑出血后脑水肿高峰期在 2～5 天，控制脑水肿，降低颅内压是减少脑出血死亡率及改善预后的主要因素。

3. 脑出血后血压升高是对颅内压增高情况下保持相对稳定的血流量的脑血管自动调节反应，降血压与降颅压应同步进行。对于老年人降压多选用钙离子拮抗药、利尿药等，对于肾素-血管紧张素-醛固酮系统活跃的青壮年病人，使用 ACEI 类、β受体阻滞药等控制血压效果更好。

4. 老年性脑叶出血若无高血压及其他原因，需考虑脑血管淀粉样病变所致。

5. 脑出血的预后与出血部位、出血量及并发症密切相关。

（钟水生）

第四节　蛛网膜下腔出血

蛛网膜下腔出血(SAH)是多种病因引起脑底部或脑及脊髓表面血管破裂导致急性出血性脑血管疾病,血液直接流入蛛网膜下腔,又称原发性或自发性SAH。是神经科最常见的急症之一。继发性SAH是脑实质内出血、脑室出血或硬膜下血管破裂,血液穿破脑组织和蛛网膜流入蛛网膜下腔,还可见外伤性SAH。SAH约占急性脑卒中的10%,占出血性脑卒中的20%。

【病因和发病机制】

1. 病因

(1)动脉瘤破裂:最常见,约占85%。包括先天性动脉瘤、动脉硬化性动脉瘤。颈内动脉系占90%,椎-基底动脉系占10%。颅内多发性动脉瘤约占20%,以两个多见,亦有三个以上者。

(2)非动脉瘤性中脑周围出血:发生于20岁以上,多在60-70岁时发病。1/3的病人症状出现前有大强度的活动。

(3)不常见病因:动脉夹层分离(透壁性)、脑动静脉畸形:多见于青年人,90%位于小脑幕上,多见于大脑外侧裂及大脑中脉分布区;脑底异常血管网:占儿童SAH的20%;硬脑膜动静脉瘘、脊髓周围血管性病变、脓毒性动脉瘤、颅内肿瘤、垂体卒中、滥用可卡因和苯丙胺、结缔组织病脑血管炎、血液病及凝血障碍性疾病、妊娠并发症、颅内静脉系统血栓、抗凝治疗。

(4)原因不明:约占10%。

2. 发病机制

(1)先天性动脉瘤可能与遗传及先天性发育缺陷有关,尸解发现约80%的人Willis环动脉壁弹力层和中膜发育异常或受损,随着年龄增长,在动脉壁粥样硬化、血压增高及血流涡流冲击等因素影响下,动脉壁弹性和强度逐渐减弱,管壁薄弱部分逐渐向外膨胀突出,形成囊状动脉瘤。动脉瘤发病率随年龄增加,有颅内动脉瘤家族史、常染色体显性遗传多囊肾病人发病率更高。动脉瘤体积是决定是否破裂出血的危险因素,直径<3mm出血机会少,直径5～7mm为高度风险,有临床症状病人发生出血风险更高,典型动脉瘤仅由内膜与外膜组成,薄如纸状。

(2)脑血管畸形是胚胎期发育异常所致的畸形血管团,血管壁极薄,处于破裂的临界状态,激动或不明显诱因可引起破裂出血。

(3)动脉炎或颅内炎症引起血管壁病变可破裂出血,肿瘤或转移癌可直接侵蚀血管导致出血。

【诊断与鉴别诊断】

1. 临床表现

(1)性别、年龄:任何年龄均可发病,青壮年更常见,动脉瘤破裂所致者好发于30-60岁,女性多于男性,血管畸形多见于青少年。

(2)起病情况:突然起病,以数秒钟或数分钟速度发生的头痛是最常见的起病方式。病人常能清楚地描述起病的时间和情景。发病前多有明显诱因,如剧烈运动、情绪激动、用力、排便、咳嗽、饮酒等;少数可在安静情况下发病。约1/3病人动脉瘤破裂前数日或数周有头痛、恶心、呕吐等症状。

(3)临床表现:SAH典型临床表现为突然发生的剧烈头痛、恶心、呕吐和脑膜刺激征,伴或不伴局灶体征。剧烈活动中或活动后出现爆裂性局限性或全头部剧痛,难以忍受,呈持续性或持续进行性加重,有时上颈段也可出现疼痛。其始发部位常与动脉瘤破裂部位有关。常见伴随症状有呕吐、短暂意识障碍、项背部或辖制疼痛、畏光等。绝大多数病例发病后数小时内出现脑膜刺激征,以颈强直最明显,克尼格(Kernig)征、布鲁津斯基(Brudzinski)征可阳性。眼底检查可见视网膜出血、视盘水肿,约 25% 的病人可出现精神症状,如欣快、谵妄、幻觉等。还可有癫痫发作、局灶神经功能缺损体征如动眼神经麻痹、失语、单瘫或轻偏瘫、感觉障碍等。部分病人,尤其是老年病人头痛、脑膜刺激征等临床表现常不典型,而精神症状较明显。原发性中脑出血的病人症状较轻,CT 表现为中脑或脑桥周围脑池积血,血管造影未发现动脉瘤或其他异常,一般不发生再出血或迟发型血管痉挛等情况,临床预后良好。

(4)常见并发症

①再出血:是 SAH 的急性严重并发症,病死率为 50% 左右。出血后 24 小时内再出血危险性最大,发病 1 个月内再出血的风险都较高。2 周内再出血发生率为 20%～30%,1 个月为 30%。再出血原因多为动脉瘤破裂。入院时昏迷、高龄、女性、收缩压超过 170mmHg 的病人再出血的风险较大。临床表现:在病情稳定或好转的情况下,突然发生剧烈头痛、恶心呕吐、意识障碍加深、抽搐、原有症状及体征加重或重新出现等。确诊主要依据上述表现、CT 显示原有出血的增加或腰椎穿刺脑脊液含血量增加等。

②脑血管痉挛:是死亡和致残的重要原因。20%～30% 的 SAH 病人出现脑血管痉挛,引起迟发性缺血性损伤,可继发脑梗死。早发性脑血管痉挛出现于出血后,历时数分钟或数小时缓解;迟发性脑血管痉挛始发于出血后 3～5 天,5～14 天为高峰,2～4 周逐渐减少。临床表现为意识改变、局灶神经功能损害(如偏瘫、失语等),动脉瘤附近脑组织损害的症状通常最严重。

③脑积水:15%～20% 的 SAH 病人会发生急性梗阻性脑积水。急性脑积水于发病后 1 周内发生,由于血液进入脑室系统和蛛网膜下腔形成血凝块阻碍脑脊液循环通路所致,属畸形阻塞性脑积水;轻者表现为嗜睡、精神运动迟缓和记忆损害,重者出现头痛、呕吐、意识障碍等。急性梗阻性脑积水大部分

可随出血被吸收而好转。迟发性脑积水发生于 SAH 后 2～3 周,为交通性脑积水。表现为进行性精神智力障碍、步态异常及尿便障碍。脑脊液压力正常,故也称正常颅压脑积水,头 CT 或 MRI 显示脑室扩大。

④其他:5%～10% 病人可发生抽搐,其中 2/3 发生于 1 个月内,其余发生于 1 年内。5%～30% 病人可发生低钠血症和血容量减少的脑耗盐综合征,或者发生抗利尿激素分泌增多所致的稀释性低钠血症和水潴留,上述两种低钠血症需要在临床上进行鉴别;还可出现脑心综合征和急性肺功能障碍,与儿茶酚胺水平波动和交感神经功能紊乱有关。

2. 辅助检查

(1)影像学检查

①头颅 CT:是诊断 SAH 的首选方法,CT 显示蛛网膜下腔内高密度影可以确诊 SAH。根据 CT 结果可以初步判断或提示颅内动脉瘤的位置,动态 CT 检查还有助于了解出血的吸收情况,有无再出血、继发脑梗死、脑积水及其程度等。CT 对于蛛网膜下腔出血诊断的敏感性在 24 小时为 90%～95%,3 天为 80%,1 周为 50%。

②头颅 MRI:当病后数天 CT 的敏感性降低时,MRI 可发挥较大作用。4 天后 T_1 像能清楚地显示外渗的血液,血液高信号可持续至少 2 周,在 FLAIR 像则持续更长时间。因此,当病后 1～2 周,CT 不能提供蛛网膜下腔出血的证据时,MRI 可作为诊断蛛网膜下腔出血和了解破裂动脉瘤部位的一种重要方法。

(2)脑脊液(CSF)检查:均匀血性脑脊液是蛛网膜下腔出血的特征性表现,且似新鲜出血,如 CSF 黄变或者发现吞噬红细胞、含铁血黄素或胆红质结晶的吞噬细胞等,则提示已存在不同时间的 SAH。

(3)脑血管影像学检查

①脑血管造影(DSA):是诊断颅内动脉瘤最有价值的方法,阳性率达 95%,可以清

楚显示动脉瘤的位置、大小、与载瘤动脉的关系、有无血管痉挛等,血管畸形和烟雾病也能清楚显示。

②CT 血管成像(CTA)和 MR 血管成像(MRA):CTA 和 MRA 是无创性脑血管显影方法,但敏感性、准确性不如 DSA。主要用于动脉瘤病人的随访以及急性期不能耐受 DSA 检查的病人。

③其他:经颅超声多普勒(TCD)动态检测颅内主要动脉流速是及时发现脑血管痉挛(CVS)倾向和痉挛程度的最灵敏的方法。

(4)实验室检查:血常规、凝血功能＋D-

二聚体、肝功能及免疫学检查有助于寻找出血的其他原因。

3. 诊断要点　突发剧烈头痛,并伴有恶心、呕吐、意识障碍、癫痫、脑膜刺激征阳性及头颅 CT 检查发现蛛网膜下腔呈高密度影,即可确诊 SAH。若头痛不严重,脑膜刺激征不明显,头颅 CT 检查未发现异常,但仍怀疑 SAH,则尽早行腰椎穿刺检查,腰椎穿刺结果提示为均匀血性脑脊液,亦可确诊 SAH。

4. SAH 诊断和处理流程　SAH 是神经科急症之一,需要迅速、正确的诊断和处理(图 3-4)。

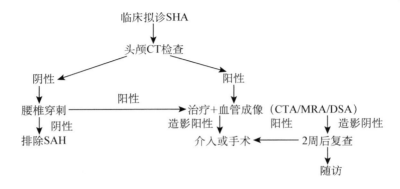

图 3-4　蛛网膜下腔出血(SAH)的诊断和处理流程

5. 鉴别诊断

(1)脑出血:深昏迷时与 SAH 不易鉴别,脑出血多于高血压,伴有偏瘫、失语等局灶性神经功能缺失症状和体征。原发性脑室出血与重症 SAH 临床难以鉴别,小脑出血、尾状核头出血等因无明显肢体瘫痪易于 SAH 混淆,仔细的神经功能检查、头颅 CT 和 DSA 检查可资鉴别。

(2)颅内感染:各种类型的脑膜炎如结核性、真菌性、细菌性和病毒性脑膜炎等,虽有头痛、呕吐和脑膜刺激征,但常先有发热,发病不如 SAH 急骤,CSF 形状提示感染而非出血,头型 CT 无蛛网膜下腔出血表现等特点可以鉴别。

(3)瘤卒中或颅内转移瘤:约 1.5% 脑肿

瘤可发生瘤卒中,形成瘤内或瘤旁血肿合并 SAH,癌瘤颅内转移、脑膜癌病或 CNS 白血病有时可谓血性 CSF,但根据详细的病史、CSF 检出瘤/癌细胞及头部 CT 可以鉴别。

(4)其他:有些老年人 SAH 起病以精神症状为主,起病较缓慢,头痛、颈强直等脑膜刺激征不明显,或表现意识障碍和脑实质损害症状较重,容易漏诊或误诊,应注意询问病史及体格检查,并行头颅 CT 或 CSF 检查以明确诊断。

【治疗】

1. 一般治疗

(1)呼吸管理:保持呼吸道通畅,给予吸氧。如果呼吸功能障碍,有必要气管插管,以维持气道通畅,保持正常血氧饱和度。

(2)血压管理:SAH 急性期且合并未处理的破裂动脉瘤收缩压应控制在 160mmHg 以下。破裂的已处理的动脉瘤血压控制参考急性缺血性卒中的血压管理,除非血压出现极度升高的情况,一般不予降压。已经发生症状性血管痉挛、灌注下降的病人应给予诱导性的升压治疗,通过这种升压治疗可以使 2/3 病人的症状得到改善。根据文献报道诱导收缩压至 140~240mmHg,多数认为平均动脉压提升 20%~30%,相对安全,但升压幅度应在保证安全的前提下个体化处理。已处理破裂动脉瘤合并未破裂动脉瘤的情况下,如果出现症状性血管痉挛、灌注下降,给予诱导性升压治疗是安全的,但应参考未破裂动脉瘤的位置、大小、形态给予个体化治疗。影像发现的无症状血管痉挛、灌注下降在治疗上可参考症状性血管痉挛、灌注下降。SAH 急性期后不管是动脉瘤破裂引起的 SAH 还是非动脉瘤性 SAH 以及动脉瘤是否得到处理,都应积极控制血压至正常范围。

(3)心电监护:对于急性 SAH 病人,应重视心电监护,采取积极的预防措施,保护心功能,改善病人的预后。

(4)水电解质平衡:SAH 后发生低钠血症的概率为 10%~30%,治疗上要注意保持水电解质平衡,特别注意是否存在低钠血症。

(5)其他并发症

①发热:多为中枢性发热,宜采用物理降温。亚低温治疗却未能显示改善预后的治疗作用。

②高血糖:一般建议空腹血糖控制在 10mmol/L 以下。

③贫血:输注单采红细胞能提高 SAH 病人脑氧运输和脑氧利用率。

④肝素诱发的血小板减少症:发生率约为 5%,如有发生只能减少肝素的使用,改为使用其替代物。

⑤深静脉血栓形成和肺栓塞:是 SAH 尤其是有意识障碍的危重病人的常见并发症。可以使用弹力袜,高危病人可使用间断的充气压力装置进行预防。如确需使用低分子肝素,应评估再出血风险,严格掌握适应证,并控制在动脉瘤手术或栓塞 12 小时以后。

⑥头痛:严重头痛影响病人的情绪和睡眠,甚至促进血压升高,必要时可给予镇痛药治疗。

2. 动脉瘤介入和外科手术治疗

(1)外科手术夹闭或弹簧圈栓塞均可降低动脉瘤再破裂出血的风险。

(2)应尽可能选择完全栓塞治疗动脉瘤。

(3)动脉瘤的治疗方案应由经验丰富的神经外科与神经介入医师根据病人病情与动脉瘤情况共同商讨后决定。

(4)对于同时适用于介入栓塞及外科手术的动脉瘤病人,应首先考虑介入栓塞。

(5)支持手术夹闭的因素:年轻、合并血肿且有占位效应以及动脉瘤的因素(位置:大脑中动脉和胼胝体周围血管的动脉瘤;宽颈动脉瘤;动脉分支直接从动脉瘤囊发出);支持栓塞的因素:年龄超过 70 岁,无具有占位效应的血肿存在,动脉瘤因素(后循环、窄颈动脉瘤、单叶型动脉瘤),WFNS 量表评分为 Ⅳ 级和 Ⅴ 级的危重病人。

(6)早期治疗可降低再出血风险,球囊辅助栓塞、支架辅助栓塞和血流导向装置等新技术可提高早期动脉瘤治疗的有效性。

3. 预防再出血的药物和其他治疗

(1)针对病因治疗是预防再出血的根本措施。

(2)绝对卧床、保持情绪稳定、大小便通畅。

(3)早期、短疗程抗纤溶药物:氨基己酸 1 支,静脉滴注,每日 1 次;氨甲环酸 0.25g,静脉滴注,每日 1 次。

4. 血管痉挛的监测和治疗

(1)血管痉挛的判断和监测

①血管痉挛在出血后的 3~5 天开始出

现,5～14 天达到高峰,2～4 周后逐渐缓解。

②新发的局灶性神经功能缺损,难以用脑积水或再出血解释时,应首先考虑为症状性血管痉挛。平均动脉压增高可能间接提示血管痉挛的发生。

③DSA 判断血管痉挛的标准:大脑中动脉主干或大脑前动脉 A1 段直径小于 1mm,或大脑中动脉和大脑前动脉的远端支直径小于 0.5mm。

④TCD 判断标准:TCD 平均流速超过每秒 120cm 或 2 次检查增加每秒 20cm 与血管痉挛相关。

⑤推荐 CT 或 MRI 灌注成像明确脑缺血的范围。

(2)血管痉挛的治疗

①常规微量泵 24 小时持续泵入尼莫地平,每小时 4ml 起始,根据血压情况可个体化调整泵入速度,可有效防止动脉痉挛。

②维持有效的循环血容量可预防迟发性缺血,不推荐预防性应用高容量治疗和球囊扩张。

③动脉瘤治疗后,如发生动脉痉挛性脑缺血,可以诱导血压升高,但若血压已经很高或心脏情况不允许时则不能进行。

④如动脉痉挛对高血压治疗没有反应,可酌情选择脑血管成形术和(或)动脉内注射血管扩张药治疗。

5. 脑积水的治疗 急性脑积水(<72 小时内脑室扩张)发生率在 15%～87%,临床评分或 Fisher 量表评分较差的病例更易出现急性脑积水。约 1/3 的急性脑积水病人没有症状,大约 1/2 的病人在 24 小时内脑积水会自发缓解。但如果脑积水导致病情恶化或有脑疝风险,需要尽快行脑室外引流或者腰椎穿刺放液治疗,使颅内压维持在 10 ～20mmHg。在脑室引流后,有 40%～80% 意识水平下降

的病人有不同程度的改善,脑室引流与再出血的相关性尚未确定。在下列情况下需考虑脑室引流或脑脊液分流术治疗:①伴第三、四脑室积血的急性脑积水病人可考虑行脑室引流;②伴有症状的慢性脑积水病人可行临时或永久的脑脊液分流术。

6. 癫痫样发作的治疗

(1)有明确癫痫发作的病人必须用药治疗,但是不主张预防性应用,一般选用丙戊酸静脉滴注或口服;钠离子通道阻滞药如卡马西平、奥卡西平等。

(2)不推荐长期使用抗癫痫药物。但对既往有癫痫、脑出血、脑梗死、大脑中动脉动脉瘤破裂的癫痫样发作的高风险人群,可考虑长期使用抗癫痫药物。

【临床体会】

1. 以急性头痛首诊的病人,应首先完善头部 CT,如果出血量少或者起病时间较长,CT 检查无阳性发现,而临床可疑蛛网膜下腔出血的病人需要行腰穿检查 CSF,以防漏诊 SAH。

2. 确诊为 SAH,应尽早行 DSA 检查。造影时机宜避开脑血管痉挛和再出血的高峰期,即出血 3 天内或 3～4 周后进行为宜。

3. 部分 SAH 病人首次 DSA 无法明确病因,应在治疗 2 周后复查以助于明确出血原因。海绵状血管瘤或一些隐匿性血管畸形 DSA 检查阴性,可配合 CTA、MRI 检查明确。

4. 当 SAH 病人的血容量不足时,推荐使用等渗液体维持正常的血容量,避免使用含糖液体。

5. 对动脉瘤性 SAH 可选择进行动脉瘤夹闭或对破裂的动脉瘤行血管内栓塞。

(杨 慧 廖华印)

第五节　颅底静脉窦及脑静脉窦血栓形成

脑静脉与静脉窦血栓形成(CVST)是一种少见的脑血管疾病,其虽属缺血性脑血管病范畴,但病因、病理生理及临床表现均与脑动脉血栓形成有明显差异。血栓可起源于颅内静脉系统的任何部位,可累及多部位、多血管,占所有脑卒中的 0.5%～1%。成人发生率为(3～4)/1 000 000,儿童约 7/1 000 000。尸体解剖发现,10% 的脑血管疾病死亡的原因是 CVST。CVST 的危险因素包括遗传性及获得性因素,还有一些病因不明,这些因素可引起血液高凝、静脉血流异常和静脉壁炎性反应。CVST 导致颅压增高、局灶性或弥漫性脑组织损伤极大地影响神经功能,甚至危及生命,约 10% 的 CVST 病人有死亡或严重残疾的风险。

【病因和发病机制】

1. **病因**

(1)性别相关的危险因素:口服避孕药、妊娠、产褥期及激素替代治疗。

(2)遗传性血栓形成:首先是凝血酶原及 Leiden V 因子 G20210A 突变,其次是蛋白 S、蛋白 C、抗凝血酶Ⅲ缺乏。

(3)感染:中耳炎、乳突炎、脑膜炎或脑炎、系统性感染。

(4)医源性因素:腰椎穿刺后低颅压、颈静脉置管、神经外科操作、药物治疗(门冬酰胺酶、类固醇激素等)。

(5)系统性疾病:肿瘤(尤其是血液系统恶性肿瘤)、炎性肠病、系统性红斑狼疮、甲状腺疾病、白塞病、抗磷脂抗体综合征。

(6)其他:硬脑膜动静脉瘘、动静脉畸形、颅内肿瘤、脱水、贫血、特发性高颅压。

(7)约 13% 的 CVST 病人病因不明确。

2. **发病机制**　生理学研究显示,蛛网膜在硬脑膜窦(主要是上矢状窦)的两侧形成许多颗粒状突起,突入窦内者称为蛛网膜粒,脑脊液经此结构渗入窦内而回流静脉。静脉窦血栓形成导致脑脊液回流受阻,局部或大面积脑组织水肿而出现颅内高压症状;脑组织局部静脉回流受阻引起脑组织内静脉血淤滞,使局部脑组织缺血、缺氧、肿胀、变性坏死,导致静脉性脑梗死,有时伴有出血,发生脑梗死以及脑梗死严重程度主要取决于梗阻部位与范围,也与侧支状态有关。

【诊断与鉴别诊断】

1. **临床表现**　CVST 大多为亚急性(48 小时至 30 天)或慢性(30 天以上)起病,症状体征主要取决于静脉(窦)血栓形成的部位、性质、范围以及继发性脑损害的程度等因素。

(1)主要临床表现

①颅内高压和其他全脑损害:头痛是 CVST 的最常见症状,约 90% 的病例可出现头痛,多由颅内高压或颅内出血引起。20% 左右的病人因颅内压增高入院时即有意识障碍,入院时昏迷是预后不良的强烈预测因素。认知功能障碍可出现于 30% 以上的病人,特别是在深部 CVST 和持续性脑实质受损时。

②局灶性脑损害:由于静脉回流受阻,可导致静脉性梗死或出血性脑损害。局灶性神经功能缺损是 CVST 的常见表现,可单侧或双侧,或左右交替出现,包括中枢性运动障碍、感觉缺失、失语或偏盲等,见于 40%～60% 的病人。

③痫性发作:部分性或全身性痫性发作有时可作为 CVST 的唯一表现,40% 的病人可有痫性发作,围产期病人甚至高达 76%,较动脉性卒中多见。

④硬脑膜动静脉瘘的临床表现:CVST 常与硬脑膜动静脉瘘同时存在,其发生率可达 39%,血栓多位于动静脉瘘的附近或引流静脉的下游,窦的回流则多以皮质静脉为主,出现头痛、搏动性耳鸣、颅内出血等表现,而

在静脉（窦）血管再通后，瘘口常可闭合。部分 CVST 经治疗后血流虽已部分或完全恢复，但在数月或数年后仍可在血栓部位附近形成硬脑膜动静脉瘘。一般认为，CVST 所致的静脉（窦）高压可促使硬脑膜生理性动静脉分流开放，形成病理性动静脉短路，并通过局部大量生成的血管生成因子促使新生血管生成，进而形成动静脉瘘。

总之，对急性或反复发作的头痛、视物模糊、视盘水肿、一侧肢体的无力和感觉障碍、失语、偏盲、痫性发作、孤立性颅内压增高综合征、不同程度的意识障碍或认知障碍以及不明原因的硬脑膜动静脉瘘均应考虑 CVST 的可能。

（2）不同部位 CVST 的临床表现

①上矢状窦血栓形成：大多为非炎性，以婴幼儿、产褥期妇女和老年病人居多。临床表现与血栓形成部位、引流区受累范围以及基础病变有关。常为急性或亚急性起病，早期即可出现颅内压增高的表现，如头痛、呕吐、视盘水肿等。婴幼儿可见喷射状呕吐，颅骨缝分离，囟门隆起，面、颈、枕静脉怒张。血栓部位靠上矢状窦后方者，颅内高压更为明显，可出现不同程度的意识障碍。如累及脑皮质静脉，可出现局限或全身性癫痫、偏瘫、偏身感觉障碍、双下肢瘫伴膀胱功能障碍、失语等表现。

②横窦、乙状窦血栓形成：可为炎性或非炎性，血栓向远端延伸，累及上矢状窦或直窦；向对侧延伸，形成双侧横窦、乙状窦血栓。血栓向近端延伸，导致颈静脉血栓形成。如果继发于化脓性中耳炎、乳突炎，除原发疾病的炎症表现（如局部皮肤红肿、疼痛、压痛）外，主要表现为头痛、呕吐、视盘水肿等颅内高压症状和体征，也可伴有精神症状。若炎症向岩窦扩展，可出现三叉神经和外展神经瘫痪；向颈静脉扩展，则可出现颈静脉孔综合征；少数可累及上矢状窦而出现癫痫、偏瘫、偏身感觉障碍等。主要并发症有脑膜炎、脑

脓肿、硬膜下或硬膜外脓肿等。颅内同时或先后多个静脉窦血栓形成，病情往往更加危重。非炎性血栓多继发于高凝状态，部分病人仅表现为隐匿起病的所谓"良性颅内高压征"。

③直窦血栓形成：多为非炎性，病情进展快，迅速累及大脑大静脉和基底静脉，导致小脑、脑干、丘脑、基底节等深部结构受损，临床少见但病情危重。多为急性起病，主要表现为无感染征象的高热、意识障碍、颅内高压、癫痫发作、脑疝等，常很快进入深昏迷、去大脑强直、去皮质状态甚至死亡，部分可以突发幻觉、精神行为异常为首发症状。存活者多遗留有手足徐动、舞蹈样动作等锥体外系症状。

④单纯脑静脉血栓形成：单纯大脑皮质静脉血栓形成少见，约占所有 CVST 的 6%，以 Labbe 和 Trolard 等吻合静脉受累较多，可无临床表现，当局部皮质或皮质下水肿、梗死或出血时，常出现亚急性头痛和局灶性神经功能障碍（如癫痫、轻偏瘫、偏盲等），多无明显颅内高压，血栓也可进展至静脉窦而出现相应静脉窦受累表现，临床易误诊为肿瘤、血管畸形等病变。单纯脑深静脉血栓形成约占所有 CVST 的 10%，以大脑内静脉和大脑大静脉受累较多，多合并存在皮质静脉或静脉窦血栓，由于深部静脉回流障碍，丘脑常出现水肿或出血，临床表现多样，以头痛、意识障碍和认知心理障碍等为主。

⑤海绵窦血栓形成：多为炎性，常继发于鼻窦炎、鼻旁及上面部皮肤的化脓性感染，近年来少见报道。急性起病，临床表现具有一定特异性。由于眶内静脉回流受阻可出现眶内软组织、眼睑、眼结膜、前额部皮肤水肿，眼球突出；因动眼神经、滑车神经、展神经和三叉神经眼支行于海绵窦内，当其受累时可出现相应的症状，表现为患侧眼睑下垂、眼球各向活动受限或固定、瞳孔散大、对光反射消失、三叉神经眼支分布区感觉减退、角膜反射

消失等。视神经也可受累而引起视力障碍，眼底可见瘀血、水肿、出血等改变。如炎症由一侧海绵窦波及对侧，则可出现双侧症状。常见并发症有脑膜炎、脑脓肿、颈内动脉病变、垂体和下丘脑功能病变等。

2. 辅助检查

(1)影像学检查

①头颅 CT：CT 作为神经系统最常用的检查手段，在静脉窦血栓的诊断中同样发挥着重要作用。单纯皮质静脉血栓病人 CT 扫描直接征象为位于脑表面蛛网膜下腔的条索状或三角形密度增高影。CT 平扫间接征象包括：弥漫的脑组织肿胀（脑回肿胀、脑沟变浅和脑室受压）、静脉性梗死和特征性的脑出血（位于皮质和皮质下脑组织之间、常双侧对称）。增强 CT 呈现典型的 δ 征（中间低密度，周边高密度）。

②头颅 MRI/MR 静脉成像（MRV）：可直接显示颅内静脉和静脉窦血栓以及继发于血栓形成的各种脑实质损害，较 CT 更为敏感和准确，但血栓表现随发病时间不同而变化：急性期（1～5 天）T_1WI 等信号、T_2WI 低信号，亚急性期（6～15 天）T_1WI 高信号、T_2WI 高信号，慢性期（≥16 天）T_1WI 低信号、T_2WI 低信号，其中又以亚急性期的血栓高信号对 CVST 诊断较为可靠。头颅 MRV 可发现相应的静脉窦主干闭塞，皮质静脉显影不良，侧裂静脉等侧支静脉扩张，板障静脉和头皮静脉显像等征象。在大多数情况下，MRI/MRV 已可对 CVST 进行准确诊断，且所用增强剂更安全又没有 X 线辐射，被认为是诊断和随访 CVST 的最佳手段。

③数字减影脑血管造影术（DSA）：是 CVST 诊断的金标准，但不是常规和首选的检查手段。DSA 具有 CT/MRI 等无法比拟的优势，但有创性的操作、操作不当（应用高压注射器施行窦内造影等）导致的颅内压增高风险限制了其普遍应用。在其他检查不能确定诊断或决定同时施行血管内治疗时可行

该项检查。然而，DSA 对诊断单纯皮质静脉血栓形成不具优势。

(2)腰椎穿刺脑脊液检查：CVST 病人脑脊液压力大多增高，可伴不同程度的细胞数和蛋白量增高，这种改变对 CVST 诊断虽无特异性，但在部分由于炎症或感染而引起的 CVST 中，脑脊液检查可帮助了解 CVST 的可能病因并指导治疗；此外，腰椎穿刺检查可明确是否存在颅内高压，且行简单的压颈试验即有助于判断一侧横窦和乙状窦是否受累。

(3)D-二聚体：研究表明 D-二聚体增高有助于 CVST 的诊断，但仍有 10% 病人的 D-二聚体小于 $500\mu g/L$，认为 D-二聚体正常并不能除外 CVST，血清 D-二聚体升高诊断急性 CVST 敏感度和特异度分别为 94.1% 和 97.5%。因此，D-二聚体可作为 CVST 辅助诊断的重要指标之一，且对鉴别血栓与非血栓性局部静脉窦狭窄也有帮助。

(4)其他检查：如同时发现有血栓形成倾向的易患因素，如 V 因子 Leiden 突变、凝血酶 G20210A 突变、蛋白 C、蛋白 S 或抗凝血酶Ⅲ缺陷、慢性炎性病变、血液系统疾病、肾病综合征、癌肿或长期口服避孕药物等。

3. 诊断要点　CVST 临床诊断需综合病史、临床症状、体征、腰椎穿刺、影像学改变确立。大部分 CVST 病人脑脊液检查提示颅内压增高，蛋白和白细胞数正常或轻度增高，感染性原因导致的病人脑脊液白细胞和蛋白可明显增高；约 46% 的 CVST 病人血液 D-二聚体检测阳性，D-二聚体阴性并不能排除 CVST 存在。急诊疑似 CVST 病例首选颅脑 CT 检查，虽缺乏特异性，但可排除部分脑出血、蛛网膜下腔出血、脑梗死、脑肿瘤等疾病；核磁共振（MRI）结合磁共振静脉成像（MRV）检查是目前 CVST 最常用和适用的诊断与随诊手段，特异性较高；数字减影血管造影（DSA）被认为是 CVST 诊断的金标准，但存在有创性、费用高、射线辐射等缺点，不

作为常规筛查手段。

4. 鉴别诊断　CVST 要与脑炎、感染性心内膜炎、中枢神经系统血管炎、脑脓肿、良性颅内压增高、颅内占位性病变、动脉性脑梗死及引起眼部症状的疾病如眼眶内球后蜂窝织炎、球后占位性病变等鉴别。

【治疗】

1. 抗凝治疗　抗凝治疗早期可使用普通肝素(按剂量调整)或低分子肝素(按公斤体重调整剂量:体重<50kg,4000U,0.4ml;体重 50～70kg,6250U,0.6ml;体重>70kg,10000U,0.8ml)。均为皮下注射,每日 2 次。常规使用 2 周,使活化部分凝血活酶时间及激活全血凝血时间延长至正常值的 2 倍;同期口服华法林,控制国际标准化比值(INR)至 2.0～3.0(血浆凝血酶原时间延长至正常值的 2 倍)。对于病因明确且临床症状改善的病人,华法林可使用 3 个月;对于病因不明确的高凝状态可服用华法林 6～12 个月;对于复发性 CVST 病人可考虑终身抗凝。

2. 溶栓治疗

(1)系统性静脉溶栓:尿激酶每日 50 万～150 万 U,5～7 天(同时检测纤维蛋白原≥1.0g);r-tPA,0.6～0.9mg/kg,总量≤50mg。

(2)静脉窦接触性溶栓:将微导管通过股静脉入路置于血栓内,一方面显著提高了血栓内溶栓药物的浓度,另一方面对于血栓形成时间较长、溶栓速率较慢的病人,将微导管置于血栓远端,进行缓慢持续泵入尿激酶溶栓治疗,使尿激酶反复循环溶栓,可增加静脉窦再通率,缩短静脉窦再通的时间。

用量:尿激酶每日 50 万～150 万 U,静脉点滴,每日 2～4 次,3～7 天,具体用药时间根据病人临床症状改善、影像学证实静脉窦是否基本通畅确定。

(3)动脉溶栓:深静脉或小静脉血栓、静脉窦溶栓不能接触到的血栓采用动脉溶栓。尿激酶用量:经颈动脉穿刺,每日 10 万 U,每

日 1 次,5～7 天,10～25 分钟缓慢注射,交替穿刺颈动脉;或经股动脉入路;溶栓总量以 50 万 U 为宜。

(4)机械碎栓:该治疗是目前治疗颅内静脉窦形成的新进展。静脉窦内注入 UK20 万～30 万 U 后,如血栓形态无明显变化,且病人病情危重,必须尽快开通静脉窦者,可行此方法。该法多用于血栓形成时间较长,尿激酶溶栓效果不显著或伴有颅内出血,而严格限制尿激酶用量的病人。但治疗过程中应防止栓子进入肺循环。

(5)支架成形术:这是近年来治疗静脉窦血栓或颅内高压的新方法。对于外伤性、手术损伤或肿瘤累及所致局限性静脉窦狭窄和对尿激酶不敏感的局限性陈旧性血栓形成的病人,支架辅助的静脉窦成形术更为有效。静脉窦内支架成形术的关键是术前必须证实颅内压升高是否是由于局限性静脉窦狭窄所致,术后予抗血小板聚集和抗凝治疗。

【临床体会】

1. 抗凝治疗仍然是 CVST 的首选治疗,对无抗凝禁忌的病人应尽早进行抗凝,常选用低分子肝素皮下注射,持续 1～4 周后可改为华法林抗凝。

2. MRI 的影像学表现分为直接和间接征象。直接征象表现为静脉窦内血流信号缺失的低血流信号,静脉窦显影不清或者闭塞,间接征象则表现为静脉回流障碍,静脉性脑梗死、脑出血、脑水肿、病变远端侧支循环形成等。

3. CVST 约 1/3 的病人有≥2 个静脉窦同时受累。DSA 是目前诊断 CVST 的金标准,一般通过 CT、MRI、MRV 等检查来确定诊断,无法确诊者可选择 DSA。

4. 抗凝和溶栓治疗可明显改善病人的临床症状,其获益远远大于其引起出血的危险性,无论有无出血性梗死都应进行抗凝及溶栓治疗。

(杨　慧　廖华印)

第六节　脑底异常血管网病

脑底异常血管网病又名烟雾病（MMD），是一种少见的、病因不明的以双侧颈内动脉（ICA）末端或大脑中动脉（MCA）、大脑前动脉（ACA）起始部进行性狭窄或闭塞，伴有软脑膜和脑底部烟雾状、细小代偿血管形成为特点的慢性脑血管疾病。这种脑底异常血管网在脑血管造影图像下形似"烟雾"，由日本学者 Takeuchi 和 Shimizui 于 1957 年首先报道并描述其脑血管造影特点。随后在 1965 年 Suzuki 根据脑血管造影表现，率先将该病命名为烟雾病，并于 1969 年提出将 MMD 分为 6 期，此名称和分期标准被普遍接受并应用至今。

MMD 指的是特发性、原因不明的烟雾状脑血管病，通常影响双侧大脑前循环系统。如果仅单侧病变，则为可疑烟雾病。而烟雾病综合征（MMS）是指有明确原发病或诱因（比如镰状细胞性贫血、唐氏综合征、脑外伤等）导致的烟雾状的异常侧支血管网。

【病因和发病机制】

1. 病因　目前 MMD 的病因和发病机制仍不清楚，目前推测，MMD 致病因素包括遗传因素、免疫反应、环境因素、细胞因子分泌异常、内皮祖细胞改变、血管平滑肌细胞增殖和迁移以及血管增生等方面。另外，糖尿病、高血压、高同型半胱氨酸血症（hyperhomocysteinemia，HHCY）也可能参与了 MMD 的发生和发展。烟雾病也与许多遗传性疾病伴发，包括镰状细胞性贫血、神经纤维瘤、唐氏综合征、爱-唐综合征和先天性肝内胆管发育不良征等。

2. 发病机制　烟雾病以双侧颈内动脉进行性狭窄或闭塞及被称为烟雾状血管的异常侧支循环血管网为特征，以动脉主干（颈内动脉终末部，大脑前动脉和大脑中动脉起始

部）的狭窄或闭塞部位的内膜纤维蜂窝状肥厚（多为偏心性）最多见，常伴随内弹力板的层状增殖、断裂，中膜菲薄化，未发现有炎症性或代谢性病变（高龄动脉硬化除外），组成异常血管网的穿通支动脉（豆纹动脉群、丘脑膝状体动脉群及其他的动脉群）血管腔壁不规则并伴随纤维蛋白沉积，血管壁弹力纤维的增殖或断裂、微动脉瘤形成，还可见非动脉非静脉的异常血管等病理变化。有研究发现，中国西部烟雾病病人患有自身免疫病的发病率高于全国水平，提示自身免疫异常可能与烟雾病相关并且参与烟雾病血管病发病机制。

【诊断与鉴别诊断】

1. 临床表现　MMD 常见的临床症状为突发一侧或双侧肢体无力，症状很快到达高峰，有复发可能，少数病例表现头痛、抽搐、意识障碍、视力障碍、眼震以及言语不清、感觉障碍、共济失调及姿势步态异常等。儿童多以缺血性卒中或 TIA 为主，成人绝大多数出现蛛网膜下腔出血，也可能出现基底节区及丘脑的脑出血，出血性卒中有复发倾向，发病时虽症状较重，但恢复较好，常无高血压脑动脉硬化证据。

偏头痛样头痛发作也是一个常见的 MMD 症状，可能由于脉络膜血管的扩张触发了硬脑膜的痛觉感受器，或者与慢性缺血缺氧相关。大脑皮质的缺血缺氧常引发癫痫发作，特别是儿童病人，也有罕见的舞蹈病等运动障碍性疾病发生，可能跟基底节区的损害有关。

2. 辅助检查

（1）影像学检查

①脑血管造影（DSA）：脑血管造影是诊断烟雾病的金标准，可清楚地显示双侧颈内

动脉虹吸段、大脑前动脉、大脑中动脉起始段狭窄或闭塞,伴有脑底异常血管网,如吸烟后吐出的烟雾(图 3-5)。同时可根据脑血管造影进行分期(图 3-6):a. 颈内动脉狭窄期(图 3-6A);b. 烟雾血管初发期(图 3-6B);c. 烟雾血管发展加重期(图 3-6C);d. 烟雾血管形成缩小期(图 3-6D);e. 烟雾血管数量减少期(图 3-6E);f. 烟雾血管消失期(图 3-6F)。

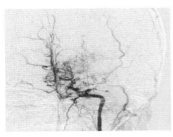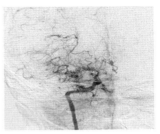

图 3-5　烟雾病 DSA 表现

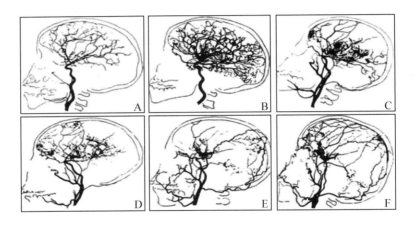

图 3-6　烟雾病脑血管造影分期(来源于百度图片)

②CTA 和 MRA:CTA 和 MRA 可显示狭窄或闭塞血管部位及脑底异常血管网,正常血管流空现象消失等。

③CT 和 MRI:CT 和 MRI 通常无特异改变,偶见脑梗死、脑出血或蛛网膜下腔出血。

④烟雾病的血流动力学评价:利用单光子发射计算机体层摄影(SPECT)对缺血型烟雾病脑血流动力学评估,可以有效地诊断和评估缺血的严重程度。SPECT 和正电子发射计算机体层摄影(PET)已用于对烟雾病病人脑血流动力学的评估。利用该检查对脑缺血严重程度进行血流动力学评估,对是否进行脑血管重建术具重要指导意义,同时对治疗效果和预后的评估均具有临床意义。

(2)血液学检查:主要是感染、免疫等相关指标,以便进一步明确病因。

3. 诊断要点　根据儿童和青壮年病人反复出现不明原因的 TIA、急性脑梗死、脑出血和蛛网膜下腔出血,无高血压及动脉硬化证据,DSA、MRI、MRA 和 CTA 等检查可确诊。某些血液学检查有助于确定结缔组织病、钩端螺旋体感染。如 DSA 和 MRA 可见颅内多动脉狭窄或闭塞,无脑底异常血管网,应考虑多动脉炎、多发性进行性颅内动脉闭塞或 Sneddon 综合征。

4. 鉴别诊断 烟雾病根据 DSA 或 MRA 等检查结果不难诊断,但应注意与脑动脉硬化、脑动脉瘤或脑动静脉畸形、脑炎、线粒体脑肌病、灰质异位、颅内肉芽肿性动脉炎、多动脉炎、多发性进行性颅内动脉闭塞或 Sneddon 综合征等疾病相鉴别。

【治疗】

1. 内科治疗

(1)病人出现 TIA、脑梗死、脑出血或蛛网膜下腔出血,可依据一般治疗原则和方法治疗。

(2)发病与钩端螺旋体、梅毒螺旋体、结核及病毒感染有关,应针对病因治疗。

(3)合并有结缔组织病者可给予皮质类固醇或免疫抑制药治疗。

2. 外科治疗

(1)直接手术:主要是颞浅动脉-大脑中动脉吻合术。

(2)间接手术:主要是脑-肌肉贴合术、脑-肌肉-动脉贴合术、脑-硬脑膜-动脉贴合术、脑-硬脑膜-肌肉贴合术。

(3)联合手术:直接手术与不同间接手术的合用。

【临床体会】

1. 目前烟雾病治疗远不能令人满意,通常以对症治疗为主,遵循个体化原则。

2. 烟雾病所致的脑缺血急性期,禁忌静脉注射 rt-PA。对成人无症状烟雾病病人不主张口服抗血小板药物预防。

3. 对表现为缺血症状的烟雾病病人行外科血管重建术是有效的。对成人病人行间接吻合术的效果并不明显,但直接吻合术效果良好。直接吻合术和间接吻合术对儿童病人改善预后均有效。

4. 抗凝治疗存在脑出血风险,免疫抑制治疗尚无有效证据。

5. 血管肌皮瓣、大网膜及带蒂的额叶皮质移植手术可降低缺血事件的发生,但不能改变疾病的自然病程。

(杨　慧　廖华印)

第七节　脑淀粉样血管病

脑淀粉样血管病(CAA)是以脑皮质、皮质下、软脑膜的中小血管的中膜和外膜出现 β-淀粉样蛋白沉积为特点的脑血管病,是引起老年人非外伤、非高血压性脑出血的一个重要病因。其主要临床表现有脑出血、短暂性脑缺血发作(TIA)、认知功能障碍。CAA 在非痴呆人群的患病率为 20%～40%,而在老年痴呆患病人群的患病率可达 50%～60%,且发生率和严重程度随年龄增加而增加。

【病因和发病机制】

CAA 目前还没有明确病因,其确切发病机制尚不清楚。目前认为可能与遗传因素、细菌或病毒感染有关,也有人认为与风湿病有关,还有人认为可能与浆细胞、巨细胞有密切关系,少数为常染色体显性遗传,已发现了 APOEε4/ε2 纯合子基因型证据。

【诊断与鉴别诊断】

1. 临床表现 临床表现与病灶部位及性质有关,常见反复的或多发性脑叶出血、发作性短暂性神经功能缺损以及快速进展性认知功能障碍。

(1)脑出血:CAA 最常见的表现为自发性颅内出血,多发生于 55 岁以上者。出血部位以额叶、顶叶多见,颞叶和枕叶次之;随着病程进展,双侧多个脑叶均可受累。脑出血多呈反复性、多灶性分布;白质深部结构如胼胝体、基底核、小脑受累亦罕见,未见脑干出血。CAA 相关性脑出血占脑出血 5%～10%,而脑叶出血的 40% 由 CAA 引起,高龄者更多。CAA 所致脑出血临床症状和体征取决于出血部位、出血量以及病情进展速度。常见临床表现有头痛，或伴恶心呕吐、精神异常、意识障碍及肢体瘫痪等。发病前血压大多正常，部分病人发病时血压不同程度的升高。颞、顶叶出血可有偏盲或象限盲。额叶出血可表现为淡漠、无欲、健忘、痴呆或精神运动兴奋、偏执、幻觉与妄想等精神症状，并可有摸索反射和强握反射。因出血灶表浅，一般不破入脑室系统，所以起病时大多无意识障碍。CAA 病人的脑血管非常脆弱，轻微的脑外伤都可能导致脑出血。

（2）蛛网膜下腔出血：脑叶出血破入蛛网膜下腔也可出现，相应的临床表现如头痛、恶心、呕吐、颈项强直、克氏征阳性等。

（3）短暂性脑缺血发作（TIA）或脑梗死：CAA 病人也可以表现为 TIA 症状，约占 CAA 的 7%～17%。多见于颈内动脉系统，可表现为发作性偏身感觉障碍、轻偏瘫和命名性失语。也可为椎基底动脉系统 TIA，表现为一过性眩晕、耳鸣、共济失调及皮质盲等。CAA 伴发脑梗死，多见于枕叶、颞叶、顶叶及额叶，表现为相应的临床症状和体征，但一般比动脉硬化性脑梗死范围要小，症状较轻，可多发或复发。

（4）认知障碍和行为异常：主要表现为记忆力、定向力、计算力、综合分析能力障碍或有幻觉与妄想，甚至出现精神运动性兴奋状态或假性偏执狂状态。病情呈进行性发展，晚期可发展为严重痴呆、昏迷或植物状态。少数病人早期无痴呆，或在脑卒中后才发生急性起病的痴呆。

2. 辅助检查

（1）头颅 MRI：头颅 MRI 可见轻至中度脑萎缩；同时可显示皮质或皮质下斑点状出血灶，出血灶边缘不整，可向白质延伸。T_2 * 加权梯度回波序列对皮质、皮质下 CMB 的检测较 CT 和常规 T_2WI 的敏感性高。近年来应用 SWI 检测脑出血显示更高的敏感性，SWI 除显示与头颅 CT 相同的出血灶外，同时显示脑微出血灶，SWI 对脑出血，尤其是脑微出血灶的检测敏感性高，优于头颅 CT，有助于 CAA 所致脑出血的早期诊断。

（2）头颅 CT：头颅 CT 对诊断脑淀粉样血管病相关白质损伤缺乏特异性，但对 CAA 相关脑出血的诊断及预后评价仍具较高的临床参考价值。CAA 的影像学典型特征为多脑叶、多病灶、形状不规则、新旧不一的脑血肿，血肿体积较大，大脑皮质下表浅部位病灶多破入蛛网膜下腔和脑室，脑室周围多伴有白质损伤。

（3）脑电图：脑电图可见 α 节律减慢或 α 波前移。

3. 诊断要点 老年、无高血压病史的脑叶出血及认知功能障碍病人，应想到 CAA 的可能。目前临床推荐的诊断标准是 20 世纪 90 年代提出的波士顿标准。共分为 4 类。

（1）肯定的 CAA：完整的尸检资料显示脑叶、皮质或皮质下出血和伴有严重血管淀粉样物质沉积的 CAA，无其他病变。

（2）病理学证实的 CAA：临床症状和病理学组织（清除的血肿或皮质活检标本）显示脑叶、皮质或皮质下出血或仅有某种程度的血管淀粉样物质沉积，无其他病变。

（3）可能的 CAA：年龄≥55 岁，临床症状和影像学表现均显示局限于脑叶、皮质或皮质下（包括小脑）多发出血，而没有其他原因引起的出血。

（4）有可能的 CAA：年龄≥55 岁，临床症状和影像学表现为无其他原因可以解释的单个脑叶、皮质或皮质下出血。

4. 鉴别诊断

（1）以认知障碍和精神症状为主的 CAA，需鉴别阿尔茨海默病（AD）、皮质下动脉硬化性脑病、血管性痴呆、麻痹性痴呆、Hungtington、CDJ、进行性核上性麻痹及脱髓鞘脑病所致痴呆。

（2）CAA 相关性脑出血，需鉴别高血压性脑出血、脑血管畸形出血、脑肿瘤出血及抗凝血药应用后脑出血等。

（3）以短暂性脑缺血发作（TIA）的 CAA 需与癫痫相鉴别。

【治疗】

1. 药物治疗：对 CAA 尚无特效治疗药物。部分 CAA 相关血管炎性改变病人使用免疫抑制药如环磷酰胺治疗可能有效。

2. CAA 相关性脑出血的急性期治疗：非危及生命的出血可采取药物保守治疗，临床治疗原则及方案与其他原因的出血内科治疗相似，积极控制升高的血压可降低再出血的概率。CAA 相关性脑出血量较大或出血位于颅脑重要部位，引起颅内压明显增高或危及生命，根据病人病情行血肿清除或血肿引流术。

3. 伴发 TIA 或脑梗死：按缺血性脑卒中相应原则治疗，但需评估抗血小板聚集治疗及抗凝治疗的风险，亦即增加 CAA 相关性脑出血的危险，相应治疗时应慎用抗血小板聚集药物及抗凝血药。

4. 伴有痴呆症状的病人，对症治疗药物可应用脑细胞活化剂、胆碱酯酶抑制药及抗氧化剂等。

【临床体会】

1. 目前没有有效的治疗方法阻止或逆转 β-淀粉样物质的沉积。因此更多的是预防 CAA 引起的其他症状，例如反复发作的出血或进行性痴呆。

2. 对于快速进展性痴呆，需排除麻痹性痴呆，因两者治疗方案与预后不同。

3. CAA 病人的治疗与其他脑出血病人的治疗原则一样，控制血压和防止并发症是关键，尤其应注意防止过度抗凝。

4. CAA 相关性脑出血，出血量＜30ml 者保守治疗效果较好；而出血量 30～60ml 并伴有意识水平进行性恶化的病人可考虑手术处理；出血量＞60ml 意识状态呈嗜睡或昏迷，血肿清除手术预后较差。

5. 由于血管的淀粉样变，血管的脆性极度增加，辨认的出血责任血管止血困难或止血后易再出血。显微镜下行显微操作彻底止血，可明显降低再出血概率。对于多发的脑叶出血病例，清除危及生命的血肿区域即可。

（廖华印）

第八节　皮质下动脉硬化性脑病

皮质下动脉硬化性脑病（subcortical arteriosclerotic encephalopathy，SAE）又称为 Binswanger 病（BD），是以高血压、卒中和慢性进行痴呆为主要表现的临床综合征。德国学者 Binswanger 于 1894 年经过病理学证实后最先报道。最初主要依靠病理诊断，随着 CT、MRI 等广泛引用，检出率逐渐增多，越来越受到重视。在 60 岁以上人群发病率为 1‰～5‰。高血压、糖尿病是主要危险因素，阻塞性睡眠呼吸暂停综合征也是重要的危险因素。主要病理改变是白质深部小动脉硬化导致白质弥漫性或者局限性脱髓鞘。

【病因和发病机制】

1. 病因　SAE 是高血压性脑血管病的一种特殊类型，其直接病因即是高血压。另外糖尿病，长期吸烟、饮酒，心房颤动、肥胖、睡眠呼吸暂停综合征等也是影响病情进展的重要因素。

2. 发病机制　长期高血压、糖尿病及其他原因造成大脑深部白质区广泛的小动脉硬化，使该区域长期处于低灌注状态，局部出现缺氧、酸中毒和脑室周围水肿，引起脑白质弥漫性和局限性脱髓鞘、星形胶质细胞变性、小血管周围间隙扩大，最终导致脑实质多发的腔隙性脑梗死、囊变及液化，这些白质病变损害胆碱能通路,进而引起认知功能障碍。另外炎性反应也参与脑白质病变过程。

【诊断与鉴别诊断】

1. 临床表现 SAE 临床表现呈现多种多样,但以痴呆为主,可概括为以下四个方面。

(1)呈慢性进行性发展过程,通常要 5～10 年的时间,少数可急性发病,可有稳定期或暂时好转。

(2)既往有高血压病史,发病年龄一般在 55－75 岁,男女发病均等,大多数病人有 1 次或多次脑卒中发作史,可有偏瘫。

(3)早期仅表现为记忆力减退,之后逐渐出现精神行为异常,如运动减少、对周围环境失去兴趣、意志丧失、言语减少、部分丧失社交与生活自理能力;甚至出现严重的理解、判断、记忆、计算力下降及定向力障碍,视空间功能障碍,以至于生活不能自理。

(4)神经体征逐渐发展,如运动、感觉、视力、反射障碍通常并存。常有锥体系的无力、痉挛状态、反射亢进、病理反射等。中、后期尤其常见的是假性球麻痹及帕金森综合征的临床表现。

2. 辅助检查

(1)头颅 CT:①脑白质病变:两侧脑室前后角、体部脑白质和半卵圆中心对称出现的带状、小片状或融合成广泛大片状的低密度影,边缘模糊,无占位效应,增强后无强化。②脑梗死:发生于基底节、放射冠、半卵圆中心的腔隙性脑梗死,或位于脑叶、小脑及脑干的梗死灶,以上病变可形成脑软化灶。③脑萎缩:脑沟裂增宽加深,脑室、脑池扩大。④脑出血:少部分合并基底节、丘脑和脑叶的出血灶或梗死后出血改变。早期病变多局限于侧脑室前角旁(额叶),随着病变的进展向侧脑室体部、半卵圆中心及侧脑室后角旁(颞枕叶)发展,且病灶长轴与侧脑室体部一致。

(2)头颅 MRI:表现为双侧半卵圆中心及脑室深部脑白质呈对称性的长 T_1、T_2 信号,FLAIR 序列呈高信号,无占位效应,T_1 加权图像呈低信号,T_2 加权图像呈高信号,大小不等,形态不规则,边缘不清,常常显示脑室及脑池扩大,脑沟增宽的脑萎缩征象。基底节、丘脑区常同时伴有腔隙性脑梗死,DWI 可判断有无急性脑梗死。部分病人做 MRA 显示脑内血管粗细不均匀,管壁毛糙等程度不同脑动脉硬化改变。

(3)PET:SAE 病人的脑 PET 表现特点:①显示脑葡萄糖代谢降低范围要比 MRI 表现的范围大,而且可见 MRI 中还未显示的病灶;②以额叶葡萄糖代谢降低为主,同时也有颞叶、丘脑等代谢降低;③两侧大脑表现为不平衡的葡萄糖代谢降低。

(4)事件相关电位(P300):SAE 在脑的功能改变上主要以智能改变为其特征,而事件相关电位(ERP)则是检测大脑的认知等高级神经活动功能的客观手段。潜伏期越长波幅越低说明大脑认知功能越差。

(5)神经心理学检查(评估量表):可采用简易精神状态检查(MMSE)或长谷川简易智能量表(HDSR)。

3. 诊断要点 由于 SAE 临床表现具有多样性,且缺乏特征性的临床症状、体征,目前尚缺乏公认的统一诊断标准,需结合影像学检查结果,排除相关疾病方能作出诊断。总结诊断要点如下。

(1)进行性智能减退,临床上可用神经心理学量表加以评定。

(2)具备脑血管病的危险因素,如高血压病、高脂血症、糖尿病、长期吸烟及心房纤颤等。

(3)具有神经系统局灶症状和体征。

(4)CT 或 MRI 检查:CT 可见脑室周围低密度影,MRI 在 T_2 加权像上有双侧脑室旁白质内广泛斑片状高信号。

(5)排除其他认知障碍相关性疾病如阿尔茨海默(Alzheimer)病、皮克(Pick)病、正常颅压脑积水以及假性痴呆(老年性抑郁症)

等。

4. 鉴别诊断

(1)多发性硬化:该病好发 10—50 岁女性,以 21—40 岁居多,病灶呈结节状,好发基底节区脑白质及脑干,边界清晰,反复发作,急性期 CT 或 MRI 见环状或对称斑片状强化,30% 累及胼胝体。而 SAE 无强化改变。后期多为侧脑室旁非对称性片状低度影,与 SAE 有所不同。主要鉴别要点①SAE 很少累及皮质下弓状纤维与胼胝体,累及脑干时病变主要集中在桥脑中上部的中央部分,中脑、延脑和小脑很少受累。②SAE 不累及视神经和脊髓,而 MS 常累及视神经和脊髓。③SAE 常累及基底节灰质核团,几乎不累及视神经和脊髓,而 MS 几乎不累及灰质核团。④SAE 病灶相对较小,距离侧脑室壁相对较远,且多位于侧脑室室管膜下。尽管如此,仍需结合发病年龄,起病形式,病程演变及其他辅助检查如 VEP、SBEF、CSF、寡克隆带等临床和实验室检查资料综合分析。

(2)阿尔茨海默(Alzheimer)病(AD):临床上在有痴呆的同时,合并有失语、失用、失认及遗忘、人格退化、洞察力丧失,CT 示侧脑室扩大,皮质有严重萎缩,但高血压、中风及局灶神经系统障碍不常出现;而 SAE 伴痴呆时脑室周围脑白质损害为重度,一般无失语、失用、失认及遗忘等皮质受损,大多伴基底节、丘脑与内囊多发性脑梗死。

(3)正常颅压脑积水:临床表现主要为:痴呆、尿失禁、步态不稳三大主征,但无卒中样发作及偏瘫等。头颅 CT 低密度影或头颅 MRI 异常信号多位于侧脑室前角周围,与正常白质分界清楚,常涉及胼胝体,较少累及半卵圆中心区,脑室扩大,但无皮质脑萎缩表现,脑沟裂可变小。

【治疗】　目前仍以对症治疗为主,尚缺乏针对病因的有效治疗措施。其治疗原则:①控制高血压、防治动脉硬化、预防卒中发作;②改善脑细胞代谢,控制痴呆发展;③减

少因痴呆产生的症状和并发症。

1. 预防和控制高血压病及脑动脉硬化、消除危险因素

(1)一般治疗:低盐低脂饮食,补充足量的维生素 C、维生素 E,忌烟酒;劳逸结合,适量运动。

(2)控制危险因素:如高血压、糖尿病、心房纤颤、肥胖、睡眠呼吸暂停综合征等。

2. 抗血小板聚集药物

阿司匹林肠溶片,100mg,口服,每日 1 次。

氢氯吡格雷,75mg,口服,每日 1 次。

双嘧达莫,25～50mg,口服,每日 3 次。

3. 钙离子拮抗药

尼莫地平,20～30mg,口服,每日 3 次。

4. 改善脑循环的药物

尼麦角林,10～20mg,口服,每日 3 次。

都可喜,30mg,口服,每日 1～2 次。

双氢麦角碱(氢麦角碱、喜德镇),1～2mg,口服,每日 3 次。

己酮可可碱,400mg,饭后口服,每日 2～3 次。

中药丹参、银杏叶制剂、三七总皂苷、葛根和川芎嗪等可改善脑循环。

5. 改善脑组织代谢药物

吡拉西坦:800mg,口服,每日 3 次;或 4～8g+5% 葡萄糖或 0.9% 生理盐水注射液 250ml 静脉滴注,每日 1 次。

爱维治:每天 5～20ml 加入 5%～10% 葡萄糖溶液 250ml 静脉滴注,每日 1 次。

脑活素:10～30ml 加入生理盐水 250ml 静脉滴注,每日 1 次,10～20 天 1 个疗程。

6. 神经递质药物

安理申(盐酸多奈哌齐):5mg,睡前口服,1 个月后增加至 10mg。

石杉碱甲片:每次 0.1mg,口服,每日 2 次。

7. 神经保护剂

美金刚:5mg,口服,每日 1 次,每周增加

5mg,4 周后逐渐加量至 10mg,口服,每日 2 次。

8. 高压氧治疗

9. 神经康复治疗　包括运动疗法、作业疗法及认知训练等。

【临床体会】

1. 高血压、糖尿病等血管损害因素是公认的 SAE 的主要危险因素,控制脑血管病的危险因素,积极综合治疗,对延缓本病的进行性发展有益。控制血压在适当的水平可改善认知功能,一般认为收缩压维持在 135～150mmHg 水平可改善认知功能,血压过低会使症状加重。

2. 两侧脑室旁白质区或半卵圆中心对称的片状病灶,伴有多发腔隙性脑梗死、脑萎缩,而临床无痴呆症状时,可能提示早期 SAE 的诊断。

3. SAE 如果不加控制,除容易导致急性脑卒中而死亡外,其慢性发展的过程则使痴呆加重。因此临床早期诊断、早期治疗对病人的预后能起到积极作用。

4. 大部分病人在病程中有相对平稳时期,对症治疗期间临床症状和体征均有一定的好转,特别是在给予促进脑功能和脑代谢药物的同时,进行增加注意力和改善记忆力方面的康复训练,可使部分病人的认知功能维持相对较好的水平。如果发病后大部分时间卧床,缺乏与家人和社会的交流,言语功能和认知功能均迅速减退,预后较差。

（廖华印　吴明秀）

第九节　伴有皮质下梗死和白质脑病的常染色体显性遗传性脑动脉病

伴有皮质下梗死和白质脑病的常染色体显性遗传性脑动脉病（CADASIL）是 1993 年 Tournier-Lasserve 等提出的脑血管病诊断名称,通常中年发病,平均发病年龄 46 岁,此病具有显性遗传的特点,临床表现为偏头痛、中年出现的反复发作性脑梗死以及痴呆。本病最早发现在欧洲家族,目前美洲、非洲、亚洲亦有报道,国内文献 2000 年首次报道我国一家系中的 4 例 CADASIL 病人的临床、病理、影像及分子遗传学研究。该病确切的发病率目前尚无报道。在芬兰人群中的可能发病率为 4/10 万,英国一个小范围的流行病学调查研究认为发病率至少为 1.98/10 万。

【病因和发病机制】　位于 19 号染色体上 NOTCH3 基因的各种突变是 CADASIL 的病因。NOTCH 家族蛋白是细胞表面的跨膜受体,NOTCH3 主要在成人动脉平滑肌细胞中表达,CADASIL 基因的所有突变均导致半胱氨酸残基数量的异常,进而可能改变受体功能。CADASIL 的临床外显率与年龄相关,50 岁时达 100%。基于 MRI 外显率在 35 岁时达到 100%,即所有含 NOTCH3 基因突变的个体,在 50 岁时均会出现临床表现,35 岁时 MRI 均可见相应改变。

【诊断与鉴别诊断】

1. 临床表现

(1)偏头痛:先兆型偏头痛是 CADASIL 的早期表现之一,平均发病年龄 25 岁,见于 20%～40% 的病人。先兆症状常涉及视觉和感觉系统。也有部分病人表现为偏瘫型偏头痛、基底动脉型偏头痛或只有先兆症状,发作时常呈单侧剧烈头痛伴血管搏动感、恶心、呕吐、惧怕声响等。多数病人反复发作,每次持续时间为数小时（2～48 小时）,发作前可有 5～15 分钟单侧或双侧视觉模糊或感觉异常等,一般不超过 1 小时。发作间期可无症状。发作的频率可一生只发作一次或每个月几次。

(2)脑卒中发作:反复出现脑缺血是本病常见症状,一般出现在疾病的中期,平均 46

岁,见于 60%～85% 的病人,且 84% 病人无任何脑血管病危险因素(如高血压、糖尿病、高脂血症等),临床表现为反复发作的脑梗死或 TIA,多为典型的腔隙综合征如纯运动卒中、共济失调性轻偏瘫,构音不良-笨拙手综合征,纯感觉卒中、感觉运动卒中等,随病情的发展可出现假性球麻痹症状。一般没有大动脉闭塞导致的大范围脑梗死。

(3)进行性血管性痴呆和精神障碍:认知功能障碍是第二常见特征,见于 28%～56% 的病人。表现以额叶症状为主,例如注意力下降、偏执、冷漠、认知功能障碍、记忆力下降伴假性球麻痹、步态不稳、锥体束征阳性等,常伴有精神运动迟缓和兴趣范围的缩窄。认知功能下降多进展缓慢,逐步恶化。20% 有精神障碍,如严重抑郁、躁狂、自杀等,大于 60 岁病人约 1/3 出现痴呆。

(4)其他:一些病人出现癫痫、脑神经麻痹及耳聋等症状。

2. 辅助检查

(1)头颅 CT:表现为脑白质多发性低密度影,皮质下多发小梗死灶,皮质弥漫性萎缩。

(2)头颅 MRI:①脑白质疏松表现:CADASIL 病人脑白质异常信号多对称分布,在 MRI 的 T_2 像表现为大小不一的高信号,不累及弓状纤维,主要位于侧脑室周围和深部白质。以额叶白质最常受累,其次为颞叶和顶叶,而枕叶受损程度相对较轻,其中对称出现在颞极的长 T_2 信号病灶是该病 MRI 特征性改变和重要的诊断指标,也是和多发性硬化进行鉴别的关键指标。②多发性腔隙性脑梗死的表现:腔隙性脑梗死可广泛存在于大脑皮质下白质、基底节、丘脑、外囊、胼胝体和脑干等部位,腔隙性脑梗死在基底节的出现率高达 100%,但出现在胼胝体和外囊等特殊部位的梗死灶更具有诊断价值。③微出血:发生的比例在 25%～69%。40 岁以上的病人通常会出现颅内微出血,微出血部位由

多到少依次为皮质和皮质下白质、脑干、丘脑、基底节和小脑。

(3)皮肤活检:皮肤血管电镜下可见颗粒状嗜锇物质,但未找到颗粒状嗜锇物质不能排除本病。

(4)基因检测:可发现 NOTCH3 基因突变。

3. 诊断要点

(1)有明确的家族史且没有动脉硬化的危险因素。

(2)病人反复出现 TIA、皮质下梗死及腔隙性脑梗死的症状体征,可伴有偏头痛、痴呆、假性球麻痹、抑郁和尿失禁等。不同年龄段临床特征:20－40 岁,反复出现偏头痛及 MRI 出现白质异常信号;40－60 岁,出现卒中样发作;大于 60 岁,约 1/3 的病人出现痴呆。

(3)CT 或 MRI 显示多发性的脑白质病变、多发性的腔隙性梗死。

(4)皮肤血管可见颗粒状嗜锇物质,但未找到颗粒状嗜锇物质不能排除本病。

(5)基因检测可发现 NOTCH3 基因突变,少数病人可为阴性。

4. 鉴别诊断　本病应与高血压性脑卒中、家族性偏瘫性偏头痛、阿尔茨海默病、CARASIL、皮质下动脉硬化性脑病及多发性硬化等相鉴别。

【治疗】　目前无特效治疗方法,仅能对症处理,如治疗偏头痛、缺血性脑卒中、痴呆及抗癫痫治疗等(见相关章节)。

【临床体会】

1. 皮肤血管电镜下可见颗粒状嗜锇物质、NOTCH3 基因测序查找致病性的 NOTCH3 基因突变是诊断该病的金标准。

2. 目前没有有效的治疗方法,只能对症治疗。阿司匹林不能防止脑梗死或脑缺血发作的次数,且存在微出血的风险,一般不倾向使用。由于 CADASIL 病人本身存在脑血管低张力现象,所以扩张血管的药物由于存在

降血压的作用可能有害。对于高同型半胱氨酸血症病人需予以维生素 B_6、维生素 B_{12} 以及叶酸治疗。

3. 本病呈进行性发展,病程一般 20～30 年。

（廖华印）

第十节　高血压脑病

高血压脑病是一组神经系统临床综合征,由于血压急剧上升引起脑循环障碍,致脑水肿和颅内压增高,主要表现为头痛、呕吐、意识障碍、精神错乱、昏迷、局灶性和（或）全身抽搐临床症状。如能及时有效控制血压,本病预后一般良好,可无任何神经功能缺损症状;但如治疗不及时,脑水肿和颅内压增高或将继续加重,导致脑的不可逆性损害,病人将出现永久性神经功能缺损,甚至可能危及生命。

【病因和发病机制】

1. 病因　常见病因如原发性或恶性高血压、急性或慢性肾小球肾炎、肾动脉狭窄、子痫、嗜铬细胞瘤、醛固酮增多症、肾移植后以及高度颈动脉狭窄病人行颈动脉内膜剥离术后,脑灌注突然增加,亦可引起高血压脑病。需要注意的是,使用氨茶碱或去甲肾上腺素等药物以及高血压病人应用单胺氧化酶抑制药的同时,又服用萝芙木类、甲基多巴或节后交感神经抑制药也可诱发本病。

2. 发病机制　高血压脑病发病机制尚不完全明确,有几种学说:①小动脉痉挛学:即血压过高或血压突发升高,导致脑部小动脉过度痉挛收缩,脑缺血和水肿。②脑血管"自动调节机制崩溃"学说:即由于血压突然升高,超出脑血管自动调节限度时,脑血管腔内压急剧升高导致脑动脉内皮细胞和平滑肌细胞扩张,使脑血管由收缩变为被动扩张,脑血流量增加,造成脑组织血液灌流过多,内皮细胞的应力增加导致血脑屏障的通透性增加,脑血管内液体通过血脑屏障漏出到血管周围间隙,引起局部或多灶性血管源性水肿。随着病情的进展,由于脑血管通透性进一步

增加,血管壁缺血变性,病变脑组织由血管源性脑水肿发展为细胞毒性脑水肿,并可夹杂出现灶性脑出血,甚至出现脑梗死。

【诊断与鉴别诊断】

1. 临床表现　高血压脑病是常由血压急剧上升所致神经系统临床综合征,其临床表现主要为高血压、高颅压相关的症状和体征。

（1）起病急骤,迅速进展,中老年发病为主。

（2）血压升高:常常在起病前血压快速升高,收缩压 > 200mmHg 和（或）舒张压 > 120mmHg;但少数病人,特别是子痫、重症感染、脏器功能衰竭和有器官移植病人血压可能轻度升高。

（3）颅压升高:常表现为剧烈头痛、恶心、喷射状呕吐、黑矇、烦躁不安,部分病人可出现颈项强直,眼底检查可见视网膜小动脉痉挛,视盘水肿,眼底火焰状出血或渗出。严重者可出现癫痫发作,甚至意识障碍。

（4）局灶性神经功能缺损:高血压脑病所致血管源性脑损害常表现为多发性腔隙性脑梗死灶或点状出血灶,临床上表现为轻偏瘫、失语症以及快速进展的视力障碍。症状多为暂时性,如果持续不缓解或进行性加重,则往往提示可能出现了继发于高血压的较大范围的脑出血或脑梗死。查体可见局灶性神经功能缺损的体征。

（5）伴发症状:病人常伴发高血压（原发性或继发性）所致靶器官损害的相关症状、体征,如:肾脏、心脏等。

2. 辅助检查

（1）影像学检查

①头颅 CT：多为低密度改变。

②头颅 MRI：主要表现为长 T_1、长 T_2 信号，DWI 表现为等或稍高信号，ADC 图高信号，增强 T_1 病灶区出现异常强化。病变以顶、枕叶白质为主，呈对称或非对称分布，边界不清，较少累及灰质，病变广泛时可累及颞叶、额叶、基底节、小脑和脑干，并可伴有点状出血征象。MRI 对较小病变的显示优于 CT，在确定病灶范围及皮质的显示上比 CT 敏感、清楚；MRI 可以动态观察病变的发展过程，有助本病早期诊断、治疗及预后判断。

③血管成像：MRA 或 CTA 等血管成像可见脑动脉节段性痉挛，呈串珠样改变，甚至可见小动脉闭塞。晚期脑动脉可能出现弥漫性扩张。

（2）眼底检查：可见不同程度的高血压性眼底，视网膜动脉痉挛、硬化甚至视网膜有出血、渗出物和视盘水肿。

（3）腰穿可见清澈透明的脑脊液，压力可正常或升高，蛋白也可能出现轻度升高，一般无白细胞增多。如病人出现蛛网膜下腔出血，则脑脊液呈血性。如已明确诊断，腰穿检查应禁忌。

3. 诊断要点

（1）起病前数日可有食欲减退、衰弱、失眠、不安、少尿等前驱症状。

（2）既往有恶性高血压、急性或慢性肾小球肾炎、肾动脉狭窄、子痫、嗜铬细胞瘤、醛固酮增多症病史，或使用氨茶碱或去甲肾上腺素等药物。

（3）急性起病，突发血压升高，收缩压＞200mmHg 和（或）舒张压＞120mmHg。

（4）有颅内压增高症状和体征：如剧烈头痛、呕吐、黑矇、惊厥发作、意识障碍，或有颈强，眼底可有视盘水肿，视网膜出血与渗出以及动脉痉挛现象；常在血压升高 12～48 小时发生。

（5）可有脑局部损害的神经系统异常表现：可有一过性偏瘫及失语，或可引出病理反射。

（6）需排除脑出血及蛛网膜下腔出血，CT 和（或）MRI 检查提示特异性水肿位于顶枕叶白质。

（7）经紧急降压治疗后，症状和体征在血压下降数小时内明显减轻或消失，不遗留任何的脑损伤后遗症。

4. 鉴别诊断　结合临床特点应主要与以下疾病鉴别。

（1）出血性卒中：脑出血或蛛网膜下腔出血（SAH）均可出现脑水肿及颅内压增高症状，如高血压、剧烈头痛、呕吐、癫痫发作，甚至昏迷等。高血压脑病以舒张压升高为主，神经功能缺失症状体征为一过性，脑出血神经功能缺失体征固定并可加重，SAH 可见脑膜刺激征，CT 检查有肯定的鉴别价值，高血压脑病显示弥漫性脑水肿，脑卒中可见高密度或低密度病灶证据。

（2）急性脑梗死：急性脑梗死病理基础为细胞毒性水肿而高血压脑病的病理基础为血管源性水肿，MR 发现急性脑梗死病灶要早于 CT，通常发病 1 小时后脑组织会因为缺血缺氧，病变区主要以水肿增加，而缺血则根据 T_1、弛豫时间不同，T_1 加权像上主要呈低信号，T_2 加权上主要呈高信号。

（3）颅内静脉血栓：急性期发病小于 1 周，T_1、T_2 加权像上静脉窦或静脉内正常血管流空现象消失，T_1 等信号、T_2 低信号；亚急性发病期 1～2 周，T_1、T_2 均为高信号；慢性期是 2 周至 3 个月，T_1、T_2 减弱，重新出现血管流空效应。有些病人发病 4 个月后，MRI 示管腔内等密度信号，无正常流空现象，表明为持续闭塞。MRI 的间接征象与 CT 一样出现脑水肿、出血以及梗死等影像学特点。

此外还需与病毒性脑炎、缺氧缺血性脑病、线粒体脑肌病以及颅内占位性病变等疾病鉴别。

【治疗】

1. 一般治疗　应做好病情解释，消除紧

张心理,保持安静,避免光刺激,减少不必要的搬动,病人应取仰卧位,头抬高30°,并避免压迫颈部,保持呼吸道通畅,吸氧,酌情使用镇静药。

2. 降压治疗

(1)血管扩张药

①硝普钠:用前将本品50mg溶解于5%葡萄糖溶液5ml中,再稀释于5%葡萄糖液500ml中,在避光输液瓶中静脉滴注,滴速每分钟10～20滴,一般30秒可出现降压作用,并依据血压随时调整剂量。注意此药化学性质不稳定,配制后应12小时内用完,并注意避光。

②肼屈嗪:如情况紧急或因条件限制不能应用静脉输液时,可选用本药肌内注射或静脉推注,初始剂量为5mg,随后5mg或10mg,每20分钟可重复一次,直至血压降至预定目标。

③硝酸甘油:用0.9%氯化钠注射液50ml加入50～100mg硝酸甘油,初始剂量为每分钟5μg,可每3～5分钟增加5μg,逐渐增加滴速至每分钟20～50μg。病人对本药的个体差异很大,静脉滴注无固定适合剂量,应根据个体的血压、心率和其他血流动力学参数来调整用量。适用于合并心肌缺血及肺水肿病人。

(2)α受体阻滞药

①盐酸乌拉地尔注射液:用5ml生理盐水稀释12.5mg乌拉地尔静脉推注,监测血压变化,降压效果可在5分钟内显示。若效果不够满意,可重复用药。静脉注射后,为了维持其降压效果,可用微量泵持续泵入,用乌拉地尔100mg,加入生理盐水稀释到50ml。泵入速度根据病人的血压酌情调整。初始速度为每分钟2mg,维持速度每小时9mg。保证2小时内平均动脉压降至病人血压的25%以内。病情稳定后,根据病人临床特点口服降压药物,逐步减少静脉给药的速度和用量。

②酚妥拉明:一般采用1～5mg静脉推注,也可5～10μg/(kg·min)的速度静脉滴注。即刻起效,持续约15分钟。血压稳定后可改为酚苄明口服。常用于由儿茶酚胺引起的高血压危象,如嗜铬细胞瘤、单胺氧化酶抑制药危象、突然停用可乐定和可卡因过量等。

(3)β-受体阻滞药

拉贝洛尔:静脉给药初始剂量为20mg,2分钟以上缓慢静推;如血压变化不明显,可10分钟给药一次,剂量为20mg、40mg或80mg,总量不超过300mg。负荷剂量后应以每分钟1～2mg的速度静脉滴注。静脉给药达到预定目标后改为口服给药。拉贝洛尔禁用于充血性心力衰竭、心脏传导阻滞、哮喘及嗜铬细胞瘤病人。

(4)钙离子拮抗药

尼卡地平注射液:初始剂量为每小时5mg,每15分钟上调滴速,直到达到稳定降压,最大剂量不超过每小时15mg。本药5～10分钟起效,持续作用时间4～6小时,急性期后改为口服。适用于孕妇。

(5)其他药物

硫酸镁:25%硫酸镁10ml加入10%葡萄糖液20ml静脉推注,孕期高血压可选用,可松弛血管平滑肌,有降压、抗惊厥作用。注射后30分钟出现降压效果。静脉注射时速度要慢,过快过量均可导致血压下降过快,呼吸肌麻痹,此时应给予氯化钙或葡萄糖酸钙溶液解救。

3. 降颅压控制脑水肿

甘露醇:20%甘露醇125～250ml快速静脉滴注,每6～8小时1次。

呋塞米(速尿):40mg,静脉注射,每6～8小时1次。

4. 解痉止抽搐

(1)安定:10～20mg,静脉注射,必要时30分钟后重复注射,直至停止抽搐。

(2)副醛:1～2ml生理盐水稀释后静脉注射。

（3）苯巴比妥钠：0.1～0.2g，肌内注射。

（4）水合氯醛：10％水合氯醛 10～15ml 用等量温盐水稀释后保留灌肠。

5. 病因治疗及高血压靶器官保护　症状控制后，妊娠毒血症者应引产，有急、慢性肾炎、急性毒血症、铅中毒、库欣综合征等病人应针对原发病作相应治疗，同时注意纠正肾功能损害、治疗心绞痛、心肌缺血、充血性心力衰竭、肺水肿及主动脉夹层动脉瘤等靶器官损害。

【临床体会】

1. 首先应积极寻找病因，并针对病因进行治疗，在此基础上应积极选择合适的降压药平稳降压治疗，尤其注意降压速度，防止降压过快导致靶器官损害。

2. 降压治疗应遵循个体化原则，根据病人年龄、病前血压水平、靶器官受损程度等，初期以选择作用快、不良反应小静脉用药（如硝普钠、乌拉地尔）为主，逐步过渡口服降压药维持稳定目标血压。

3. 确定目标降压值后，依据病人的不同临床特点，在 2～4 小时内将血压降至 140～160/90～110mmHg，使平均动脉压维持在 60～130mmHg。

4. 高血压脑病发病急、变化快，如不给予及时有效治疗，可因脑疝、颅内出血或持续抽搐死亡。如迅速有效的降压治疗，脑水肿和高颅内压逐渐消失，临床症状和体征大多数可在 72 小时消失。血压下降一段时间后，大部分病例影像学上的异常表现可消失。

（廖华印）

第 **4** 章

中枢神经系统感染性疾病

中枢神经系统(CNS)感染即各种病原体,包括细菌、病毒、真菌、寄生虫、螺旋体、支原体、衣原体、立克次体、朊蛋白等,侵犯脑膜和(或)脑实质、脊髓和(或)脊膜,引起的炎症反应。临床上按感染部位可分为:脑炎、脑膜炎、脑膜脑炎、脊髓炎、脊髓膜炎、脑脊髓膜炎等。按感染的病原体分类,可分为细菌性、病毒性、真菌、寄生虫、螺旋体、支原体、衣原体、立克次体等。目前,临床通常用病原体+感染部位来诊断,如结核性脑膜脑炎、新型隐球菌性脑膜炎等。

【感染途径】 感染的途径:①血行感染:病原体通过昆虫叮咬、动物咬伤、医源性、面部感染时经静脉血逆行入颅等。母婴垂直传播也是一种常见途径。②直接感染:病原体通过穿透性外伤或邻近组织结构的感染向颅内蔓延。③逆行感染:嗜神经病毒如单纯疱疹病毒、狂犬病毒等先感染皮肤、呼吸道或胃肠道黏膜,沿神经末梢进入神经干,而后入颅内。

CNS 感染引起的炎性反应可表现为化脓性、非化脓性、出血性、组织细胞及肉芽肿性反应,在脑和脊髓常有髓鞘的破坏。

【病因和发病机制】

1. 病因 主要有病毒、细菌、真菌、寄生虫、螺旋体、支原体、衣原体、立克次体等。

2. 发病机制 各种病原体通过血行感染或直接感染、逆行感染等途径侵犯脑或脊髓实质、被膜、血管等,引起特异性或非特异性炎症反应,出现各种病理损害。

【诊断思路】

1. 病史采集 详细了解病人的起病缓急、病情进展、生活习性、与相关疾病病人的接触史等,对疾病的判断具有重要的参考价值。

2. 临床表现 各种病原体引起的 CNS 感染,具有的共同症状和体征如下。

(1)发热:病人发热的程度与持续时间个体间差异很大,这与导致感染的病原体、病人的体质、病程、治疗效果等有关。一般来讲,细菌感染、病毒感染、青壮年、疾病的初期等情况下,体温相对较高,如化脓性脑膜炎、结核性脑膜脑炎、病毒性脑炎等,而寄生虫感染发热相对较轻。经过针对性治疗后,体温逐渐下降直至正常。

(2)头痛:由于炎症刺激了脑膜,或脑实质炎症导致脑水肿颅高压,可引起剧烈头痛。头痛为持续性,可阵发性加重。如脊膜受累,可有相应节段的根痛表现。

(3)恶心呕吐:感染引起颅压增高,会出现恶心呕吐、食欲减退症状。

(4)癫痫:感染灶本身刺激引起大脑皮质异常放电,引起癫痫发作。如多见于病毒性脑炎、结核性脑膜脑炎等。脑寄生虫感染往往以癫痫发作为首发症状,如脑囊虫病、脑裂头蚴感染等。

（5）局灶性神经系统损伤相应症状与体征：感染造成的不同部位、不同程度的脑实质损伤，出现相应的中枢神经系统损伤症状，如偏身感觉障碍、肢体无力等。如炎症累及脊神经根，可出现根痛、肌无力或麻木等症状，脊髓损伤则可引起节段性感觉障碍、尿便潴留甚至截瘫。

（6）认知功能下降及精神症状：感染损伤额叶、颞叶等部位，可出现认知功能下降、记忆力减退及幻觉、妄想等精神症状。有的中枢神经系统感染性疾病，尤其是病毒性脑炎，往往以精神症状为首发症状，被误诊为精神病而被送至精神病医院。

（7）意识障碍：感染直接破坏或由于颅高压，导致脑干、丘脑等上行激活系统损伤，可出现淡漠、嗜睡、昏睡及昏迷，严重者可导致脑疝死亡。

3. 辅助检查

（1）脑脊液

脑脊液检查是诊断 CNS 感染最重要的手段之一，也是判断治疗效果最关键的指标之一。脑脊液常规项目中细胞数及分类百分比、脑脊液生化检查项目中的蛋白、葡萄糖、氯化物含量定量可以提示不同的病原体感染和感染严重、好转程度。通过脑脊液细菌培养、抗酸染色及墨汁染色或可找到病原菌如脑膜炎双球菌、链球菌、抗酸杆菌、隐球菌等，是确诊的金指标。脑脊液细胞学检查可通过脑脊液中各种细胞、白细胞的分类、形态帮助判断病原体性质。如嗜酸细胞明显增多，可提示寄生虫感染。有时可找到肿瘤细胞，可帮助临床医生将一些诊断较为困难的癌性脑膜病人获得及时诊断。

（2）脑电图：脑电图检查也是诊断 CNS 感染的常规项目。尤其是某些感染往往以精神异常为首发症状。脑电图检查是鉴别器质性精神异常和原发性精神异常的有效方法。通常，原发性精神病病人脑电图检查往往正常，而病毒性脑炎病人脑电图检查通常是异常的。

（3）影像学检查：胸 X 线片检查也是 CNS 感染病人的常规项目，有助于帮助结核性脑膜脑炎的诊断。CT、MRI 更有助于了解感染的部位、范围、病原体性质、治疗效果、是否有脑积水等并发症等。

（4）自身抗体检查：如副肿瘤性自身抗体、自身免疫性脑炎抗体等检查，可帮助诊断自身免疫性脑炎、副肿瘤综合征等。

（5）其他检查：如血常规、血细菌培养＋药敏试验、C 反应蛋白、血生化、肝功能等都是常规开展的项目。

4. 明确疾病的诊断

（1）定位诊断：通过影像学检查及神经系统定位检查一般可做出明确定位，如脑膜和（或）脑实质、脊髓和（或）脊膜。

（2）定性诊断：中枢神经系统感染的定性诊断相对较为困难，如果能通过脑脊液细菌培养、抗酸染色及墨汁染色或可找到病原菌如脑膜炎双球菌、链球菌、抗酸杆菌、隐球菌等，则可确诊感染的性质；如果不能完全明确，则根据临床相关资料做出初步判断，进而根据判断的结果采取相应的治疗，通过治疗的效果加以验证。

（陈文明）

第一节　单纯疱疹病毒性脑炎

单纯疱疹病毒性脑炎（HSE）是由单纯疱疹病毒（HSV）引起的急性中枢神经系统病毒感染性疾病，是散发性病毒性脑炎中最常见的类型。国外单纯疱疹性病毒性脑炎的发病率为 4～8/10 万，患病率为 10/10 万，国内缺乏准确的流行病学资料。

【病因和发病机制】

1. 病因　单纯疱疹病毒包括两种病毒，即 1 型和 2 型单纯疱疹病毒，这两种病毒形态学上一致，且具有共同抗原，但两种病毒传播方式不同，单纯疱疹病毒性脑炎由 HSV-1 型病毒引起，约占 HSE 的 90%，由 HSV-2 型病毒引起，只有 6%～15%。HSV-1 多经呼吸道或唾液接触传播，HSV-1 可能通过嗅神经或三叉神经侵入脑组织，损害额叶眶部、颞叶皮质和边缘系统。

2. 发病机制　单纯疱疹病毒主要潜伏于神经节中，HSV-1 主要潜伏在三叉神经节，HSV-2 潜伏在骶神经节。当人体受到各种非特异性刺激使机体免疫力下降，潜伏的病毒再度活化，经三叉神经轴突进入脑内，引起颅内感染。成人超过 2/3 的 HSV-1 脑炎是由再活化感染而引起，其余由原发感染引起。而 HSV-2 则大多数由原发感染引起。在人类大约 90% HSE 由 HSV-1 引起。仅 10% 由 HSV-2 所致，且 HSV-2 所引起的 HSE 主要发生在新生儿，是新生儿通过产道时被 HSV-2 感染所致。

【诊断与鉴别诊断】

1. 临床表现

(1)1 型疱疹病毒性脑炎

①发病无季节性，也无性别差异。

②急性起病，约 1/4 的病人有口唇疱疹史。

③大部分病人发病前有头痛、发热(体温最高可达 40℃)、恶心呕吐、全身乏力、肌肉酸痛等前驱症状；也可有少部分病人无前驱症状。

④首发症状为精神行为异常，表现为：情感淡漠、表情呆滞、呆坐、反应迟钝、言语减少、胡言乱语或幻觉、幻想等症状。

⑤不同程度的神经功能受损表现：如偏瘫、偏盲、眼肌麻痹等，也可出现扭转、手足徐动或舞蹈样动作等锥体外系症状。

⑥约 1/3 的病人出现全身性或部分性癫

痫发作，重症病人可出现癫痫持续状态。

⑦如颅内病灶广泛，导致脑水肿引起颅内压增高，表现为头痛、恶心、呕吐，甚至出现脑疝而危及生命。

⑧病情进一步发展可出现嗜睡、昏睡、昏迷或去皮质状态。

⑨查体可有高级智能和精神行为障碍，可有局灶性神经系统体征，可有轻度脑膜刺激征。

(2)2 型疱疹病毒性脑炎多见于 1 岁以下婴儿。

2. 辅助检查

(1)脑脊液检查：颅内压一般正常或轻至中度增高，白细胞计数轻度增多，可达(50～100)×10⁶/L，分类以单核或淋巴细胞为主。如伴有出血性坏死者，可见脑脊液红细胞增多，严重时可呈均匀红色浑浊。蛋白含量常较正常升高，但一般不超过 1.0g/L，葡萄糖、氯化物正常。

(2)头颅 MRI：典型表现为大脑半球颞叶、岛叶或额叶大片状长 T_1、长 T_2 信号，边缘模糊，多累及皮质及皮质下白质，病变可伴出血，严重者可出现占位效应，DWI 受限，ADC 值下降，ASL 则显示病灶区高灌注。增强扫描可表现为线状或脑回样增强，主要位于病变的边缘部分，偶尔也可呈类环样强化。MRI 是目前脑炎诊断最为敏感的影像学检查手段。

(3)脑电图：脑电图检查可见 α 波节律消失，弥漫性高幅波背景上的局灶性尖波，多见单侧或双侧颞、额叶异常，以颞叶为中心的周期性同步放电(2～3Hz)最具诊断价值。

(4)脑脊液病毒抗体检测：脑脊液病毒抗体检测的敏感性较差，且特异性不达 10%，通常表现为 IgG 阳性，而 IgM 阴性。

(5)脑组织活检：发现神经细胞内有嗜酸性包涵体(Cowdry A 型)或电镜下发现 HSV 病毒颗粒可以确诊。亦可以用脑组织标本做 PCR、原位杂交等检查病毒核酸或进行病毒分离与培养。

3. 诊断要点

(1)有口唇或生殖道疱疹史,有头痛、发热、精神行为异常、症状性癫痫、意识障碍和早期出现局灶性神经系统体征。

(2)腰穿检查提示脑脊液细胞数增多,可合并新鲜红细胞;总蛋白轻度升高,但一般不超过 1.0g/L,葡萄糖、氯化物正常。

(3)MRI 检查发现颞叶(主要以颞叶内侧多见)局灶性出血性脑软化灶。

(4)脑电图显示弥漫性异常,以颞、额叶为主。

(5)急性期与恢复期脑脊液 HSV-IgM、HSV-IgG 特异性抗体检测,PCR 病原学诊断。

(6)特异性抗病毒药物治疗有效。

4. 鉴别诊断

(1)带状疱疹病毒性脑炎:本病多见于中老年人,发生脑部症状与发疹时间不尽相同,多数在疱疹后数天或数周,也可在发病之前,有些无任何疱疹病史。临床表现为发热、头痛、呕吐、意识模糊、共济失调、精神异常及局灶性神经功能缺失。依据胸腰部带状疱疹史、病变较轻、预后较好、CT 无出血性脑坏死、血清及 CSF 检出该病毒抗体可鉴别。

(2)肠道病毒性脑炎:该病毒主要引起脑膜炎,也可引起脑炎,夏秋季多见,呈流行性或散发性发病。可见发热、意识障碍、癫痫发作和肢体瘫痪等,一般在发病 2～3 周后症状即自然缓解,根据起病初期的胃肠道症状、脑炎症状可帮助诊断,PCR 检出 CSF 中病毒DNA 可明确诊断。

(3)巨细胞病毒性脑炎:本病临床少见,常见于艾滋病或长期应用免疫抑制药的病人。呈亚急性或慢性病程,表现为意识模糊、记忆力减退、情感障碍、头痛和局灶性脑损害等。MRI 可见弥漫性或局灶性白质异常。CSF 正常或有单核细胞增多,蛋白增高。因病人有艾滋病或免疫抑制的病史,体液检查

找到典型的巨细胞,PCR 检测出 CSF 中该病毒 DNA 可鉴别。

(4)急性播散性脑脊髓炎:多在疫苗接种后或感染后急性发病,发病部位为脑实质、脑膜、脑干、小脑和脊髓等部位受损的症状和体征,故症状和体征表现多样,重症病人也可有意识障碍和精神症状。因病变主要在脑白质,癫痫发作少见。影像学显示病灶在皮质下白质多发病灶,以脑室周围多见,分布不均,大小不一,新旧并存,免疫抑制药治疗有效,病毒学和相关抗体检查阴性。而 HSE 为脑实质病变,精神症状突出,智能障碍较明显,少数病人可有口唇疱疹史,一般不会出现脊髓损害的体征。

【治疗】

1. 抗病毒治疗

(1)阿昔洛韦(无环鸟苷):常用剂量为15～30mg/(kg·d),分 3 次静脉滴注,或500mg,静脉滴注,每 8 小时 1 次,连用 14～21 天。

(2)更昔洛韦(ganciclovir):抗 HSV 的疗效是阿昔洛韦的 25～100 倍,具有更强更广谱的抗 HSV 作用和更低的毒性。对阿昔洛韦耐药并有 DNA 聚合酶改变的 HSV 突变株对更昔洛韦亦敏感。用量是 5～10mg/(kg·d),每 12 小时一次,静脉滴注,疗程14～21 天。

2. 免疫治疗

(1)干扰素:是细胞经病毒感染后产生的一组高活性糖蛋白,具有广谱抗病毒活性,但对宿主细胞损害极小。α-干扰素治疗剂量为$60×10^6$U/d,肌内注射,连续 30 天;亦可用β-干扰素全身用药与鞘内注射联合治疗。

(2)干扰素诱生剂(interferon-stimulating):主要有聚肌苷胞啶酸(poly:C)和聚鸟苷聚胞啶酸(poly:G)、青枝霉素、麻疹活疫苗等,可促使人体产生足够量的内源性干扰素。

(3)转移因子:可使正常淋巴细胞致敏而

转化为免疫淋巴细胞,用量为每次 1 支,皮下注射,每周 1~2 次。

(4)肾上腺皮质激素:病情危重、病灶多、脑水肿明显,CT 显示出血性坏死性、脑脊液白细胞明显增多和出现红细胞时,可在抗病毒基础上早期、大剂量、短程应用肾上腺皮质激素,如甲基泼尼松龙 500~1000mg/d 冲击治疗,连用 3~5 天,皮质激素有非特异性抗炎作用,降低血管通透性,保护血脑屏障,消除脑水肿。

(5)免疫球蛋白:主要功能是特异性地结合抗原,抗体和抗原结合后可直接发挥效应,病毒的中和抗体可阻止病毒感染靶细胞。治疗剂量为 400mg/(kg·d),静脉滴注,连用 3~5 天。

3. 对症治疗

(1)有癫痫发作、精神行为异常及躁动不安等症状,可分别给予抗癫痫、镇静等对症治疗。

(2)对重症或意识不清合并有肺部感染的病人应积极抗感染治疗,注意保持呼吸道通畅,维持营养及水、电解质的平衡。

(3)颅内压增高的病人可用甘露醇等脱水药脱水降低颅内压。

(4)长期卧床的病人应加强护理,预防压疮及呼吸道感染等并发症。

(5)恢复期可行康复治疗。

【临床体会】

1. 单纯疱疹病毒性脑炎主要侵犯部位为颞叶、额叶和边缘系统,具有起病急,病情重等特点,早期治疗可改善预后,若不及时治疗或没有进行针对性的抗病毒治疗,则会导致残疾甚至危及生命。

2. 抗病毒治疗以阿昔洛韦为首选,对于临床疑诊但不能做 CSF 病原学检查时可行阿昔洛韦进行诊断性治疗。

3. 对起病即表现为癫痫、精神行为异常等症状的病人,应及时控制癫痫、抗精神症状,单纯疱疹病毒性脑炎继发的癫痫症状单药往往难以控制,往往需要多种抗癫痫药物联合应用,对癫痫持续状态的病人应予以地西泮静脉滴注或咪达唑仑静脉推注等持续镇静治疗。

4. 癫痫持续状态的病人容易出现误吸或吸入性肺炎,应加强气道护理,减少呼吸道感染机会,予持续镇静后的病人容易出现咳嗽无力、中枢抑制等并发症,应及时行气管插管,加强排痰,必要时予以呼吸机辅助呼吸。

5. 肾上腺皮质激素能控制炎症反应和减轻水肿,因其不良反应多,治疗本病尚有争议,特别是伴有癫痫发作的病人。

(徐 炎 陈文明)

第二节 病毒性脑膜炎

病毒性脑膜炎是一组由各种病毒感染引起的软脑膜(软膜和蛛网膜)弥漫性炎症综合征,主要表现为头痛、发热、脑膜刺激征,是临床最常见的无菌性脑膜炎。病毒性脑膜炎可发病于任何年龄,但大多好发于年少儿童。

【病因和发病机制】

1. 病因 目前所有的病毒性脑膜炎中 80%~90% 是由肠道病毒经粪-口途径传播引起的,属微小核糖核酸病毒科,包括脊髓灰质炎病毒、柯萨奇病毒 A、B 各型,艾科病毒以及未分类的肠道病毒。虫媒病毒和 HSV-1 型、HSV-2 型也可引起,腮腺炎病毒、淋巴细胞性脉络丛脑膜炎病毒、水痘-带状疱疹病毒及流感病毒少见。

2. 发病机制 病毒经胃肠道(肠道病毒)、呼吸道(流行性腮腺炎病毒、腺病毒、肠道病毒、淋巴细胞脉络丛病毒等)、皮肤(虫媒病毒、HSV-1)或结膜(某些肠道病毒)等侵入机体,侵入机体后在侵入部位的局部淋巴结内复制,在病毒血症初期通过血源性传播途径播散至中枢神经系统以外的组织,偶尔进入中枢神经系统,中枢神经系统的感染多发生在病毒血症的后期,病毒在中枢神经系统以外的部位多次复制后经脉络丛进入脑脊液,引起脑膜炎。

【诊断与鉴别诊断】

1. 临床表现

(1)急性或亚急性起病,任何年龄均可发生,以青少年常见。

(2)全身中毒症状:发热、畏光、肌肉酸痛、全身乏力、纳差,体温一般不超过 $40℃$。

(3)脑膜刺激征表现:剧烈的头痛(主要位于前额部或双颞侧)、呕吐、轻度颈项强直等,凯尔尼格(Kernig)征和布鲁津斯基(Brudzinski)征可有可无。

(4)婴幼儿病程超过 1 周,可仅表现为发热、易激惹及淡漠,成年可持续 2 周或更长。

2. 辅助检查

(1)脑脊液检查:病毒性脑膜炎腰穿颅内压一般处于正常范围,少数病人可稍增高;脑脊液外观清亮;白细胞数基本处于正常范围(成年人 $<8×10^6/L$,儿童 $<15×10^6/L$),细胞分类早期以中性粒细胞为主,$8～48$ 小时后以淋巴细胞为主;蛋白含量可轻度升高,葡萄糖含量正常,如病人为糖尿病病人,脑脊液葡萄糖一般不超过血糖的一半;氯化物正常。

(2)影像学检查:头颅 CT 或 MRI 平扫一般无异常,但头颅 MRI 增强扫描后可发现颅内软脑膜有异常强化,脑实质无明显异常。

(3)脑电图检查:病毒性脑膜炎因脑实质无病灶一般表现为正常脑电图。

(4)病毒检测:如能从脑脊液中分离出病毒则可确诊,因病毒血症出现在脑膜炎之前,所以从血液中分离出病毒的可能性极小,50% 以上的肠道病毒脑膜炎可以从脑脊液中分离出病毒。

3. 鉴别诊断

(1)化脓性脑膜炎:起病急,发热以高热为主,腰穿颅内压多升高,脑脊液呈乳白色,白细胞计数大于 $1000×10^6/L$,早期细胞分类以中性粒细胞为主(90% 以上),中期免疫活性细胞、单核细胞增多,晚期以激活单核细胞、吞噬细胞为主;蛋白明显升高,可达 10g/L 以上,葡萄糖极低,氯化物大多数正常,脑脊液涂片或细菌培养呈阳性,颅脑 MRI 增强扫描提示颅内脑膜广泛强化。

(2)结核性脑膜炎:起病时一般有反复低热、盗汗、消瘦等前驱症状,腰穿颅内压升高,部分可大于 $330mmH_2O$,脑脊液呈淡绿色或黄绿色,白细胞多在 $(200～500)×10^6/L$,分类以单核细胞为主,早期细胞可正常,分类以中性粒细胞为主,中后期以淋巴细胞为主;蛋白多在 $1～2g/L$,如有椎管梗阻时蛋白可显著升高,葡萄糖及氯化物均降低,脑脊液的 PCR-TB-DNA 检查阳性可确诊,颅脑 MRI 增强扫描提示脑膜广泛强化,颅底脑干周围强化较其他脑炎更明显。

(3)无菌性脑膜炎:无菌性脑膜炎也称良性复发性脑膜炎或 Mollaret 脑膜炎,临床少见,病因不明,主要表现为头痛、发热、恶心呕吐、颈项强直,重者有意识障碍、精神行为异常、全身性强直阵挛发作、瞳孔不等大、巴宾斯基征阳性等,急性起病,症状可在数小时达高峰,持续 $2～7$ 日后好转,发作次数 $2～15$ 次,病程短则 1 年,最长可达 28 年,发病过后一般不遗留任何神经系统后遗症。腰穿脑脊液淋巴细胞增多,蛋白轻度升高而糖含量正常,病后最初 24 小时内可发现 Mollaret 细胞,并在 24 小时后迅速减少。

【治疗】

病毒性脑膜炎为一种自限性疾病,主要是对症治疗、支持治疗和防治合并症。

1. 对症治疗　如严重头痛可用镇痛药,癫痫发作可首选卡马西平或苯妥英钠,伴有颅内压增高可适当使用 20% 甘露醇脱水降颅压。

2. 抗病毒治疗　阿昔洛韦:10mg/kg 配入液体静脉滴注,每 8 小时 1 次,疗程 $2～3$ 周。

更昔洛韦:5 mg/kg 配入液体静脉滴注,每 12 小时 1 次,疗程 2～3 周。

免疫球蛋白:主要用于预防和治疗肠道病毒感染,可减少体内病毒数量,增高抗病毒抗体滴度。

【临床体会】

1. 病毒性脑膜炎为一种自限性疾病,如治疗及时,预后较好,一般不遗留后遗症。

2. 如有脑膜炎三联征:头痛、发热、脑膜刺激征的病人,应尽快完善腰穿、头颅 MRI 平扫＋增强扫描、脑电图等检查。

3. 抗病毒治疗可减轻症状和缩短病程,应尽早开始抗病毒治疗,避免进展至病毒性脑炎或病毒性脑膜脑炎,如脑脊液检查结果存在疑似其他类型感染,如结核杆菌、细菌等感染时,可合并抗结核、抗细菌治疗,以免贻误治疗,定期复查腰穿(建议至少 1 周复查 1 次,必要时用药治疗后 3 天可复查),根据脑脊液化验结果调整治疗方案。

4. 以高热就诊的病人在诊断未明确前避免使用激素退热,以防不典型的结核感染因使用激素而造成结核感染扩散,可予以药物降温或联合物理降温退热。

5. 确诊为病毒性脑膜炎后建议治疗时间不少于 2 周,避免发展至病毒性脑炎。

6. 部分病人有特定病毒感染症状,如腹痛、腹泻、皮疹、心肌炎等。应注意心率、心功能变化,及时检查心电图、肌酶谱等,避免漏诊心肌炎而造成生命危险。

(徐　炎　陈文明)

第三节　结核性脑膜炎

结核性脑膜炎(TBM)是由结核杆菌感染引起的脑膜和脊髓膜的非化脓性炎症性疾病。其在全身性结核病中占比 6% 左右,是最常见的神经系统结核病。由于结核杆菌的基因突变、抗结核药物的研制滞后、结核杆菌对传统抗结核药物的耐受以及 AIDS 病人增多,导致难治性结核病人增多,发病率、死亡率均逐渐增高。

【病因和发病机制】

1. 病因　结核杆菌侵入人体血液后形成菌血症,经血行播散进入软脑膜下种植,形成结核结节,结节破裂后结核菌进入蛛网膜下隙,到达脑膜、脉络丛以及脑实质,引起结核性脑膜炎或结核性脑膜脑炎。

2. 发病机制

(1)结核性脑膜炎早期脑膜、脉络丛和室管膜炎性反应增加,导致脑脊液生成增多,但蛛网膜颗粒吸收下降,导致颅内压轻至中度升高。如炎症未及时控制,进入晚期,结核性渗出物在蛛网膜下隙中扩散,导致蛛网膜、脉络丛粘连,则出现完全或不完全性梗阻性脑积水,引起颅内压明显增高。

(2)结核性脑膜炎的病变主要以颅底部最为严重,容易造成视神经、展神经、动眼神经等的功能损害。

(3)因结核性脑膜炎炎性渗出物较多,可使中小动脉受累,血管内层发生纤维素样变化和内皮细胞增生导致血管腔狭窄或闭塞,引起脑梗死。

(4)部分迁延不愈的难治性结核侵犯至脑实质可形成结核性脑炎、结核性脊髓炎、结核结节、结核瘤、结核性脑脓肿等。

【诊断与鉴别诊断】

1. 临床表现

(1)通常为急性或亚急性起病,呈慢性病程,常缺乏结核的接触史,早期常表现为发热、头痛、恶心呕吐和体重减轻,常持续 1～2 周。

(2)如早期未明确诊断及治疗,4～8 周时常出现脑实质损害症状,如精神萎靡、淡漠、谵妄或妄想,全身性、部分性癫痫发作或癫痫持续状态,昏迷或意识模糊,如发生结核性血管炎,可致脑梗死,出现偏瘫、交叉瘫、四肢瘫或截瘫等,如因结核瘤或脑脊髓蛛网膜炎引起可出现类似于肿瘤的慢性瘫痪。

(3)并发症包括脊髓蛛网膜下腔梗阻、脑积水、脑水肿等,引起颅内压增高,常表现为头痛、恶心呕吐、视力障碍和视盘水肿,可出现眼肌麻痹、视物重影和轻偏瘫,严重时表现为去脑强直发作或去皮质状态。

(4)年老病人结核性脑膜炎症状常不典型,如头痛、呕吐较轻,颅内压增高症状不明显,约半数脑脊液改变不典型,脑动脉硬化合并结核性动脉内膜炎较易引起脑梗死。

(5)神经系统查体常见颈强直、凯尔尼格(Kernig)征阳性和意识模糊等。

2. 辅助检查

(1)脑脊液常规及生化检查

① 颅内压大多升高至 200mmH$_2$O 以上,最高可达 400 mmH$_2$O 或以上,不典型时脉络丛变性、萎缩,分泌脑脊液减少,颅内压可低于正常值,偶可呈低颅压表现。

②早期外观可无色透明,症状明显时外观大多呈淡黄绿色,伴有微浑浊,部分静置后脑脊液表面有纤维蛋白薄膜形成。

③细胞数增多,(200～500)×10^6/L,也偶有大于 500×10^6/L,易误诊为细菌性脑膜炎。典型改变是单个核细胞明显增多,早期细胞可正常,分类以中性粒细胞为主,细胞数是诊断及判断疗效、预后的指标。

④潘氏试验蛋白定性为阳性,蛋白定量增高,通常 1～2g/L,如椎管梗阻,蛋白显著增高,可大于 30g/L。

⑤脑脊液中糖和氯化物大多降低,正常人脑脊液糖含量约为空腹血糖的一半,早期和少数结核性脑膜炎糖可正常,如糖和氯化物均降低对诊断意义重大。

(2)脑脊液涂片和培养:如脑脊液涂片或培养发现有结核菌可确诊,但临床上检出率低,可行脑脊液的 PCR-TB-DNA 检查,阳性率可显著提高,是结核性脑膜炎快速、准确的

早期诊断方法。

(3)血 T-SPOT 检测:T-SPOT 检测阴性提示病人体内不存在针对结核杆菌特异的效应 T 细胞;阳性提示病人体内存在结核杆菌特异的效应 T 细胞,病人存在结核感染。T-SPOT. TB 检测方法目前在活动性结核感染的敏感性为 83%～98%,特异性为 65%～100%,该检测方法最好在开始抗结核治疗前留取标本检测,使用抗结核药物后再检测可降低阳性率。

(4)影像学:结核性脑膜炎影像学检查首选 MRI 检查,MRI 平扫在 T$_1$WI 图像上呈等信号,显示不明显,T$_2$WI 及 FLAIR 呈稍高信号,增强后可见颅内脑膜广泛强化,可呈斑片状、结节状、线样强化,特别是环池、鞍上池脑膜强化较明显。

3. 诊断要点 临床上以头痛、发热、恶心呕吐等为主要表现的病人首先应详细询问病史,特别是发热的特点,有无规律性,是否伴有潮热、盗汗、消瘦,其次为查体,是否有脑膜刺激征、视盘是否有水肿,最后结合腰穿、MRI 等辅助检查作出初步诊断。

4. 鉴别诊断

(1)化脓性脑膜炎:病人起病急,发热以高热为主,腰穿颅内压多升高,脑脊液呈乳白色,白细胞计数大于 1000×10^6/L,早期细胞分类以中性粒细胞为主(90%以上),中期免疫活性细胞、单核细胞增多,晚期以激活单核细胞、吞噬细胞为主;蛋白明显升高,可达 10g/L 以上,葡萄糖极低,氯化物大多数正常,脑脊液涂片或细菌培养呈阳性,颅脑 MRI 增强扫描提示颅内脑膜广泛强化。

(2)新型隐球性脑膜炎:病人起病隐袭,慢性进展,呈持续性、进行性加重,与结核性脑膜炎的临床表现相类似,首发症状主要为发热、剧烈头痛、颈项强直,但临床上有少部分病人虽颅内压高,但颈项无强直表现;腰穿脑脊液呈无色清亮,压力基本大于 330mmH$_2$O,镜下墨汁染色涂片可见隐球

菌,荚膜抗原阳性,白细胞(10～500)×10⁶/L,总蛋白升高,但通常不大于 2g/L,氯化物、葡萄糖含量降低。

（3）病毒性脑膜炎:病人起病急,进展快,主要表现为发热、头痛、脑膜刺激征等三联征,腰穿颅内压基本正常,一般处于正常范围,少数病人可稍增高;脑脊液外观清亮;白细胞数基本处于正常范围(成年人<8×10⁶/L,儿童<15×10⁶/L),细胞分类早期以中性粒细胞为主,8～48 小时后以淋巴细胞为主;蛋白含量可轻度升高,葡萄糖含量正常,如病

人为糖尿病病人,脑脊液葡萄糖一般不超过血糖的一半;氯化物正常。颅脑 MRI 增强扫描提示颅内软脑膜广泛强化。

5. 结核性脑膜炎、化脓性脑膜炎、新型隐球性脑膜炎、病毒性脑膜炎的脑脊液鉴别

在中枢神经系统感染性疾病中以结核性脑膜炎、化脓性脑膜炎、新型隐球性脑膜炎、病毒性脑膜炎最为常见,脑脊液检查是其重要的诊断依据,虽然脑脊液的变化有其各自的特点,但临床上有时候并不十分典型,因此,脑脊液的鉴别极其重要(表 4-1)。

表 4-1　结核性、化脓性、新型隐球性及病毒性脑膜炎的脑脊液鉴别要点

	压力 （mmH₂O）	白细胞计数及 细胞学检查 （10×10⁶/L）	蛋白含量 （g/L）	糖	氯化物	其他
结核性脑膜炎	压力增高,200～400	白细胞多在 200～500,少数>500,早期以中性粒细胞为主,中后期以淋巴细胞为主	多在 1～2,如有阻塞可更高	降低	明显降低	培养（+）
化脓性脑膜炎	压力多>330	>1000,早期以中性粒细胞为主（>90%）,中期免疫活性细胞、单核细胞增多,晚期以激活单核细胞、吞噬细胞为主	1～5,可>10	极低或消失	大多正常	涂片或培养（+）
新型隐球性脑膜炎	压力>330	10～500,以单核细胞为主	1～2	早期正常,中晚期明显降低	早期正常,中晚期明显降低	墨汁染色涂片可见隐球菌,荚膜抗原阳性
病毒性脑膜炎	正常或稍升高	白细胞数正常或轻度升高,分类以淋巴细胞为主	正常或轻微增高,增高<1	正常或稍降低	大多正常	组织培养（+）细菌培养（-）涂片（-）

【治疗】

1. 药物治疗

（1）治疗原则:应早期、联合、适量、规律、足疗程抗结核治疗,首选容易通过血脑屏障的杀菌药组成标准的化疗方案。

（2）抗结核药物

①一线的抗结核药物包括异烟肼（INH）、利福平（RFP）、吡嗪酰胺（PZA）、乙胺丁醇（EMB）以及链霉素（SM），INH 和 PZA 是自由通过血脑屏障的杀菌药，RFP、SM 是部分通过血脑屏障的杀菌药，EMB 是部分通过血脑屏障的抑菌药，抗结核作用与 SM 相似，不良反应比 SM 少，可以替代 SM 组成化疗方案。

②二线抗结核药物包括莫西沙星、左氧氟沙星、对氨水杨酸、乙硫/丙硫异烟胺、环丝氨酸、利奈唑胺等。

③部分一、二线抗结核药物的脑脊液通透性（表 4-2）。

④TBM 联合用药方案主要的一线抗结核药物的用法（表 4-3）。

表 4-2　部分一、二线抗结核药物的脑脊液通透性

药物名称	通透性比例	说明
异烟肼	80%～90%	必须药物，脑膜通透性好
利福平	10%～20%	必须药物，尽管通透性差，高剂量可能提高疗效
吡嗪酰胺	90%～100%	脑膜通透性极佳
乙胺丁醇	20%～30%	脑膜炎症消退后通透性差
链霉素	10%～20%	脑膜炎症消退后通透性差
卡那霉素	10%～20%	脑膜炎症消退后通透性差
阿米卡星	10%～20%	脑膜炎症消退后通透性差
莫西沙星	70%～80%	脑膜通透性好
左氧氟沙星	70%～80%	脑膜通透性好
对氨水杨酸	—	除非有脑膜炎症，否则脑膜通透性可能极差
乙硫/丙硫异烟胺	80%～90%	脑膜通透性好
环丝氨酸	80%～90%	脑膜通透性好
利奈唑胺	40%～70%	脑脊液药代动力学存在个体差异

"—"，无相关数据

表 4-3　TBM 联合用药方案主要的一线抗结核药物

药物	儿童用量	成人用量	给药途径	用药疗程
异烟肼	10～20mg/kg	900～1200mg，每日 1 次	口服及静脉	1～2 年
利福平	10～20 mg/kg	450～600mg，每日 1 次	口服	6～12 个月
吡嗪酰胺	20～30mg/kg	500mg，每日 3 次	口服	2～3 个月
乙胺丁醇	15～20mg/kg	750mg，每日 1 次	口服	2～3 个月
链霉素	20～30mg/kg	750mg，每日 1 次	肌内注射	3～6 个月

⑤化疗方案的选择：一般的结核性脑膜炎选用 4HRZS/14HRE 方案；重症结核性脑膜炎或合并脑外结核时，可选用 6HRZSE/18HRE 化疗方案，治疗的强化期延长为 4～6 个月，总疗程延长为 18～24 个月，强化期应住院治疗，待症状基本消失脑脊液接近正常后可带药出院继续治疗，定期复查脑脊液及头颅 MRI 等，直到治愈为止。

（3）肾上腺皮质激素：大脑或脊髓被侵犯伴有局灶性神经体征或脊髓蛛网膜下腔粘连阻塞的重症结核，在抗结核的前提下加用肾上腺皮质激素，可改善疗效和预后，应用激素

应当遵守早期、小剂量、疗程短、递减法、每日疗法和顿服的原则，常选用泼尼松，成人每日60mg，儿童1～3mg/(kg·d)口服，3～4周后逐渐减量，2～3周后停药，如果不能排除真菌性脑膜炎，可与抗真菌药合用。

2. 降颅压

(1)脱水药物：高颅压特别是出现脑疝时必须使用脱水药物迅速降低颅内压，首选高渗性脱水药，如20%甘露醇快速静脉滴注，为预防颅内压升高，可间隔6～8小时重复使用，如出现脑疝可同时使用甘露醇、呋塞米脱水，需要注意的是预防电解质紊乱，在脱水的同时应补充电解质，并定期复查。

(2)腰大池引流：颅高压经脱水后可使颅内压下降，但持续时间短，且长期使用容易造成肾功能损害及电解质紊乱，外科干预如侧脑室引流又创伤大、风险相对高，为此，在充分脱水降低颅内压的前提下可行腰大池置管持续引流脑脊液，充分引流后可减少或停用脱水药。

3. 鞘内注射药物

(1)适应证：常规抗结核治疗1个月后仍无好转或继续恶化；耐药、延误治疗、晚期、复发；脑脊液出现蛋白细胞分离现象；腰穿脑脊液流出不畅有椎管梗阻趋势；脊髓结核出现双下肢截瘫、尿便失禁等。

(2)方法：异烟肼(50～100mg)＋地塞米松(1～2mg)，2次/周，15～20次1个疗程，脑脊液蛋白、细胞数恢复正常可提前结束鞘注，如1个疗程无效应停止，有效可持续2个疗程；腰穿脑脊液流出不畅有椎管梗阻趋势或蛋白较高时可鞘注完异烟肼＋地塞米松后继续鞘注透明质酸酶1500U(用生理盐水稀释后用)，每周2次，脑脊液恢复正常后停用。

【临床体会】

1. 结核性脑膜炎起病初期部分病人脑脊液外观、常规、生化及颅内压表现不典型，易误诊为病毒性脑膜炎，予抗病毒治疗后症状无好转并逐渐加重，此种情况可在开始治疗后3～5天复查腰穿，观察脑脊液指标变化，及早明确诊断。

2. 脑脊液涂片及结核菌培养阳性率低，可结合T-SPOT、TB-DNA等检测手段提高早期诊断率。

3. 对诊断明确的结核性脑膜炎，如一线抗结核药物治疗效果不理想，应首先加用鞘内注射药物，如仍不能控制病情，可加用二线抗结核药物，避免发展至颅底粘连或椎管阻塞。

4. 如脑实质或脊髓受侵犯，可在充分抗结核治疗的同时联用肾上腺皮质激素，减少神经细胞损伤，改善神经功能障碍。

5. 如头痛明显、炎症反应激烈的颅高压病人，应尽早行腰大池置管持续引流脑脊液，此方法一方面可使颅内压恢复至正常范围，减少或停用脱水药，避免出现脑疝、电解质紊乱，另外也可将部分结核杆菌及炎性坏死产物直接排出体外，避免椎管梗阻。

6. 抗结核药物毒性较大，肝功能损害最为常见(对胆红素升高难以下降的病人可予消炎利胆片口服，大部分治疗有效)，治疗期间应定期复查肝肾功能，如出现不良反应，尽快停用相关药物并予对症处理。

（徐　炎　陈文明）

第四节　新型隐球菌性脑膜脑炎

中枢神经系统真菌感染是由真菌侵犯脑膜及脑实质引起的神经系统炎症，属于深部真菌感染，具有病情危重，诊断困难，治疗棘手，病死率高等特点。随着广谱抗生素、糖皮质激素、免疫抑制药和抗肿瘤药物的广泛使用、器官移植的开展、艾滋病病人的逐年增加,中枢神经系统真菌感染的患病率亦不断上升。中枢神经系统感染的致病性真菌主要有新型隐球菌、环孢子菌、念珠菌、曲霉菌及毛霉菌等,而其中以新型隐球菌感染最为常见。本节着重介绍新型隐球菌性脑膜脑炎。该病可见于任何年龄,但以 30—60 岁成人发病率最高,起病隐袭,病程迁延,进展缓慢,常以发热、头痛、颅神经损害症状为临床表现。

【病因和发病机制】　新型隐球菌属隐球菌属,外形为圆形的酵母型菌,周围有宽阔的厚荚膜,具有厚荚膜的隐球菌则有致病性。该菌为条件致病菌,分布广泛,常见于鸽子排泄物、土壤和植物腐败物中,亦可存在正常人皮肤中。当机体免疫力下降时,病原菌可直接侵入并引起血行传播,故长期使用免疫抑制药或糖皮质激素的病人及白血病、艾滋病病人易患本病。它最常累及呼吸系统、中枢神经系统、骨骼和皮肤。其主要通过呼吸道进入肺部后经血行播散至脑膜和脑实质,同时皮肤、鼻腔黏膜和手术植入也是潜在入侵路径。

【诊断与鉴别诊断】

1. 临床表现

(1)起病形式:起病隐袭,病程迁延,进展缓慢。

(2)全身症状:早期不规则低热,一般不超过 38.5℃,伴有间歇性头痛,而后逐渐加重,同时伴有恶心、呕吐。

(3)高颅压症状:头痛、恶心、频繁呕吐、视物模糊,严重时出现不同程度的意识障碍。

(4)脑膜刺激征:颈项强直,克尼格(Kernig)征和布鲁津斯基(Brudzinski)征阳性。

(5)颅神经损害表现:1/3 病人出现颅神经损害,其中视神经受累多见,引起视物模糊甚至双眼失明,其他如展神经、面神经和听神经亦可受累。

(6)脑实质病变:脑实质形成脓肿或者肉芽肿时,可出现相应部位的局灶性症状,如精神行为异常,偏瘫,癫痫发作,共济失调,智能障碍等。

2. 辅助检查

(1)血常规:多正常范围,可有白细胞轻度升高,多以中性粒细胞增高为主。

(2)脑脊液检查:常规检查脑脊液压力明显升高,常大于 330mmH$_2$O;白细胞轻-中度升高(10～500×10^6/L),淋巴细胞为主;蛋白含量增高,多大于 1g/L,糖和氯化物明显降低;涂片墨汁染色 30%～50% 病人可发现带有荚膜的新型隐球菌,是诊断该病的金标准;脑脊液免疫学检查可检测隐球菌荚膜多糖抗原,但存在假阳性;PCR 可用于真菌基因诊断,但未广泛应用于临床。

(3)影像学检查:头颅 CT 可见脑水肿、脑积水,脑实质可见散在低密度灶;MRI 检查更敏感,注射造影剂增强后可见明显脑膜强化,基底池可见线状或结节状强化,部分可见脑实质的肉芽肿。

3. 诊断要点

(1)亚急性或慢性起病,具有头痛、发热、恶心呕吐和脑膜刺激征阳性表现。

(2)腰穿检查有颅压增高,糖和氯化物明显降低,墨汁染色或其他方法发现隐球菌或荚膜多糖抗原。

(3)影像学检查可发现脑膜强化表现和脑实质内的局限性小囊肿或脓肿。

(4)如合并机体免疫力低下或缺陷等基础疾病时,更支持诊断。

(5)当疑似该病应反复腰穿进行病原学检查,以提高隐球菌检出率。

4. 鉴别诊断

(1)结核性脑膜炎:既往结核病病史或接触史,急性或亚急性起病,慢性迁延病程,出现头痛、呕吐等颅高压症状和脑膜刺激征,腰穿脑脊液压力增高,淋巴细胞增多及氯化物和糖含量减低,影像学可见颅底脑膜及侧裂池呈点状或团块状明显强化,伴有脑积水等特征性改变,可考虑结核性脑膜炎的临床诊断。改良抗酸染色和分子生物学手段检测结核分枝杆菌特异性核酸或核苷酸有助于确诊。

(2)化脓性脑膜炎：急性起病，有前驱感染病史，合并有脑脊液开放的病人多见，出现高热等中毒症状，腰穿可见浑浊或米汤样脑脊液，白细胞多大于 $1000 \times 10^6/L$，中性粒细胞为主，糖降低明显。

(3)病毒性脑膜炎：急性起病，为良性自限性疾病，无脑神经受累和脑积水等表现。脑脊液检查淋巴细胞轻度增高，蛋白含量轻度增高，糖和氯化物含量正常。

(4)脑膜癌病：该病是由身体其他器官的恶性肿瘤转移至脑膜所致，中老年多见，慢性起病，可出现颅高压症状及脑膜刺激征，脑脊液检查蛋白轻度增高，糖和氯化物可明显降低，细胞学检查找到肿瘤细胞可确诊。

【治疗】 隐球菌性脑膜脑炎不予治疗常常是致死性的，早期诊断和及时救治对于提高生存率至关重要。隐球菌性脑膜炎的治疗包括抗真菌治疗，对症支持治疗和手术治疗。经典抗真菌药物能有效对抗隐球菌，例如多烯类(两性霉素 B)、唑类和氟胞嘧啶等。

1. 抗真菌治疗 目前治疗真菌的特效药物主要是两性霉素 B、5-氟胞嘧啶和氟康唑。

(1)两性霉素 B：急性期治疗首选药物，每天 1~2mg，加入 5%的葡萄糖溶液 500ml，避光缓慢滴注 6~8 小时。根据病人耐受程度逐渐加量，每天增加总剂量 2~5mg，逐渐达到 0.7~1mg/(kg·d)的治疗量，疗程视病情而定，可长达 3~6 个月，总剂量达到 3~4g。给药前可以肌内注射异丙嗪或者小剂量地塞米松减轻不良反应。

(2)5-氟胞嘧啶：急性期多与两性霉素 B 联用提高疗效。50~150mg/(kg·d)，分 3~4 次口服。不良反应较两性霉素少，可出现食欲缺乏，白细胞或血小板减少，肝肾功能损害，精神症状和皮疹。

(3)氟康唑：其具有抑菌作用，常用于两

性霉素 B 诱导治疗后的序贯治疗(巩固期和慢性期)。静脉滴注：每天 200~400mg，加用 5%葡萄糖 250~500ml 缓慢静脉滴注；口服：每天 200mg，6~12 个月。不良反应较少，主要有恶心、腹痛腹泻、胃肠胀气及皮疹等。

2. 对症支持治疗

(1)控制颅内压、防止脑疝形成：下列药物根据病情选择一种或多种药物联合使用。

①20%甘露醇 125~250ml，快速静脉滴注，可间隔 6~8 小时重复使用。

②呋塞米：20mg，静脉注射，每 12 小时一次。

③复方甘油果糖：250ml，静脉滴注，每日一次或每 12 小时一次。

④20%人血白蛋白：20mg，静脉滴注，每日一次或每 12 小时一次。

(2)镇痛治疗：可选用非甾体消炎药。

(3)注意病人的全身营养状态，保持水电解质平衡。

(4)预防药物毒性反应，防止感染等并发症。

3. 外科手术治疗

(1)颅内压持续升高超过 $300mmH_2O$，脑室明显扩大，多次脱水治疗后头痛症状无明显改善甚至加重者，可考虑腰大池置管引流、脑室外引流、脑室腹腔分流或者腰大池腹腔分流。

(2)真菌性脑脓肿需要在规范用药的基础上行外科手术切除。

(3)超过 3cm 的隐球菌性肉芽肿可考虑手术切除。

【临床体会】

1. 隐球菌性脑膜炎常进行性加重，预后不良，死亡率高。未经治疗的病人常数月内死亡，部分病人可留下不同程度的后遗症。

2. 隐球菌性脑膜炎与结核性脑膜炎病人有时很难鉴别，脑脊液离心沉淀后涂片做墨汁染色，检测出带有荚膜的新型隐球菌可确诊。临床上未能确诊而又高度怀疑该病时需反复进行涂片检查。

3. 抗真菌治疗包括分期治疗、联合用药和多途径给药,在临床症状消失和脑脊液检查正常后,还需要连续 3 周检查脑脊液无隐球菌后方可考虑减药。治疗要求足量足疗程;两性霉素 B 逐渐加量,总剂量要达到 3～4g;氟康唑和氟胞嘧啶常维持 6～12 个月。

4. 两性霉素 B 是目前药效最强的抗真菌药,但其不良反应多:如低钾血症、贫血、肾损害、血栓性静脉炎、寒战、发热等。为减少其不良反应常主张 5-氟胞嘧啶与两性霉素 B

联用。两性霉素 B 脂质体用于隐球菌性脑膜炎疗效与两性霉素 B 相当,不良反应少,但因其价格高昂而制约了其临床使用。

5. 使用两性霉素 B 时要注意补钾并定期复查电解质,防止低钾血症。

6. 药物治疗效果欠佳的高颅压病人需要尽早考虑外科手术,以降低颅内压及防止脑疝形成。

7. 由于本病病程长、病情重、机体消耗大,应注意病人全身营养。

(匡祖颖　陈文明)

第五节　化脓性脑膜脑炎

化脓性脑膜脑炎是由化脓性细菌感染脑和脊髓,引起软脑膜和软脊膜的急性炎症,常合并脑脓肿,是极其严重的颅内感染性疾病。婴幼儿、儿童和老年人更易患此病。该病急性病程,常以高热、头痛为初始症状,进展迅速,有颅神经损害症状,严重者出现精神障碍甚至昏迷。

【病因和发病机制】

1. 病因　化脓性脑膜脑炎最常见的致病菌为脑膜炎双球菌,肺炎球菌和流感嗜血杆菌 B 型,约占 80% 以上;其次为金黄色葡萄球菌,链球菌,大肠杆菌,变形杆菌,厌氧杆菌,沙门菌,绿脓杆菌。

2. 发病机制　致病菌常通过以下途径感染中枢神经系统:①血行感染;②邻近病灶侵犯;③颅内病灶直接蔓延;④医源性感染。

细菌进入中枢神经系统后,血管内皮细胞炎性浸润,释放炎症介质,血脑屏障破坏。细菌繁殖自溶,不仅生成大量细菌毒素,损害线粒体功能,引起神经元及小胶质细胞凋亡,而且病原体表达的病原体相关分子模式被免疫系统识别,激活信号通路,介导级联式炎症反应,导致脑水肿,颅内压增高,神经细胞受损。

【诊断与鉴别诊断】

1. 临床表现

(1)起病形式:暴发性或急性起病,进展迅速。

(2)感染症状:高热,多超过 39℃,寒战或上呼吸道感染等。

(3)高颅压症状:剧烈头痛,恶心,频繁呕吐,暴发型可在早期出现意识障碍。

(4)脑膜刺激征:颈项强直,克尼格征和布鲁津斯基征阳性。但新生儿,老年人及昏迷病人脑膜刺激征不明显。

(5)脑实质病变:脑实质形成脓肿或者肉芽肿时,可出现相应部位的局灶性症状,如精神行为异常,偏瘫,癫痫发作,共济失调,智能障碍等。

(6)其他症状:部分病人出现比较特殊的临床症状,如脑膜炎双球菌所致菌血症时出现出血性皮疹,开始为弥散性红色斑丘疹,迅速转变为皮肤瘀点、瘀斑,主要见于躯干、下肢、黏膜及结膜,偶见于手掌及足底。

2. 辅助检查

(1)血常规:病人外周血中白细胞总数及中性粒细胞均明显升高。

(2)脑脊液检查:常规检查脑脊液压力明显升高;外观浑浊或呈脓性;白细胞总数明显升高(大于 $1000×10^6/L$),中性粒细胞占绝对优势;蛋白含量增多,糖含量下降明显,脑脊液中糖/血清糖多小于 0.4,氯化物下降;细菌涂片和(或)细菌培养可检出病原菌。

（3）影像学检查:MRI 诊断价值高于CT,可显示病变部位和病变特征,表现为MRI 增强扫描 T_1 加权像上幕上沟回表面蛛网膜及软脑膜弥漫性明显强化,并呈条索状或线状深入脑沟。

（4）其他:血细菌培养常可检出致病菌。

3. 诊断要点

（1）急性起病,以高热、头痛、呕吐为主症,甚至出现抽搐、意识障碍。

（2）脑膜刺激征阳性。

（3）腰穿示颅内压增高,脑脊液白细胞明显升高(大于 1000×10^6/L),以中性粒细胞为主,脑脊液中糖/血清糖小于 0.4,脑脊液乳酸高于 0.3g/L。

（4）影像学可见幕上脑沟回表面软脑膜及蛛网膜弥漫性线状或条索状明显强化。

（5）脑脊液细菌涂片检出病原菌和细菌培养阳性可确诊。

4. 鉴别诊断

（1）病毒性脑膜炎:急性或亚急性起病,病情相对较轻,为良性自限性疾病,脑脊液检查白细胞计数轻微增高但不超过 100×10^6/L,糖和氯化物一般正常或稍低,细菌涂片或细菌培养阴性。MRI 上可见幕上软脑膜及蛛网膜轻微强化,也可正常。淋巴细胞轻度增高,蛋白含量轻度增高,糖和氯化物含量正常。

（2）结核性脑膜炎:既往结核病病史或接触史,一般亚急性起病,慢性迁延病程,出现头痛、呕吐等颅高压症状和脑膜刺激征,腰穿脑脊液压力增高,白细胞计数升高和糖氯化物降低常不如化脓性脑膜炎明显,影像学可见颅底脑膜及侧裂池呈点状或团块状明显强化,伴有脑积水。改良抗酸染色和分子生物学手段检测结核分枝杆菌特异性核酸或核苷酸有助于确诊。

（3）隐球菌性脑膜炎:通常隐匿起病,病程迁延,脑神经尤其视神经受累,脑脊液白细胞升高,常不超过 1000×10^6/L,糖和氯化物降低,墨汁染色可见新型隐球菌,乳胶凝集实验可以检测出隐球菌抗原。

（4）中毒型细菌性痢疾:主要见于儿童,夏秋季多见。病初可无腹泻,短期内出现高热、惊厥、昏迷、休克、呼吸衰竭等症状,但皮肤无瘀点,脑脊液检查多正常。确诊需要肛拭细菌培养。

（5）蛛网膜下腔出血:突然起病,剧烈头痛为主,重者迅速昏迷。体温常不升高。脑膜刺激征明显,但皮肤黏膜未见瘀点、瘀斑,无明显中毒症状。脑脊液呈血性改变。CT检查可资鉴别。

【治疗】

1. 抗菌治疗 抗菌治疗的原则是尽早使用抗生素,在确定病原菌之前使用广谱抗生素,若明确病原菌则应选用对病原菌敏感的抗生素,并达到足量足疗程的治疗。

（1）未确定病原菌:第三代头孢的头孢曲松或头孢噻肟作为化脓性脑膜炎首选药物,疗程至少 1 周;美罗培兰体外抗菌谱广,临床效果及预后与第三代头孢相似,可以作为替代药物治疗化脓性脑膜炎。

（2）确定病原菌:根据病原菌选择敏感的抗生素。

①青霉素:对肺炎球菌及脑膜炎双球菌有效,成人 2000 万～3000 万 U,儿童 40 万U/kg,疗程一般为 2 周。

②头孢曲松钠或者头孢噻肟:成人 2g 每 12 小时一次,儿童 10～40mg/kg,每 12 小时一次,12 岁以上儿童按成人剂量给药。对耐青霉素的肺炎球菌、流感嗜血杆菌有效,疗程 7～14 天;对革兰阴性杆菌脑膜炎双球菌有效,疗程 4 周。

③美罗培南和亚胺培南:针对耐甲氧西林株及表皮葡萄球菌使用,成人 2g,每 8 小时一次,儿童 10～20mg/kg,每 8 小时一次,体重超过 50kg 的儿童,按成人剂量给药,疗

程 14 天。

2. 对症支持疗法

(1)肾上腺皮质激素:对病情加重且没有明显激素禁忌证的病人可考虑应用,一般为地塞米松 10～20mg/d,静脉滴注,连用 3～5 天,并建议与抗生素同步应用。

(2)颅内压增高者早期应用甘露醇脱水降颅压;高热予以物理降温或使用退热药;惊厥者予以抗癫痫药物;化脓性脑膜炎易发生低钠血症,主要水电解质平衡。

【临床体会】

1. 尽管抗生素的研制有很大的进步,但化脓性脑膜炎的病死率和病残率仍很高。

2. 给予抗菌药物之前必须进行脑脊液涂片革兰染色检查、脑脊液培养及血培养。

3. 尽早开始抗菌药物的经验治疗。在

明确病原菌后根据经验治疗疗效和药敏试验结果调整用药。

4. 化脓性脑膜炎的病程因病原菌不同而异。流行性脑脊髓膜炎疗程为 7 天,肺炎链球菌脑膜炎在体温恢复正常后继续用药 10～14 天;革兰阴性杆菌脑膜炎疗程为 4 周;继发于心内膜炎的链球菌属和肠球菌属脑膜炎疗程需要 4～6 周。

5. 如果治疗后临床症状有所好转,不要急于减少抗生素的用量,因为随着脑膜炎症的减轻,药物通过血脑屏障的通透性也有所降低。

6. 部分脑脓肿病人除积极抗菌治疗外,尚需手术引流。

(匡祖颖　陈文明)

第六节　脑囊虫病

脑囊虫病是猪绦虫的幼虫囊尾蚴(囊虫)寄生于人体各器官和组织所引起的疾病,脑是最易受累的部位之一,占囊虫病的 60%～80%。脑囊虫病是中枢神经系统最常见的寄生虫病,本病小儿比成人发病率低,但病情比成人重,对小儿的健康危害很大,如不及时诊治,有可能致残致死。

【病因和发病机制】

1. 病因　本病由猪绦虫的幼虫囊虫引起,人是绦虫的终宿主,绦虫在人体肠道寄生,猪是中间宿主(痘猪),但人也可以成为中间宿主,绦虫病病人约 1/4 伴有囊虫。囊虫感染途径:①体外感染,由于食用被绦虫卵污染的生蔬菜、生水或其他被污染的食品,此感染途径近年增多;②自身体外感染,患有绦虫病者卫生习惯不良,将自体排出之虫卵借污染的手随食物送入口中;③自身体内感染,肠绦虫病病人在恶心或呕吐时由于肠道逆蠕动将绦虫脱落之妊娠节片或虫卵逆流入胃或十二指肠,在十二指肠内卵壳被破坏,卵内六钩

蚴逸出,钻入肠壁经血循环扩散到皮下组织、肌肉、脑,其次为眼、心、舌、肺等处。

2. 发病机制　囊虫引起脑病变的发病机制:①囊虫对周围脑组织的压迫和破坏;②作为异种蛋白引起的脑组织变态反应与炎症;③囊虫阻塞脑脊液循环通路引起颅内压增高。

【诊断与鉴别诊断】

1. 临床表现　由于囊虫在脑内寄生的部位、数量、病期不同及人体反应的差异,临床上产生的神经系统症状也不相同,病情轻重相差悬殊。临床症状中儿童癫痫发作占第一位,颅内压增高引起的头痛占第二位,再次为轻重不等的脑膜炎症状及精神障碍等。个别病例无症状,仅在做血清学普查及由于其他原因死亡尸检中被发现。

(1)癫痫型:占脑囊虫病的 60%～80%,可有各种类型的癫痫发作,但以部分运动性发作为主。脑内虫体寄生的数量与癫痫发作的轻重没有明显的相关性,但寄生部位与癫

痫发作形式密切相关。经脑 MRI 证实脑实质内有数百个囊虫者临床上可无癫痫发作或发作轻微。相反,脑内只有1~2个囊虫寄生却可有频繁发作。囊虫最常见的寄生部位是在皮质及其附近,寄生在中央前回时表现为局限性运动性发作或继发性强直,阵挛发作,位于皮质感觉区时则出现感觉性发作。一般在入侵初期就可有癫痫发作,但发作轻。变性水肿期癫痫发作频繁且严重,甚至出现癫痫持续状态,可导致惊厥性脑损伤。虫体死亡钙化后病灶对脑组织的化学性及机械性刺激仍可导致癫痫发作。与其他症状性癫痫不同,囊虫引起的癫痫有时可自行缓解,如脑内虫体数量不太多,经早期杀虫治疗后癫痫多不再发作。

(2)颅内压增高型:呈急性、亚急性或慢性起病,主要表现为进行性加重的头痛,晨起明显,有时在凌晨痛醒,体位变更、咳嗽、弯腰时加重,伴呕吐、复视、视盘水肿。颅内压增高原因除脑内囊虫数目较多,占有一定的体积及炎症反应和水肿外,还因慢性室管膜炎及蛛网膜粘连等引起脑脊液循环障碍。当患儿头部急剧活动时,可引起位于第四脑室内的囊虫移动,刺激迷走及前庭神经,出现恶心、呕吐、平衡障碍甚至跌倒,称为布龙(Brun)征,重者可有意识障碍,呼吸困难,心率减慢,面色苍白,多汗等症状,伴颅压增高及眼球震颤。为防止布龙征,患儿常表现为头部防御姿势,即强迫性头位。系囊虫寄生于脑室内的征象,为脑室型。

(3)脑膜炎型:囊虫位于大脑皮质凸面时,引起的反应性炎症症状较轻。以颅底脑膜炎为主的病例症状重,可有头痛、呕吐,一般无发热,脑膜刺激征常阳性,病情迁延反复,病程较长,常被误诊为结核性脑膜炎。

(4)精神障碍型:表现为反应迟钝,记忆力减退,智力水平下降,严重者甚至发生痴呆,常见于脑实质内多发囊虫的患儿,主要因为囊虫引起脑组织广泛破坏,继发脑皮质萎

缩。

(5)脊髓型:由于囊虫侵入椎管压迫脊髓导致截瘫,感觉障碍,尿便障碍。

2. 辅助检查

(1)血常规:白血细胞多数正常,少数嗜酸性粒细胞增加。

(2)脑脊液:因病程及病变部位不同而异。囊虫累及半球凸面脑膜或位于脑室内时,脑脊液白细胞数轻度增高,以单核细胞增高为主,常有嗜酸细胞增高,蛋白含量亦轻度增高,糖和氯化物正常。囊虫累及颅底脑膜或蛛网膜,有脑脊液循环障碍或脑实质内虫体数目较多时脑脊液压力增高。

(3)免疫学检查

①血清及脑脊液囊虫抗体检测可采用 CF、IHA、ELISA、ELTB(酶联免疫电转移印迹技术)等方法。

②血清及脑脊液中囊虫循环抗原检测。

(4)囊虫皮下结节活检:脑内囊虫多者90%伴有皮下囊虫结节,应详细检查全身,包括头皮、舌、口腔黏膜,结节多为圆形,直径为0.5~1.0cm,移动性好,触之较硬,与皮肤不粘连,无炎症反应,无压痛,可完整地剥出包囊头节。囊虫皮下结节是确诊囊虫病最可靠的依据。但不能取代脑囊虫病之诊断。

(5)聚合酶链反应(PCR)技术检测囊虫 DNA 片断:此法有较高的特异性和敏感性,为囊虫感染的临床诊断和病原流行病学提供了新的检测手段。

(6)影像学检查:脑 MRI 与 CT 可显示各期囊虫与囊虫病理阶段相一致,并能确定病变部位及数量。影像学显示脑实质型多见。活囊虫多为圆形囊性病变,其内有偏心囊虫头节形成的小点状影,灶周水肿轻微;变性水肿头节显示不清,灶周水肿明显。T_2 加权图像中囊肿内囊液及周围水肿呈高信号,而囊壁与囊内模糊不清的头节呈低信号;T_1 加权像囊肿内除有一点状高信号外均呈低信号。在显示脑囊虫前三期病变时 MRI 优于

CT,对有些 CT 不易显示的部位,如头顶部、脑底部、眼眶附近的病灶检出率高,能较好地显示囊虫与周围脑组织的关系。CT 在确定病灶有无钙化方面优于 MRI。影像学检查必须密切结合临床。

头颅 CT 可见脑实质、脑室内低密度囊虫影或高密度的囊虫钙化影。磁共振 T_1 加权成像时呈边界清楚的低信号区,T_2 加权成像时则为高信号区。

3. 诊断要点　对脑囊虫病的诊断主要依靠病史、临床症状,粪便查绦虫卵、皮下结节活检、影像学检查及血清学检查。

(1)有食痘猪肉和(或)排绦虫节片病史。

(2)有脑症状和体征(癫痫、颅压增高、慢性进展的脑膜炎、精神障碍等),排除其他疾病所致者。

(3)脑 CT 或 MRI 有典型的囊虫改变。

(4)脑脊液中囊虫免疫试验阳性。

(5)病理检查皮下结节证实为囊虫,或在眼内或肌肉内发现囊虫,或血囊虫免疫试验阳性。

(6)脑脊液中白细胞或蛋白增高,或找到嗜酸性细胞。

(7)头颅 X 线片有多数囊虫钙化影。

具(2)、(3)项或(2)、(4)项或(2)、(5)、(6)项或(2)、(6)、(7)项均可确诊。第(1)项病史有重要参考价值。

4. 鉴别诊断

(1)脑转移瘤:一般可以找到原发灶(如肺癌等),病灶周围常见到大面积不规则形水肿,水肿与病灶大小不成比例,病灶常位于皮髓质交界区,以幕上多见,增强扫描也出现环状强化,但很少出现一个完整的环,且环不规则、厚薄不均。

(2)脑脓肿:一般有典型的发热病史,可以找到感染源,如化脓性中耳乳突炎、脑外伤、身体其他部位的感染等。脓肿也可以环状强化,但一般大小不一,且以单发脓肿居多,脓肿周围常见大范围水肿。

(3)结核脑膜脑炎:一般有肺结核、泌尿系结核、骨结核等病史,且颅内多以结核性脑膜炎为主,增强扫描可见脑底池强化,酷似脑池造影,脑实质结核球常为簇状或串珠样聚集在一起。

(4)结节性硬化:结节性硬化 CT 扫描示室管膜下多发结节状影突入脑室内,常双侧发病。结节界限清楚,直径多小于 1cm,常发生钙化。增强扫描示未钙化的结节可被强化,钙化结节不强化。根据两者的特异表现和病史一般容易鉴别。

【治疗】

1. 药物治疗

(1)吡喹酮:系广谱的抗蠕虫药物,对囊虫亦有良好的治疗作用。常用的剂量为 120mg/kg,分 6 天(每天 3 次)口服。服药物囊虫可出现肿胀、变性及坏死,导致囊虫周围脑组织的炎症反应及过敏反应,有的病人还可出现程度不等的脑水肿,脑脊液压力与细胞数增高,严重者甚至发生颅内压增高危象。

(2)阿苯达唑(丙硫咪唑):亦系广谱抗蠕虫药物。常用剂量为每日 15～20mg/kg,连服 10 天。常见的不良反应有皮肤瘙痒、荨麻疹、头晕、发热、癫痫发作和颅内压增高。

(3)甲苯达唑(甲苯咪唑):常用的剂量为 100mg,每天 3 次,连续 3 天,常见的不良反应有腹痛、腹泻、皮肤瘙痒和头痛等。

2. 手术治疗　确诊为脑室型者应手术治疗;对颅内压持续增高,神经体征及 CT 证实病灶局限的病人亦可考虑手术治疗。

3. 驱绦虫治疗　对肠道仍有绦虫寄生者,为防止自身再次感染,应行驱绦虫治疗。常用的药物为氯硝柳胺(灭绦灵),2g,嚼碎后一次吞服,服药后 3～4 小时应予泻药一次以排出节片及虫卵。

4. 预防　囊虫病的防治主要是不吃生菜、生肉,饭前便后要洗手,以防误食虫卵。另外,猪肉最好在零下 12～13℃ 中冷冻 12 小时后食用,这样可以把囊尾蚴全部杀死。

一旦发病要入院治疗。

【临床体会】

1. 本病重在明确诊断,并尽早行驱虫治疗。

2. 为了减免抗囊虫治疗过程中在体内大量死亡所引起的过敏反应,一般均从小剂量开始,逐渐加量,如吡喹酮先从 100mg,每天 3 次起用,未出现明显不良反应,每次递增 100mg,直至达到治疗剂量时再持续用 6 天后停用。在出现颅内压增高的症状后应及时使用甘露醇等脱水药物治疗,还应酌情并用类固醇激素等。如发生严重颅内增高,除及时停用抗囊虫药物及脱水、抗过敏处理外,还可应用颞肌下减压术,以防止颅内压增高危象。

3. 吡喹酮治疗脑囊虫病时一般需要 2～3 个疗程,疗程间隔时间为 3～4 个月。阿苯达唑(丙硫咪唑)治疗脑囊虫病时一般需要 3～5 个疗程,疗程间隔时间为 1 个月。

4. 对于内科常规治疗无效的病人应积极寻找寄生虫进行手术治疗。

5. 本病大多数病人预后良好。早期诊断与及时治疗很重要。

(叶锦龙　陈文明)

第七节　神经梅毒

神经梅毒是由梅毒螺旋体(苍白密螺旋体)感染引起的中枢神经系统实质性损害的一组临床综合征,是晚期(Ⅲ期)梅毒全身性损害的重要表现,但有些无菌性脑膜炎也可发生于梅毒早期。近年来,随着性传播疾病发生率的上升,神经梅毒在临床上也越来越多见。

【病因和发病机制】

1. **病因**　神经梅毒的病因为苍白密螺旋体感染。感染途径有两种:先天梅毒则是通过胎盘由患病母亲传染给胎儿;后天感染主要传播方式是不正当的性行为,男同性恋者是神经梅毒的高发人群。约 10% 未经治疗的早期梅毒病人最终发展为神经梅毒。

2. **发病机制**　病原体通过擦伤的皮肤或子宫内膜而进入人体的淋巴或血液系统,1～6 周后在病原体入侵部位形成硬下疳,伴局部淋巴结肿大(Ⅰ期),在硬下疳 6～12 周后发生系统性播散,表现为全身皮疹和淋巴结肿大(Ⅱ期),此后为潜伏期,大约 2 年后开始出现三期梅毒,主要累及神经系统和心脏,其临床表现主要由闭塞性血管炎或直接损害实质引起。一般梅毒螺旋体感染后的脑膜炎改变可导致蛛网膜粘连从而引起脑神经受累或脑脊液循环受阻发生阻塞性脑积水。增生性动脉内膜炎可导致血管腔闭塞,脑组织的缺血、软化、神经细胞的变性、坏死和神经纤维的脱髓鞘。

【诊断与鉴别诊断】

1. **临床表现**　本病常见梅毒性脑膜炎、无症状型神经梅毒、麻痹性痴呆、血管型梅毒和脊髓痨五种类型。

(1) 梅毒性脑膜炎:常发生于原发性梅毒感染后 1 年内,主要为青年男性,发热、头痛和颈强等类似急性病毒性脑膜炎的症状。亚急性或慢性起病者以颅底脑膜炎多见,颅神经受损多见,偶见双侧面瘫或听力丧失;若影响脑脊液通路可导致高颅压、阻塞性或交通性脑积水。

(2) 无症状型神经梅毒:瞳孔异常是唯一提示本病的体征,根据血清学试验和脑脊液检查白细胞数超过 $5 \times 10^6/L$ 可诊断,MRI 可发现脑膜有增强信号。

(3) 麻痹性神经梅毒:也称麻痹性痴呆或梅毒性脑膜脑炎。多见于初期感染后的 10～30 年,发病年龄通常在 40－50 岁,以进行性痴呆合并神经损害为主,常见记忆力丧失、精神行为改变,后期出现严重痴呆、四肢瘫,可出现癫痫发作。

（4）血管型梅毒：多见于脑脊膜与血管的联合病变,出现于原发感染后 5～30 年,神经症状缓慢出现或突然发生,体征取决于闭塞的血管。脑内囊基底节区动脉、豆纹动脉等最常受累,出现偏瘫、偏身感觉障碍、偏盲和失语等,颇似脑梗死的症状体征,发病前可有持续数周的头痛、人格改变等前驱症状。脊髓膜血管梅毒可表现横贯性（脊膜）脊髓炎,运动、感觉及排尿异常,需与脊髓痨鉴别。

（5）脊髓痨：见于梅毒感染后 15～20 年,起病隐匿,表现脊髓症状,如下肢针刺样或闪电样疼痛、进行性感觉性共济失调、括约肌及性功能障碍等。阿-罗瞳孔是重要体征,其他体征可见膝反射和踝反射消失,小腿震动觉、位置觉缺失和 Romberg 征阳性。病人可出现内脏危象,胃危象表现为突然胃痛,伴呕吐,持续数天,钡餐透视可见幽门痉挛,疼痛可迅速消失;肠危象表现肠绞痛、腹泻和里急后重;咽喉危象表现为吞咽和呼吸困难;排尿危象表现为排便痛和排尿困难。病情进展缓慢,可自发或经治疗后缓解,针刺样疼痛和共济失调常持续存在。

（6）先天性神经梅毒、梅毒螺旋体在妊娠期 4～7 个月时由母体传播给胎儿,可为除脊髓痨以外的其他所有临床类型,多表现为脑积水及哈钦森三联征（间质性角膜炎、畸形齿、听力丧失）。

2. 辅助检查 脑脊液淋巴细胞数显著增多（100～300）×10⁶/L,蛋白含量增高达0.4～2g/L,糖含量减低或正常。临床上常检查非特异性螺旋体检测实验包括性病检查实验（VDRL）、快速血浆抗体实验（RRR）、梅毒螺旋体凝集实验（TPPA）,如脑脊液实验阳性,则提示可能为神经梅毒。特异性螺旋体血清学实验包括螺旋体固定术实验（TPI）和荧光密螺旋体抗体吸附试验（FTA-ABS）,可作为神经梅毒的确诊实验,但不能用作疗效评价。胎传梅毒产前诊断可采用羊膜穿刺抽取羊水,用单克隆抗体检测梅毒螺旋体。

3. 诊断要点

（1）病人有性行为紊乱、艾滋病病史或先天性梅毒感染史。

（2）神经系统受损的临床表现：如脑膜和脑血管损害症状和体征,特别是阿-罗瞳孔。

（3）血清和脑脊液梅毒试验阳性。

4. 鉴别诊断 本病需与其他各种原因的脑膜炎、脑炎、脑血管病、痴呆、脊髓病和周围性神经病等鉴别,血液密螺旋体抗体效价增高及脑脊液密螺旋体抗体阳性具有重要价值。

【治疗】

1. 驱梅治疗

（1）青霉素 G：为首选药物,安全有效,可预防晚期梅毒的发生,剂量为每天 1200 万～2400 万 U,每 4 小时一次,静脉滴注,10～14天为 1 个疗程。

（2）头孢曲松钠：头孢曲松钠 2g＋生理盐水 250ml 静脉滴注,每日 2 次,连用 14 天。

（3）对 β-内酰胺类抗生素过敏者可选多西环素 200mg,每日 2 次,连用 30 天。

2. 对症治疗 闪电样疼痛者给予卡马西平片 100mg,口服,每日 2 次,可逐渐加量至疼痛缓解,每日最大剂量不超过 1200mg。

【临床体会】

1. 应尽早明确神经梅毒,尽早应用青霉素治疗,应用青霉素前需应用激素预防赫氏反应,如青霉素过敏可应用头孢曲松钠驱梅治疗。

2. 治疗后须在第 3、6、12 个月及第 2、3年进行临床检查和血清、脑脊液梅毒试验,在第 6 个月脑脊液细胞数仍增高、血清 VDRL试验仍呈 4 倍增加者,可静脉注射大剂量青霉素重复治疗。

3. 大多数神经梅毒经积极治疗和监测,均能得到较好转归。但神经梅毒的预后与梅毒的类型有关,大多数病人可停止进展或改善,但部分病例治疗开始后病情仍在进展。

4. 痴呆或认知功能障碍的病人应注意查血清、脑脊液梅毒试验,以除外麻痹性痴呆。

(叶锦龙　陈文明)

第八节　抗 NMDA 受体脑炎

抗 N-甲基-D-天冬氨酸受体脑炎即抗NMDAR 脑炎,是一种急性或亚急性起病,与 NMDA 受体抗体相关性边缘性脑炎,可累及海马、杏仁核及岛叶等边缘结构,临床表现以精神行为异常、癫痫发作、肌张力障碍、意识障碍及中枢性通气不足为特点的一类中枢神经系统自身免疫性脑炎。一般由肿瘤、感染等引起。

【病因和发病机制】　尽管目前对抗NMDAR 脑炎的发病机制尚不明确,但临床及实验室研究均表明抗 NMDAR 抗体为其致病因子。NMDAR 作为中枢神经系统兴奋性神经递质谷氨酸离子型受体的亚型,在神经系统发育及神经元回路的形成中发挥关键作用,如过度激活可导致癫痫发作、痴呆、脑卒中等临床表现,功能降低则可出现精神分裂症样症状。对一些抗 NMDAR 脑炎病人进行的脑组织免疫病理学研究并未发现明显的神经元损伤,而且仅少量炎性细胞浸润,这一点有别于其他脑炎,后者是由 T 细胞介导的神经元细胞毒性作用或由抗体及补体介导的免疫反应导致的神经元缺失或脑组织萎缩。在病人血清中发现有肺炎支原体、带状疱疹、H_1N_1 流感病毒感染的证据,提示该病的发生可能与感染有关。

近年来,发现单纯性疱疹脑炎(HSE)与抗 NMDAR 关系极其密切。NMDAR 是一种谷氨酸离子型受体,主要集中在边缘系统,功能主要是调节突触传递及促发突触重塑,过度激活常导致癫痫发作、痴呆等临床表现,也可使脑卒中的发生率增高,功能降低则可出现幻觉、妄想等精神分裂样症状。抗NMDAR 抗体通过结合、交联、帽化和内化NMDAR 使其可逆性减少缺失,且与抗体滴度成正相关,从而导致受体功能降低,影响神经元细胞代谢,最终导致神经元死亡。肿瘤性的抗 NMDAR 脑炎大多可在肿瘤中发现含有 NMDAR 亚单位的神经组织,推测该病是因受体异位表达诱发自身免疫系统紊乱导致,但未合并肿瘤的病人抗 NMDAR 抗体如何产生,目前尚不清楚。

【诊断与鉴别诊断】

1. 临床表现　抗 NMDAR 脑炎可见于任何年龄,儿童、青年多见,女性多于男性。

(1)前驱症状:大部分病人有类似上呼吸道感染的前驱症状,如头痛、低热、盗汗及消化道症状等,持续数天至几周。

(2)精神症状:病人早期均会出现显著精神症状,如焦虑、失眠、恐惧、妄想、躁狂、偏执等;部分病人还可伴有语言障碍且病情进展十分迅速,常表现为词汇量减少,甚至完全缄默;有些病人可出现厌食或摄食过度;强迫性摄食为抗 NMDAR 脑炎的特征性表现。

(3)痫性发作:可出现各种类型的癫痫发作,早期即可出现单纯运动性或复杂部分性发作。

(4)运动障碍:主要包括口舌面-肢体运动障碍、手足徐动症、肌张力障碍、肌强直、动眼神经危象等。

(5)自主神经功能紊乱:临床上以高热、发热及流涎较常见,也可出现高血压、低血压、尿失禁和性功能障碍等。一些病人会出现心律失常,最严重甚至出现心脏停搏,需暂时给予起搏器治疗。另有一些病人可表现为呼吸衰竭,需要呼吸机辅助通气,但却不能用肺感染解释其病因。

2. 辅助检查

(1)脑脊液检查:腰椎穿刺压力正常或升

高,压力不超过 300mmH$_2$O,脑脊液外观无色透明,白细胞可正常或轻度升高,蛋白可轻度升高。脑脊液中发现抗 NMDAR 抗体具有诊断意义。IgG 寡克隆带常阳性。

(2)影像学检查:约 50% 的病人头颅 MRI 无异常信号,另外 50% 的病人 T$_2$ 和 FLAIR 像上可见小脑、皮质、基底节区、脑干及罕见的脊髓异常高信号影。病灶可表现为脱髓鞘,通常为暂时性伴病灶或脑膜的轻度强化。PET 似乎比 MRI 更敏感,疾病早期可表现为额叶过度灌注,恢复期表现为前额叶低灌注。

(3)脑电图:主要表现为弥漫性慢波背景和不规则的电活动,癫痫发作时可记录到相应的癫痫波;无反应期脑电图表现为持续慢波活动。约 1/3 的病人可出现特异性的 δ 刷状波,其出现机制尚不明确,高度提示抗 NMDAR 脑炎。

(4)免疫学检测:脑组织活检可见轻度血管周围淋巴细胞“袖套”形成以及小胶质细胞激活反应,提示其可能为自身免疫性感染性疾病。

(5)肿瘤学检查:卵巢畸胎瘤在青年女性病人中较为常见,卵巢超声及盆腔 CT 有助于发现卵巢畸胎瘤,男性病人合并肿瘤者少见。

3. 诊断要点　根据 Graus 与 Dalmau 标准(2016 年),确诊的抗 NMDAR 脑炎需要符合以下 3 个条件。

(1)下列 6 项主要症状中的 1 项或者多项:①精神行为异常或者认知障碍;②言语障碍;③癫痫发作;④运动障碍/不自主运动;⑤意识水平下降;⑥自主神经功能障碍或者中枢性低通气。

(2)抗 NMDAR 抗体阳性:建议以脑脊液 CBA 法抗体阳性为准。若仅有血清标本可供检测,除了 CBA 结果阳性,还需要采用 TBA 与培养神经元进行 IIF 予以最终确认,且低滴度的血清阳性(1:10)不具有确诊意

义。

(3)合理地排除其他病因。

4. 鉴别诊断

(1)单纯疱疹病毒性脑炎:呈急性发病,病情进展十分迅速,病程中可出现偏侧或双侧肢体瘫痪、失语、共济失调、癫痫发作等。而少数病人则以精神症状为首发,其影像学及脑电图表现可类似于抗 NMDAR 脑炎,必要时可行血清和脑脊液特异性抗体检测。

(2)精神分裂症:病人仅表现为精神行为异常,而无类似上呼吸道感染的前驱表现,也无神经运动功能障碍及癫痫发作,多见于青壮年,往往有遗传家族史,同时脑脊液检查抗 NMDAR 抗体阴性,此为两者最重要的鉴别点。

(3)癫痫:该病多数病人并发癫痫发作,但脑电图主要表现为持续性慢波活动,一般无痫样放电。

(4)桥本脑病:是伴有甲状腺自身抗体水平升高性脑病,甲状腺功能正常或轻度改变,以女性多见,临床表现为痴呆、癫痫发作、肌阵挛、意识障碍、卒中样发作等。MRI 检查也可出现单侧或双侧颞叶内侧异常信号。脑电图显示三相波或周期性尖波,但弥漫性慢波也不少见。甲状腺自身抗体滴度显著升高可资鉴别。

(5)其他自身免疫性脑炎及脑病:如抗 α-氨基-3 羟基-5-甲基-4-异唑丙酸受体(AMPAR)抗体或抗电压门控性钾离子通道(VGKC)抗体相关性边缘性脑炎(LE)。抗 AMPAR 抗体脑炎病人多伴有系统性肿瘤,包括肺癌、乳腺癌和恶性胸腺瘤等,主要表现为记忆力减退、癫痫发作等。而抗 VGKC 抗体脑炎病人也可有颞叶癫痫、情景记忆损害、精神症状等表现,其 MRI 检查 T$_2$WI 序列可见单侧或双侧颞叶高信号。

【治疗】

1. 免疫治疗

(1)糖皮质激素冲击治疗:甲泼尼龙每天

1000mg,静脉滴注,连续 3 天;之后改为每天 500mg,静脉滴注,连续 3 天;而后可减量为甲泼尼龙每天 40～80mg,静脉滴注,连续 2 周;或者改为口服醋酸泼尼松 1mg/(kg·d),2 周(或者口服甲泼尼龙,按 5mg 醋酸泼尼松＝4mg 甲泼尼龙);之后每 2 周减 5mg。对于轻症病人,可以不采用冲击治疗而直接采用口服激素。口服激素总疗程为 6 个月左右。在减停激素的过程中需要评估脑炎的活动性,注意病情波动与复发。长期大量应用糖皮质激素主要的不良反应有电解质紊乱、消化性溃疡、股骨头坏死、感染、库欣综合征等,应用过程中注意护胃、补钾、补钙等,同时应用活血药物改善微循环以避免股骨头坏死。甲泼尼龙浓度过高或静脉过快容易诱发心律失常,应用大剂量甲泼尼龙冲击治疗时应加以注意,使用时稀释于 500ml 的葡萄糖或氯化钠溶液中,缓慢静滴至少 3～4 小时。

(2)IVIG:根据病人体重按总量 2g/kg,分 3～5 天静脉滴注。

(3)血浆置换疗法:每周交换量为 50ml/kg,每周 1～2 次。

(4)利妥昔单抗:按 375mg/m² 体表面积静脉滴注,每周 1 次,根据外周血 CD_{20} 阳性的 B 细胞水平,共给药 3～4 次,至清除外周血 CD_{20} 细胞为止。如果一线治疗无显著效果,可以在其后 1～2 周使用利妥昔单抗。

(5)环磷酰胺:按 750mg/m² 体表面积,溶于 100ml 生理盐水,静脉滴注,时间超过 1 小时,每 4 周 1 次。病情缓解后停用。

(6)吗替麦考酚酯:每天 1000～2000mg,口服,至少 1 年。主要用于复发的病人,也可用肿瘤阴性的重症抗 NMDAR 脑炎病人。

(7)硫唑嘌呤:每天 100mg,口服,至少 1 年。主要用于预防复发。

2. 肿瘤的治疗 病人一经发现卵巢畸胎瘤应尽快予以切除。

3. 抗癫痫治疗 抗 NMDAR 脑炎伴发的癫痫发作对抗癫痫药物反应较差,可选用广谱抗癫痫药物,例如苯二氮䓬类、丙戊酸钠、左乙拉西坦、拉莫三嗪和托吡酯等。终止癫痫持续状态的一线抗癫痫药物包括地西泮静脉推注或者咪达唑仑肌内注射;二线药物包括静脉用丙戊酸钠;三线药物包括丙泊酚与咪达唑仑。丙泊酚可用于终止抗 NMDAR 脑炎病人难治性癫痫持续状态。恢复期 AE 病人一般不需要长期维持抗癫痫药物治疗。需要注意的情况:奥卡西平可能诱发或者加重低钠血症;抗 LGI1 抗体相关脑炎病人的特异性不良反应发生率较高,如果使用卡马西平、奥卡西平、拉莫三嗪等药物,需要特别注意不良反应。常用药物如下。

(1)卡马西平:成人 200～400mg,口服,每天 3 次。

(2)丙戊酸钠:成人每天常用剂量 20mg/kg,分 3 次口服。

(3)苯巴比妥:成人常规剂量每天 60～150mg,最大剂量每天 300mg。

(4)左乙拉西坦:起始剂量 500mg,口服,每天 2 次,2 周增加 1000mg,最大剂量每天 3000mg。

(5)安定:适应证为癫痫持续状态,剂量的个体差异较大,首次剂量 0.2～0.3mg/kg。

4. 抗精神症状治疗 可以选用药物包括奥氮平、氯硝西泮、丙戊酸钠、氟哌利多和喹硫平等药物。需要注意药物对意识水平的影响和锥体外系的不良反应等;免疫治疗起效后应及时减停抗精神病药物。

【临床体会】

1. 抗 NMDA 受体脑炎常见精神行为异常、癫痫发作、认知障碍及自主神经功能失调等神经精神症状,与病毒性脑炎及急性播散性脑脊髓炎类似,临床上难以鉴别,对疑似病人尽快行相关抗体检测,以早日明确诊断。

2. 脑脊液中抗体水平与症状有平行关系,治疗前抗体呈强阳性,经治疗后其滴度下降直至转阴,所以抗体滴度可用于判断病情变化及治疗效果。

3. 糖皮质激素与 IVIG 为治疗抗 NM-DA 受体脑炎的一线免疫治疗,适用于多数病人。对于重症病人,建议联合使用,可每 2～4 周重复应用 IVIG。利妥昔单抗作为二线免疫治疗的主要选择,可酌情用于一线免疫治疗无效的重症病人。对于复发与难治性病例,可应用吗替麦考酚酯等口服免疫抑制药。

4. 对于未发现肿瘤且年龄≥12 岁的女性抗 NMDAR 脑炎病人,建议病后 4 年内每 6～12 个月进行一次盆腔超声检查。病人如果合并恶性肿瘤,应由专科进行手术等综合抗肿瘤治疗;在抗肿瘤治疗期间一般需要维持对 AE 的免疫治疗,以一线免疫治疗为主。

5. 该病的预后与早期诊断、早期治疗关系密切,经过适当的免疫治疗(激素、丙种球蛋白、利妥昔单抗),大部分病人完全康复或仅遗留轻微残障,少数病人病情较重甚至死亡,部分病人可能会复发。

6. 肿瘤相关抗 NMDAR 脑炎的病人切除肿瘤后,大部分病人预后良好。若肿瘤切除太晚,或者没发现肿瘤的病人,疾病可能长时间持续或有复发的可能。

（李志刚　钟水生　陈文明）

第 **5** 章

中枢神经脱髓鞘性疾病

中枢神经系统脱髓鞘疾病是指发生在脑和脊髓的以神经纤维髓鞘脱失为主要特征，神经元胞体及其轴索受累相对较轻的一组疾病，包括原发性和获得性两大类。原发性脱髓鞘疾病是由先天遗传因素所致髓鞘形成缺陷，不能完成正常发育所致，如肾上腺脑白质营养不良、异染性脑白质营养不良、Krabbe病、佩-梅病和苯丙酮尿症等。获得性脱髓鞘疾病是指免疫、感染、中毒、代谢、缺血缺氧等原因所致的髓鞘破坏、崩解、脱失性疾病，包括多发性硬化、视神经脊髓炎、急性播散性脑脊髓膜炎、进行性多灶性白质脑病、脑桥中央髓鞘溶解症、Binswanger病、放射性脑病等。本章主要讨论获得性脱髓鞘疾病。

【解剖学基础】

1. 髓鞘的构成　髓鞘是由神经胶质细胞包绕神经元的轴突形成，周围神经系统的髓鞘由施万细胞构成，中枢神经系统的髓鞘由少突胶质细胞构成。其生理功能是保护轴索，传递神经冲动，并具有电绝缘作用。

2. 髓鞘的成分和功能　髓鞘主要由类脂质和蛋白质组成，前者是髓鞘的主要成分，占其含量的 $70\% \sim 90\%$，起轴索保护和神经兴奋传导的绝缘作用；髓鞘的蛋白质称髓鞘蛋白，占髓鞘重量的 $10\% \sim 30\%$，包括髓鞘碱性蛋白（MBP）、蛋白脂质蛋白、髓鞘少突胶质细胞糖蛋白（MOG）、髓鞘相关糖蛋白、CNP蛋白、P_0 蛋白、P_2 蛋白等。MBP 广泛存在中枢和周围神经系统的髓鞘结构中，是髓鞘成分的主要蛋白，作用是在细胞质内融合髓鞘层。MOG 是一种跨膜糖蛋白，仅存在中枢神经系统髓鞘膜和少突胶质细胞的最外层，含量较少，但具有高度的免疫原性，研究认为与 MS 疾病的活动相关。其他蛋白参与信号传导、酶活性、分子黏附等多种重要的生理功能。

【病因和发病机制】　脱髓鞘疾病的病因不同，其发病机制不同：

1. 感染性炎性脱髓鞘疾病常因病原体对髓鞘直接损伤或由病原体感染后诱发体内免疫紊乱导致对髓鞘的异常免疫攻击而发病。

2. 遗传代谢性疾病由基因突变引起髓鞘发育、形成和代谢过程障碍而发病。

3. 缺血、外伤等则继发于水肿、弥漫性轴索病变导致髓鞘脱失。

【诊断思路】

1. 病史的采集

（1）起病的性质：往往急性起病。

（2）起病诱因：起病前有无发热、上呼吸道感染、疲劳、应激、疫苗接种、其他疾病等诱因。

（3）首发症状：以肢体无力，麻木、疼痛、感觉异常，视力减退，走路不稳，大小便异常等多见，少见的表现有认知功能障碍，意识障碍，癫痫样发作。

（4）常见的症状：复杂多样，可有视神经

炎症状,眼球活动异常、头晕、呕吐等脑干症状,急性横贯性脊髓炎、肢体无力、疲倦感、感觉障碍、小脑症状、自主神经受累等多个系统症状,其中脑和脊髓同时受累的症状最具特征性。

(5)有无缓解复发的病程。

2．体格检查

(1)视力障碍:有无视力下降、视野缺失,眼底检查有无视盘肿胀、视神经萎缩。

(2)脊髓症状:双下肢瘫痪,感觉平面,尿便障碍,双侧病理征等。

(3)运动系统:偏侧肢体无力,眼球运动障碍,眼球震颤,多组脑神经麻痹、共济失调等。

(4)感觉症状:深感觉、痛温觉减退。

(5)除神经科检查外,还需注意全身各系统检查。

3．辅助检查

(1)脑脊液检查:常规＋细胞学、生化、寡克隆区带和 CSF-IgG 指数。

(2)血清脱髓鞘抗体:NMO-IgG、MOG-IgG、MBP-IgG 检查。

(3)影像学检查:头颅 MRI 平扫＋增强,MR-ASL,MRS,脊髓 MRI 平扫＋增强。

(4)电生理检查:视觉诱发电位,脑干听觉诱发电位,体感诱发电位。

(5)脑电图检查。

(6)血常规、血沉、ANA、ENA、甲状腺抗体等。

4．诊断流程(图 5-1)

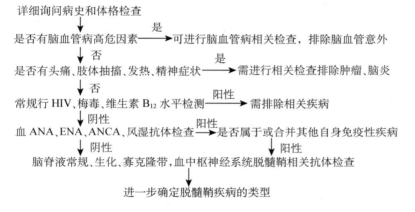

图 5-1　脱髓鞘疾病诊断流程

（李　波）

第一节　多发性硬化

多发性硬化(MS)是以中枢神经系统(CNS)白质脱髓鞘病变为特点,遗传易感个体与环境因素相互作用发生的自身免疫性疾病,是 CNS 脱髓鞘疾病中最常见的类型,临床上以时间多发性和空间多发性为主要特征。呈世界性分布,主要累及中青年,复发率和病残率均较高。

【病因和发病机制】　MS 病因与发病机制尚未明确,目前认为 MS 是在复杂的遗传易感背景下,由于环境因素如地域、气候及感染等的参与,引发的免疫异常,导致中枢神经系统炎性脱髓鞘改变。

1．遗传因素　流行病学调查发现家族性 MS 发生率为 3％～23％,具有遗传倾向,而且是多基因遗传,其具体机制尚不明确,目前认为人类白细胞抗原(HLA)-DRB1 和

DQB1 是与 MS 关联最肯定的基因。

2. 环境因素　全世界 MS 分布的区域不同,调查表明 MS 好发于高纬度寒冷的地区,如北纬 65°与 45°之间的北欧国家,赤道附近、日光充足地区患病率低。同时生活环境、食物等对 MS 发病与复发也起作用,生活中接触有机溶剂可能与 MS 相关。同时 MS 以女性多发,提示女性激素与 MS 的发病有一定的关系。

3. 病毒感染　越来越多的证据表明 MS 与病毒感染有关,如 EB 病毒、人类疱疹病毒 6 型、乙肝病毒感染等,目前认为病毒等感染因子通过分子模拟或超抗原而触发自身免疫反应,引起 MS 发病。

4. 自身免疫机制　大量的研究表明,MS 是以 T 细胞免疫介导为主的自身免疫性疾病,CD4、CD8T 细胞在其中发挥重要作用,体液免疫中 B 细胞通过呈递髓鞘抗原激活 T 细胞促进其增殖。

【诊断与鉴别诊断】

1. 临床表现　MS 通常急性起病,随之症状缓解,后再复发,临床症状及体征复杂多变。MS 病变的空间多发性(散在分布于 CNS 的多数病灶)及时间多发性(病程中的复发-缓解)是其症状、体征及临床经过的主要特点。

(1)临床分型

①国际 MS 专家组根据病程将 MS 分为四种类型

a. 复发缓解型 MS(RRMS):MS 最常见临床类型,表现为明显的复发和缓解过程,每次发作均基本恢复,不留或仅留下轻微后遗症。随着病程的进展约 50%转变为继发进展型。

b. 原发进展型 MS(PPMS):MS 的少见病程类型,疾病呈缓慢进行性加重,无缓解,呈渐进性恶化病程,预后差。

c. 继发进展型 MS(SPMS):RRMS 病人经过一段时间后可转为此型,疾病随着复发不能完全缓解并留下部分后遗症,病情进行性恶化。

d. 进展复发型 MS(PRMS):MS 的少见病程类型,隐袭起病,病情逐渐进展性,随后加重或复发。

②MS 的其他类型

a. 良性型 MS:少部分 MS 病人在发病 15 年内几乎不留任何神经系统残留症状及体征,日常生活和工作无明显影响。

b. 恶性型 MS:又名爆发型 MS 或 Marburg 变异型 MS,疾病呈爆发起病,短时间内迅速达到高峰,神经功能严重受损甚至死亡。

(2)临床表现:MS 病人多在 20－40 岁起病,男女患病比例约为 1:2。以亚急性起病多见,绝大多数病人表现为空间和时间的多发性。少数病例在整个病程中呈现单病灶征象。MS 病人大脑、脑干、小脑、脊髓可同时或相继受累,故其临床症状和体征多种多样。体征常常多于症状,是 MS 最显著的临床特征。

①视力障碍:是 MS 常见的症状之一,也常为首发症状,表现为急性视神经炎或球后视神经炎,多从一侧开始,或隔段时间累及对侧,或短时间内双眼先后受累。约 30%的病例有眼肌麻痹及复视,累及内侧纵束可出现核间性眼肌麻痹,是 MS 的重要体征之一。部分病人出现眼球震颤,多为水平性或水平加旋转性,旋转性眼震高度提示本病。

②运动症状:MS 可出现一个或者单个肢体无力,我国 MS 病人常以轻截瘫为首发症状,常开始为下肢无力、疲劳及行走沉重、笨拙感,可进展至痉挛性截瘫、偏瘫、单瘫或者四肢瘫,伴有腱反射亢进、腹壁反射消失及病理征阳性,其中腹壁反射消失或者减弱可为 MS 最早的体征。

③感觉症状:见于半数以上的 MS 病人,晚期几乎累及所有病人,包括疼痛、感觉异常,可有麻木、瘙痒、感觉过敏、痛温觉减退、束带感;甚至部分病人出现深感觉障碍,感觉性共济失调,大脑顶叶受累出现体像障碍。

此外屈颈时会诱导出刺痛感或闪电样感觉,从颈部放射至背部,称为 Lhermitte 征,是 MS 的常见症状。

④小脑症状:症状多急性出现,表现为辨距困难,走路摇晃、宽基底步态和意向性震颤,以肢体和躯干平衡障碍等。典型的 Charcot 三主征,如意向性震颤、眼球震颤和吟诗样或断续样语言见于晚期 MS。

⑤自主神经症状:尿频及尿失禁较多见,直肠功能障碍常表现为便秘,常同时伴有感觉异常及运动障碍。MS 病人可出现性功能减退,下丘脑受累还可出现消瘦、体温波动及抗利尿激素分泌异常等奇特症状。

⑥精神障碍和认知功能损害:精神症状在 MS 病人中较常见,多表现为抑郁、易怒和脾气暴躁,部分病人出现欣快、兴奋,也可表现为淡漠、嗜睡、强哭强笑、重复语言、猜疑和被害妄想等。认知障碍发生率为 45%~65%,由于 MS 主要为白质病变,临床表现为典型的皮质下型,可出现记忆力减退、反应迟钝、判断力下降和抽象思维能力减退。

⑦发作性症状:是 MS 较少见的特征性表现,在疾病复发或缓解时均可出现。特点是症状突发、持续时间短,每次发作症状相似,在一段时间内频繁发作,过度换气、焦虑或维持肢体某种姿势可诱发。强直痉挛、感觉异常、构音障碍、共济失调、癫痫和疼痛不适是较常见的多发性硬化发作性症状。其中,局限于肢体或面部的强直性痉挛,常伴放射性异常疼痛,亦称痛性痉挛,发作时一般无意识丧失和脑电图异常。

⑧其他症状:多发性硬化可伴有周围神经损害和多种其他自身免疫性疾病,如风湿病、类风湿综合征、干燥综合征、重症肌无力、甲状腺功能减退等。

2. 辅助检查

(1)脑脊液检查

①常规检查:MS 病人 CSF 外观无色透明,压力一般均在正常范围。CSF 单核细胞数(MNC)可正常或轻度升高,但通常不超过 $50×10^6/L$,超过需考虑其他疾病,可鉴别视神经脊髓炎。大多数病人 CSF 蛋白水平正常,约 40% 病人轻度升高,但通常 <1g/L,蛋白含量升高常被认为是血脑屏障破坏的标志,多见于 MS 复发期。

②IgG 鞘内合成检测:MS 病人脑脊液中免疫球蛋白增高,主要以 IgG 增高为主。鞘内 IgG 合成是 MS 重要的免疫学检查。① CSF-IgG 指数:是 IgG 鞘内合成的定量指标,约 2/3 病人 CSF-IgG 与总蛋白比值增高,大于 12%,70% 病人 CSF-IgG 指数增高,IgG 指数=[CSF-IgG/S(血清)-IgG]/[CSF-IgG/Alb(白蛋白)-IgG],IgG 指数>0.7 提示鞘内合成。②CSF-IgG 寡克隆带(OB):是 IgG 鞘内合成的定性指标,OB 阳性率可达 95% 以上,但应同时检测 CSF 和血清,只有 CSF 中存在 OB 而血清缺如才支持 MS 诊断,ADEM 和 NMO 较少出现 OB 阳性。

(2)电生理检查:主要用于发现亚临床 MS 病灶或 MRI 不易于显示的异常区域如视神经、脊髓后索等病灶,主要包括视觉诱发电位(VEP)、脑干听觉诱发电位(BAEP)和体感诱发电位(SEP),可以检测出 MS 病人各波幅潜伏期延长、波幅降低等,VEP 异常率较 BAEP、SEP 高。

(3)影像学检查

①CT:MS 病人常规 CT 检查多正常,急性期可出现白质内低密度区,较对称散在地分布在脑室周围。CT 难以发现视神经、脑干和脊髓病灶。

②头颅 MR:MS 病人颅内病灶主要分布在脑室周围、胼胝体、半卵圆中心及底节区深部白质,多呈椭圆形,长轴垂直于侧脑室或胼胝体(Dawson 手指征),病灶在质子加权成像及 T_2WI 呈高信号,在 T_1WI 呈正常或者低信号,急性期活动性病灶 T_1WI 的 Gd 增强扫描可出现环状强化效应(图 5-2)。

③脊髓 MR:MS 病人脊髓病灶常见于

颈髓和胸髓,典型表现为非横贯性病灶,偏心分布,长轴>3mm,长度不超过2个椎体节段,脊髓肿胀不明显,病灶在质子加权成像及 T_2WI 呈高信号,在 T_1WI 呈正常或者低信号,T_1WI 的 Gd 增强有强化效应提示病灶呈活动性(图5-3)。

3.诊断要点

(1)MS临床诊断原则:MS主要临床特点是病灶的时间及空间多发性,复发-缓解病史及症状体征提示 CNS 多个病灶是指导 MS 诊断的基本准则,同时通过磁共振、电生理、免疫学等检查辅助诊断,并排除其他疾病。

(2)诊断标准

①成人 MS:推荐使用 2010 年 McDonald MS 诊断标准(表5-1)。适用于典型发作 MS 的诊断,对可能存在视神经脊髓炎、NMO 谱系疾病或合并多项自身免疫疾病或相关抗体阳性的病人在疾病急性复发期及免疫治疗前应进行血清水通道蛋白 4(AQP4)抗体的检测,阳性则提示非 MS 可能。

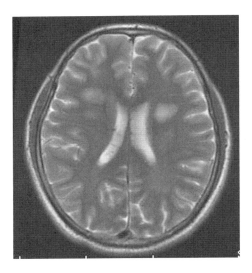

图5-2 颅脑 MRI 示双侧侧脑室旁多发圆形或椭圆形长 T_2 异常信号影,与脑室长轴垂直

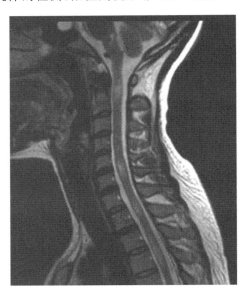

图5-3 脊髓 MRI 示延髓至胸₃以上节段脊髓内多发小片状长 T_2 异常信号影,脊髓无明显肿胀,单个病灶不超过3个椎体节段

表5-1 2010 年 McDonald MS 诊断标准

临床表现	诊断 MS 需要的附加证据
≥2 次临床发作[a];≥2 个病灶的客观临床证据或 1 个病灶的客观临床证据并有 1 次先前发作的合理证据[b]	无
≥2 次临床发作[a];1 个病灶的客观临床证据	空间的多发性需具备下列 2 项中的任何一项: MS 4 个 CNS 典型病灶区域(脑室旁、近皮质、幕下和脊髓)[d]中至少 2 个区域有≥1 个 T_2 病灶 等待累及 CNS 不同部位的再次临床发作[a]

（续　表）

临床表现	诊断 MS 需要的附加证据
1 次临床发作[a]；≥2 个病灶的客观临床证据	时间的多发性需具备下列 3 项中的任何一项： 任何时间 MRI 检查同时存在无症状的钆增强和非增强病灶 随访 MRI 检查有新发 T_2 病灶和（或）钆增强病灶，不管与基线 MRI 扫描的间隔时间长短 等待再次临床发作[a]
1 次临床发作[a]；1 个病灶的客观临床证据（临床孤立综合征）	空间的多发性需具备下列 2 项中的任何一项： MS 4 个 CNS 典型病灶区域（脑室旁、近皮质、幕下和脊髓）[d] 中至少 2 个区域有≥1 个 T_2 病灶 等待累及 CNS 不同部位的再次临床发作[a] 时间的多发性需具备以下 3 项中的任何一项： 任何时间 MRI 检查同时存在无症状的钆增强和非增强病灶 随访 MRI 检查有新发 T_2 病灶和（或）钆增强病灶，不管与基线 MRI 扫描的间隔时间长短 等待再次临床发作[a]
提示 MS 的隐袭进展性神经功能障碍（PPMS）	回顾或前瞻研究证明疾病进展 1 年并具备下列 3 项中的 2 项[d]： MS 典型病灶区域（脑室旁、近皮质或幕下）有≥1 个 T_2 病灶以证明脑内病灶的空间多发性 脊髓内有≥2 个 T_2 病灶以证明脊髓病灶的空间多发性 CSF 阳性结果［等电聚焦电泳证据有寡克隆区带和（或）IgG 指数增高］

MS. 完全符合标准的多发性硬化，其他疾病不能更好地解释临床表现；可能 MS（possible MS）. 不完全符合标准，临床表现怀疑 MS；非 MS（not MS）. 在随访和评估过程中发现其他能更好解释临床表现的疾病诊断。a. 发作（复发、恶化）：指在排除发热或感染的前提下，由病人描述或客观观察到的当时或既往的至少持续 24 小时的典型的 CNS 急性炎性脱髓鞘事件，发作要同时具有客观神经系统检查的医学记录，应该除外那些缺乏合理的、客观的神经系统检查和医学记录的事件。一些符合 MS 临床症状以及发展演变特点的既往事件，能够为前期脱髓鞘事件提供合理的证据支持。然而，有关阵发性症状（既往或当时）的报告，应该由持续至少 24 小时以上的多段发作事件组成。在做出 MS 确诊前，至少要有 1 次发作是由以下证据来证实的（客观神经系统检查证据；可早于病人视觉功能障碍描述的视觉诱发电位证据；或 MRI 检查发现 CNS 内存在能够解释既往神经系统症状的脱髓鞘责任病变的证据）。b. 基于 2 次具有客观神经系统检查阳性的发作做出的临床诊断是最可靠的。在缺乏客观的神经系统检查阳性的情况下，既往 1 次发作中的合理历史证据、可以包括支持既往的炎性脱髓鞘事件以及相关临床症状及其演变特征等证据；然而，至少有 1 次发作是必须由客观发现证据支持。c. 不需要额外的检查；但是，最好任何 MS 的诊断都能在影像的协助下基于这些标准而做出。如果影像或其他检测（例如脑脊液）已实施并呈阴性结果，做出 MS 诊断前需要极为谨慎，并必须考虑是否需要做出其他诊断。客观证据必须存在并支持 MS 诊断，同时找不到更合理的疾病解释临床表现；d. 钆增强病变并不是必需的；脑干或脊髓病变引起的相关症候应该被排除在典型症状性病变之外（除外视神经脊髓炎可能）

②儿童 MS：多数儿童 MS 与成人 MS 特点相似，其 MRI 相关空间多发、时间多发标准同样适用；但部分儿童 MS，尤其是小于 11 岁的儿童 MS，疾病首次发作类似于急性脑病、急性播散性脑脊髓炎或者长节段脊髓炎，应对患儿进行动态 MRI 随访，当观察到新增

病变或观察到 2 次临床非 ADEM 样发作方可诊断 MS。

③临床孤立综合征（CIS）：CIS 是指首次发生的单时相、单一或者多个病灶的脱髓鞘疾病综合征。临床上多表现为孤立的视神经炎、脑干脑炎、脊髓炎，病变表现为时间上的孤立，并且临床症状持续 24 小时以上，一半以上的 CIS 病人最终发展为 MS，根据病人临床症状、体征及 MRI 确认，排除其他疾病后可诊断 CIS。

4. 鉴别诊断

（1）急性播散性脑脊髓炎（ADEM）：多发于感染、出疹及疫苗接种后，儿童和青壮年多见，呈急性单相自限病程，少数病例可能再发。临床表现为脑病、癫痫发作、锥体系、锥体外系及脊髓受累等症状，脊髓受累多为长节段，多与脑病同时出现，MRI 可见双侧脑白质弥散性多灶性大片状或斑片状 T_1WI 信号、T_2WI 高信号病变。ADEM 起病较 MS 更急，症状更重。

（2）横贯性脊髓炎：与早期脊髓型 MS 有时不易鉴别，发病前多有病毒感染史，急性起病，开始时双下肢感觉异常，常伴有背痛及腿痛，病情在 24～48 小时达高峰，双下肢瘫痪，尿潴留或失禁，有感觉平面。脑脊液淋巴细胞（50～100）$\times 10^6$/L，蛋白 1～1.2g/L 升高，无复发-缓解病程，可有较重的后遗症。而 MS 起病相对缓慢，病程缓解-复发多见，脊髓病灶偏心分布，散在，脑脊液白细胞多正常。

（3）进行性多灶白质脑病（PML）：发病年龄一般较大，早期常有全脑症状，如精神意识障碍和动作异常等，病程呈进行性发展，多无脊髓损害，常存在淋巴增生性原发病，如慢性淋巴性白血病、霍奇金病、骨髓瘤病、真性红细胞增多症和癌肿等，预后差，无缓解复发，血清学检查乳头多瘤空泡病毒 SV-40 抗体测定阳性，脑组织活检可发现上述病毒。

（4）皮质下动脉硬化性脑病：常见于老年人，有脑动脉硬化、血管危险因素，主要表现为侧脑室周围白质变性，常伴有多发腔隙性脑梗死和脑萎缩。而 MS 只有反复发作才有脑萎缩，根据病史也助于鉴别。

（5）神经白塞病：表现为多灶性脑病症状、虹膜睫状体及脑膜炎等，口腔及生殖器黏膜溃疡可反复发作以及出现关节、肾和肺的症状等。单纯以神经症状为表现应与 MS 鉴别。

（6）系统性红斑狼疮、硬皮病及混合性结缔组织病：可以出现 CNS 白质多发病灶，其他系统受累体征及相关免疫抗体检测有助于鉴别 MS。

【治疗】 MS 是导致年轻人致残的最主要的 CNS 疾病，磁共振技术的发展及 β-干扰素的出现，MS 的治疗发生巨大变化，病人预后也得到明显改善。MS 应在遵循循证医学证据的基础上，结合病人的经济条件和意愿，进行早期、合理治疗。MS 治疗包括：①急性期治疗；②疾病修正治疗；③对症治疗；④康复治疗。

1. 急性期治疗

（1）治疗目标：尽快减轻症状、缩短病程、改善残疾程度和防治并发症。

（2）治疗指征：不是每次发作均处理，只有临床上有客观神经缺损证据的功能残疾症状需治疗，如视力下降、运动障碍和小脑/脑干症状等。轻微感觉症状无须治疗，一般休息或对症处理后可缓解。

（3）主要药物及用法

①糖皮质激素：具有抗炎和免疫调节作用，改善神经传导、促进血脑屏障恢复，为一线治疗用药，治疗原则是大剂量，短疗程。根据成人病人发病的严重程度及具体情况，临床常用 2 种方案：a.病情较轻者从每天 1g 开始，静脉滴注 3～4 小时，共 3～5 天，如临床神经功能缺损明显恢复可直接停用，如疾病仍进展则转为阶梯减量方法。b.病情严重者从每天 1g 开始，静脉滴注 3～4 小时，共 3～

5 天,此后剂量阶梯依次减半,每个剂量用 2～3 天,至 120mg 以下,可改为口服 60～80mg,每天 1 次,每个剂量 2～3 天,继续阶梯依次减半,直至减停,原则上总疗程不超过 3～4 周。c.若在减量的过程中病情明确再次加重或出现新的体征和(或)出现新的 MRI 病变,可再次甲泼尼龙冲击治疗或改用二线治疗。儿童 20～30mg/(kg·d),静脉滴注 3～4 小时,每天 1 次,共 5 天,症状完全缓解者,可直接停用,否则可继续给予口服泼尼松,1mg/(kg·d),每 2 天减 5mg,直至停用。口服激素减量过程中,若出现新发症状,可再次甲泼尼龙冲击治疗或给予 1 个疗程大剂量免疫球蛋白静脉滴注(IVIG)。长期大量应用糖皮质激素主要的不良反应有电解质紊乱、消化性溃疡、股骨头坏死、感染、库欣综合征等,应用过程中注意护胃、补钾、补钙等,同时应用活血药物改善微循环以避免股骨头坏死。甲泼尼龙浓度过高或静滴过快容易诱发心律失常,应用大剂量甲泼尼龙冲击治疗时应加以注意,使用时稀释于 500ml 的葡萄糖或氯化钠溶液中,缓慢静滴至少 3～4 小时。

②血浆置换:二线治疗。用于急性重症或对激素治疗无效者,常用方法:每周交换量为 50mg/kg,每周 1～2 次。

③大剂量免疫球蛋白静脉滴注:目前疗效不确定,用于妊娠或哺乳期妇女不能应用糖皮质激素的成人病人或对激素治疗无效的儿童病人。用法:静脉滴注 0.4g/(kg·d),连续用 5 天为 1 个疗程,5 天后,如果没有疗效,则不建议病人再用,如果有疗效但疗效不是特别满意,可继续每周用 1 天,连用 3～4 周。

2.缓解期治疗　治疗目标:MS 为终身性疾病,缓解期治疗目标是控制疾病进展,减少复发及 MRI 病灶数目,提高病人生活质量,推荐使用疾病修正治疗(DMT)。对于诊断为复发缓解型 MS 均应接受 DMT 治疗,

RRMS 首选一线治疗药物,对于一线治疗药物疗效不理想的 RRMS 和伴有复发过程的 SPMS 及 PRMS 可采用二线治疗,二线治疗仍无效者,可选用三线治疗,对 PPMS 目前尚无有效治疗。

主要药物及用法:迄今美国 FDA 批准上市的治疗 MS 的 DMT 一线药物有三种 IFNβ,包括倍泰龙(IFNβ-1b)、利比(IFNβ-1a)和 Avnoex(IFNβ-1a)以及醋酸格列默、富马酸二甲酯和特立氟胺,二线药物包括那他珠单抗和芬戈莫德,三线药物包括米托蒽醌。目前中国食品药品监督管理局已经批准上市的 DMT 药物有倍泰龙和利比。

(1)β-干扰素:β-干扰素可降低 MS 病人的临床发作和 MRI 发作,延缓疾病进展,使用原则是早期、序贯、长期。①倍泰龙的常规治疗剂量从小剂量开始,逐渐加量至治疗剂量:开始 62.5μg,隔日皮下注射;连用 3 次后,改为 250μg,隔日皮下注射,以后长期维持。若在剂量增加过程中出现不良反应,可适当延长某一剂量的使用时间。②利比的常规治疗为 44μg,皮下注射,每周 3 次,长期应用。β-干扰素的主要不良反应包括注射局部反应、流感样症状、非症状性肝功能异常及白细胞减少、贫血、甲状腺功能异常等,使用期间应定期监测血常规、肝功能及甲状腺功能。

(2)醋酸格列默:又称考帕松,是一种由四种氨基酸多肽随机组成的混合物,其抗原类似髓鞘碱性蛋白(MBP),作用机制是通过与组织相容复合物 MHC 分子结合,抑制髓鞘抗原呈递给 T 细胞,促进 T 细胞由 Th1 转化为 Th2,分泌抗炎症细胞因子。常用剂量 20mg,皮下注射,每天 1 次。常见不良反应为注射局部反应,一过性过敏反应如表现为胸痛、呼吸困难、面红、心悸和焦虑等,脱敏治疗可避免局部反应和过敏反应。

(3)芬戈莫德:是 1-磷酸-鞘氨醇受体调节剂,治疗 MS 的二线药物,可抑制活化的 T 细胞从淋巴结进入外周血液循环系统,防止

淋巴细胞损害中枢神经系统。用法为0.5mg 或 1.25mg,口服,每天 1 次。常见的不良反应包括头痛、感冒、腹泻、背痛及肝酶升高,少见严重不良反应包括心动过缓、房室传导阻滞、黄斑水肿、肺功能异常和肿瘤等,使用前需常规进行血常规、肝功能、心电图及眼底检查,并定期监测。

(4)那他珠单抗:治疗 MS 的二线药物,那他珠单抗为重组 α4-整合素单克隆抗体,能阻止激活的 T 淋巴细胞通过血脑屏障进入中枢神经系统引起免疫反应。用法:300mg 加入 0.9%氯化钠溶液 100ml 中静脉滴注,静脉滴注完 1 小时,每个月 1 次;推荐应用 6 次,根据病情决定。不良反应包括头痛、疲乏、关节痛、尿路感染、肺部感染、胃肠炎、阴道炎、抑郁等。

(5)米托蒽醌:为免疫抑制药,治疗 MS 的三线药物,由于其严重的心脏毒性和白血病的不良反应,建议用于快速进展、其他治疗无效的病人。治疗前和治疗中应监测心电图和心脏彩超,疗程不宜超过 2 年,终身累积剂量限制在小于 $104mg/m^2$,用法:$8\sim12mg/m^2$,静脉注射,每 3 个月 1 次。

(6)环磷酰胺:为免疫抑制药,治疗 MS 的三线药物,可用于<40 岁的早期进展型(进展时间<1 年),用法:400mg/2 周,静脉滴注,6~12 次巩固治疗,总剂量不超过 10g。主要不良反应包括恶心、呕吐、感染、性腺抑制、月经不调和出血性膀胱炎,用药期间严密监测血常规、肝肾功能。

3. 对症治疗

(1)痛性痉挛:可使用卡马西平、加巴喷丁、替扎尼定、巴氯芬等药物。

(2)慢性疼痛、感觉异常等:可用阿米替林、普瑞巴林、选择性 5-羟色胺及去甲肾上腺素再摄取抑制药(SNRI)及去甲肾上腺素能与特异性 5-羟色胺抗抑郁(NaSSA)类药物。

(3)抑郁焦虑:可应用 SNRI、NaSSA 类药物以及心理辅导治疗。

(4)乏力、疲劳:可用莫达非尼、金刚烷胺。

(5)震颤:可应用盐酸苯海索、盐酸阿罗洛尔等药物。

(6)膀胱直肠功能障碍:配合药物治疗或借助导尿等处理。

(7)性功能障碍:可应用改善性功能药物等。

(8)认知障碍:可应用胆碱酯酶抑制药等。

4. 康复治疗及生活指导　康复训练在 MS 治疗中起重要作用,对伴有肢体、语言、吞咽等功能障碍的 MS 病人,应早期进行相应的功能康复训练。同时,应对病人及家属进行全面的疾病宣教,生活指导,提高治疗的依从性。

【临床体会】

1. MS 与表现为反复发作的视神经炎、脊髓炎和存有颅内病灶的 NMO 谱系疾病、NMOSD 伴有自身免疫性疾病难以鉴别,建议行 AQP4 抗体检测。NMOSD 病人大多数存在 AQP4 抗体阳性,而 MS 多数为阴性。

2. MS 与 NMO 在临床和亚临床特点上有许多重叠,若造成误诊,NMO 病人接受 MS 疾病修饰治疗可能使病情加重。

3. MS 可伴发其他自身免疫性疾病,如系统性红斑狼疮、干燥综合征、桥本甲状腺炎等,在临床中应进行性相关抗体检测。

4. 随着 MRI 技术的发展,发现 MS 可累及灰质,并且在病程最早阶段就已经发生了病理变化,在 MS 的各个时期,都可以观察到灰质的病灶,包括皮质灰质、海马、尾状核、核壳、苍白球等深层灰质核团。

5. 儿童 MS 具有不典型的临床表现及辅助检查结果,首次发病确诊率低。目前无儿童统一治疗方案,多参照成年人,其免疫调节治疗方案有效性及安全性有待进一步研究评估。

6. MS 治疗中可能会出现假复发,即感染或其他导致体温升高的状态、压力或疲劳下出现神经系统异常症状,但查体无新体征、影像学检查无客观病灶的现象。治疗上除消除引起假复发的诱因外,无须其他治疗。

7. MS 病程缓解-复发,在疾病治疗过程中应重视多方面配合,包括医护工作、心理干预、康复治疗及家属照料等。

(潘梦秋　李　波)

第二节　视神经脊髓炎

视神脊髓炎(NMO)是一种主要累及视神经及脊髓的免疫介导的特发性脱髓鞘和坏死性疾病,以往被认为是多发性硬化的一种特殊亚型。2004 年,Lennon 等在 NMO 病人血清中发现了视神经脊髓炎的特异性抗体(NMO-IgG),一种结合到星形胶质细胞水通道蛋白 4(AQP4)的自身抗体,此后 NMO 作为与 MS 不同的独立疾病,一种以体液免疫为主的中枢神经系统自身免疫性疾病已普遍得到公认。

【病因和发病机制】

1. 病因　NMO 的病因尚不十分清楚,可能与 HIV、登革热、传染性单核细胞增多症、甲型肝炎等病毒感染或结核分枝杆菌感染有关,免疫接种也可诱发 NMO。

2. 发病机制　NMO 的确切发病机制不明,2004 年 Lennon 等发现 NMO 病人中也存在 NMO-IgG,这种抗体选择性地与中枢内微血管、脑和脊髓的软膜、软膜下与 Virchow-Robin 间隙处的靶抗原 AQP4 结合,尤其是存在于血脑屏障和脑-脑脊液屏障处的星形胶质细胞与突触末端的 AQP4 结合。NMO-IgG 与星形胶质细胞足板 AQP4 结合后介导的补体依赖的细胞毒性损伤是 NMO 的主要发病机制,导致包括轴索和少突胶质细胞在内的白质和灰质的损伤。

同时,遗传因素在 NMO 发病中也起一定作用,家族性 NMO 病例少见,在所有确诊 NMO 中少于 3%。研究发现,人白细胞抗原 DPB1 * 0501(亚洲人群)及 DRB1 * 0301(高加索人群)与 NMO 易感性相关。

【诊断与鉴别诊断】

1. 临床表现　NMO 多中年起病,中位数年龄 39 岁,女性多见,男女比例 1:5～10,NMO 在中国、日本等亚洲人群的炎性脱髓鞘病中较多见,而在欧美西方人群中相对少见。一般急性或亚急性起病,起病前几日或数周内病人可有上呼吸道感染或消化道感染,之后相继或同时出现视神经炎和脊髓炎症状。病程多数为复发病程(80%～90%),少数为单相病程。NMO 可伴发其他自身免疫性疾病,如系统性红斑狼疮、干燥综合征、桥本甲状腺炎、重症肌无力等。

(1)视神经炎:视力丧失可出现在截瘫之前或之后,双侧同时发生或相继快速发生的视神经炎高度提示 NMO。视神经炎的其他临床特征包括眼球疼痛、严重视力损害、阳性视觉现象如运动诱导的光幻视的出现。眼底镜检查可正常,或视盘苍白伴视神经萎缩。视野检查表现为中心暗点,其他视野改变如色盲、双颞侧偏盲、中心旁暗点和视野高度缺陷也可能出现。光学相干断层扫描(OCT)检查,NMO 的视网膜纤维层明显变薄,提示 NMO 可以出现广泛的轴索损伤。

(2)脊髓炎:多数 NMO 病人出现纵向延伸的长节段横贯性脊髓炎(LETM),表现受累平面以下截瘫、感觉障碍、尿便及性功能障碍,病理征阳性等,症状多呈不完全性或不对称性。NMO 病人可出现神经根痛及痛性痉挛,高颈段受累出现急性呼吸衰竭、低血压等,顽固性呃逆可能预示急性恶化。

(3)脑部病变:部分 NMO 病人伴有颅内症状,可见脑病、癫痫发作、局灶性功能缺失及认知障碍。NMO 典型的脑部病灶多分布于室管膜周围 AQP4 高表达区域,如延髓最后区、丘脑、下丘脑、第三和第四脑室周围、脑室旁、胼胝体、大脑半球白质等。

(4)视神经脊髓炎谱系疾病(NMOSD):自 Lennon 等(2004)发现 NMO 病人血清中 AQP4 抗体,后续 Pittock 和 Wingerchuk2007 等研究发现 NNO 相关性疾病也发现 AQP4 抗体阳性,提示这些疾病可能存在相同的发病机制,2007 年将其命名为视神经脊髓炎谱系疾病(NMOSD),包括:①NMO;②NMO 高危型,如特发性单次或多次发生的长节段横贯性脊髓炎,脊髓节段受累≥3 个椎体节段;以复发性或同时受累的视神经炎;③视神经脊髓型多发性硬化(OSMS);④视神经炎或长节段横贯性脊髓炎伴系统性自身免疫性疾病;⑤视神经炎或长节段横贯性脊髓炎伴 NMO 的典型颅内病变。

2. 辅助检查

(1)影像学检查

①眼部 MRI 检查:急性期可表现为视神经增粗、强化,部分伴有视神经鞘强化等。慢性期可以表现为视神经萎缩,形成双轨征。

②脊髓 MRI 检查:脊髓病变多较长,纵向延伸的脊髓长节段横贯性损害是最具特征性的影像表现,矢状位多表现连续病变,往往超过 3 个椎体节段以上,轴位病变多累及中央灰质和部分白质,呈圆形或 H 型,脊髓后索易受累。急性期,病变可以出现明显肿胀,呈长 T_1 长 T_2 表现,增强后部分呈亮斑样或斑片样、线样强化,相应脊膜亦可强化。慢性恢复期可见脊髓萎缩、空洞,长节段病变可转变为间断、不连续长 T_2 信号(图 5-4)。

③头颅 MRI 检查:NMO 病人脑部病变 MRI 正常或呈非特异性白质损害,不符合 MS 诊断标准,MRI 异常率可达 60%～80%。影像学特点是累及皮质脊髓束病灶如内囊后肢和大脑脚(44%),血管性水肿可引起广泛半球病变,T_2WI 和 FLAIR 像多呈喷墨样点状增高;类脑病表现占 29%;导水管及第三、四脑室周围病变 22%,侧脑室周围病变 40%;延髓病变多与颈髓病变相连,呈鸟嘴样或扫尾状,约占 31%;颅内病灶强化效应较少见,多呈云雾样增强(图 5-5)。

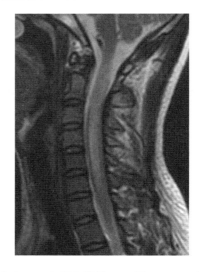

图 5-4　NMO 病人脊髓 MRI 示 C_1～T_1 水平脊髓肿胀,内示条带状长 T_2 信号影,超过 3 个椎体节段

(2)血清 AQP4 抗体:AQP4 是 NMO-IgG 作用靶点,AQP4-IgG 抗体是 NMO 特有的生物免疫标志物,对 NMO 诊断敏感性为 33%～91%,特异性为 85%～100%。AQP4-IgG 血清反应和滴度可预测临床转归及疾病活动性,但抗体阴性不能除外 NMO。

(3)血清其他自身免疫抗体检测:NMO 病人可合并其他自身免疫抗体阳性,如血清 ANA、SSA、SSB、ENA、抗心磷脂抗体、抗甲状腺抗体,阳性率 38%～75%;可伴有补体 C3、C4 下降。

(4)脑脊液检查:压力和外观正常,脑脊液细胞数轻度升高,约 1/3 病人急性期脑脊液白细胞>50×10^6/L,但很少超过 500×10^6/L,以中性粒细胞为主,有时可见嗜酸粒细胞;脑脊液寡克隆区带(OB)阳性率<20%,脑脊液蛋白正常或轻度增高,一般小于 1g/L,糖和氯化物正常。

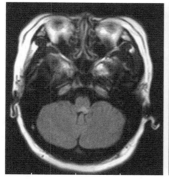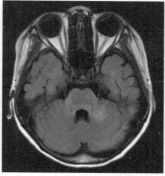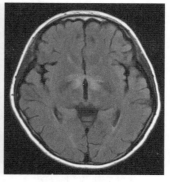

图 5-5 颅脑 MRI 示延髓偏后部、双侧桥臂、左小脑半球及双侧丘脑内侧多发小片状 FLAIR 序列呈高信号影

（5）诱发电位：多数病人有视觉诱发电位异常，主要表现为 P100 潜伏期延长及波幅降低。少数病人脑干听觉诱发电位异常，提示脑内亚临床病灶。

3.诊断要点 1999 年 Wingerchuk 等提出视神经脊髓炎诊断标准曾被广泛应用，由于 AQP4 抗体的发现，Wingerchuk 在 2006 年提出了修订的 NMO 诊断标准（表 5-2），要求具备 2 项必要条件和 3 项支持条件中的 2 项，即可诊断 NMO，诊断敏感度为 99%，特异度为 90%。

表 5-2 Wingerchuk（2006）的 NMO 诊断标准

必要条件	（1）视神经炎
	（2）急性脊髓炎
支持条件	（1）脊髓 MRI 病灶延伸 3 个椎体节段以上，呈连续性
	（2）头颅 MRI 不符合 MS 诊断标准
	（3）血清 NMO-IgG 阳性

随后研究认为，NMO 也可出现视神经及脊髓以外的 CNS 病变，包括小脑、脑干和脑白质病等，AQP4-IgG 的高度特异性进一步扩展了对 NMO 及其相关疾病的研究。Pittock 和 Wingerchuk2007 等研究发现 NNO 相关性疾病也发现 AQP4 抗体阳性，

提示这些疾病可能存在相同的发病机制，2007 年将其命名为视神经脊髓炎谱系疾病（NMOSD），同时研究发现：① NMO 和 NMOSD 在生物学特性上并没有统计学差异；②部分 NMOSD 病人最终转变为 NMO；③AQP4-IgG 阴性 NMOSD 病人还存在一定的异质性，但目前的免疫治疗策略与 NMO 是相似或相同的。基于以上原因，2015 年国际 NMO 诊断小组（IPND）制定了新的 NMOSD 诊断标准，取消了 NMO 的单独定义，将 NMO 整合入更广义的 NMOSD 疾病范畴中。自此，NMO 与 NMOSD 统一命名为 NMOSD，它是一组主要由体液免疫参与的抗原-抗体介导的 CNS 炎性脱髓鞘疾病谱，鉴于 AQP4-IgG 具有高度的特异性和较高的敏感性，NMOSD 诊断分为 AQP4-IgG 和阳性组（表 5-3、表-5-4）。

4.鉴别诊断

（1）多发性硬化：MS 是 NMO 或 NMOSD 重要的鉴别诊断，MS 最常累及的部位为脑室周围白质、视神经、脊髓、脑干和小脑，病程缓解-复发，临床上时间多发性和空间多发性是其主要特征，恢复较好。头颅 MR 显示病灶多分布在脑室旁、近皮质、幕下，长轴垂直于脑室壁；脊髓 MRI 显示脊髓病灶通常不超过 2 个节段，非对称偏心分布，

表 5-3　成人 NMOSD 诊断标准(IPND,2015)

AQP4-IgG 阳性的 NMOSD 诊断标准

(1)至少 1 项核心临床特征

(2)用可靠的方法检测 NMOSD 阳性(推荐 CBA 法)

(3)排除其他诊断

AQP4-IgG 阴性或 AQP4-IgG 未知状态的 NMOSD 诊断标准

(1)在 1 次或多次临床发作中,至少 2 项核心临床特征并满足下列全部条件:①至少 1 项临床核心特征为 ON、急性 LETM 或延髓最后区综合征;②空间多发(2 个或以上不同的临床核心特征;③满足 MRI 附加条件

(2)用可靠的方法检测 AQP4-IgG 阴性或未检测

(3)排除其他诊断

核心临床特征

(1)ON

(2)急性脊髓炎

(3)最后区综合征,无其他原因能解释的发作性呃逆、恶心、呕吐

(4)其他脑干综合征

(5)症状性发作性睡病、间脑综合征,脑 MRI 有 NMOSD 特征性间脑病变

(6)大脑综合征伴有 NMOSD 特征性大脑病变

AQP4-IgG 阴性或未知状态下的 NMOSD MRI 附加条件

(1)急性 ON:需脑 MRI 有下列之一表现:①脑 MRI 正常或仅有非特异性白质病变;②视神经长 T_2 信号或 T_1 增强信号>1/2 视神经长度,或病变累及视交叉

(2)急性脊髓炎:长脊髓病变>3 个连续椎体节段,或有脊髓炎病史的病人相应脊髓萎缩>3 个连续椎体节段

(3)最后区综合征:延髓背侧/最后区病变

(4)急性脑干综合征:脑干室管膜周围病变

NMOSD. 视神经脊髓炎谱系疾病;AQP4-IgG. 水通道蛋白 4 抗体;ON. 视神经炎;LETM. 长节段横贯性脊髓炎

表 5-4　不支持 NMOSD 的表现

临床或实验室表现

(1)临床特征和实验室结果

①进展性临床病程(神经系统症候恶化与发作无关,提示 MS 可能)

②不典型发作时间的低限:发作时间<4 小时(提示脊髓缺血或梗死)

③发病后持续恶化超过 4 周(提示结节病或肿瘤可能)

④部分横贯性脊髓炎,病变较短(提示 MS 可能)

⑤CSF 寡克隆区带阳性(不除外 MS)

(2)与 NMOSD 表现相似的疾病

（续　表）

①神经结节病：通过临床、影像和实验室检查诊断（纵隔腺病、发热、夜间出汗、血清血管紧张素转化酶或白细胞介素-2 受体增高）

②恶性肿瘤：通过临床、影像和实验室检查排除淋巴瘤和副肿瘤综合征［脑衰蛋白（collapsing）反应性调节蛋白-5 相关的视神经病和脊髓病或抗 Ma 相关的间脑综合征］

③慢性感染：通过临床、影像和实验室检查除外艾滋病、梅毒等

常规影像表现

（1）脑

①影像特征（MRI T_2 加权像）提示 MS 病变：侧脑室表面垂直（Dawson 指）；颞叶下部病变与侧脑室相连；近皮质病变累及皮质下 U－纤维

②影像特征不支持 NMOSD 和 MS：病变持续性强化（＞3 个月）

（2）脊髓

支持 MS 的 MRI 表现：脊髓矢状位 T_2 加权像病变＜3 个椎体节段；横轴位像病变主要位于脊髓周边白质（＞70%）；T_2 加权像示脊髓弥散性、不清晰的信号改变（可见于 MS 陈旧性病变或进展型 MS）

NMOSD. 视神经脊髓炎谱系疾病；MS. 多发性硬化；CSF. 脑脊液

脊髓肿胀不明显。脑脊液白细胞＜$15×10^6$/L，单核细胞为主，蛋白通常不升高（＜1g/L），脑脊液寡克隆区带（OB）常阳性，而血清 AQP4-IgG 多为阴性。

（2）急性播散性脑脊髓炎：ADEM 是广泛累及 CNS 白质急性炎症性脱髓鞘疾病，以双侧多发灶性或弥漫性脱髓鞘为主要特点，多发于感染、出疹及疫苗接种后。儿童和青壮年多见，呈急性单相自限病程，少数病例可能再发。临床表现为脑病、癫痫发作、锥体系、锥体外系及脊髓受累等症状，脊髓受累多为长节段，多与脑病同时出现。CSF 检查可见压力增高，细胞数可轻-中度增高，可以淋巴细胞或多形细胞为主，红细胞常见，蛋白轻-中度增高。脑电图可见广泛中-重度异常。血清 AQP4 抗体多为阴性。MRI 可见双侧脑白质弥散性多灶性大片状或斑片状 T_1WI 信号、T_2WI 高信号病变。

（3）其他疾病：与 Leber 视神经病和视网膜疾病、横贯性脊髓炎、亚急性坏死性脊髓病、脊髓亚急性联合变性、脊髓硬脊膜动静脉瘘、梅毒性视神经脊髓病、脊髓小脑性共济失调、遗传性痉挛性截瘫、脊髓肿瘤、脊髓血管病、热带痉挛性瘫痪、肝性脊髓病等相鉴别。某些结缔组织病，如系统性红斑狼疮、白塞病、干燥综合征、系统性血管炎等伴发的脊髓损伤，也应注意与 NMO 相鉴别。

【治疗】　根据临床研究及专家共识推荐，视神经脊髓炎的治疗分为急性期治疗、序贯治疗（免疫抑制治疗）、对症治疗和康复治疗。

1. 急性期治疗　目的：减轻急性期症状、缩短病程、改善残疾程度和防治并发症。

（1）糖皮质激素：大剂量甲泼尼龙冲击是 NMO 急性期首选的治疗方案，原则是：大剂量冲击，缓慢阶梯减量，小剂量长期维持。方法：甲泼尼龙 1g 静脉滴注，每天 1 次，共 3 天；500mg 静脉滴注，每天 1 次，共 3 天；240mg 静脉滴注，每天 1 次，共 3 天；120mg 静脉滴注，每天 1 次，共 3 天；泼尼松 60mg 口服，每天 1 次，共 3 天；50mg 口服，每天 1 次，共 3 天；顺序递减至中等剂量每天 30～40mg 时，依据序贯治疗免疫抑制药作用时效快慢与之相衔接，逐步放缓减量速度，如每 2 周递减 5mg，至 10～15mg 口服，每天 1 次，长期维持。部分病人对激素有一

定依赖性,在减量过程中病情再次加重,对激素依赖性病人,激素减量过程要慢,可每1～2周减5～10mg,至维持量(每天5～15mg)与免疫抑制药长期联合使用。长期大量应用糖皮质激素主要的不良反应有电解质紊乱、消化性溃疡、股骨头坏死、感染、库欣综合征等,应用过程中注意护胃、补钾、补钙等,同时应用活血药物改善微循环以避免股骨头坏死。甲泼尼龙浓度过高或静滴过快容易诱发心律失常,应用大剂量甲泼尼龙冲击治疗时应加以注意,使用时稀释于500ml 的葡萄糖或氯化钠溶液中,缓慢静滴至少3～4小时。

(2)血浆置换:部分重症 NMO 病人尤其是 ON 或老年病人对大剂量甲基泼尼松龙冲击疗法反应差,用血浆置换治疗可能有效,对 AQP4 抗体阳性或阴性的病人均有一定疗效,特别是早期应用。建议置换5～7次,每次用血浆1～2L。

(3)免疫球蛋白静脉滴注:因 NMO 主要为体液免疫疾病,免疫球蛋白治疗可能有效,对于大剂量甲基泼尼松龙冲击疗法反应差的病人,可选用免疫球蛋白治疗。免疫球蛋白用量为 0.4g/(kg·d),静脉滴注,连续5天为1个疗程。

2.缓解期治疗　目的:为预防复发,减少神经功能障碍累积,一线药物包括硫唑嘌呤、吗替麦考酚酯、甲氨蝶呤、利妥昔单抗等。二线药物包括环磷酰胺、米托蒽醌。

(1)硫唑嘌呤:通过干扰嘌呤代谢抑制 DNA、RNA 的合成,抑制 T 细胞的激活,使抗体产生减少并使循环的单核细胞及有核细胞减少,目前常用的方法是硫唑嘌呤联合小剂量泼尼松治疗。用法:按体重2～3mg/(kg·d)单用或联合口服泼尼松,按体重 0.75mg/(kg·d)通常在硫唑嘌呤起效以后4～5个月将泼尼松渐减量至小剂量长期维持。不良反应:白细胞降低、肝功能损害、恶心呕吐等胃肠道反应,应定期监测血常规和肝功能。使用硫唑嘌呤前建议病人测定硫代嘌呤甲基转移酶(TMTP)活性或相关基因检测,避免发生严重不良反应。

(2)吗替麦考酚酯:次黄嘌呤5单磷酸脱氢酶的非竞争性抑制药,可以阻断鸟嘌呤核苷酸和脱氧核苷酸代谢。用法:每天1～1.5g 口服,其不良反应主要为胃肠道症状和增加感染机会。

(3)利妥昔单抗:是一种针对 B 细胞表面 CD20 的单克隆抗体,B 细胞消减治疗能减少 NMO 的复发和减缓神经功能障碍进展。用法:按体表面积 375mg/m² 静脉滴注,每周1次,连用4周;或 1000mg 静脉滴注,共用2次(间隔2周)。国内治疗经验表明,中等或小剂量应用对预防 NMOS 仍有效,且不良反应小,花费相对较少。用法:单次 500mg 静脉滴注,6～12个月后重复应用;或 100mg 静脉滴注,每周1次,连用4周,6～12个月后重复应用。为预防静脉滴注的不良反应,治疗前可用对乙酰氨基酚、泼尼松龙。利妥昔单抗静脉滴注速度要慢,并进行监测,大部分病人治疗后可维持 B 淋巴细胞消减6个月,可根据 CD19/CD20 阳性细胞或 CD27 阳性记忆细胞监测 B 淋巴细胞,若 B 淋巴细胞再募集可进行第2疗程治疗。

(4)米托蒽醌:是一种抗肿瘤药。通过嵌入 DNA,抑制核酸合成而导致细胞死亡,能抑制淋巴细胞迁移和减少促炎性细胞因子产生,抑制 B 细胞功能。用法:按体表面积(10～12)mg/m² 静脉滴注,每个月1次,共3个月,后每3个月1次,再用3次,总量不超过 100mg/m²。主要不良反应为心脏毒性和治疗相关的白血病,使用时应注意监测心电图和心脏彩超,每次注射前应监测左室射血分数(LVEF),若 LVEF<50 或较前明显下降,应停用米托蒽醌。此外,因米托蒽醌的心脏毒性有迟发效应,整个疗程结束后,也应定期监测 LVEF。

(5)甲氨蝶呤:一种叶酸还原酶抑制药,

主要抑制二氢叶酸还原酶,导致 DNA 的生物合成受到抑制,甲氨蝶呤单用或与泼尼松合用能减少 NMO 复发和功能障碍进展,其耐受性和依从性较好,价格较低,适用于不能耐受硫唑嘌呤的不良反应及经济条件不能承担其他免疫抑制药的病人。用法:每周15mg,单用或与小剂量泼尼松合用。

(6)环磷酰胺:环磷酰胺是双功能烷化剂及细胞周期非特异性药物,环磷酰胺对减少NMO 复发和减缓神经功能障碍进展有一定疗效,为二线药物,用于其他治疗无效。用法:600mg 静脉滴注,每 2 周 1 次,连续 5 个月;或 600mg 静脉滴注,每个月 1 次,共 12个月。年总负荷剂量不超过 10~15g。主要不良反应有恶心、呕吐、感染、脱发、性腺抑制、月经不调、停经和出血性膀胱炎。使用时监测血常规、尿常规、白细胞减少应及时减量或停用,治疗前后嘱病人多饮水。

3. 对症治疗　NMO 的对症治疗大多数治疗经验均来自对 MS 的治疗,痛性痉挛可选用卡马西平、加巴喷丁、普瑞巴林、巴氯芬等药物,慢性疼痛、感觉异常等可应用阿米替林、普瑞巴林、选择性 5-羟色胺再摄取抑制药(SSRI)、去甲肾上腺素再摄取抑制药(SNRI)及去甲肾上腺素能与特异性 5-羟色胺抗抑郁药物(NaSSA)。顽固性呃逆可用巴氯芬。抑郁焦虑可应用 SSRI、SNRI、NaSSA 类药物以及心理治疗。伴有呼吸循环障碍,必要时行辅助通气循环支持,对于长期卧床病人需要预防血栓形成和呼吸道、泌尿系感染等。

4. 康复治疗　对于有吞咽、肢体、语言等功能障碍应尽早进行康复训练,在专业康复医师和护士指导下制定合理的个体治疗方案,改善日常生活能力,对严重焦虑、抑郁甚至有自杀倾向病人应给予心理治疗,同时对病人及亲属进行疾病宣教、生活指导,提高治疗的依从性。

【临床体会】

1. NMO 是独立于 MS 的中枢神经脱髓鞘疾病,血清 AQP4 抗体是其特异性的生物学指标。

2. NMO 可出现脑部症状,颅内病灶不再作为 NMO 的排除标准。NMO 典型脑部病灶的分布与高表达 AQP4 的解剖结构一致,如室管膜、下丘脑和脑干导水管周围。

3. NMO 可伴发其他自身免疫性疾病,如系统性红斑狼疮、干燥综合征、桥本甲状腺炎、重症肌无力等;同时副肿瘤综合征也可引起类似 NMO 或 NMOSD 的表现,在临床中应进行相关抗体检测。

4. 部分 NMO 病人对激素有一定依赖性,在减量过程中病情再次加重,治疗过程中应进行充分的病情告知,对于激素依赖性病人,激素减量过程要慢,部分病人需长期小剂量激素维持治疗。

5. 对大剂量激素治疗效果欠佳的病人,可应用免疫球蛋白治疗,临床上有时可见症状戏剧化的改善。

6. 对于生育期男性及妊娠期或者哺乳期女性的 NMO 病人,长期免疫抑制药治疗可对胎儿或新生儿产生不良影响,在药物选择上建议使用激素、丙种球蛋白、低剂量硫唑嘌呤或环孢素 A 等,并充分评估胎儿的风险。

7. 多数复发型 NMO 病人约在数周或数月内症状缓慢恢复,但恢复多不完全,NMO 病人通常在多次严重复发后遗留残疾,血清 AQP4 抗体滴度与疾病活动有关,可预测 NMO 转归。

(潘梦秋　李　波)

第三节　急性播散性脑脊髓炎

急性播散性脑脊髓炎（ADEM）是一种急性起病,临床表现多样的中枢神经系统炎性脱髓鞘疾病,好发于儿童和青年,感染及疫苗接种是最重要的诱因,以发热、精神异常、意识障碍、癫痫发作及局灶性神经系统症状与体征为主要临床特点,人群中发病率相对较低。严重者往往起病急骤,病情凶险,没有及时治疗者死亡率较高。

【病因和发病机制】

1. 病因　ADEM 的病因尚不完全清楚,最新的研究认为,ADEM 是发疹性疾病和接种疫苗后的病理反应。

（1）感染:ADEM 常继发于各种病原微生物感染后,常见病原为麻疹、水痘、风疹、腮腺炎、单纯疱疹、EB 病毒、乙肝病毒、HIV、支原体、A 组 β 溶血性链球菌等。

（2）疫苗接种:ADEM 最早见于接种水痘或狂犬病疫苗后,后来发现亦可见于接种卡介苗、麻疹减毒活疫苗、乙脑疫苗、百白破疫苗、流感疫苗、人乳头瘤病毒疫苗等。有研究认为,由 CNS 组织制成的疫苗最容易引起ADEM。

（3）病因不明:部分病人起病前找不到明确的诱因。

2. 发病机制　ADEM 发病机制尚不明确,目前的研究认为是 T 细胞激活导致针对髓鞘或其他自身抗原的免疫反应。

（1）病毒机制:病毒、病毒代谢产物、疫苗相关成分直接破坏髓鞘,病毒或被感染的髓鞘成分诱发宿主细胞的细胞或体液免疫反应。

（2）分子模拟机制:病毒或疫苗中的某些成分结构与髓鞘抗原结构相似,导致错误的免疫识别、应答而引发自身免疫反应。

（3）抗原抗体反应:ADEM 病人血清中可检测到抗髓鞘碱性蛋白（MBP）和抗髓鞘少突胶质细胞糖蛋白（MOG）抗体,经治疗后抗体可消失,也可能持续存在并演变为多发性硬化。

【诊断与鉴别诊断】

1. 临床表现　多在感染或疫苗接种后 1～2 周急性起病,少数可呈爆发式或亚急性起病,部分病人起病前无明确诱因,四季均可发病,男女发病率相等,散发病例多见。

（1）大脑弥漫性损害症状:病人往往以脑病样症状起病,急性意识障碍明显,可呈昏睡或昏迷状态;或表现为精神行为异常,精神错乱、躁动不安,上述两种表现可同时存在也可以其中一种为主要临床特点。往往伴有发热,低热比较多见,体温也可高达 39.0℃。1/3 病人有肢体抽搐,可呈典型全面或局灶性癫痫样发作,也可表现为发作性的肢体不自主痉挛、扭转样动作,有时与锥体外系的不自主运动鉴别困难。

（2）脑局灶性损害的表现:80%～90%的病人病程中出现局灶性神经功能缺损的症状,最常见的为肢体瘫痪,可表现为单瘫、偏瘫、截瘫或四肢瘫,另有一半的病人可有感觉异常、共济失调等脑实质受损的体征,其他常见的有偏盲、视力障碍等大脑皮质、脑神经受累的表现,也可见不自主震颤、舞蹈样动作等锥体外系症状。

（3）脑膜受累征:1/3 病人急性期出现头痛、呕吐等颅内压增高的表现,少数病人脑膜受累出现脑膜刺激征。

（4）脊髓损害表现:ADEM 往往累及脊髓,表现为横贯性脊髓炎,出现受损平面以下运动、感觉及括约肌功能障碍。几乎所有病人都有膀胱功能障碍,80%～90%病人出现传导束型感觉障碍,50%病人出现部分或完全性截瘫。

2. 辅助检查

（1）影像学检查:MRI 通常显示大脑半

球、脑干、小脑、脊髓白质内的多发、大块状长T_1、长T_2异常信号，FLAIR呈高信号，DWI呈高信号，ADC呈低信号改变，累及范围广泛，往往双侧不对称，病灶也可累及半球深部灰质，以丘脑和基底节受累多见，约40%的病人出现丘脑病灶，丘脑和基底节病灶多呈对称性分布，胼胝体和脑室旁白质受累少见。

大部分病灶强化明显（图5-6），也有部分病灶完全没有强化。MR-ASL病灶呈低灌注改变。1/2以上的病人可见脊髓病灶，呈局灶性或节段性分布，但多数表现为较长脊髓节段（>3个节段）甚至全脊髓受累。疾病后期有些病灶可完全消失，而有些病灶只能部分吸收。

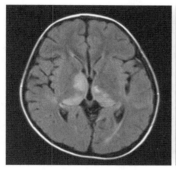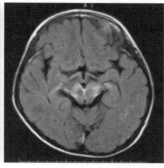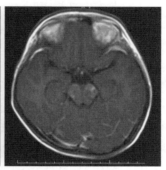

图 5-6　ADEM 病人 MRI 示右侧基底节、双侧丘脑、脑干多发病灶，FLAIR 呈高信号，增强明显强化

（2）脑脊液检查：脑脊液压力大部分增高，部分在正常范围内，CSF细胞数轻-中度增高，以淋巴细胞增高为主，也可见单核细胞数增高，蛋白可轻-中度增高（不超过1g/L），以IgG增高为主，部分可见寡克隆区带，糖和氯化物正常。

（3）血液检查：ADEM病人外周血白细胞数可增高，以单核和淋巴细胞增高为主；部分病人血沉增快；可出现单一或多种自身免疫性抗体异常，如抗甲状腺抗体、抗核抗体（ANA）、抗可溶性抗原（ENA）抗体、抗中性粒细胞胞浆抗体（ANCA）阳性。

（4）脑电图检查：呈中度异常脑电图改变，常见非特异性慢波，癫痫发作时可见棘波或棘-慢复合波。

3. 诊断要点　ADEM目前国际上尚无统一的诊断标准，由于缺乏特异性的生物学标记物，一般根据临床表现结合影像学特点进行诊断。临床上往往具有以下特点。

（1）病人多为儿童或青壮年，以急性脑病样症状起病，意识障碍或精神行为异常明显，同时有局灶性神经功能缺损的症状和体征。

（2）发病前1～2周多有发热、皮疹等前驱感染史或疫苗接种史。

（3）MRI可见大块状的脑白质T_2、FLAIR高信号病灶，DWI呈高信号，ASL呈低灌注改变，病灶多发，可累及丘脑和基底节。

（4）血液、脑脊液检查排除中枢神经系统感染和其他自身免疫性疾病。

（5）2007年儿童ADEM的诊断标准（国际儿童MS研究组）

①临床表现：首次发作的急性或亚急性脱髓鞘疾病，有脑病症状（行为异常或意识改变）和多部位病变的临床表现，糖皮质激素治疗后症状减轻或好转，之前无脱髓鞘特征的临床事件发生，并排除其他原因。

②影像学表现：以局灶性或多发性脑白质病灶为主，且无陈旧性白质病变。MRI表现为大的（1～2cm）、多发性的位于幕上或幕下白质、灰质，尤其是基底节和丘脑的病灶，少数表现为单发的孤立病灶，可见弥漫性脊

髓内异常信号伴不同程度强化。

另外,约 2/3 的 ADEM 是单次发作,为单相型 ADEM,单相型 ADEM 经治疗后临床症状逐渐好转;另一部分病人在原有病变的基础上复发,为复发型 ADEM;还有一部分出现新病灶的复发,为多相型 ADEM。一次发作病程可达 3 个月,在 3 个月内病情可出现波动。对复发型和多相型 ADEM 的概念一般认为:

复发型 ADEM:首次 ADEM 事件 3 个月后或规范的糖皮质激素治疗 1 个月后,出现新的 ADEM 事件,新发事件只是时间上的复发,无空间的多发,症状和体征与首次相同,影像学检查仅显示旧病灶的扩大,无新病灶的出现。

多相型 ADEM:首次 ADEM 事件 3 个月后或规范的糖皮质激素治疗 1 个月后,出现新的 ADEM 事件,新发事件无论在时间上还是空间上均与首次不同,因此症状、体征及影像学检查均显示有新的病灶出现。

4. 鉴别诊断

(1)多发性硬化:ADEM 与首次发作的 MS 鉴别困难,主要从以下几点进行鉴别。

①ADEM 在儿童、成人均可发病,而 MS 多见于 20—40 岁的成年人。

②ADEM 病人起病前多有明确的前驱感染或疫苗接种史,而 MS 病人少见。

③ADEM 病人往往发热、头痛、脑膜刺激征、意识障碍、精神行为异常等弥漫性脑损害的症状突出,而 MS 病人全脑受损的症状不明显;如累及视神经 ADEM 往往为双侧性,而 MS 则单侧受累为主。

④绝大多数 ADEM 呈单相病程而大多数 MS 病人表现为时间上的多发性。

⑤ADEM 脑脊液单核细胞数升高明显,而在 MS 则轻度升高或正常。

⑥ADEM 的 MRI 表现常为同期广泛双侧不对称的脑白质受损,常累及深部灰质,尤其是丘脑;MS 常为不同时期的局灶性损害,

一般位于深部白质,很少累及丘脑;经治疗后 ADEM 病灶可完全消失或明显缩小,而多发性硬化即使无临床发作,MRI 上也可不断出现新的无症状病灶,病灶累积达到一定程度时可再度出现临床症状。

⑦急性 MS 炎症细胞浸润局限于脱髓鞘病变的血管周围,正常白质内无炎性细胞浸润,而 ADEM 病变广泛,在正常白质内仍可见炎性细胞浸润,且炎性反应重。

(2)病毒性脑炎:两者临床上均可表现为发热、头痛、意识障碍、精神行为异常、癫痫发作等,有时鉴别困难。

①ADEM 是病毒感染后诱发的自身免疫性损害,以脑白质病变为主,可有灰质损害,以丘脑和基底节为主;而病毒性脑炎则是病毒直接侵犯脑细胞引起的实质性损害,以额、颞、岛叶等皮质受累症状多见。

②ADEM 仅累及中枢神经系统,而病毒性脑炎除中枢神经系统症状外还可伴有心脏、肝脏、肌肉等全身多个系统受累的表现。

③ADEM 可有脊髓、视神经及周围神经受损的表现,而病毒性脑炎少见。

④病毒性脑炎以抗病毒治疗为主,易遗留认知功能障碍,而 ADEM 则对大剂量糖皮质激素及免疫治疗效果好,预后多良好。

(3)其他颅内疾病,如需与视神经脊髓炎谱系疾病、脑白质营养不良、桥本脑病、线粒体脑肌病、中毒性白质脑病、大脑胶质瘤病等相鉴别。

【治疗】

1. 大剂量糖皮质激素冲击治疗 大剂量甲泼尼龙冲击治疗:成人用量为 1000mg ＋5％GS 或 0.9％NS500ml,缓慢静脉滴注,连用 3～5 天;冲击后改为口服泼尼松每天 50mg 或甲泼尼龙每天 40mg 早晨顿服,逐渐减量至停药,共 4～6 周。儿童用量按公斤体重计算,体重在 30kg 以下者 10～30mg/(kg·d),30kg 以上者每天 500～1000mg,缓慢静脉滴注,连用 3～5 天;冲击治疗后改为口

服泼尼松或甲泼尼龙 0.5～1mg/(kg·d)。部分大剂量甲强龙治疗后症状缓解不明显者可在甲泼尼龙减量 5～7 天后再次冲击治疗一个疗程。甲泼尼龙浓度过高或静脉滴注过快容易诱发心律失常,应用大剂量甲泼尼龙冲击治疗时应加以注意,使用时稀释于 500ml 的葡萄糖或氯化钠溶液中,缓慢静脉滴注至少 3～4 小时。在应用激素的同时需注意护胃、补钾、补钙,同时应用活血药物改善微循环以避免股骨头坏死。

2. 大剂量免疫球蛋白静脉输注(IVIG)

IVIG 用量为 0.4g/(kg·d),连用 3～5 天。免疫球蛋白的生物半衰期为 16～24 天,因此对有需要的病人可在 2～3 周后再次应用免疫球蛋白治疗。

3. 血浆交换　对于大剂量甲泼尼龙治疗无效的病人可考虑应用血浆置换治疗,目前被认为是 ADEM 激素治疗的替代疗法,但应用的效果尚需进一步的临床证实。

4. 免疫抑制治疗　对复发型和多相型 ADEM 可给予免疫抑制药治疗,如应用环磷酰胺等。

5. 对症支持治疗　高热、昏迷病人采用物理降温;颅内压较高者应用脱水治疗;有癫痫发作和锥体外系症状者应用抗癫痫药物和锥体外系药物控制发作;神志不清、卧床者需注意控制肺部感染,维持内环境稳定。

【临床体会】

1. ADEM 大多起病急骤,儿童病人发病前多有明确的感染或预防接种诱因,部分病人病因不明,而在成人病人发病前诱因往往并不明显。

2. ADEM 急性期与多发性硬化鉴别困难,有些病例需在病程的演变过程中逐渐明确诊断,因此对早期考虑为 ADEM 或诊断为 ADEM 的病人治疗后仍需长期随诊,观察其病情变化,必要时调整诊断及治疗方案。

3. ADEM 是单相型病程,但也有一部分会复发,对 ADEM 病人需注意避免疫苗接种及其他可能导致体内免疫紊乱的诱因,以免诱发症状加重或病情复发。

4. 早期足量的糖皮质激素治疗对减轻炎症反应、促进疾病恢复有重要的作用,甲泼尼龙为成人 ADEM 的首选用药。对于一个疗程的激素冲击治疗症状不能完全缓解者可在激素减量后再次冲击治疗一个疗程。在应用激素时需注意其不良反应。

5. 儿童 ADEM 病人为避免大剂量皮质激素的不良反应可首选 IVIG 治疗,对 IVIG 治疗无效者再应用甲泼尼龙冲击治疗。大部分患儿 IVIG 治疗后临床症状可得到很好的改善,复查颅内病灶可部分或完全消失。

6. 对儿童病人在应用大剂量激素治疗前需充分评估治疗的风险与利弊,尤其是对生长发育的影响,考虑到 ADEM 是单相病程且有自愈倾向,建议大剂量皮质激素仅用于重症 ADEM 或临床上有明显的神经功能障碍以及对免疫球蛋白治疗效果欠佳者。

7. 对于疗效不佳的病人可考虑 IVIG 与大剂量皮质激素交替或联合应用;也有推荐 IVIG 与大剂量甲泼尼龙联合用于儿童重症 ADEM 的治疗。

8. 若在发病前有病毒感染史或不能排除病毒性脑炎,可在激素治疗的同时加用抗病毒治疗。

9. 在疾病的急性期,病人往往临床症状较重,有些甚至需进行气管切开及机械通气治疗,但一般起病 2～3 周后开始逐渐恢复,大部分病人预后较好,有些可完全恢复正常,部分起病较重者遗留运动、认知功能障碍等后遗症。

(李　波)

第四节　渗透性脱髓鞘综合征

渗透性脱髓鞘疾病是一种少见的脑组织代谢障碍性脱髓鞘疾病,根据病变的部位分为脑桥中央髓鞘溶解症(CPM)和脑桥外髓鞘溶解症(EPM)。脑桥中央髓鞘溶解症以脑桥基底部对称性脱髓鞘为主要病理特点,脑桥外髓鞘溶解症病变位于脑桥外的基底节、丘脑、小脑、皮质下白质等部位。临床上病情进展迅速,死亡率高,存活者往往遗留痉挛性瘫痪等严重的神经功能障碍。

【病因和发病机制】

1. 病因　本病的确切病因尚未完全明确。临床发现绝大多数病人存在严重的基础疾病,往往与基础疾病伴发或在疾病的治疗过程中突然起病。

(1)脱水和电解质紊乱:严重低钠血症补钠治疗血钠纠正速度过快,或脱水病人补液量过多过快。

(2)伴发严重的基础疾病:如慢性酒精中毒、严重烧伤、肝移植术后、慢性肾衰透析治疗后、肝功能衰竭、严重创伤、癌症晚期、败血症等重大疾病。

(3)与其他多种内科疾病相关:如糖尿病、营养不良、胰腺炎、多发性神经病、妊娠呕吐、急性卟啉病、化疗后、放疗后等。

2. 发病机制

(1)一般认为与脑内渗透压平衡失调有关,推测低钠血症时脑组织处于低渗状态,快速补充高渗盐水可使血浆渗透压快速升高而导致脑组织脱水和髓鞘破坏。

(2)也有认为基础疾病导致血浆渗透压升高,渗透压升高及营养不良、维生素 B_1、维生素 B_{12} 代谢障碍导致髓鞘变性、脱失。

(3)髓鞘脱失不伴有炎症反应是其显著的病理学特点,而脑桥基底部及脑桥外基底节部位是对代谢紊乱异常敏感的区域。

【诊断与鉴别诊断】

1. 临床表现　本病均为散发,可发生于任何年龄,成人多见,儿童亦可发病,无性别差异。

(1)脑桥中央髓鞘溶解症:常在原发疾病引起脑部症状或治疗好转的基础上,突然出现假性延髓麻痹、中枢性四肢瘫痪等不同程度的脑干功能障碍,病人表现为声音嘶哑和发音困难,逐渐发展至沉默不语,不能讲话,不能吞咽,严重者四肢不能活动,可伴意识障碍。感觉和理解力相对正常,仅能通过眼球活动示意。数日后四肢腱反射变得活跃,疼痛刺激可引起肌强直和肢体伸性姿势。还可出现眼球震颤,眼球协调运动、眼球凝视障碍等。

(2)脑桥外髓鞘溶解症:临床上比脑桥中央髓鞘溶解症少见,可单独出现也可与脑桥中央髓鞘溶解症并发,占渗透性脱髓鞘病例的 10% 左右。常见的为运动障碍,病人表现为四肢震颤、行动迟缓等帕金森病的特点,也可表现为手足徐动、舞蹈样动作或全身肌张力障碍,部分病人可有共济失调、行为异常、视野缺损等小脑、皮质下白质受损的特点。也可合并言语不清、吞咽困难、四肢腱反射活跃等脑干症状。

(3)少数病人症状不典型,仅表现为意识模糊或木僵状态,可不伴有皮质脊髓束或皮质延髓束的体征,仅在头颅 MRI 上发现皮质下白质大片对称性病灶,也有部分病人病灶较小而无明显的临床症状。

2. 辅助检查

(1)影像学检查:CT 可显示脑桥中央及脑桥外双侧对称性低密度病灶,但检出率较低,结果并不可靠。目前认为 MRI 是具有诊断价值的检查方法。可显示脑桥基底部对称性的长 T_1 长 T_2 异常信号,在发病后 1~2 周病灶清晰,增强后无强化。病灶在 MRI 轴位上呈三角形或蝴蝶形,冠状位上呈特征性的蝙蝠翅样。弥散加权成像(DWI)呈高信号,表观弥散系数(ADC)呈低信号(图 5-7,图 5-8)。有时临床症状好转而影像学异常可持续几个月或更长。

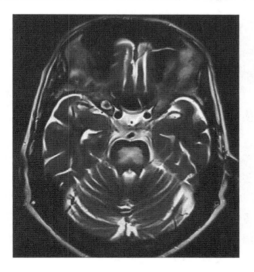

图 5-7　MRI 显示脑桥中央髓鞘溶解症病人特征性脑桥基底部对称性 T_2 高信号病灶

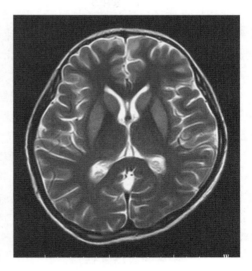

图 5-8　脑桥外髓鞘溶解症病人典型双侧基底节显示对称性 T_2 高信号病灶

(2)脑电图检查:可见弥漫性低波幅慢波,与意识状态有关,无特征性。

(3)神经电生理检查:脑干听觉诱发电位(BAEP)可提示脑桥被盖部病变,典型表现为 I～V 波或 III～V 波间潜伏期的异常延长。

(4)脑脊液检查:蛋白及髓鞘碱性蛋白可增高,偶见脑脊液黄变。部分脑脊液压力增高,白细胞数可增高。

3. 诊断要点　渗透性脱髓鞘疾病仅靠临床表现诊断困难,随着头颅 MRI 的广泛应用,早期诊断率逐渐提高。

(1)病人往往有低钠血症的病史,在补液纠正低血钠的过程中起病;或有其他疾病,如慢性酒精中毒、糖尿病、肝衰竭、肾衰竭、癌症晚期、多发性神经病等各种基础疾病,与疾病相伴发或在疾病的治疗过程中起病。

(2)临床表现为突发的四肢瘫痪、假性球麻痹、意识障碍等皮质脊髓束和皮质脑干束受损的症状,或急性帕金森综合征、肌张力障碍等锥体外系症状,或出现意识模糊、木僵状态等反常的精神行为。

(3)头颅 MRI 显示脑桥基底部或双侧基底节对称性 T_1 低信号、T_2 高信号病灶,DWI 呈高信号,ADC 图为低信号改变。

4. 鉴别诊断

(1)可逆性后部白质脑病综合征(RPLS)

①RPLS 病因主要由高血压脑病、肾功能不全、妊娠子痫、应用免疫抑制药或细胞毒性药物诱发;而髓鞘溶解综合征大部分是与低钠血症补钠速度过快或慢性酒精中毒、其他严重疾病相关。

②RPLS 病变部位主要位于大脑半球后部白质,呈大片状水肿病灶,双侧顶枕叶为主,也可累及脑桥,病灶亦呈片状分布,脑桥基底部及被盖部均受影响;髓鞘溶解综合征病灶主要累及脑桥基底部或脑桥外基底节部位,呈特征性的脑桥蝙蝠翅样改变或双侧基

底节对称性病灶。

③RPLS 发生的机制为血管源性水肿，MRI 检查 T_1 为等或低信号病灶，T_2 呈高信号，DWI 为等或略高信号改变，ADC 图为高信号改变；髓鞘溶解综合征为细胞毒性水肿，MRI 检查为 T_1 低信号，T_2 高信号病灶，DWI 呈高信号，ADC 图为低信号改变。

④RPLS 经控制血压或积极治疗原发病，病灶可消失，临床症状很快好转；髓鞘溶解综合征往往治疗困难，预后较差。

（2）闭锁综合征：①闭锁综合征为脑桥基底部双侧梗死，病人往往有脑血管病的高危因素，起病表现为真性球麻痹、四肢迟缓性瘫痪；髓鞘溶解综合征则为脑桥基底部的脱髓鞘病变，临床表现为假性球麻痹及四肢迟缓性瘫痪，数日后发展为痉挛性瘫痪。②闭锁综合征由基底动脉或基底动脉双侧脑桥分支闭塞引起，MRA 检查可见明显脑血管病变，基底动脉严重狭窄或闭塞；髓鞘溶解综合征则由电解质紊乱、血浆渗透压改变所致，颅脑血管检查往往无异常。

【治疗】 目前尚无有效的治疗方法，以对症和支持治疗为主，积极处理原发病和预防并发症。

1. 临床纠正低钠血症速度要缓慢，需注意使用高渗盐水补钠的浓度和控制补液的速度，避免血钠浓度上升过快，以控制在每小时升高血钠 1mmol/L，24 小时内血钠升高不超过 10mmol/L，可采用口服浓氯化钠补充治疗或使用生理盐水逐渐纠正。

2. 急性期可给予甘露醇、呋塞米等脱水药控制脑水肿，早期应用大剂量皮质激素冲击治疗对控制病情的发展、促进神经功能康复可能有一定的作用。

3. 慢性酒精中毒病人应戒酒并给予维生素 B_1，有营养不良者可适当补充营养，有感染者可应用抗生素等对症、支持治疗。

4. 可给予高压氧和免疫球蛋白、血浆置换等治疗。

【临床体会】

1. 桥外髓鞘溶解症在临床上并不少见，多于低钠血症反复或快速纠正低钠后出现，以缓慢出现的帕金森症状为常见临床特点，重症者影像学上可见双侧基底节对称性异常信号，轻症者异常信号不明显，对美多巴治疗反应欠佳，纠正低血钠可改善症状。

2. 渗透性脱髓鞘疾病临床诊断较易，但治疗困难，大部分病人预后较差，遗留严重的神经功能障碍，因此提高对这一类疾病的认识，早期预防非常重要。

3. 对低钠血症病人，需注意补钠的方法，并严格控制每小时、每日补钠量和补钠的速度，避免因治疗不当诱发渗透性脱髓鞘疾病的出现。

4. 对患有严重系统性疾病的病人，需严密监测生命体征及血浆电解质、渗透压的情况，注意维持内环境的稳定；对长期大量饮酒或慢性酒精中毒者，建议其补充 B 族维生素。

（李　波）

第五节　脱髓鞘性假瘤

脱髓鞘性假瘤又称瘤样炎性脱髓鞘病（TIDD），是一种由免疫介导的中枢神经系统炎性脱髓鞘疾病，影像学上病灶常孤立或多发，占位效应明显，临床症状相对较轻，以缓慢进展的言语不清、肢体无力、感觉异常为主要表现，可伴反应迟钝、记忆力减退、肢体抽搐等症状，类似肿瘤而又不是肿瘤。

【病因和发病机制】 目前病因尚未完全明确，目前认为是多发性硬化（MS）的一种变异型，其发病机制与 MS、视神经脊髓炎（NMO）、急性播散性脑脊髓炎（ADEM）相似，也是中枢神经系统的一种炎症性脱髓鞘病变。

【诊断与鉴别诊断】

1. 临床表现

（1）多为亚急性或慢性起病，起病前常无明显诱因，个别病人有疫苗接种或感冒史。本病可发生于任何年龄阶段，以中青年多见，平均发病年龄为 34－37 岁，无明显性别差异。

（2）早期可表现为情感淡漠，反应迟钝，精神异常，记忆力减退等脑功能减退的症状，但往往不被重视。头痛、呕吐等颅内压增高的症状常为病人最初就诊的原因，大约见于 1/3 的病人，部分以视力下降、癫痫发作为首发症状。

（3）随着病情的发展逐渐出现头痛、肢体麻木、乏力、言语不清、饮水呛咳、吞咽困难、视力下降等局灶性神经功能缺损的表现。

（4）病灶可累及下丘脑出现闭经、水钠潴留等电解质紊乱的症状，累及脑神经出现眼肌麻痹、周围性面瘫，累及大脑皮质出现偏盲、失语、意识障碍、尿便失禁等临床表现。

（5）病程中常有认知功能障碍，大部分病人为轻-中度，可表现为记忆力减退、反应迟钝、重复语言等；少数病人出现重度认知功能障碍，并伴有淡漠、少语、烦躁等精神、情感障碍。

（6）少部分病人脊髓受累，出现损害平面以下束带感及运动、感觉和大小便障碍。脊髓损害与急性脊髓炎相比常起病缓慢，临床症状相对较轻，但影像学检查往往可见较明显的病灶，亦表现为病灶重、临床症状轻的特点。

2. 辅助检查

（1）MRI 检查：头颅 MRI 常表现为皮质下白质或累及皮质的单一或多发病灶，大脑半球多见，也可累及脑干、小脑，脊髓受累少见，呈长 T_1、长 T_2 异常信号，FLAIR 高信号，DWI 呈高信号，病灶往往边界较清楚，周围水肿明显，增强大部分可见异常强化，急性期多为斑片状或团块样强化，亚急性期约一半病人呈"C"形强化，即周围不连续的花边样、半环或开环形强化，也可为闭合环形强化（图 5-9），慢性期强化往往不明显，因此 MRI 增强对 TIDD 早期诊断有重要的意义。

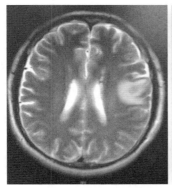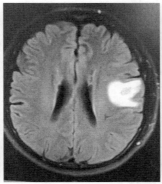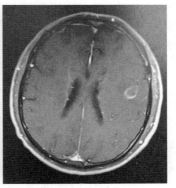

图 5-9 TIDD 病人 MRI 示颅内异常病灶，呈长 T_2 改变，FLAIR 高信号，增强呈"C"形强化

（2）CT 检查：头颅 CT 可见病变区边界清楚或模糊的低或等密度病灶，增强无明显强化或呈轻度强化。

（3）脑脊液检查：脑脊液压力多轻度升高，CSF 白细胞数正常或轻度升高，蛋白水平正常或轻、中度增高，寡克隆带可呈阳性，髓鞘碱性蛋白多明显增高。

（4）脑电图检查：可为轻-中度异常，常为非特异性改变。

（5）诱发电位检查：视觉诱发电位、体感诱发电位、脑干听觉诱发电位可有异常，可作为确定疾病受累部位与范围的亚临床证据。

3. 诊断要点　TIDD 目前尚无统一的诊断标准，临床上常根据以下特点进行诊断。

（1）中青年病人亚急性或慢性起病，影像学检查可见类似肿瘤和有明显占位效应的病灶，MRI 显示 T_1 低信号、T_2 高信号的单发或多发异常病灶，增强明显强化，而临床症状相对较轻，与影像学表现不相符。

（2）多为单相病程，激素治疗有效，预后相对较好。

4. 鉴别诊断

（1）脑肿瘤：TIDD 与脑肿瘤临床上鉴别困难，尤其是与胶质瘤及淋巴瘤容易混淆，主要从以下几点进行鉴别。

①TIDD 平均发病年龄为 35 岁；而脑肿瘤及淋巴瘤的发病年龄相对较大。

②TIDD 多呈亚急性或慢性起病，少数急性起病；脑肿瘤多隐匿起病，进展相对缓慢。

③TIDD 临床上可出现偏瘫、言语欠清等局灶性肢体功能缺损的表现，但相对 MS 或 NMO 症状较轻；而脑肿瘤上述表现并不明显或仅在继发卒中后出现。

④TIDD 早期智能障碍明显；而脑肿瘤一般早期不出现智能障碍或仅在晚期出现。

⑤小便障碍在 TIDD 中比较常见；而脑肿瘤很少有尿便障碍。

⑥CT 检查：TIDD 头颅 CT 绝大多数为低密度病灶，强化不明显，若头颅 CT 呈高密度可基本排除；脑肿瘤半数左右为高密度或混杂密度，部分可强化。

⑦MRI 检查：TIDD 多为长 T_1、长 T_2 异常信号，边界较清楚，呈"C 形"或环形增强；脑肿瘤多为长 T_1、长 T_2 异常信号，边界较模糊，强化明显，呈中心或团块状强化；反应组织代谢的 MRS 对于两者的鉴别也有一定的

意义。

⑧激素试验性治疗：TIDD 治疗后病灶可缩小，有的甚至消失，临床症状持续改善，一般无严重的后遗症；脑肿瘤应用激素治疗后早期症状可一过性减轻，胶质瘤病灶不会缩小，多数淋巴瘤病灶明显缩小或消失，但以后又会出现。

（2）脑脓肿：病程中常有发热，颅内压增高明显，且多有体内其他部位的原发感染灶，头颅 CT 可见高密度环形强化，头颅 MRI 为闭合环形强化；而 TIDD 很少有发热，头颅 CT 强化不明显，头颅 MRI 多为"C"形强化。

【治疗】

1. 大剂量糖皮质激素冲击治疗　常规用法从每天 1g 开始，静脉滴注 3～4 小时，共 3 天；然后剂量减半，每天 500mg，应用 2～3 天后再减半；此后每隔 3～5 天激素剂量再减半，直到每天 40mg；然后改为泼尼松龙每天 32mg 或泼尼松每天 40mg 口服，每周半量递减，直至前者每天 8mg 或后者每天 10mg 维持治疗 1 周后停药。大部分病人激素治疗可有效控制症状，部分病人激素减量过快出现症状反弹，可再次给予大剂量皮质激素冲击治疗，并避免减量过快。长期大量应用糖皮质激素主要的不良反应有电解质紊乱、消化性溃疡、股骨头坏死、感染、库欣综合征等，应用过程中注意护胃、补钾、补钙等，同时应用活血药物改善微循环以避免股骨头坏死。甲泼尼龙浓度过高或静滴过快容易诱发心律失常，应用大剂量甲泼尼龙冲击治疗时应加以注意，使用时稀释于 500ml 的葡萄糖或氯化钠溶液中，缓慢静滴至少 3～4 小时。

2. 静脉注射大剂量免疫球蛋白　可在一定程度上起到增强免疫力、缓解病情进展、减少复发的作用，临床中常作为激素冲击的辅助治疗。

3. 免疫抑制药　部分使用激素治疗效果不理想的病人可试用免疫抑制药如环磷酰胺等。

4.血浆置换　对不宜使用激素或对激素有禁忌证的病人采用血浆置换可取得一定的疗效。

【临床体会】

1.TIDD 一般预后良好,部分可向其他类型的中枢神经系统炎性脱髓鞘疾病转化,如 MS、NMO 等。

2.头颅 CT 在 TIDD 与肿瘤性疾病的鉴别中有重要的作用。

3.对 TIDD 的治疗,应首选甲泼尼龙冲击治疗,大多效果较好,但需注意避免激素减量过快,否则容易出现病情反复。

（李　波）

第 **6** 章

痴 呆

痴呆是一种慢性获得性智能障碍综合征,以日常生活能力下降、精神与行为异常、认知功能障碍为主要临床表现,多见于老年人群。

痴呆按病因分类,分为阿尔茨海默病(AD)、额颞叶痴呆(frontotemporal dementia,FTD)、路易体痴呆(dementia with lewy bodies,DLB)、血管性痴呆(vascular dementia,VaD)和其他类型痴呆等,其他类型痴呆包括颅内占位性病变所致痴呆、感染相关性疾病所致痴呆、脑外伤所致痴呆、正常颅压性脑积水、代谢障碍所致痴呆、物质中毒所致痴呆、副肿瘤综合征所致痴呆。在痴呆中,AD和VaD是常见的两种类型,其中AD最为常见,约占所有痴呆类型的 60%,而VaD占所有痴呆的 10%~25%。

【病因和发病机制】

1. 病因 痴呆的发病原因很多,临床上主要分为:

(1)中枢神经系统变性:阿尔茨海默病(AD)、额颞叶痴呆(FTD)、路易体痴呆(DLB)、帕金森病(PD)、亨廷顿病(Huntingdon Disease)。

(2)血管性:血管性痴呆(vascular dementia,VaD)。

(3)感染性:神经梅毒、艾滋病脑病、阮蛋白病。

(4)占位性病变:肿瘤、慢性硬膜下血肿、慢性脑脓肿等。

(5)维生素缺乏:维生素 B_1、维生素 B_{12} 缺乏等。

(6)中毒:酒精、重金属、一氧化碳、药物中毒等。

(7)其他系统疾病:副肿瘤综合征、肝衰竭、肾衰竭、甲状腺功能低下、桥本脑病等。

2. 发病机制 各种不同原因,导致大脑皮质功能损害,从而引起各种痴呆症状。

【诊断思路】

1. 病史采集 了解病人起病方式,是急性、慢性还是亚急性;疾病的演变过程;既往病史,如高血压病、糖尿病、免疫性疾病、传染病、肿瘤等;有无外伤史;病人的生活习惯,如长期酗酒等。

2. 临床表现 痴呆主要表现为记忆力下降、反应慢、情绪及性格改变、日常生活能力下降、精神行为异常。

3. 辅助检查

(1)神经心理学测验:通过简易精神量表(MMSE)评估病人的认知功能损害情况,有条件可行 MOCA 量表监测,可进一步进行详细神经心理学测验包括记忆力、执行功能、语言、运用和视空间能力等各项认知功能的评估。另外日常生活能力评估(ADL)量表可用于评定病人日常生活功能损害程度,明确是否存在痴呆。

(2)血液、脑脊液检查:包括血常规、血

糖、血电解质、血钙、肾功能和肝功能、维生素B_{12}、叶酸水平、甲状腺素等指标,对于高危人群或提示有临床症状的人群应进行梅毒、人体免疫缺陷病毒、伯氏疏螺旋体血清学检查,排除其他疾病所致的痴呆。如血液检查提示感染相关痴呆,建议进一步脑脊液检查,进一步明确神经梅毒、艾滋病脑病、阮蛋白病等感染相关痴呆。怀疑 AD 病人有条件行脑脊液 $A\beta42$、Tau/磷酸化 Tau 检测。

(3)神经影像学检查

①结构影像学:MRI 检查可以明确脑部结构性改变,包括脑萎缩及其他异常病灶,可以发现皮质下血管改变(如关键部位梗死)和提示有特殊疾病(如多发性硬化、进行性核上性麻痹、多系统萎缩、皮质基底节变性、阮蛋白病、额颞叶痴呆等)的改变,如不能行 MRI 检查,可头颅 CT 检查。

②功能性神经影像:如正电子扫描(PET)和单光子发射计算机断层扫描(SPECT)可提高痴呆诊断,特别是对于 AD 的诊断,可作为生物学标志物。

4. 明确疾病诊断　根据病人的病史、临床特征及辅助检查结果确定疾病诊断。

第一节　阿尔茨海默病

阿尔茨海默病(AD)是老年人常见的神经系统变性病,起病隐匿,进行性智能减退,临床上以记忆障碍、失语、失用、失认、视空间技能损害、执行功能障碍以及人格和行为改变等全面性痴呆表现为特征。其发病率随年龄的增大而逐渐增高,65 岁的老年人发病率约为 5%,85 岁以上的老年人发病率约 25%。本病通常散发,约 5%病人可有明确家族史,女性多于男性。

【病因和发病机制】

1. 病因　AD 的病因尚不明确,可能在多种因素(包括生物和社会心理因素)的作用下才发病。从目前研究来看,该病的可能因素和假说多达 30 余种,危险因素包括年龄、家族史(ApoE-4 基因型)、女性、头部外伤、低教育水平、病毒感染、高胆固醇血症、高同型半胱氨酸血症、糖尿病、心理应激、高血压、吸烟等。

2. 发病机制　AD 的发病机制并不十分清楚,目前存在多种学说。

(1)脑内 β 淀粉样蛋白异常沉积学说:β-淀粉样蛋白是在形成 β-淀粉样前体蛋白过程中形成,是一个长约 42 个氨基酸的短片段,具有不溶性,研究发现 β 淀粉样蛋白对它周围的突出和神经元有毒性作用,可破坏突触膜,最终引起神经细胞死亡。

(2)神经递质功能障碍学说:随着神经元的丢失,各种神经递质随之缺乏,其中最早、最明显的是乙酰胆碱。病人的乙酰胆碱的缺乏与认知功能障碍明显相关,随着疾病的逐步进展,病人脑内乙酰胆碱水平迅速下降。这是目前阿尔茨海默病治疗活动有效疗效的重要基础。

(3)遗传因素学说:APP、PS1、PS2 基因突变引起家族性 AD,晚发型 AD 与 19 号染色体的 ApoE 基因有关,ApoE-4 是一种血浆脂蛋白,ApoE-4 的表达能增加 β-AP 的聚集,促进 Aβ 的沉积,其原因可能与组织清除 Aβ 的能力降低有关,ApoE-4 能使神经元纤维蛋白脱离微管系统,促使神经原纤维缠结。ApoE-4 可促进淀粉样蛋白沉积。

(4)Tau 蛋白学说:AD 中 Tau 蛋白高度磷酸化;异常磷酸化 Tau 蛋白与正常 Tau 蛋白竞争结合管蛋白,抑制微管聚集,导致正常情况下它具有的稳定微管和促进管蛋白聚合成微管的作用丧失,从而导致微管的解体及细胞骨架的破坏;而微管网络的瓦解使正常的轴突转运系统受损,导致突触丢失及逆行性退行性改变。

【诊断与鉴别诊断】

1. 临床表现　本病起病隐袭,进展缓慢。临床表现为持续进行性的记忆、语言、视空间障碍及人格改变等。临床上根据病情的发展分为3个阶段。

(1)第一阶段(1~3年):为轻度痴呆期。表现为记忆力减退,近事遗忘突出;判断能力下降,病人不能对事件进行分析、思考、判断,以处理复杂的问题;不能独立进行购物、处理经济事务等,社交困难;尽管仍能做些已熟悉的日常工作,但对新的事物却表现出茫然难解;情感淡漠,偶尔激惹,常有多疑;时间定向障碍,对所处的场所和人物不能做出定向,对所处地理位置定向困难,复杂结构视空能力差;言语词汇少,命名困难;运动系统正常;EEG检查正常;头颅CT检查正常,MRI显示海马萎缩;PET/SPECT显示两侧后顶叶代谢低下。

(2)第二阶段(2~10年):为中度痴呆期。表现为远、近记忆严重受损;简单结构视空间能力差,时间、地点定向障碍;在处理问题、辨别事物的相似点和差异点方面有严重损害;不能独立进行室外活动,穿衣、个人卫生以及保持个人仪表方面需要帮助;计算不能;出现流畅性失语、观念运动性失用和失认及其他认知缺陷症状;情感由淡漠变为急躁不安,常走动不停,可见尿失禁。EEG显示背景节律缓慢;头颅CT/MRI显示脑室扩大,脑沟增宽;PET/SPECT显示双顶和额叶代谢低下。

(3)第三阶段(8~12年):重度痴呆期。为全面痴呆状态和运动系统障碍记忆力严重丧失,仅存片段的记忆;智力严重衰退;个人生活不能自理,大小便失禁。运动系统障碍包括肢体强直和屈曲体位。EEG显示弥漫性慢波;头颅CT/MRI显示脑室扩大,脑沟增宽;PET/SPECT显示双顶和额叶代谢低下。

2. 辅助检查

(1)神经心理学测验:简易精神量表(MMSE)是痴呆最常用的评估量表。总分数与文化教育程度有关,文盲≤17分;小学程度≤20分;中学程度≤22分;大学程度≤23分,存在认知功能损害。可进一步进行详细神经心理学测验包括记忆力、执行功能、语言、运用和视空间能力等各项认知功能的评估。AD评定量表认知部分(ADAS-cog)用于检测AD严重程度的变化,日常生活能力评估(ADL)量表可用于评定病人日常生活功能损害程度。行为和精神症状(BPSD)的评估包括阿尔茨海默病行为病理评定量表(BEHAVE-AD)、神经精神症状问卷(NPI)和Cohen-Mansfield激越问卷(CMAI)等,Cornell痴呆抑郁量表(CSDD)侧重评价痴呆的激越和抑郁表现。

(2)血液、脑脊液检查:包括血常规、血糖、血电解质、血钙、肾功能和肝功能、维生素B_{12}、叶酸水平、甲状腺素等指标,对于高危人群或提示有临床症状的人群应进行梅毒、人体免疫缺陷病毒、伯氏疏螺旋体血清学检查,排除其他疾病所致的痴呆。脑脊液$A\beta42$下降、总Tau/磷酸化Tau升高。

(3)神经影像学检查

①结构影像学:头颅CT(薄层扫描)和MRI(冠状位)检查,可显示脑皮质萎缩明显,特别是海马及内侧颞叶,支持AD的临床诊断。与CT相比,MRI(包括冠状位)证实内侧颞叶和(或)海马萎缩,MRI对检测皮质下血管改变(例如关键部位梗死)和提示有特殊疾病(如多发性硬化、进行性核上性麻痹、多系统萎缩、皮质基底节变性、朊蛋白病、额颞叶痴呆等)的改变更敏感。

②功能性神经影像:如正电子扫描(PET)和单光子发射计算机断层扫描(SPECT)可提高痴呆诊断可信度。[18]F-脱氧核糖葡萄糖正电子扫描([18]FDG-PET)可显示颞顶和上颞/后颞区、后扣带回皮质和楔前

叶葡萄糖代谢降低,揭示 AD 的特异性异常改变。

3. **诊断要点**　根据 IWG-2 标准(2014版)进行诊断。

(1)特异临床表型:存在早期及显著情景记忆障碍,包括下述特征:①病人或知情者诉有超过 6 个月的,逐步进展的记忆能力下降;②海马类型遗忘综合征的客观证据,基于 AD 特异检测方法——通过线索回忆测试等发现情景记忆能力显著下降。

(2)体内 AD 病理改变的证据(下述之一):①脑脊液中 Aβ 水平的下降以及 T-tau 或 P-tau 蛋白水平的上升;②淀粉样 PET 成像,示踪剂滞留增加;③AD 常染色体显性突变的存在(常携有 PSEN1、PSEN2、APP 的突变)。

4. **鉴别诊断**

(1)血管性痴呆:病人多有卒中史,认知障碍发生在脑血管病事件后 3 个月内,痴呆可突然发生或呈阶梯样缓慢进展,神经系统检查可见局灶性体征;特殊部位如角回、丘脑前部或旁内侧部梗死可引起痴呆,CT 或 MRI 检查可显示多发梗死灶,除外其他可能病因。

(2)额颞叶痴呆(FTD):病人早期表现为人格改变、言语障碍和行为障碍,空间定向力和记忆力保存较好,晚期才出现智能衰退和遗忘等。Kluver-Bucy 综合征是额颞痴呆早期行为改变的表现,AD 仅见于晚期。CT、MRI 有助于两者的鉴别,AD 可见广泛性脑萎缩,额颞痴呆显示额和(或)颞叶萎缩;临床确诊需组织病理学检查。

(3)正常颅压脑积水(NPH):多发生于脑部疾病如蛛网膜下腔出血、缺血性脑卒中、头颅外伤和脑感染后,或为特发性。出现痴呆、步态障碍和排尿障碍等典型三联症,痴呆表现以皮质下型为主,轻度认知功能减退,自发性活动减少,后期情感反应迟钝、记忆障碍、虚构和定向力障碍等,可出现焦虑、攻击

行为和妄想。早期尿失禁、尿频,后期排尿不完全,尿后滴尿现象。CT 可见脑室扩大,腰穿脑脊液压力正常。

【治疗】

1. **抗 AD 一线治疗药物**

(1)乙酰胆碱酯酶抑制药(AChEI):包括多奈哌齐、卡巴拉汀和加兰他敏。用法:多奈哌齐,5mg,口服,每日 2 次;卡巴拉汀,1.5～6mg,口服,每日 2 次;加兰他敏,8～12mg,口服,每日 2 次。同类药物不可联用。

(2)谷氨酸 N-甲基-D-门冬氨酸(NM-DA)受体拮抗药:美金刚 20mg,口服,每日 1 次。

上述药物需逐渐滴定加量。所有联合 AChEI 和美金刚治疗比单独应用 AChEI 更有效,两者联合有相互增效的作用。

2. **精神行为异常症状的处理**

(1)针对 AD 病人行为精神症状(BPSD)寻找诱因,如是否有生活、环境及躯体的不适,纠正其潜在的病因,采取非药物管理(Level C)。

(2)选择性 5-羟色胺(5-HT)重摄取抑制药(SSRIs)治疗 AD 伴发的抑郁、焦虑等 BPSD(Level B):包括舍曲林、艾司西酞普兰等。用法:舍曲林,50～150mg,口服,每日 1 次;艾司西酞普兰,10～20mg,口服,每日 1 次。

(3)抗精神病药物能控制 AD 病人的 BPSD:常用的非典型抗精神病药包括喹硫平、奥氮平和利培酮。用法:喹硫平,每日 25～200mg,分 2～3 次服用;奥氮平,5～10mg,口服,每晚 1 次;利培酮,每日 2～6mg,分 2～3 次服用。

3. **改善脑血液循环药物**　包括银杏叶制剂、尼麦角林等。

【临床体会】

1. AD 的神经心理学特征是逐步进展的记忆能力下降,病史半年以上,并非所有老年人的记忆力下降均诊断为 AD。

2. 在 AD 的诊断要重视主观和客观的指标,生物标志物、影像学检查是非常重要的辅助检查手段。特别是生物标志物的检测在 AD 的痴呆前阶段的诊断中凸显重要,是早期诊断的关键。

3. AD 既不可治愈,也不可阻止,临床上的成功可能是改善、稳定、好于预计的衰退情况。在 AD 的治疗中尽量联合应用一线抗痴呆药物:AChEI 和美金刚。剂量需逐渐滴定,注意药物的不良反应。

4. 抗精神病药物不良反应大,有增加死亡的风险,可根据临床情况酌情使用。

5. AD 是可致死性疾病,病程长短与病人发病年龄相关,发病年龄早,病程相对较长,发病年龄晚,则病程短。病程通常为 5～10 年。

(胡运新)

第二节　额颞叶痴呆

额颞叶痴呆(FTD)病理上称之为额颞叶变性(FTLD),是一组以进行性精神行为异常、执行功能障碍和语言损害为主要特征的痴呆症候群,其病理特征为选择性的额叶和(或)颞叶进行性萎缩。其在临床、病理和遗传方面具有异质性。FTLD 是早发型痴呆的主要原因之一,在由神经变性导致的痴呆中,FTLD 为第 3 位原因,仅次于阿尔茨海默病(AD)和路易体痴呆。男性和女性的 FTLD 患病率相当。临床上分为 3 种类型:行为异常型额颞叶痴呆(bvFTD)、进行性非流利性失语(PNFA)、语义性痴呆(SD)。其中 SD 和 PNFA 可归为原发性进行性失语(PPA)。

【病因和发病机制】　额颞叶痴呆的病因及发病机制目前仍不清楚,可能是神经元胞体特发性退行变,或轴索损伤继发胞体变化。表现为特征性局限性额颞叶萎缩,杏仁核、海马、黑质和基底节均可受累。

【诊断与鉴别诊断】

1. 临床表现　临床上表现为明显的人格、行为改变和言语障碍,可以合并有帕金森综合征和运动神经元病的表现。

(1)行为异常型额颞叶痴呆(bvFTD):是一种以人格、社会行为和认知功能进行性恶化为特征的临床综合征,约占 FTLD 的 50%,也是 FTLD 中病理异质性最强、遗传性最强的亚型。临床表现为进行性加重的行为异常,人际沟通能力和(或)执行能力下降,伴情感反应缺失、自主神经功能减退等。其中,行为异常最为显著,包括去抑制行为、动力缺失、强迫性行为、仪式性行为、刻板运动和口欲亢进等。bvFTD 的表现型变化多样,不同病人的临床表现差异较大。

(2)进行性非流利性失语(PNFA):PNFA 也称非流畅性/语法错乱性变异型 PPA,病人表现为进行性非流畅性自发语言障碍,包括以语法词使用不正确或省略为特征的语法障碍,以发音为基础的语音障碍和命名性失语。病理表现多为左半球大脑前外侧裂周围的皮质萎缩(前部型)。70% 的 PNFA 与 FTDTAU 病理型显著相关。

(3)语义性痴呆(SD):也称语义变异型 PPA,是一种临床表现较为一致的综合征。其典型表现为进行性流畅性失语,病人呈现严重的失命名,对口语和书写的单词理解受损,言语流畅但内容空洞,缺乏词汇,伴表层失读(可以按照发音来读词,但不能阅读拼写不规则的词)和失写。重症和晚期病人出现视觉信息处理能力受损(人面失认症和物体失认症),可出现更广泛的非语言功能受损。SD 的发病机制与选择性、非对称性颞叶前下部萎缩有关,多以左侧优势半球颞叶受累为主(左侧型),而表现为非语言性语义缺陷的病人则以右侧优势半球颞叶受累为主。右侧型 SD 较左侧型 SD 少见,病人主要表现为情景记忆受损,迷路和行为异常如人格改变、移情丧失和强迫行为,其语言缺陷较少见,语义记忆缺损也限于人物、味道或食物,如人面失认症。发病 3 年以上的 SD 病人,左侧和右侧型的临床症状逐渐开始重叠:左侧型病人开始出现行为症状,右侧型病人也会出现广泛性语义和语言障碍。SD 主要与 FTLD-TDP 病理型相关,75% 的病人 TDP-43 蛋白为阳性,少数病人也可有其他病理学表现,如 tau 蛋白病变。

2. 辅助检查

(1)神经心理学测验:临床痴呆评定量表或功能性活动问卷评分,证实生活或社会功能受损。

(2)影像学检查:CT 或 MRI 显示额叶和(或)前颞叶萎缩,PET 或 SPECT 显示额叶和(或)前颞叶低灌注或低代谢。

3. 诊断要点 由于 FTD 各个亚型的临床表现存在很大的差异,各亚行的诊断标准不同。

(1)行为异常型额颞叶痴呆(bvFTD)的诊断主要根据 Rascowsky 等修订的国际诊断标准。

①神经系统退行性病变必须存在行为和(或)认知功能进行性恶化才符合 hvFTD 的标准。

②疑似 bvFTD 必须存在以下行为/认知表现 a~f 中的至少 3 项,且为持续性或复发性,而非单一或罕见事件。

a. 早期去抑制行为(至少存在下列症状中的 1 个):不恰当的社会行为;缺乏礼仪或社会尊严感缺失;冲动鲁莽或粗心大意。

b. 早期出现冷漠和(或)迟钝。

c. 早期出现缺乏同情/移情(至少存在下列症状中的 1 个):对他人的需求和感觉缺乏反应;缺乏兴趣、人际关系或个人情感。

d. 早期出现持续性/强迫性/刻板性行为(至少存在下列症状中的 1 个):简单重复的动作;复杂强迫性/刻板性行为;刻板语言。

e. 口欲亢进和饮食习惯改变(至少存在下列症状中的 1 个):饮食好恶改变;饮食过量,烟酒摄入量增加;异食癖。

f. 神经心理表现:执行障碍合并相对较轻的记忆及视觉功能障碍(至少存在下列症状中的 1 个):执行功能障碍;相对较轻的情景记忆障碍;相对较轻的视觉功能障碍。

③可能为 bvFTD:必须存在下列所有症状才符合标准。

a. 符合疑似 bvFTD 的标准。

b. 生活或社会功能受损(照料者证据,或临床痴呆评定量表或功能性活动问卷评分的证据)。

c. 影像学表现符合 bvFTD[至少存在下列症状中的 1 个:CT 或 MRI 显示额叶和(或)前颞叶萎缩;PET 或 SPECT 显示额叶和(或)前颞叶低灌注或低代谢]。

④病理确诊为 bvFTD:必须存在下列 a 标准与 b 或 c 标准中的 1 项。

a. 符合疑似 bvFTD 或可能的 bvFTD。

b. 活体组织检查或尸体组织检查有额颞叶变性的组织病理学证据。

c. 存在已知的致病基因突变。

⑤bvFTD 的排除标准

诊断 bvFTD 时下列 3 项均必须为否定;疑似 bvFTD 诊断时,c 可为肯定。

a. 症状更有可能是由其他神经系统非退行性疾病或内科疾病引起。

b. 行为异常更符合精神病学诊断。

c. 生物标志物强烈提示阿尔茨海默病或其他神经退行性病变。

(2)语义性痴呆(SD)的诊断标准

①SD 的临床诊断必须同时具有下列核心特征

a. 命名障碍。

b. 词汇理解障碍。

c. 必须具有下列其他诊断特征中的至少

3 项:客体的语义知识障碍(低频率或低熟悉度的物品尤为明显);表层失读或失写;复述功能保留;言语生成(语法或口语)功能保留。

②有影像学结果支持的 SD 的诊断:必须同时具有下列核心特征。

a. SD 的临床诊断。

b. 影像学检查显示以下结果中的至少一项:显著的前颞叶萎缩;SPECT 或 PET 显示有显著的前颞叶低灌注或代谢低下。

③具有明确病理证据的 SD:应符合下列 a 以及 b 或 c。

a. SD 的临床诊断。

b. 特定的神经退行性病变的病理组织学证据(例如 FTLD-TAU、FTLD-TDP、阿尔茨海默病或其他相关的病理改变)。

c. 存在已知的致病基因突变。

(3)PNFA 的诊断标准

①PNFA 的临床诊断:至少具有下列核心特征之一。

a. 语言生成中的语法缺失。

b. 说话费力、断断续续、带有不一致的语音错误和失真(言语失用)。

c. 至少具有下列其他特征中的 2 个及以上:对语法较复杂句子的理解障碍;对词汇的理解保留;对客体的语义知识保留。

②有影像学检查支持的 PNFA 的诊断应具有下列 2 项。

符合 PNFA 的临床诊断。

影像学检查必须至少具有以下 1 个及以上:MRI 显示明显的左侧额叶后部和岛叶萎缩;SPECT 或 PET 显示明显的左侧额叶后部和岛叶低灌注或代谢低下。

具有明确病理证据的 PNFA 应符合下列 a 以及 b 或 c。

a. 符合 PNFA 的临床诊断。

b. 特定的神经退行性病变的病理组织学证据(例如 FTLD-TAU、FTLD-TDP、阿尔茨海默病或其他相关的病理改变)。

c. 存在已知的致病基因突变。

4. 鉴别诊断　额颞叶痴呆主要需与阿尔茨海默病鉴别,额颞叶痴呆病人早期表现为人格改变、言语障碍和行为障碍,空间定向力和记忆力保存较好,晚期才出现智能衰退和遗忘等。AD 早期以记忆力下降为主,中晚期才出现人格、言语和精神行为异常。CT、MRI 有助于两者的鉴别,AD 可见广泛性脑萎缩,额颞痴呆显示额和(或)颞叶萎缩;临床确诊需组织病理学检查。

【治疗】

1. 药物治疗　目前尚无任何药物用于有效治疗 FTLD,根据病人的病情可考虑使用以下药物。

(1)5-羟色胺再摄取抑制药可能改善 FTLD 病人的行为症状,如可减少去抑制、冲动、重复行为和饮食障碍等,舍曲林、艾司西酞普兰等。用法:舍曲林,50～150mg,口服,每日 1 次;艾司西酞普兰 10～20mg,口服,每日 1 次。

(2)小剂量的非典型抗精神病药物可改善 FTLD 的精神行为症状,美金刚可以改善 FTLD 病人的精神症状,常用的非典型抗精神病药包括喹硫平、奥氮平和利培酮。用法:喹硫平每日 25～200mg,分 2～3 次服用;奥氮平 5～10mg,口服,每晚 1 次;氯氮平每日 12.5～50mg,口服,每晚 1 次。

2. 非药物治疗　药物治疗并不能完全消除 FTLD 病人的负面行为症状,因此需在药物治疗的基础上,联用行为、物理和环境改善策略等非药物疗法。FTLD 病人自身及照料者均存在受伤风险,因此需要针对病人的特定需求,采用个体化的安全改善措施。定期进行有氧运动可增强神经连接网络、提供神经保护作用和减缓神经退行性疾病的认知功能减退。

【临床体会】

1. FTLD 是早发型痴呆的主要原因之一,FTLD 发病年龄为 40—80 岁,以 45—64 岁发病最为常见,发病年龄一般较 AD 早。

2. 在临床、病理和遗传方面,FTLD 可与进行性核上性麻痹(PSP)及皮质基底节综合征(CBS)或相关的运动神经元病(MND)/肌萎缩性侧索硬化(ALS)等神经退行性运动障碍合并存在,这些可作为 FTLD 的特殊亚型。

3. 影像学检查成为非常重要的辅助检查手段。额叶和颞叶萎缩是 FTLD 的典型影像学表现,是诊断 FTLD 的支持证据。SPECT 及 PET 灌注和代谢成像技术在 FTLD 诊断中也有相当的应用价值,其识别典型病变区域的敏感度达 90% 以上,与临床诊断的高特异度相互补充可提高诊断的准确性,并且可用于鉴别不同 FTLD 的语言变异。

4. 早期诊断及早期干预可显著改善 FTLD 病人的预后。

5. FTLD 不可治愈,目前尚无明确有效药物用于治疗 FTLD,可使用药物选择性 5-羟色胺再摄取抑制药、非典型抗精神病药物、N-甲基-D-天冬氨酸受体拮抗药,不推荐胆碱酯酶抑制药(ChEIs)。

6. 抗精神病药物不良反应大,必须谨慎使用这类药物,应予最低有效剂量。

(胡运新)

第三节　路易体痴呆

路易体痴呆(DLB)是最常见的神经变性病之一,其主要的临床特点为波动性认知功能障碍、视幻觉和类似帕金森病的运动症状,病人的认知障碍常常在运动症状之前出现;主要病理特征为路易体(LB)广泛分布于大脑皮质及脑干。DLB 是一种不可逆转的进行性加重的神经变性疾病,进展的速度因人而异,一般认为要快于 AD 的病程。DLB 占老年期痴呆的 15%~20%,仅次于阿尔茨海默病(AD),占第 2 位。在 65 岁以上老年人中,DLB 患病率为 0.1%~2.0%,在 75 岁以上人口中为 5.0%。DLB 通常很少有家族遗传倾向。

【病因和发病机制】　DLB 的病因及发病机制目前尚不清楚。研究证实,DLB 的胆碱能及单胺能神经递质损伤可能与病人的认知障碍和锥体外系运动障碍有关。遗传学研究发现部分 DLB 病人和家族性 PD 病人存在 α-突触核蛋白基因突变,该基因产物 α-突触核蛋白既是路易体的成分,也是老年斑的成分,推测可能与 DLB 的发病有关。APOEε4 基因也可能是 DLB 的危险因素。

【诊断与鉴别诊断】

1. 临床表现

(1)前驱症状:包括非遗忘性认知功能损害、快动眼睡眠行为障碍、视幻觉、抑郁、谵妄、帕金森综合征样表现、嗅觉减退、便秘和直立性低血压等。主要特征性症状包括思维和推理能力的下降;一天至数天之内有多次意识模糊和清醒状态的交替。

(2)特征性症状:包括思维和推理能力的下降;一天至数天之内有多次意识模糊和清醒状态的交替;约 50% 的病人出现帕金森症状包括躯干的弓形姿势、平衡障碍、肌肉强直;视幻觉;妄想;处理视觉信息困难;快动眼睡眠(REM)的梦境异常;睡眠障碍;植物功能异常;严重程度小于阿尔茨海默病的记忆障碍等。

(3)病人有帕金森体征,但达不到 PD 的诊断标准,有轻度的步态障碍,但不能用病人年迈和骨关节病来解释,静止性震颤较 PD 少见,在严重痴呆之前会有肌阵挛现象。直立性低血压在 DLB 病人中较为常见。

2. 辅助检查

(1)神经心理学测验:临床痴呆评定量表或功能性活动问卷评分,证实生活或社会功能受损。

(2)实验室检查:实验室检查不能提供诊

断 DLB 的依据,但可以提示某些痴呆类型风险,常规的痴呆检查项目包括生化全套、血常规、甲功、维生素 B_{12} 水平,如有必要,可进行梅毒、莱姆病或 HIV 检测。脑脊液不作常规检测。

(3)影像学检查:头颅 MRI 有助于排除其他类型痴呆,DLB 的 MRI 表现无特异性,存在内侧颞叶结构包括海马萎缩,Maynert 基底核(NBM)和壳核萎缩,扣带回中、后部,颞-枕叶上部及前额叶眶面的皮质萎缩。DLB 病人 SPECT 或 PET 检查可以发现枕叶血流或代谢减低;用多巴胺转运分子作配体进行 SPECT 检查可用于辅助诊断 DLB,多巴胺转运异常对于 DLB 诊断的敏感性超过 78% 且特异性超过 90%。

3. 诊断要点　DLB 的诊断主要根据 DSM-5 的 DLB 的 NCDLB 诊断标准进行诊断,该标准适用于重度或轻度神经认知障碍,该类型神经认知障碍以隐匿性起病、渐进性发展为特点。

(1)很可能的重度或轻度路易体神经认知障碍:具备两个核心特征,或一个提示性特征同时一个或多个核心特征。

(2)可能的重度或轻度路易体神经认知障碍,具备一个核心特征或者一个或多个提示性特征。

(3)该类型神经认知障碍满足一个核心和提示性特征即可诊断为很可能或者可能的路易体神经认知障碍。很可能的重度或轻度路易体神经认知障碍具备两个核心特征,或一个提示性特征同时一个或多个核心特征;可能的重度或轻度路易体神经认知障碍,具备一个核心特征或者一个或多个特征。

①核心特征:a. 波动性认知功能障碍,以注意力和警觉性改变为主要特征;b. 反复发作的内容形象生动的视幻觉;c. 自发性帕金森征,继渐进性认知能力下降后出现。

②提示性特征:a. 符合快速眼动期睡眠行为障碍标准;b. 对神经安定药异常敏感。

(4)上述损害不能用其他疾病更好地解释,比如脑血管病、其他神经变性病、物质作用,或者其他的精神、神经或系统性疾病。

4. 鉴别诊断

(1)AD:AD 主要表现为记忆下降为主,精神症状,如幻觉出现较晚,同时锥体外系症状出现晚,病情缓慢进展,DLB 早期出现锥体外系症状,并伴有视幻觉,记忆力下降较晚,程度较轻,并有波动性病程。

(2)帕金森病性痴呆(PDD):PDD 和 DLB 均有帕金森病和痴呆的临床表现,但 PDD 病人中晚期出现痴呆,因此出现帕金森症状 1 年内的痴呆,一般考虑 DLB,PET-CT 扫描对 PDD、DLB 的鉴别有很大帮助,11C-PIBPET-CT 标记淀粉样斑块分子显像提示 PDD 脑部淀粉样斑块负荷显著低于 DLB。

【治疗】

1. 药物治疗

(1)抗帕金森病的运动症状治疗:左旋多巴单一疗法常首选用于治疗 DLB,美多巴每日 100～400mg,分 3～4 次服用,缓慢加量至能缓解 50% 以上症状所需的剂量后维持治疗。

(2)抗精神症状药物治疗:临床上一般选用氯氮平、喹硫平等锥体外系不良反应小的非典型抗精神病药物,用法:喹硫平每日 25～200mg,分 2～3 次服用;氯氮平每日 12.5～50mg,口服,每晚 1 次。

(3)抗痴呆药物治疗:包括多奈哌齐、卡巴拉汀和加兰他敏。用法:多奈哌齐,5mg,口服,每日 2 次;卡巴拉汀,1.5～6mg,口服,每日 2 次;加兰他敏,8～12mg,口服,每日 2 次。同类药物不可联用。

(4)情绪异常及睡眠障碍治疗

①改善抑郁症状:舍曲林 50～150mg,口服,每日 1 次;艾司西酞普兰 10～20mg,口服,每日 1 次。

②睡眠障碍:氯硝西泮 0.25～1mg,口服,每晚 1 次;褪黑激素 3mg,口服,每晚 1

次;喹硫平12.5～50mg,口服,每晚1次。

2.非药物支持

(1)有氧功能锻炼:有助于轻到中度痴呆病人的记忆改善和生活质量的提高,物理治疗和有氧运动对于维持病人的活动能力很有帮助。

(2)营养管理:DLB病人早期能正常进食水,饮食无特别规定,但晚期病人常存在吞咽困难和营养不良,此时应改变病人食谱,以软食或半流食为主,要注意补充高蛋白饮食。对有严重吞咽困难,误吸风险高的病人,应早期进行胃造瘘术以保证足够营养。

【临床体会】

1.DLB是一种不可逆转的进行性加重的神经变性疾病,占老年期痴呆的15%～20%,仅次于阿尔茨海默病而占第2位。进展速度快于AD的病程。

2.DLB的临床表现具有特征性,其主要的临床特点为波动性认知功能障碍、视幻觉和类似帕金森病的运动症状;一天至数天之内有多次意识模糊和清醒状态的交替。

3.DLB病人严重并发症多,可因吞咽困难致营养不良,长期卧床病人易于产生压疮和下肢静脉血栓;吞咽困难和运动障碍导致肺部感染和心衰。

4.DLB病人接受胆碱酯酶抑制药物效果更好,如果治疗药物突然停止会出现神经、精神症状的反跳现象,建议胆碱酯酶抑制药治疗有效的DLB病人不要轻易停药或换用其他胆碱酯酶抑制药。

5.避免使用三环类抗抑郁药和抗胆碱能作用的药物。

(胡运新)

第四节 血管性痴呆

血管性痴呆(血管病性痴呆,VD)由于急性或慢性脑血管病变引起的持续性脑功能障碍而产生的全面认知功能障碍,并严重影响病人的日常生活、工作、社会交往,称之为血管性痴呆。VaD和伴有AD病理改变的VD,临床发病率仅次于AD。通常表现为多发大血管性梗死、单个重要部位梗死、多发腔隙性梗死和广泛脑室旁白质损害等。

【病因和发病机制】

1.病因 引起血管性痴呆的常见病因:①动脉粥样硬化;②高血压;③低血压;④心脏疾病(心脏瓣膜病、房颤、附壁血栓、心房黏液瘤);⑤血液系统疾病(高黏血症、血小板增多症、真性红细胞增多症等);⑥全身系统性血管病(炎症感染、系统性红斑狼疮、结节性多动脉炎、白塞病);⑦颅内动脉病变、炎性病变:肉芽肿性动脉炎、巨细胞炎等;⑧非炎性病变:淀粉样血管病、烟雾病(Maya maya)、CADASIL等。

2.发病机制 由于脑血管的病变而出现的病灶涉及额叶、颞叶及边缘系统,或病灶损害了足够容量的脑组织,导致记忆力、注意力、执行能力和语言等高级认知功能的严重受损。

【诊断与鉴别诊断】

1.血管性痴呆的主要类别

(1)按血管病部位分类

①皮质下病变的血管性痴呆:腔隙性脑梗死、皮质下动脉硬化性脑病。

②皮质病变的血管性痴呆:大脑前、中、后动脉及其分支的脑梗死、分水岭区脑梗死、皮质部位的脑梗死。

③皮质、皮质下混合性病变的血管性痴呆:既累及皮质又累及皮质下的脑梗死。

(2)按血管病类型分类

①多灶梗死性痴呆:为血管性痴呆中最常见的类型。是由于多发的较大动脉梗死引起,是否发生痴呆与脑梗死的数目、大小、部

位有关,绝大多数病人为双侧 MCA 供血区的多发性梗死。

②单一脑梗死性痴呆:为发生在重要部位的脑梗死引起。一般认为,当脑梗死破坏了 50～100g 重要部位的脑组织时,即可出现痴呆。梗死多发生在颞叶、乳头体、丘脑、顶叶角回等与记忆、认知功能有关的部位。

③多发腔隙性脑梗死(腔隙状态)性痴呆:腔隙性脑梗死是指大脑深部较小的梗死灶(直径 2～15mm),主要位于基底节、内囊、丘脑,是由于脑内大动脉(大脑前、中、后动脉)的深穿支闭塞引起。多发腔隙性脑梗死称之为腔隙状态。由于多次、反复发生的较轻微的脑部损伤累积而造成慢性脑功能衰退,导致痴呆。

④出血性脑卒中引起的痴呆:包括慢性硬膜下血肿、蛛网膜下腔出血、重要部位的脑出血等。

⑤皮质下动脉硬化性脑病、脑白质疏松症:指由于长期高血压、动脉硬化、慢性脑缺血导致大脑半球皮质下及脑室旁白质髓桥脱失,尤其以颞、顶、枕叶最为明显。多在 50 岁以后起病,隐袭性起病,进行性加重的智力减退,由于常伴随有腔隙性脑梗死而可以有卒中史。

⑥双侧分水岭脑梗死(边缘区脑梗死):主要发生在 MCA、ACA 和 MCA、PCA 的供血区域的交界带。发病原因多为在颈动脉狭窄或闭塞的基础上伴有全身性低血压(脑部低灌注)。

2. 临床表现 血管性痴呆临床表现形式常与脑血管病损部位、大小及次数有关,主要分为两大类,一是痴呆症状,二是血管病脑损害的局灶性症状。

(1)全面的认知功能下降,包括记忆力、语言功能、视空间能力、认知功能(计算、理解、判断、抽象思维、学习能力等)。

(2)脑卒中的症状与体征,多灶梗死性痴呆病人多有两次或两次以上的卒中史;多发

腔隙性脑梗死病人常有轻微脑卒中史。

(3)脑卒中与痴呆在时间上有相关性:卒中后 3 个月内发生的痴呆,认知功能呈突然或阶梯性恶化。

(4)常有强哭、强笑及假性球麻痹的表现。

(5)常有精神行为异常,如情绪激动、暴躁、精神错乱、骂人、虚构等。但人格相对保持良好。

(6)常合并有抑郁。

3. 辅助检查

(1)神经心理学测验:简易精神量表(MMSE)、蒙特利尔认知评估量表(MoCA)、日常生活能力评估(ADL)量表、神经精神症状问卷等检查,了解认知功能损害情况,Hackinski 缺血指数鉴别 AD 或 VD:血管性痴呆≥7 分,阿尔茨海默病 ≤4 分。

(2)实验室检查:①查找 VCI 的危险因素:如糖尿病、高脂血症、高同型半胱氨酸血症、抗心磷脂抗体综合征等。②排除其他导致认知障碍的原因,如甲状腺功能低下、HIV 感染、维生素 B_{12} 缺乏、结缔组织病、梅毒性血管炎、肝肾功能不全等。

(3)影像学检查:首选头颅 MRI,序列包括 T_1WI、T_2WI、DWI、FLAIR、海马相和磁敏感加权成像(SWI)。①提供支持 VaD 的病变证据:如卒中病灶的部位、体积、白质病变的程度等。MRI 对白质病变、腔隙性梗死等小血管病较 CT 更敏感。②帮助对 VaD 进行分型诊断:如缺血性 VaD 时,大血管病变可见相应的责任病灶;小血管病变可见脑白质变性、多发腔隙性脑梗死等。而血管危险因素相关性 VaD 一般脑内无明显的病灶。③排除其他原因导致的认知障碍:如炎症、肿瘤、正常颅压脑积水等。对于那些缺少急性卒中发作史的血管性痴呆类型如皮质下动脉硬化性脑病、分水岭区脑梗死、多发腔隙性脑梗死,影像学的依据更是必不可少的。④MRA、CTA 检查可了解血管动脉硬化情况。

4. 诊断要点　以认知功能损害为核心表现的痴呆症状和脑血管病证据，且两者存在相关性。多发生于卒中后 3 个月内。

(1)有 1 个以上血管危险因素。

(2)存在 1 个以上认知域的损害。

(3)血管性事件和认知损害相关。

(4)认知功能障碍多呈急剧恶化或波动性、阶梯式病程。

5. 诊断标准(血管性痴呆 DSM-V 诊断标准)

(1)满足重度血管性认知障碍的诊断标准

①基于以下证据显示的一个或多个认知领域(注意、执行功能、学习和记忆、语言、知觉-运动或社会认知)的水平较以前明显下降：个人觉察、知情者报告或临床医生发现认知功能明显下降；并且经标准的神经心理学测验或其他量化的临床测验证实认知功能严重受损。

②认知功能障碍干扰日常活动的独立性(例如，至少像付账单或药物治疗管理这样复杂的工具性日常生活的活动需要帮助)。

③认知障碍并非由谵妄所致。

④认知障碍不能由其他精神疾病(如重症抑郁、精神分裂症)解释。

(2)以下任何方面提示临床特点符合血管性原因

①认知障碍的发生与一次或多次脑血管病事件相关。

②认知功能下降主要表现为注意力(包括信息处理速度)和额叶执行功能。

(3)存在能解释认知功能下降的脑血管病的病史、体征和(或)神经影像学证据。

(4)认知障碍不能由其他脑部疾病或系统性疾病解释。

6. 鉴别诊断

(1)阿尔茨海默病(AD)：两者均为老年期痴呆，但 VaD 的认知功能损害以执行功能障碍为主，呈阶梯性病程；AD 为进展性，以

记忆障碍为主，脑血管病病史及影像学检查有助于诊断。

(2)正常颅压脑积水：当 VaD 出现脑萎缩时，常需要与正常颅压脑积水鉴别，后者无卒中病史，并有进行性智力减退、行走困难、尿失禁三主征，结合病史可鉴别。

【治疗】

1. 药物治疗

(1)抗痴呆治疗药物

①乙酰胆碱酯酶抑制药(AChEI)：包括多奈哌齐、卡巴拉汀和加兰他敏。用法：多奈哌齐，5mg，口服，每日 2 次；卡巴拉汀，1.5～6mg，口服，每日 2 次；加兰他敏，8～12mg，口服，每日 2 次。同类药物不可联用。

②谷氨酸 N-甲基-D-门冬氨酸(NMDA)受体拮抗药：美金刚 20mg，口服，每日 1 次。

(2)改善脑血液循环药物，包括银杏叶制剂、尼麦角林、丁苯太软胶囊、尼莫地平等。

(3)精神行为异常症状的处理

①选择性 5-羟色胺(5-HT)重摄取抑制药(SSRIs)治疗 AD 伴发的抑郁、焦虑等 BPSD(Level B)：包括：舍曲林、艾司西酞普兰等。用法：舍曲林 50～150mg，口服，每日 1 次；艾司西酞普兰 10～20mg，口服，每日 1 次。

②抗精神病药物能控制 AD 病人的 BPSD：常用的非典型抗精神病药包括喹硫平、奥氮平和利培酮。用法：喹硫平每日 25～200mg，分 2～3 次服用；奥氮平 5～10mg，口服，每晚 1 次；利培酮每日 2～6mg，口服，分 2～3 次服用。

2. 预防治疗　寻找及控制脑血管病的危险因素(如高血压、高血脂、糖尿病、高黏高凝血症等)，抗血小板聚集、控制血压、血脂、血糖等可减少 VaD 的发病风险。

【临床体会】

1. 血管性痴呆可以防患于未然。对于有脑血管病相关高危因素的病人推荐早期开始筛查，及时发现和预防 VCI，预防 VaD 的

发病。

2. 影像学在血管性痴呆诊断及鉴别诊断中起着重要作用,推荐应该对所有首次就诊的病人进行脑结构影像检查,首选 MRI,在没有条件做 MRI 的医院,应对病人进行 CT 检查。

3. 对所有首次就诊的病人应进行血液学检测以协助 VCI 的病因诊断和鉴别诊断,包括血糖、血脂、血电解质、肝肾功能,在有些病人常需要进行更多的检测如:维生素 B_{12}、甲状腺素水平、梅毒血清学检测、HIV 等。

4. 当病人符合可能 AD 的标准、但临床或神经影像有相关脑血管病的证据时,诊断为 AD 伴脑血管病。

5. 预后与引起血管损害的基础疾病及颅内血管病灶的部位有关,死亡原因多为肺部感染及心脏血管疾病。

(胡运新)

第 7 章

运动障碍性疾病

运动障碍性疾病是一组以运动过多或随意运动和自主运动的减少，而这种减少不是由于虚弱或痉挛状态所引起的神经系统综合征，以往又称之为锥体外系疾病。目前认为是由于累及了锥体外系和小脑系统所引起。

【运动障碍性疾病的解剖学基础】 广义的锥体外系是由多个部位组成的系统，其中最主要的是基底节组成。它包括尾状核和豆状核，而豆状核由分为壳核和苍白球。苍白球称为旧纹状体，壳核与尾状核称为新纹状体。同时锥体外系还包括了丘脑底核、黑质、红核、网状结构、丘脑、小脑齿状核、前庭神经核和橄榄核等。

锥体外系各结构之间及与脑和脊髓之间有各种复杂的联系。其中基底节为核心的投射纤维如下。

1. 传入纤维　皮质纹状体束；丘脑纹状体束；黑质纹状体束；脑干缝核纹状体束。

2. 传出纤维　纹状体豆状核束；纹状体黑质束；还有其他与黑质、红核、丘脑底核、脑干网状结构以及小脑等联系。

3. 小脑系统　小脑表面是细胞构成的灰质，里面是神经纤维组成的白质。灰质分三层：从外向内为分子层、梨状细胞层和颗粒层。白质由外向中线分布了四对神经核：齿状核、栓状核、球状核和顶核。

不同的损害部位可以导致不同的运动障碍疾病类型，具体如表 7-1。

表 7-1　运动障碍类型与病损部位的关系

运动障碍类型	病损部位
偏侧帕金森综合征	对侧黑质损害为主
偏侧舞蹈和偏侧投掷征	对侧丘脑底核或其与苍白球的联络纤维
Huntingtong 舞蹈病	尾状核和壳核
手足徐动和肌张力障碍	对侧纹状体为主
节律性腭肌阵挛和面肌阵挛	对侧齿状核、小脑上脚或同侧中央下橄榄核、齿状核-橄榄通路
弥漫性肌阵挛	大脑、小脑、齿状核广泛神经元变性
小脑性共济失调、意向性震颤和肌张力下降	同侧小脑半球或小脑中脚或下脚

【病因和发病机制】

1. 病因　运动功能的调控是由锥体系统、基底核和小脑密切配合才能得以完成的，三者在功能上确是一个不可分割的整体。运动障碍疾病的产生主要源于基底核功能紊乱。

2. 发病机制　基底核具有复杂的纤维

联系,主要构成三个重要的神经环路:①皮质-皮质环路:大脑皮质-尾壳核-内侧苍白球-丘脑-大脑皮质。②黑质-纹状体环路:黑质与尾状核壳核间往返联系纤维。③纹状体-苍白球环路:尾状核壳核-外侧苍白球-丘脑底核-内侧苍白球。

正常情况下,直接投射到苍白球内节的壳核神经元受多巴胺激动,壳核投射到苍白球外节的神经元受多巴胺抑制。如果壳核多巴胺减少导致直接抑制通路活动减弱,可以是间接兴奋通路增强,从而导致丘脑皮质神经元受抑制,皮质兴奋性减少出现运动减少。而当间接通路的苍白球外节活动异常低下,丘脑皮质神经元对皮质传入更为敏感或自发放电增加,导致不自主动作增加。

【运动障碍的诊断思路】

1. 病史的采集

(1)运动障碍发生速度。

(2)累及的部位。

(3)发生的时间和持续时间。

(4)运动障碍的性质。

(5)伴随症状。

(6)诱发、加重及缓解因素。

(7)周期性。

(8)运动障碍是首发症状、还是在某个疾病过程中出现的。

(9)是否有家族史。

(10)是否有高血压病,严重的心、肾、肝脏等疾病,有无糖尿病、甲状腺功能亢进等内分泌疾病。

2. 体格检查 注意神经系统的相关体征如静止性震颤、铅管样或齿轮样肌强直、角膜 K-F 环、精神和智能损害。临床检查时,除了注意神经科检查外,还必须同时注意一般体格检查。

3. 辅助检查

(1)影像学检查:如头颅 CT 或 MR,必要时可以进行 PET-CT 以及 SPECT 检查。

(2)脑电图及多导睡眠监测。

(3)肌电图和神经传导速度。

(4)心理评估。

(5)脑脊液常规生化检查以及免疫抗体。

(6)血常规、生化以及内分泌,微量元素,铜蓝蛋白监测。

(7)自身免疫抗体、副肿瘤抗体等。

(8)基因的检测。

4. 明确疾病的诊断 根据病人的病史、体格检查、辅助检查相关结果,尽可能的明确诊断。

(卢健军)

第一节 帕金森病

帕金森病曾被称为震颤麻痹或原发性帕金森病。最早于 1817 年由 James Pakinson 首先描述,该病主要有静止性震颤、肌强直、运动迟缓、姿势反射消失、姿势屈曲等临床表现。主要是黑质多巴胺神经元丧失,导致纹状体内乙酰胆碱、多巴胺等神经递质失去平衡而发病。

发病于 40 岁前的帕金森病称为早发性帕金森病;发病于 20 岁前的帕金森病称为少年型帕金森病。一项于 1997—1998 年在中国 29454 位来自北京、西安、上海地区的居民中进行的帕金森症患病率研究。中国 PD 标准化患病率(所有性别):≥65 岁:1.67%,其中男性为 1.7%,女性为 1.64%;而且随着年龄的增加,本病的发病率增多,如 75 岁以上发病率可达到 2.74%。

帕金森病的主要病理变化是黑质和蓝斑含色素的神经细胞变性凋亡,同时在上述区域以及纹状体、苍白球以及脑干的迷走神经背核等处也发现有嗜酸性的包涵体(Lewy 体),从而使得多巴胺在黑质的合成减少以及黑质纹状体通路中,尾状核和壳核中的多巴胺含量减少。

【病因和发病机制】　帕金森病的病因不明，有环境、遗传、细胞氧化应激、自噬异常等学说。目前认为与多因素相关，包括：环境因素、α-突触核蛋白、氧化应激、遗传易感性。

目前大家较为接受的帕金森病发病是因为环境-遗传-应激等因素导致 α-突触核蛋白异常聚集并逐渐从低位脑干以及嗅器开始，向脑桥，中脑扩散。当 α 突触核蛋白累及黑质、蓝斑等部位后，病人黑质中的神经元大量老化丧失，当其数量减少到 50% 左右，纹状体中多巴胺递质减少 80%，就会逐渐出现帕金森病的临床症状。但很多正常老人尸检也发现路易体，却终生未发病。而 LRRK2 突变的 PD 病人也有相当部分不存在路易体病理变化。

【诊断与鉴别诊断】

1. 临床表现　帕金森病多发病于 50－60 岁，并随着年龄的增加发病率增高，也有少数病人可在年轻时发病。男性多于女性。帕金森病病人具有临床症状以及自然病程的显著异质性，可将帕金森病划分为以下临床亚型：①早发缓慢进展型；②迟发快速进展型；③震颤型；④以运动迟缓和肌强直为主的姿势不稳步态障碍型。临床表现主要为二大类症状，即运动症状和非运动症状。

（1）运动症状

①运动迟缓：运动迟缓是 PD 最特征性的临床表现，开始表现为日常活动缓慢、运动减慢及反应时间的延长。运动迟缓主要表现为运动幅度以及运动速度的损害，包括吞咽唾液困难导致的流涎、构音障碍、面具脸、行走时的摆臂动作减少等。除全身运动缓慢外，还表现为精细动作受损。但帕金森病病人在情绪激动或应激状态下可完成快速的非常规运动，表明帕金森病人的运动程序是完整的，但无外界刺激下，病人无法完成该程序。

②震颤：70%～80% 的 PD 病人存在震颤。典型的帕金森震颤多为静止性震颤，频率为 4～6Hz，多在肢体的远端，静止状态下出现，随意活动时消失或减轻，情绪紧张激动时加重，睡眠时完全消失。少数病人除肢体震颤外，也有头部及下颌、口唇的震颤。同时，有相当一部分病人存在姿势性震颤，部分病人起始可以表现为单纯的姿势性震颤，随着疾病进展逐渐出现典型帕金森病的表现。帕金森病的姿势性震颤多在维持姿势数秒后出现，而原发性震颤在维持姿势立即出现。如果病人以震颤为首发症状，往往预示病程进展缓慢，预后良好。

③肌强直及屈曲姿势：PD 病人的肌强直表现为运动过程中的阻力增高，通过被动屈曲、伸直、旋转肢体时容易发现。在关节活动时，增高的肌张力始终保持一致而均匀的阻力，称为"铅管样强直"。如果合并有震颤或潜在不可见的震颤时，可在均匀阻力上出现断续停顿，称为"齿轮样肌强直"。值得注意的是，齿轮样肌强直是在铅管样肌强直的基础上合并震颤出现，如果无铅管样肌强直而仅因为震颤如出现的阻力停顿改变称为"齿轮样现象"。严重的肌强直可导致颈、躯干、关节的屈曲而出现姿势性畸形。在疾病晚期，肌强直可导致屈曲姿势，一些病人可出现"爪型手""爪型脚"畸形，还有过度的颈部前屈、躯干前屈、脊柱侧弯和躯干倾斜。

④姿势反射消失：姿势反射消失是姿势不稳步态障碍性 PD 病人的一个特征，通常发生在疾病的后期，伴随有冻结步态和跌倒症状。病人和对照者的一个鉴别就是在功能性前伸测试中通常高估自己的平衡能力，病人更愿意为完成任务而不顾其运动表现，从而在复杂性运动和认知任务中出现运动失误。

⑤冻结：是 PD 病人最严重的运动障碍之一，也称为运动阻滞，是运动不能的一种形式。典型表现为开始行走的启动障碍和突然不能移动双脚；转弯、狭窄路面、过街或到达

终点时突然不能移步。是 PD 病人跌倒的最常见原因,常导致病人骨折。关期的步态冻结与多巴反应性的异常识别有关,冻结也可能是 PD 病人在开期波动的一种关的现象,而与运动迟缓以及震颤无关。

(2)非运动症状:传统观点认为帕金森病是一种运动障碍疾病,但越来越多的研究表明大部分病人存在有非运动症状。近 88% 的病人存在非运动症状,甚至非运动症状比运动症状更影响病人的生活。

①自主神经功能障碍:消化系统可以出现顽固性便秘、流涎、腹胀易饱、厌食等症状。心血管系统可以出现心悸不适,更为深远的影响是直立性低血压。还有 PD 病人常有泌尿系统症状,包括尿急、尿频、尿失禁、排尿困难。另外自主神经系统损坏方面,PD 病人可以出现性功能障碍,包括性欲减退以及勃起障碍,而在服用多巴胺药物后,又可以出现性欲的亢进。皮肤方面,PD 病人的汗液分泌存在异常,多表现为多汗及脂溢性皮炎。

②感觉障碍:90% 的 PD 病人可以出现嗅觉减退,有研究发现嗅觉减退可发生于 PD 的超早期阶段,至少比其他临床症状早出现 4 年。因此新的诊断标准将嗅觉减退列为支持条件之一。同时 PD 病人还有其他感觉异常,包括痛觉过敏、视觉障碍等。

③认知及精神行为异常:对 PD 病人的日常生活质量影响巨大。有研究发现 84% 的 PD 病人存在有认知功能衰退,48% 达到痴呆诊断标准。近 50%～60% 的 PD 病人有抑郁、淡漠、焦虑的症状,44% 的病人病程中出现过幻觉。原来作为排除标准之一的早期痴呆已在新诊断标准中剔除。抑郁是 PD 的一个常见症状,但与原发抑郁不同,PD 抑郁主观体现自责、罪恶感、自杀等症状不及抑郁症病人明显,而主要表现为快感缺失,兴趣减退,精神运动迟滞,注意力集中困难、疲乏、烦躁不安等。与 5-HT 系统的相关性少,更多与多巴胺和去甲肾上腺素系统相关。精神症状多表现为视幻觉、错觉、妄想和错误感觉,这与听幻觉和思维混乱为主的精神分裂症明显不同。幻觉与精神症状与 PD 的进程、药物的使用以及睡眠障碍相关。

④睡眠障碍:睡眠障碍是 PD 的公认特征之一。主要表现有日间过度嗜睡、睡眠发作、不宁腿、快动眼期睡眠障碍(RBD)。有研究发现这些睡眠障碍是 PD 的一部分,与年龄相关,用增加夜间睡眠的药物并不能减少日间嗜睡症状的发生。PD 病人不宁腿的发生率为 10%～22%,可能与间脑脊髓多巴胺通路的退变有关。而 RBD 则被认为是包括 PD 在内多种神经退行性疾病的前驱症状。

2. 辅助检查

(1)常规的血液、脑脊液对帕金森病的诊断并无价值。但腰穿压力释放试验对脑积水导致的帕金森综合征有重要鉴别意义。血清以及脑脊液的自身免疫抗体可鉴别炎症继发的帕金森综合征。

(2)早期帕金森病人可通过嗅棒检查发现早期的嗅觉减退。脑内超声可以在 PD 病人的中脑发现黑质的高回声区。睡眠脑电图可以发现 PD 病人存在的睡眠障碍。肛周肌电图以及视频眼震电图也可用于帕金森病与帕金森综合征的鉴别诊断。

(3)常规磁共振主要用于帕金森病的鉴别诊断,但也有很多研究提示 DTI、MRS 等功能磁共振在 PD 的诊断中可以发挥更多的作用。

(4)应用 ^{18}F-DOPA PET 或 DAT PET 显像可以发现纹状体的不对称损害。也有使用 SPECT 进行多巴胺转运体显像或纹状体多巴胺再摄取和突触前囊泡显像来鉴别 PD 与其他帕金森综合征。

3. 诊断要点

(1)中老年发病,缓慢进展性病程。

(2)运动迟缓,并同时至少伴有静止性震颤、肌强直中的一项。

(3)偏侧起病。

（4）左旋多巴治疗有效。

4. 诊断标准　根据 2015 年 MDS 发布的国际帕金森病临床诊断标准以及 2016 年中华医学会神经病学分会帕金森病及运动障碍学组发布的中国第二版帕金森病临床诊断标准进行诊断。按此标准临床确诊帕金森病的特异性超过 90%；临床诊断很可能的帕金森病的特异性和敏感性都达到 80% 以上。

（1）临床确诊帕金森病：需要有以运动迟缓为主及肌强直和（或）静止性震颤的核心症状。有两条或以上支持标准，无绝对排除标准和警示征象。

（2）很可能帕金森病：需要有以运动迟缓为主及肌强直和（或）静止性震颤的核心症状。无绝对排除标准，不超过两条警示征象，另外需要对应数量以上的支持标准抵消。

（3）核心症状：运动迟缓和肌强直和（或）静止性震颤之一。

（4）支持标准：①病人对多巴胺能药物的治疗明确且显著有效。在初始治疗期间，病人的功能可恢复或接近至正常水平。在没有明确记录的情况下，初始治疗的显著应答可定义为以下两种情况：药物剂量增加时症状显著改善，剂量减少时症状显著加重。以上改变可通过客观评分（治疗后 UPDRS-Ⅲ 评分改善超过 30%）或主观描述（由病人或看护者提供的可靠而显著的病情改变）来确定；存在明确且显著的开/关期症状波动，并在某种程度上包括可预测的剂末现象。②出现左旋多巴诱导的异动症。③临床体检观察到单个肢体的静止性震颤（既往或本次检查）。④以下辅助检测阳性有助于鉴别帕金森病与非典型性帕金森综合征：存在嗅觉减退或丧失，或头颅超声显示黑质异常高回声（>20mm²），或心脏间碘苄胍闪烁显像法显示心脏去交感神经支配。

（5）绝对排除标准：①存在明确的小脑性共济失调，或者小脑性眼动异常（持续的凝视诱发的眼震、巨大方波跳动、超节律扫视）。

②出现向下的垂直性核上性凝视麻痹，或者向下的垂直性扫视选择性减慢。③在发病后 5 年内，病人被诊断为高度怀疑的行为变异型额颞叶痴呆或原发性进行性失语。④发病 3 年后仍局限于下肢的帕金森样症状。⑤多巴胺受体阻滞药或多巴胺耗竭剂治疗诱导的帕金森综合征，其剂量和时程与药物性帕金森综合征相一致。⑥尽管病情为中等严重程度（即根据 MDS-UPDRS，评定肌强直或运动迟缓的计分大于 2 分），但病人对高剂量（不少于每天 600mg）左旋多巴治疗缺乏显著的治疗应答。⑦存在明确的皮质复合感觉丧失（如在主要感觉器官完整的情况下出现皮肤书写觉和实体辨别觉损害）以及存在明确的肢体观念运动性失用或进行性失语。⑧分子神经影像学检查突触前多巴胺能系统功能正常。⑨存在明确可导致帕金森综合征或疑似与病人症状相关的其他疾病，或者基于全面诊断评估，由专业医师判断其可能为其他综合征，而非帕金森病。

（6）警示征象：①发病后 5 年内出现快速进展的步态障碍，以至于需要经常使用轮椅。②运动症状或体征在发病后 5 年内或 5 年以上完全不进展，除非这种病情的稳定是与治疗相关。③发病后 5 年内出现球麻痹症状，表现为严重的发音困难、构音障碍或吞咽困难（需进食较软的食物，或通过鼻胃管、胃造瘘进食）。④发病后 5 年内出现吸气性呼吸功能障碍，即在白天或夜间出现吸气性喘鸣或者频繁的吸气性叹息。⑤发病后 5 年内出现严重的自主神经功能障碍，包括：体位性低血压，即在站起后 3 分钟内，收缩压下降至少 30mmHg（1mmHg＝0.133kPa）或舒张压下降至少 20mmHg，并排除脱水、药物或其他可能解释自主神经功能障碍的疾病；发病后 5 年内出现严重的尿潴留或尿失禁（不包括女性长期存在的低容量压力性尿失禁），且不是简单的功能性尿失禁（如不能及时如厕）。对于男性病人，尿潴留必须不是由前列腺疾病所致,且伴发勃起障碍。⑥发病后 3 年内由于平衡障碍导致反复(＞1 次/年)跌倒。⑦发病后 10 年内出现不成比例的颈部前倾或手足挛缩。⑧发病后 5 年内不出现任何一种常见的非运动症状,包括嗅觉减退、睡眠障碍(睡眠维持性失眠、日间过度嗜睡、快动眼期睡眠行为障碍)、自主神经功能障碍(便秘、日间尿急、症状性体位性低血压)、精神障碍(抑郁、焦虑、幻觉)。⑨出现其他原因不能解释的锥体束征。⑩起病或病程中表现为双侧对称性的帕金森综合征症状,没有任何侧别优势,且客观体检亦未观察到明显的侧别性。

5. 鉴别诊断

(1)帕金森叠加综合征:此类疾病包括多系统萎缩(MSA)、进行性核上性麻痹(PSP)、皮质基底节变性(CBD)等。往往在疾病的早期即出现言语和步态障碍、姿势不稳,中轴肌张力明显高于四肢,无静止性震颤,突出的自主神经功能障碍,对左旋多巴无反应或疗效不持续。再结合各自的特点进行鉴别,如多系统萎缩常存在体位性低血压或伴有小脑体征;进行性核上性麻痹早期多有易跌倒的表现及垂直注视麻痹(尤其是下视困难)、颈部过伸;皮质基底节变性常表现为不对称性的局限性肌张力增高、肌阵挛、失用、异己肢现象。

(2)继发性帕金森综合征:病人有明确的病因,如药物、感染、中毒、脑卒中、外伤等,通过仔细的询问病史,再结合相应的实验室检查结果,一般容易与原发性帕金森病相鉴别。临床上以药物所致者最常见,特别是治疗精神病类药物。

(3)特发性震颤:病人隐袭起病,进展缓慢,震颤是唯一的临床症状,表现为姿势性震颤和动作性震颤,双侧肢体同时受累,情绪紧张时加重,静止时可减轻,且不伴有运动迟缓,查体肌张力正常,根据上述特点很容易鉴别。

【治疗】

1. 常用药物及用法

(1)复方左旋多巴制剂:内含左旋多巴及脱羧酶抑制药,是改善帕金森震颤、强直、运动迟缓等运动症状最有效的药物,但长期使用容易出现症状波动以及肌张力障碍等运动并发症。

①美多巴:每片 0.25mg,含 0.2mg 左旋多巴及 0.05mg 苄丝肼;一般从 0.0625mg 每日 3 次开始增加,逐渐滴定至运动症状得到满意改善,单次服药后有效改善时间一般在 3～4 小时,故需 3～4 次给药,年轻病人一般早期不应超过每日 0.5mg。

②息宁:每片 0.25mg,含 0.2mg 左旋多巴及 0.05mg 卡比多巴;国内目前仅有控释片,因其释放方式与美多巴不同,一般其生物利用度是美多巴的 2/3,替换时注意调整剂量。一般从 0.125mg 每日 2 次开始使用,由于其为控释片,一般药效可维持 5～6 小时,每次可仅服用 2 次,但注意其药物起效相对缓慢。

(2)多巴胺受体激动药:由于麦角类多巴胺激动药的心脏瓣膜及肺纤维化的不良反应,目前已不用于帕金森病的治疗。临床使用的均为非麦角类多巴胺激动药,主要作用于纹状体神经元的突触后的 D2、D3 受体,作用较左旋多巴弱。由于其不依赖多巴胺的作用,同时多为长效制剂,有利于持续多巴胺能刺激,可以预防和减少运动并发症的发生。多巴胺受体激动药共同的不良反应主要是日间嗜睡、精神症状、冲动控制障碍以及心脏的不良事件,因此高龄病人慎用。

①吡贝地尔:每片 50mg,100mg 吡贝地尔等于左旋多巴 100mg 作用强度。对突触后多巴胺 D2、D3 激动以及突触前的去甲肾上腺素 a2 受体拮抗作用,因此除了改善震颤、强直、运动迟缓外,对步态障碍也有一定作用,有研究认为其可以改善病人的抑郁和认知功能障碍。一般从 50mg,每日 1 次开始服用,逐渐至每日 3 次,单药治疗时最大剂量为每日 250mg,联合左旋多巴治疗最大剂量为每日 150mg,其胃肠道反应相对较明显,

开始服用前可予以多潘立酮等胃肠动力药对症处理。

②普拉克索：常规制剂每片 0.25mg 和每片 1mg，控释片每片 0.75mg，1mg 普拉克索等于左旋多巴 100mg 作用强度。对突触后多巴胺 D2、D3、D4 受体有激动作用，因此除了改善震颤、强直、运动迟缓外，是目前对帕金森病合并抑郁最推荐的药物，一般从每日 0.125mg，每日 3 次开始服用，按周逐渐增加剂量，起效剂量为 0.25mg 每日 3 次，一般日均推荐治疗剂量为每日 1.5～2.25mg，最大剂量为每日 4.5mg。

③罗匹尼罗：常规规格：0.25mg，0.5mg，1mg；缓释片每片 4mg，5mg 罗匹尼罗等于 100mg 左旋多巴作用强度。对突触后多巴胺 D2、D3 受体有激动作用。常规制剂从 0.25mg，每日 3 次开始逐周滴定，最大剂量为每日 24mg，缓释片可每日服用一次。

（3）单胺氧化酶 B 抑制药：主要抑制突触前和突触旁的单胺氧化酶 B 受体，减少突触间多巴胺的代谢，同时也提高了突触间包括去甲肾上腺素以及五羟色胺的浓度。可改善帕金森病人较轻的肌强直和运动迟缓，对冻结步态较为有效，有研究认为其有一定神经修饰作用。但其不能与 5 羟色胺再摄取抑制药等药物合用，同时注意其对血压、睡眠以及认知的影响。超剂量时可抑制单胺氧化酶 A 受体造成更为严重的不良影响。

①司来吉兰：每片 5mg，10mg 司来吉兰等于 100mg 左旋多巴作用强度。一般从 2.5mg 早午或 5mg 早上服用开始，最大剂量为 5mg 早午或 10mg 早上服用。

②雷沙吉兰：片剂：0.5mg、1.0mg，2mg 雷沙吉兰等于 100mg 左旋多巴作用强度。一般 1mg 每日 1 次服用。

（4）儿茶酚胺-氧位-甲基转移酶抑制剂：由于托卡朋的肝损害已退出市场，目前仅有恩他卡朋。

恩他卡朋：每片 0.2mg，由于该药不能透过血脑屏障，因此必须与左旋多巴合用，减少左旋多巴在肠道的代谢，左旋多巴合用恩他卡朋等于增加 30％的剂量作用强度。同时可以增加曲线下的多巴胺浓度，改善晚期帕金森病人的症状波动。但研究表明，恩他卡朋可能增加异动症，尤其剂峰异动的风险。

（5）促多巴释放剂：金刚烷胺：作用机制来源于 NMDA 受体拮抗和对 GABA 能神经元的作用。有弱的促多巴胺分泌作用。每片 0.1 剂量（0.1 剂量＝100mg）左旋多巴作用强度。其对运动症状有较弱而全面的改善作用，同时对异动症有较好的改善。但注意其对睡眠、认知、精神症状的加重。一般每次 0.1 剂量每日 2 次，最多不超过每日 0.4 剂量，建议最后服药时间在下午 4 点前，以减少对睡眠的影响。

（6）抗胆碱药：苯海索（安坦）每片 2mg，主要对震颤有改善作用，但对强直以及运动迟缓无明显改善作用，由于其对老年人的认知、精神症状、睡眠、情绪以及青光眼、排尿障碍等不良作用，目前已较少用于一线治疗。

2. 早期帕金森病的治疗

（1）神经修饰治疗：一旦诊断帕金森病，就应该开始神经修饰治疗，具体药物主要有：MAO-B 抑制药，其中雷沙吉兰 1mg 有较充足的阳性实验支持。包括多巴胺激动药、抗炎药物、抗氧化药物、清除自由基药物等可能也有一定神经修饰作用。

（2）早发型且不伴智能减退的病人的治疗：①非麦角类 DR 激动药；②MAO-B 抑制药司来吉兰，或加用维生素 E；③金刚烷胺；若和（或）抗胆碱能药：震颤明显而其他抗 PD 药物效果不佳时，可选用抗胆碱能药；④复方左旋多巴＋COMT 抑制药；⑤复方左旋多巴：一般在①、②、③方案治疗效果不佳时加用。

（3）晚发型和伴智能减退的病人的治疗：首选复方左旋多巴，必要时可加用 DR 激动药、MAO-B 抑制药或 COMT 抑制药。

3. 中晚期帕金森病的治疗

(1)症状波动的治疗:症状波动包含了剂末恶化、开-关现象。

①剂末现象和突发关期的处理:可以选择左旋多巴与 DA 受体激动药合用;加用 COMT 抑制药或 MAO-B 抑制药;增加服用左旋多巴的次数,减少每次服药剂量;改用控释片(注意服药剂量需要增加 20%~30%);减少全天蛋白摄入量或重新分配蛋白饮食;在严重"关期"——皮下注射阿扑吗啡(apo-morphine);也可以手术治疗。

②延迟"开"或无"开"反应的处理:加用 COMT 抑制药;增加左旋多巴剂量(易诱导运动障碍);空腹服用、减少蛋白摄入;提前半小时服用多潘立酮(吗丁啉)或西沙必利。

③冻结:冻结步态是帕金森病人运动不能的一个重要表现。部分病人对 MAO-B 抑制药或去甲肾上腺素能药物屈昔多巴有一定改善作用,吡贝地尔由于也有去甲肾上腺素 α-2 受体的拮抗作用,文献中对部分病人也有改善。同时给予非药物(包括视觉引导、步态训练等方法)和抗焦虑药物可以有一定改善。

(2)异动症的治疗:异动症包括有剂峰异动、双相异动、关期肌张力障碍和关期痛性痉挛。

①剂峰异动的处理:首先考虑减少左旋多巴剂量,同时增加服用多巴胺的次数;可以合用 DA 受体激动药;有文献提示加用 COMT 抑制药的同时减少左旋多巴的剂量可以减少异动症的发现,但早期帕金森病人的研究却发现 COMT 抑制药有可能增加异动症发生的风险。停用控释片,避免累积效应。氯氮平由于其对多巴胺受体 D1 受体的拮抗作用,也可用于异动症的治疗,但需要注意其对粒细胞的影响。

②双向异动症的处理:部分病人可以采取增加左旋多巴的服药次数或剂量(发病之初可能有效);最好停用控释片;左旋多巴水溶性制剂(剂初异动症);手术治疗包括 DBS 的治疗可以改善病人的双相异动症状。

③关期肌张力障碍的处理:晨起肌张力障碍可以在睡前加用控释片或长效 DA 受体激动药;也可以起床前服用左旋多巴标准片或水溶制剂。如果肌张力障碍出现在左旋多巴治疗后效果最显著时可以参照"剂峰运动障碍"治疗。

4. 非运动症状的治疗 帕金森病的非运动症状主要包括感觉障碍、精神障碍、自主神经功能障碍和睡眠障碍等。

(1)抑郁与焦虑的治疗:目前帕金森病伴发抑郁的病人首选多巴胺激动药,如普拉克索。常有的抗抑郁药物中,三环类药物起效迅速,对睡眠改善明显,但有认知功能下降、体位性低血压以及心律失常等不良反应。SSRI 类药物中的西酞普兰、舍曲林、帕罗西汀有一定的证据可改善帕金森抑郁,但仍缺乏足够的证据。SNRI 药物中,文拉法辛可以改善帕金森病抑郁症状,同时不加重帕金森的运动症状。司来吉兰可以改善帕金森病抑郁症状,但注意该药带来的精神病性症状,同时司来吉兰不能与 SSRI 类药物合用。焦虑症状目前缺乏足够的循证医学证据,但一般伴随抑郁出现,因此抗抑郁药物治疗可以改善焦虑症状。对于中度焦虑,可以使用苯二氮䓬类药物,但要注意对认知功能的影响和平衡障碍增加跌倒的风险。

(2)精神障碍的治疗:首先需要甄别精神障碍是由抗帕金森药物诱发还是疾病本身导致。因此出现精神障碍后,首先进行药物的调整,根据诱发精神障碍的概率而调整的顺序如下:抗胆碱能药物＞金刚烷胺＞MAO-I(司来吉兰、雷沙吉兰)＞多巴胺受体激动药(普拉克索,罗匹尼罗)＞左旋多巴。如果采取上述方法后,效果不理想。则需要考虑疾病本身导致。针对幻觉与妄想,推荐使用氯氮平和喹硫平,前者作用较后者强,而且锥体外系不良反应出现概率更低,但需要注意粒细胞缺乏的出现,因此需要监测血常规。帕金森病伴发精神障碍,不推荐使用奥氮平以及经典的抗精神病药物。同时精神障碍往往提示认知功能的下降,因此可以予以改善认知药物治疗,具体治疗可以参照痴呆与认知功能减退的治疗。

(3)痴呆与认知减退的治疗:出现 PDD 的病人应停用抗胆碱能药物和金刚烷胺。调整药物方案可以参照精神障碍的药物调整顺序。药物治疗方面,抗胆碱酯酶抑制药的疗效较该类药物治疗 AD 的效果更佳,目前卡巴拉汀在多个临床研究中均有明显疗效,多奈哌齐也有研究认为可以用于 PDD 的治疗。胆碱酯酶抑制药可能会轻至中等程度增加震颤症状,但其他锥体外系症状无明显加重。另外一类改善认知的药物美金刚,目前也认为可以用于 PDD 的治疗。

(4)便秘的治疗:摄入足够的液体,纤维素以及适当的运动对减轻便秘有改善。同时使用乳果糖和大便软化剂有一定的作用。也可以使用番泻叶等中药制剂与多潘立酮、莫沙必利等胃肠蠕动药物。

(5)排尿障碍的治疗:治疗前要完善尿动力学检查,老年男性病人注意常被误诊为前列腺增生而行手术治疗。对于排尿障碍,首先应让病人形成定期排尿的习惯,同时尿频、尿急和急迫性尿失禁可以选用:外周抗胆碱能药:奥昔布宁、托特罗定、溴丙胺太林和莨菪碱等,其中前两个药物较少出现中枢抗胆碱作用;而逼尿肌无反射者可以选用胆碱能制剂但需要注意其会加重 PD 运动症状。另外有米拉贝隆-β_3 肾上腺素受体激动药也有报道可以使用。尿潴留可以选择间歇性清洁导尿。夜尿的增多主要和体位性低血压有关,因此改善 PD 病人睡眠以及睡前予以去氨加压素可以有效缓解 PD 病人夜尿,后者需要监测血钠。

(6)体位性低血压:首先确定和去除可能引起低血压的药物。同时增加盐和水的摄入,睡眠时采用头高足低位、弹力袜等。注意左旋多巴以及多巴胺激动药增加剂量的速度应足够的缓慢。不增加卧位血压的药物:多潘立酮、嗅吡斯的明。增加卧位高血压的药物:盐酸米多君、氟氢可的松、屈昔多巴。

(7)睡眠障碍:帕金森病的睡眠障碍类型非常多,患病率也非常高,需要根据不同类型进行针对性治疗。

①首先需要选择可逆的原因:与夜间 PD 运动症状相关:加用左旋多巴控释片、长效 DA 受体激动药、COMT 抑制药。若由异动症引起:睡前服用抗 PD 药减量;影响睡眠的药物:司来吉兰或金刚烷胺、胆碱能药物的用药时间、减量或停用。

②不宁腿的病人可以首选普拉克索、罗匹尼罗或普瑞巴林、加巴喷丁。另外复方左旋多巴、文拉法辛等抗抑郁药物均有一定疗效,但长期的复方左旋多巴可能会使不宁腿的症状恶化。

③客观性失眠的 PD 病人,夜间复方左旋多巴证明可以有一定的改善,同时认知行为疗法是目前针对失眠的标准疗法;褪黑素和艾司佐匹克隆可以有一定程度的改善;低剂量的多塞平可以利用其抗组胺能的作用,在小型研究中有效,同时无抗胆碱能作用,对认知影响小。

④日间嗜睡与睡眠发作,要排除多巴胺能尤其多巴胺激动药引起的,但相对部分是疾病本身所致,而且与夜间睡眠质量无关;光线疗法、哌甲酯等药物并无明显作用;组胺 H_3 拮抗药替罗利特可以降低 Epworth 嗜睡量表评分 4 分;莫达非尼可以明显改善病人日间嗜睡,但其药物成本限制了进一步的使用;目前最安全和有效的方法是日间服用咖啡因。

⑤梦魇往往需要减少或停用睡前的抗 PD 药物,也可以小剂量予以氯氮平。

⑥快动眼期睡眠障碍目前最有效的药物是小剂量氯硝西泮,改善率可以达到 90%,

但需要注意嗜睡、摔倒和认知功能影响等不良反应;褪黑素有一些小规模研究也提示可以改善 PD 病人的 RBD 症状。

5. PD 的手术治疗 目前手术主要选择 DBS 手术,神经核毁损手术仅能进行单侧的手术。

6. 康复治疗 PD 的康复治疗是重要的辅助治疗手段,包括特殊的训练和指导(语言、进食、行走等)、辅助工具的运用。根据病人不同的功能障碍进行健身操、太极拳、慢跑等运动;步态、平衡训练等长期坚持,可以改善运动功能,提高病人生活能力,延长药物的有效性。

【临床体会】

1. 新的诊断标准:姿势平衡障碍虽然是帕金森病的常见症状,但由于多出现在晚期 PD 病人,因此在新诊断标准中去除;简化了原来的支持标准;支持标准中加入嗅觉减退、心交感神经丧失和黑质超声高回声等非运动症状或辅助检查。排除标准修改为 9 条绝对排除标准和 10 个警示征象;提高诊断的准确性。

2. 目前 PD 并不能阻止病情的发展,更无法治愈 PD,因此需要进行长期管理,以达长期获益。近期疗效和远期疗效并重,兼顾疗效和潜在不良反应,尽可能避免、推迟或减少药物的不良反应和运动并发症。

3. PD 的治疗是以药物治疗为首选和主要治疗方案,药物治疗贯穿整个病程,同时需要配合康复、手术、护理、心理疏导、运动治疗。强调个体化治疗,在规范治疗的基础上更加注重治疗质量,这需要更多的经验和耐心。

4. 早期 PD 病人初始治疗选用复方左旋多巴可以更好控制症状,但需要从小剂量开始逐渐增加,以避免近期副作用;早期用药一般建议左旋多巴量每天≤400mg,以减少运动并发症的发生。

5. DR 激动药单药初始治疗显著改善运动症状,可以满足治疗需求,而且 DR 激动药运动并发症风险较低;但需要注意 DR 激动药神经精神并发症风险较大。

6. 中晚期 PD 治疗的主要目的:继续改善病人的运动症状;处理运动并发症;继续改善病人的非运动症状。

7. 控制运动并发症的治疗观念:预防重于治疗。控制运动并发症的主要干预手段:LD 的剂量与时程:减少 LD 剂量、联合治疗;LD 药物浓度的波动性及其导致的脉冲性刺激;改变 LD 剂型。对帕金森病人早治疗、神经修饰治疗是控制疾病进展的关键。

8. PD 的非运动症状的需要积极治疗:可以选用对运动症状以及非运动症状均有治疗作用的药物如:普拉克索、氯氮平、复方左旋多巴等。避免使用加重运动症状的药物:如奥氮平和传统抗精神病药物。避免使用引起非运动症状的药物如胆碱能药物等。

9. PD 病人的 DBS 时间不宜太早,避免过度治疗或误诊导致手术失败;但更重要不宜太晚使得病人错过手术时机而无法获益;注意 DBS 的适应证和禁忌证。

10. DBS 的调控原则和药物治疗,强调最小参数达到满意的疗效,选择最佳靶点、最佳电极,早期可能需要多次调控。

(卢健军)

第二节　肝豆状核变性

肝豆状核变性(WD)是以肝硬化和基底节病变为特征的常染色隐性遗传的先天性铜代谢异常疾病。最早于 1912 年由 Wilson 首先描述,该病由于铜代谢障碍导致铜排出困难,从而沉积在肝脏、脑部以及眼、肾、骨骼、血液系统中,引起多个脏器的功能障碍。进行性加重的少动-强直症状、肢体震颤、构音困难、肝硬化、角膜色素环、精神症状为主要临床表现。本病发病率在 17/100 万～30/100 万,发病年龄多在 10－20 岁,少有 50 岁以上发病者,最早 5 岁左右发病。一般发病隐匿,进展缓慢,如神经系统症状出现越早,进展越迅速。

【病因和发病机制】　本病为常染色体隐性遗传疾病,已知其致病基因在常染色体第 13 号染色体长臂 1 区 4 带 3 亚分带(13q14.3)。该基因负责编码 P 型铜转运 ATP 酶(ATP7B)。目前发现有超过 300 个致病突变,而且仍在不断的发现当中。ATP7B 通过利用 N 末端功能区与铜离子结合,将其转运出肝细胞。

当 ATP7B 因基因突变导致功能缺损后,铜代谢途径出现异常,无法顺利完成铜在血以及细胞内的结合与转运。然而 WD 病人铜的摄取和之后转运入肝的功能不受影响,因而导致肝细胞内铜的聚集并进入血液循环当中,造成体内铜的正平衡和多系统的铜蓄积,使得肝、脑、骨、眼、血液等脏器与组织受到损害。

【诊断与鉴别诊断】

1. 临床表现　本病 40% 的病人是以神经系统损害起病,40%～50% 的病人以肝病开始,往往两者可以同时出现;还有 15% 的病人是以精神症状作为首发症状。少数病人可以是以骨病、心肌病、眼病、血液病甚至内分泌如甲状旁腺功能减退、胰腺炎、肾病综合征起病。

(1)神经系统症状:①帕金森样少动-强直综合征;②姿势性或意向性震颤伴共济失调、步态和构音障碍;③全身性肌张力障碍。病人可以表现出三种症候群中的一种或者数种。早期往往是表现动作缓慢,行走碎步,转身困难以及面具脸,而最常见的症状是轻微、缓慢、大幅度震颤,多累及肢体近端,手臂上抬时可出现"扑翼样"震颤。构音障碍在 WD 病人也较为常见,表现为语速快、声音低沉、发音含糊,还可以出现流涎等假性延髓麻痹的特点。步态障碍相对较少见,可以出现肢体的共济失调、行走摇晃。虽然可以出现锥体束征,但括约肌不受累。

(2)精神症状:可以出现认知障碍、易冲动等人格改变。还可以出现抑郁、精神症状等。

(3)肝脏损害:表现为急性肝炎、慢性活动性肝炎、肝硬化、门脉高压。大多数病人均有肝脾大的表现。

(4)眼部异常:角膜边缘与巩膜交界处可以发现金黄色或绿褐色的色素环,称为 K-F 环,是 WD 病人有诊断意义的体征,近 75% 的 WD 病人会有 K-F 环。眼部可以出现白内障,还有少数病人可以出现眼球活动异常或上视困难的体征。

(5)其他系统表现:①由于尿铜增加损害近端肾小管和肾小球,可以出现氨基酸尿、高钙尿、磷酸盐尿、蛋白尿、肾小管性酸中毒和肾结石。②血液系统最为常见的是急性溶血性贫血,还有部分病人因为脾功能亢进导致红细胞、白细胞以及血小板的继发减少,从而引起出血。③病人因为钙磷代谢的异常,可以出现骨质疏松、多发性骨折和骨关节病。④部分病人的皮肤出现色素沉着、指甲变形、还可以出现鱼鳞癣。⑤肌肉方面可以出现肌肉萎缩、横纹肌溶解、肌营养不良表现。⑥内分泌的损害:甲状旁腺及甲状腺功能减退、糖尿病,女性病人可以出现闭经、流产、不育,男性可以出现乳房女性化。因为铜在甲状腺实质的沉积干扰了甲状腺素的合成;同时因为肾功能损害继发的氨基酸不足,合成甲状腺球蛋白不足;还有对内分泌轴的影响导致甲状腺功能的减退。⑦其他如心血管系统可以出现心肌病、心律失常等;消化系统除了肝脏损害以外,还有胰腺炎、自发性细菌性腹膜炎等。

2. 辅助检查

（1）血清铜及铜蓝蛋白、尿铜测定：血清铜及铜蓝蛋白明显下降、尿铜增多。

（2）影像学检查：CT 可以发现 WD 病人尾状核、壳核、小脑、脑干的对称性低密度病灶。

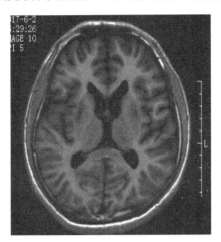

图 7-1 双侧壳核对称长 T_1 改变

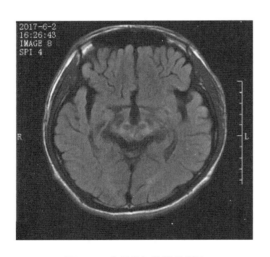

图 7-3 中脑"大熊猫脸"征

（3）肝组织活检：病人肝活检可以发现铜含量显著增高（每克肝脏组织中铜含量超过0.25mg），可以作为 WD 确诊手段之一。

（4）基因检测：13 号染色体长臂 1 区 4 带 3 亚分带（13q14.3）进行连锁分析有助于发现致病突变，对 WD 的诊断很有价值，但

MRI 可以发现尾状核、壳核、黑质致密部、中脑、脑桥以及丘脑对称性 T_2 加权高信号、T_1 低信号改变。壳核的双侧对称同心层改变 T_2 高信号，中脑出现的"大熊猫脸"征都是较常见的影像学改变，见图 7-1 至图 7-3。

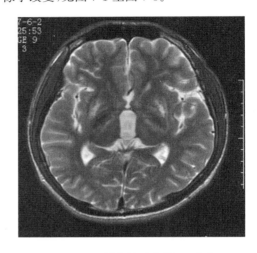

图 7-2 双侧壳核对称长 T_2 改变

由于基因突变位点众多，因为常见高频突变位点的阴性并不能排除 WD 的诊断。

（5）肝肾功能检查：以肝损害为主要表现者可出现不同程度的肝功能异常，以肾功能损害为主要表现者可出现尿素氮、肌酐增高及尿蛋白等。

（6）其他：[18]F-多巴标记的 PET 可以发现纹状体区多巴胺摄取减少。TCD 可以发现豆状核高回声信号。

3. 诊断要点　对于年龄小于 50 岁，表现为神经症状，尤其青少年以锥体外系和精神症状起病，或儿童期出现的不明原因的肝硬化或肝功能损害均应考虑 WD。

WD 的实验室诊断标准：①血清铜蓝蛋白低于正常值；②角膜可以发现 K-F 环；③24 小时尿铜排出增加；④肝脏活检肝铜含量增加；⑤发现明确致病基因。

4. 鉴别诊断　WD 因为临床表现多样，误诊率极高。需要注意鉴别精神分裂症、脑炎、脑白质病变、青年骨关节病、风湿性舞蹈

病、亨廷顿病、肾病综合征、肌营养不良、肌炎和其他的神经变性疾病。

【治疗】　治疗的基本原则:早期治疗、症状前治疗、终身治疗。需要根据病人的不同临床表现和基因分型进行个体化治疗,治疗过程中需要定期检查血常规,肝肾功能以及铜、铜蓝蛋白等指标。

1. 饮食治疗

(1)避免进食含铜量高的食物:各种动物内脏和血制品;软体动物(乌贼、鱿鱼、牡蛎);贝壳类(蛤蜊、河蚌、蛏子、淡菜);坚果类(核桃、花生、板栗);螺类;虾蟹类;各种豆类以及豆制品;蕈类、腊肉、燕麦、小米、紫菜、百合、可可、巧克力、咖啡、茶叶以及龙骨、蜈蚣、全蝎等中药。

(2)可以采用高氨基酸或高蛋白饮食;还有低铜食物:橄榄油、牛奶、鱼类、牛羊肉、苹果、梨子、新鲜蔬菜等。

2. 药物治疗　药物治疗是治疗 WD 的主要方案,其目的是清除体内沉积的大量铜离子,将其排出体外;防止铜离子在组织内沉积;减少外源性铜的吸收。

(1)驱铜药物

①青霉胺:是治疗 WD 的金标准药物。每日剂量 1～2g,同时服用维生素 B$_6$。服药青霉胺后由于铜离子在体内的再分布,在治疗初期可出现临床症状的加重,因此起始治疗适宜从小剂量逐渐增加。服用青霉胺应在餐前 1 小时后或餐后 2 小时服用,不宜与锌剂以及其他药物混服,家属中有血清铜蛋白明显下降者,虽然没有症状也应治疗。

②曲恩汀(三乙烯四胺):与青霉胺作用相似,虽然作用较青霉胺弱,但不良反应较青霉胺少,对不能耐受青霉胺治疗的病人可以选择使用,每次 250～500mg,每日 4 次,需要注意监测血常规以及铁的影响。但是该药昂贵,同时不易吸收。

③二巯丙磺酸:可以将铜离子从酶系统中夺出,结合成稳定无毒的络合物经肾脏排出。

(2)减少铜吸收的药物:锌剂:可以作为轻症病人长期治疗或症状前或者预防治疗的首选。还可以作为孕期妇女、儿童病人的治疗药物。对无神经症状的儿童病人长期服用可以避免神经症状的发生且不影响发育。

3. 肝移植　对于严重肝损害和爆发性肝衰竭、青霉胺治疗无效、严重神经功能损害的 WD 病人可以考虑肝移植。肝移植后80% 的神经症状可以逆转,甚至没有神经症状的病人术后也不再出现神经症状。

4. 对症治疗　对于震颤和肌强直或者可以使用苯海索、复方左旋多巴以及多巴胺受体激动药治疗;精神症状可以选用利培酮、氯氮平,但需要注意其锥体外系副作用;舞蹈样动作可以使用氯氮平或小剂量氟哌啶醇;抑郁病人可以予以抗抑郁药物。

【临床体会】

1. 年龄小于 50 岁,表现为神经症状,尤其青少年起病以锥体外系和精神症状起病,或儿童期出现的不明原因的肝硬化或肝功能损害均应考虑 WD。

2. WD 病人特征性的改变为血清铜及铜蓝蛋白明显下降、尿铜增多,裂隙灯下几乎所有脑型 WD 病人可以发现 K-F 环,尤其在角膜上下缘最为明显。

3. WD 病人早期驱铜治疗时应从小剂量开始,注意观察药物的不良反应治疗早期阶段的临床症状会加重,早期使用抗过敏药物或小剂量泼尼松可以使大部分病人坚持服药。服用青霉胺应在餐前 1 小时后或餐后 2 小时服用,不宜与锌剂以及其他药物混服。青霉胺的不良反应:早期可出现过敏皮疹、发热、血小板和白细胞减少;长期服用可出现类风湿关节炎、红斑狼疮、重症肌无力、肾病综合征等。

4. WD 病人是少数可以用药物治疗的遗传性疾病。早发现早治疗可让病人获得正常寿命和较好的生活质量,早期治疗可以减少和预防神经系统并发症的发生。如出现严重神经系统症状或严重肝脏功能损害后治疗往往难以逆转。

5. WD 病人经过治疗临床症状明显改善后仍需要坚持治疗以避免症状的再次出现。

6. 对于 WD 病人的亲属应及早检查,有条件应做基因连锁分析以早期发现无症状病人,家属中有血清铜蛋白明显下降者,虽然没有症状也应治疗。

（卢健军）

第三节　小舞蹈病

小舞蹈病（chorea minor）又称 Sydenham 舞蹈病（Sydenham chorea）、风湿性舞蹈病,于 1684 年由 Thomas Sydenham 首先描述,是风湿热在神经系统的特征性表现,在风湿热病人中的发病率为 10%～30%,故亦称风湿性舞蹈病。

【病因和发病机制】　小舞蹈病与风湿热关系密切,一般认为链球菌 A 感染后由于抗原交叉反应而诱发的自身免疫性疾病,即机体针对链球菌感染的免疫应答反应中产生的抗体,与某种未知基底节神经元抗原存在交叉反应,引起免疫炎性反应而致病。

【诊断与鉴别诊断】

1. 临床表现　多见于 5—15 岁青少年,男女之比约 1:3。首发症状可以出现在 GABHS 感染后的数小时或数天,也可能发生于感染后数月;呈亚急性隐匿性发病,也有因情绪因素而骤然发病病例。

（1）神经系统症状

①舞蹈病症状:表现为无法控制、不自主、无规律、幅度不等的急促舞蹈样动作,睡眠期症状可消失,可累计除眼肌外的任何骨骼肌,以面肌和四肢肌常见。通常呈全身性异动,但有 20%～35% 的病人表现为偏身舞蹈病;可出现言语含糊不清、面具脸、抽搐;也常见运动维持障碍如无法维持闭目或伸舌。其他相关症状还有扮鬼脸、动作笨拙、构音障碍,书写、穿衣、进食困难以及肌无力或肌张力下降;约有不足 2% 的病人完全卧床,称为麻痹性舞蹈病。

②神经精神症状:表现为情绪不稳和行为异常,大多早于舞蹈病症状,程度不一。常伴有抑郁症（14%）、广泛性焦虑症（16%）、社会恐惧症（24%）和强迫症（24%）,Kuzulugi 等于 2013 年报道 1 例女性患儿在病程中出现幻觉。

（2）全身症状:较轻微或不出现全身症状,部分病人可在病前或病程中出现发热、咽痛、扁桃体炎、关节疼痛等风湿热样表现,心脏受累时可伴心率加快、心脏扩大和杂音;亦可见急性风湿热的其他表现。

2. 辅助检查

（1）细胞学检查:血清学检测外周血白细胞计数增加、红细胞沉降率（ESR）增快、C-反应蛋白（CRP）升高。

（2）咽拭子培养:可以明确 GABHS 感染,仅少数病人细菌培养呈阳性。

（3）免疫功能检查:血清 IgG、IgM、IgA 水平均升高,脑脊液免疫印迹法检测抗基底神经节抗体阳性,诊断灵敏度达 92.5%,特异度达 94.7%。此外,血清抗 DNA 酶 B 抗体和抗溶血性链球菌素 O（ASO）水平升高,一般于 GABHS 引起扁桃体炎或咽喉炎后 3～5 周达峰值高峰水平,此后数周内逐渐降低,而血清抗 DNA 酶 B 抗体在感染后 8～12 周方达峰值水平,并可在数周至数月维持较高水平。

（4）影像学检查:大多数 Sydenham 舞蹈病病人无特征性影像学改变,部分病人头部 CT 可显示基底节区低密度病灶和水肿;MRI 显示基底节体积扩大、神经元损害,特别是尾状核和壳核囊性变。少数病人

SPECT 扫描可见可逆性纹状体代谢活跃和过度灌注。

（5）脑电图检查：有 55%～75% 的病人脑电图异常，表现为非特异性轻度弥漫性慢波,仅节律减少,局限性痫样放电或偶尔出现的 14Hz 或 6Hz 正相棘波放电。

3. 诊断要点　主要依据儿童或青少年起病、有风湿热或链球菌感染史、亚急性或急性起病的舞蹈样症状,伴肌张力低下、肌无力和（或）精神症状应考虑本病。合并其他风湿热表现及自限性病程可进一步支持诊断。

4. 鉴别诊断　本病应与其他疾病引起的舞蹈病相鉴别,如系统性红斑狼疮、中毒、肝豆状核变性、家族性舞蹈病（包括亨廷顿病）以及甲状腺功能亢进等激素代谢障碍导致的运动异常。除临床表现外,铜蓝蛋白、甲状腺功能试验、抗溶血性链球菌素 O、脑脊液、MRI、遗传代谢性疾病等实验室指标均是鉴别诊断的重要方法。

【治疗】　临床治疗主要采用三步法治疗方案:治疗潜在感染、预防复发和对症治疗。

1. 治疗潜在感染　即使发病过程中无急性风湿热征象的病人亦应卧床休息,镇静、预防性应用抗生素等。目的在于最大限度地防止或减少小舞蹈病复发及避免心肌炎、心瓣膜病的发生。青霉素 80 万单位肌内注射,每日 2 次,1～2 周为 1 个疗程。对青霉素过敏者可改用头孢类。

2. 预防复发　每 28 天肌内注射长效青霉素 120 万单位或口服青霉素 V 钾 250mg（每天 2 次）。然而,部分病人尽管长期规律应用青霉素,仍复发。

3. 对症治疗　舞蹈病通常呈良性自限性病程,无需特殊治疗。对于部分机体功能障碍且病程迁延的病人,需长期治疗。可选用:地西泮 2.5mg,口服,每日 2～3 次;氯硝西泮 1mg,口服,每日 2～3 次;丁苯那嗪 25mg,口服,每日 2～3 次;或硫必利 50～100mg,口服,每日 2～3 次;氯丙嗪 12.5～25mg,口服,每日 2～3 次;氟哌啶醇 0.5～1mg,口服,每日 2～3 次。

【临床体会】

1. 大多数 Sydenham 舞蹈病病人均呈良性自限性病程,数月至 2 年不等,约有 25% 的病人病程迁延,可持续 2 年或更长时间。

2. 痊愈后一般不遗留严重后遗症,仅少数病例遗留一些轻微的神经体征如突发性随意动作、动作不协调等。

3. 部分病人可复发。

4. Sydenham 舞蹈病的预后主要取决于心脏并发症的转归。

（董晓立　卢健军）

第四节　肌张力障碍

肌张力障碍（dystonia）是一种主动肌和拮抗药的不协调,且持续而间歇收缩导致的重复的以不自主运动和异常姿势为特征的一组综合征。其发病率在运动障碍疾病中仅次于帕金森病。

【病因和发病机制】

1. 病因　根据病因可分为原发性、继发性;另外还有肌张力叠加综合征、遗传变性疾病伴发的肌张力障碍。原发性肌张力障碍多为散发,少数有家族史,呈常染色体显性或隐性遗传,目前已发现 DYT1～DYT15 至少 15 种涉及肌张力障碍的基因分型,最多见于 7－15 岁儿童或少年。继发性（症状性）肌张力障碍指有明确病因的肌张力障碍,病变部位包括纹状体、丘脑、蓝斑、脑干网状结构等处,见于感染（脑炎后）、变性病（肝豆状核变性、苍白球黑质红核变性、进行性核上性麻痹、家族性基底节钙化）、中毒、代谢障碍、脑血管病、外伤、肿瘤、药物等。

2. 发病机制　肌张力障碍的特征就是

主动肌与拮抗肌同时持续收缩。目前其发病机制认为存在两种病理生理学的异常：感觉运动皮质系统的抑制通路中多个环节的兴奋性下降；脑干、脊髓感觉运动回路神经联系的可塑性升高。生化发现脑内多处去甲肾上腺素、多巴胺、5-羟色胺神经递质异常改变，尤其是去甲肾上腺素在基底节区多个核团明显增加，但无法证实这种改变是否与肌张力障碍有关。

【诊断与鉴别诊断】

1. 临床表现　依据肌张力障碍的发生部位，可分为局灶型(focal dystonia)：即单一部位肌群受累，如眼睑痉挛、书写痉挛、痉挛性构音障碍、痉挛性斜颈等；节段型(segment dystonia)：两个或两个以上相邻部位肌群受累，如 Meige 综合征(眼、口和下颌)，一侧上肢加颈部，双侧下肢等；多灶型、偏身型、全身型。

(1)局灶型肌张力障碍

①眼睑痉挛：好发于 45－65 岁中老年人，女性多于男性，主要表现为过度瞬目，双眼轮匝肌不自主收缩造成间歇或持续性瞬目，严重者不能睁眼。疲劳、情绪激动、开车、强光刺激均可加重发作；部分病人可缓解；也有病人发展为节段性肌张力障碍或合并出现其他运动障碍疾病。

②痉挛性斜颈：1652 年由荷兰医生 Tulpius 首先提出，多见于 30－50 岁，也可见于儿童或老年人，男女比例为 1∶2。因以胸锁乳突肌、斜方肌为主的颈部肌群阵发性不自主收缩，引起头向一侧扭转或痉挛性倾斜。早期表现为周期性头向一侧转动或前倾、后仰，后期头部常固定于某一异常姿势。受累肌肉常有痛感，亦可见肌肉肥大，可因情绪激动而加重，手托下颌、面部或枕部时减轻，睡眠时消失。

③书写痉挛和其他职业性痉挛：指在执行书写、弹钢琴、打字等职业动作时手和前臂出现的肌张力障碍和异常姿势，病人常不得不用另一只手替代，而做与此无关的动作时则为正常。表现为书写时手臂僵硬，握笔如握匕首，肘部不自主地向外弓形抬起，腕和手弯曲，手掌面向侧面，笔和纸几乎成平行。

(2)节段型肌张力障碍

Meige 综合征：于 1910 年由法国医生 Henry Meige 首先描述，主要表现为眼睑痉挛和口-下颌肌张力障碍，可分为三型：眼睑痉挛、眼睑痉挛合并口-下颌肌张力障碍、口-下颌肌张力障碍。临床主要累及眼肌和口、下颌部肌肉，眼肌受累表现为眼睑刺激感、瞬目频率增加并出现眼睑痉挛。口-下颌痉挛发作表现口周异常的多动，包括噘嘴、缩唇、口角抽动、张口咬牙等，发作时可伴有发音障碍。

(3)全身型肌张力障碍

①扭转痉挛：于 1911 年由 Oppenheim H 命名，是指全身性扭转性肌张力障碍，又称为畸形性肌张力障碍，临床上以四肢、躯干甚至全身的剧烈而不随意的扭转运动和姿势异常为特征。按病因可分为原发性和继发性两型。各年龄均可发病。儿童期起病者多有阳性家族史，症状常从一侧或两侧下肢开始，逐渐进展至广泛的不自主的扭转运动和姿势异常，导致严重的功能障碍。成年起病者多为散发，症状常从上肢或躯干开始，大约 20%的病人最终可发展成全身性肌张力障碍，一般不会严重致残。

早期表现为一侧或两侧的下肢的轻度运动障碍，足呈内翻趾屈，行走时足跟不能着地，随后躯干和四肢发生不自主的扭转运动。最具特征性的是以躯干为轴的扭转或螺旋样运动。常引起脊柱前凸、侧凸和骨盆倾斜。

常染色体显性遗传者的家族成员中，可有多个同病成员或有多种顿挫型局限性症状，如眼睑痉挛、斜颈、书写痉挛、脊柱侧弯等症状，且多自上肢开始，可长期局限于起病部位，即使进展成全身型，症状亦较轻微。

②手足徐动症：也称指痉症或易变性痉

挛,是肢体远端为主的缓慢弯曲的蠕动样不自主运动,极缓慢的手足徐动导致姿势异常颇与扭转痉挛相似,后者主要侵犯肢体近端、颈肌和躯干肌,典型表现为躯干为轴扭转。

(4)肌张力叠加综合征

①多巴反应性肌张力障碍:又称伴有明显昼间波动的遗传性肌张力障碍或称 Segawas病,由 Segawas(1976)首先报道。本病多于儿童期发病,女性多见,男女之比 1∶(2～4)。缓慢起病,常首发于下肢,表现为上肢或下肢的肌张力障碍和异常姿势或步态,步态表现为腿强直、足屈曲或外翻,严重者可累及颈部。

②发作性运动障碍:表现为突然出现且反复发作的运动障碍(可有肌张力障碍型或舞蹈手足徐动型),发作间期正常。Demirkiran(1995 年)根据病因、诱因因素、临床症状、发作时间将发作性运动障碍分 4 类:a. 发作性运动诱发性运动障碍(PKD,DYT9):突然从静止到运动或改变运动形式诱发。b. 发作性过度运动诱发性运动障碍(PED):在长时间运动后发生,如跑步、游泳等。c. 发作性非运动诱发性运动障碍(PNKD,DYT8):自发发生,或可因饮用酒、茶、咖啡或饥饿、疲劳等诱发。d. 睡眠诱发性发作性运动障碍(PHD):在睡眠中发生。

2. 辅助检查

(1)血细胞涂片:排除神经-棘红细胞增多症。

(2)代谢筛查:排除遗传性代谢疾病。

(3)铜代谢测定及裂隙灯检查:排除 Wilson 病。

(4)影像学检查:头颅 CT 或 MRI 以排除脑器质性损害;颈部 MRI 以排除脊髓病变所致的肌张力障碍。

(5)基因检测:有条件的病人可进行基因突变检测。

3. 诊断要点　根据病史、不自主运动和(或)异常姿势的特征性表现和部位等,症状诊断通常不难。在明确肌张力障碍诊断后要尽力寻找病因,区别原发性还是继发性。

4. 鉴别诊断

(1)迟发性运动障碍:是由抗精神病药物诱发的刻板重复的持久的异常不自主运动,运动障碍发生于病人服药中或停药后 3 个月内,特征为节律性刻板重复的异常不自主运动。

(2)僵人综合征:发作性躯干肌和四肢近端肌紧张、僵硬和强直,而面肌和肢体远端肌常不受累,僵硬可明显限制病人主动运动,且常伴有疼痛。

(3)舞蹈症:舞蹈症的不自主运动速度快、运动模式变幻莫测、无持续性姿势异常,并伴有肌张力降低。扭转痉挛的不自主运动速度慢、运动模式相对固定、有持续性姿势异常,并伴肌张力增高。

(4)先天性斜颈:起病年龄小,可因胸锁乳突肌血肿后纤维化、短颈畸形、颈椎缺如或融合等先天性脊柱异常等所致。

(5)面肌痉挛:表现为一侧面部不自主抽搐,呈阵发性且不规则,程度不等,可因疲劳、精神紧张及自主运动等加重。起病多从眼轮匝肌开始,然后涉及整个面部。

【治疗】　目前治疗分三种:有药物、局部注射 A 型肉毒素和外科治疗。

1. 药物治疗

(1)抗胆碱能药:可给予耐受的最大剂量苯海索每日 20～30mg,分 3～4 次口服,可能控制症状。

(2)苯二氮䓬类:地西泮、硝西泮或氯硝西泮,部分病人有效。

(3)对抗多巴胺功能的药物:氟哌啶醇、吩噻嗪类或丁苯那嗪可能有效,但达到有效剂量可能诱发轻度帕金森综合征。

(4)左旋多巴:对一种特发性扭转痉挛变异型有戏剧性效果。

(5)巴氯芬和卡马西平也可能有效。

2. A 型肉毒毒素　局部注射疗效较佳,

注射部位选择痉挛最严重的肌肉或肌电图显示明显异常放电的肌群,如痉挛性斜颈可选择胸锁乳突肌、颈夹肌、斜方肌等三对肌肉中的四块作多点注射;眼睑痉挛和口-下颌肌张力障碍分别选择眼裂周围皮下和口轮匝肌多点注射;书写痉挛注射受累肌肉有时有帮助。剂量应个体化,疗效维持 3～6 个月,重复注射有效。

3. **手术治疗** 对严重痉挛性斜颈病人可行副神经和上颈段神经根切断术某部分病例可缓解症状,但可复发。脑深部电刺激术是一种安全、有效的治疗方法,主要用于保守治疗无法获得充分缓解的原发性全身性或节段性肌张力障碍、复杂性颈部肌张力障碍和迟发性肌张力障碍的治疗。

4. **重复经颅磁刺激(rTMS)** 是近年新兴的一种新型物理治疗方法,研究显示,重复经颅磁刺激可使书写痉挛和部分局灶性肌张力障碍临床症状得以改善。

【临床体会】

1. 肌张力障碍病因复杂,类型多变。需要注意寻找病因以及鉴别诊断。

2. 对于儿童或青少年起病的节段性或全身性肌张力障碍可首先使用左旋多巴制剂治疗,如有效则可长期维持最低有效剂量;3个月无效后再更改其他药物。

3. 局灶型肌张力障碍首选肉毒素治疗,因为肉毒素治疗的开展,目前周围神经离断术和肌离断术已很少使用。肉毒素一般有效时间持续 3～4 个月,可重复使用,但长期使用有效率有所下降。

4. 如果经正规内科治疗仍有致残性症状者可考虑 DBS 治疗。

5. 病人的教育与康复训练、心理治疗对肌张力障碍病人同样需要重视。

(董晓立　卢健军)

第五节　特发性震颤

特发性震颤(ET)是常见的锥体外系疾病。最早于 1874 年由 Pietro Burresi 首先提出原发性震颤的概念。患病率可在 0.01%～1.7%。随着年龄增长而发病率增高,65 岁以上 10.2%,95 岁以上人群患病率可以达到 21.7%。男性高于女性。

【病因和发病机制】 本病的发生主要与遗传因素有关,环境因素也参与了 ET 的发病过程,并影响其与 PD 的关系。其发病机制不明。

【诊断与鉴别诊断】

1. **临床表现** 本病存在于 20 岁和 60 岁两个发病高峰,平均发病年龄在 58.4±16.4 岁。早发型(<30 岁)较晚发型(>40 岁)手部累及症状更重,而且伴发肌张力障碍的概率更高,对酒精的反应更为良好。有无震颤家族史并无显著临床特征差异。ET 不同临床表型均有共同的临床特点:①在静止情况下不出现震颤;②维持某一个姿势时出现震颤;③活动时震颤会加重而明显;④震颤可以逐渐扩大,从一侧扩展至另一侧;⑤大部分病人无 PD 或小脑的体征。

典型特发性震颤表现为振幅大、频率慢,以上肢震颤为主(50%),偶有头部震颤,少见下肢震颤,无静止性震颤,多为动作性或姿势性震颤,但运动状态下震颤可以短暂减轻。可以有典型家族史,有部分病人仅表现为头部震颤而无肢体震颤。

严重的特发性震颤多见于老年人,病程通常较长。在书写、持物时震颤明显加重,从而影响日常生活。也可以出现下颌的震颤导致构音不清,但通常不影响行走。

直立性震颤有观点认为是特发性震颤的一种变异类型,常合并有姿势性震颤,也常合并有家族史的表现,多在站立时出现。

2. **辅助检查** 本病缺乏特异性的检查

方法,CT、MRI、肌电图等检查主要用于鉴别诊断。

3. 诊断要点 目前认为 ET 的核心诊断标准:双侧手部以及前臂的动作性震颤;不伴有其他神经系统体征,Froment 征除外;孤立无肌张力障碍的头部震颤;但也有研究者认为不应将单独的头部震颤作为确诊依据。次要标准:病程超过 3 年,阳性家族史,饮酒后震颤减轻等。镜像运动在 1/3 的 ET 病人中可以出现,但更多出现在局灶性肌张力障碍病人。

如果有以下症状诊断 ET 则需要慎重:单侧肢体震颤,局限下肢的震颤,肌强直,静止性震颤,运动迟缓,步态异常,孤立的头部震颤伴异常姿势,急性起病或有使用导致震颤的药物。

4. 鉴别诊断

(1)帕金森病:由于常和 ET 并存,因此最难以鉴别;但帕金森本身的位置性震颤常随着手臂不同的位置改变而振幅变化明显,而且往往合并有静止性震颤,震颤通常对左旋多巴反应良好。PD 病人中脑超声的黑质高回声比例明显高于 ET 病人。PD 病人更常出现嗅觉改变以及肌强直以及运动迟缓,而 ET 病人相对较少出现。

(2)小脑性共济失调:也常出现姿势性震颤,但往往震颤的振幅并不恒定,常合并有明显小脑体征和自主神经功能损害如体位性低血压、排尿困难等。影像学可以发现小脑以及脑干的萎缩。

(3)肌张力障碍:病人也可以合并姿势性震颤,但多为局限性,并有局灶的肌张力障碍表现。当然也有部分 ET 病人本身可以伴发肌张力障碍,多表现在手部受累,但 ET 伴发肌张力障碍病人,对酒精反应性更好。

另外,姿势性震颤还需要注意与内分泌疾病如甲亢、肝性脑病的扑翼样震颤、药物性或中毒性的震颤、肝豆状核变性的震颤等疾病相鉴别。

【治疗】 ET 的治疗需要考虑的病人个体差异以及昼夜间的变化。

1. 一般治疗 注意生活作息习惯,避免焦虑紧张情绪,减少咖啡因的摄入。

2. 药物治疗 一线药物:普萘洛尔、索他洛尔、阿尔玛尔、扑米酮、加巴喷丁、托吡酯。

普萘洛尔(心得安)是最常用的药物,剂量范围从每日 30~120mg,分 3 次服用,视病情和病人耐受情况而定。扑米酮 50mg 每日 3 次至 250mg 每日 3 次。托吡酯从每日 50mg 到每日 400mg。

二线药物:阿普唑仑、阿替洛尔、氯硝西泮。

阿普唑仑有效平均剂量为每日 0.7mg。

3. A 型肉毒素治疗 局部震颤,如头、手和声音震颤可以使用 A 型肉毒素治疗。

4. 丘脑腹内侧核的深部电刺激术(DBS) 对药物治疗效果差者可考虑使用,一般对肢体的严重震颤有良好的效果。

【临床体会】

1. 特发性震颤作为最常见的锥体外系疾病,常与帕金森病、肌张力障碍可以在同一病人上先后出现或同时并存。

2. 特发性震颤的药物治疗以普萘洛尔、抗癫痫药物、苯二氮䓬类药物为主要药物,根据病人个体情况选择药物方案。普萘洛尔对大部分 ET 病人有效,如果病人没有哮喘、糖尿病、心脏传导阻滞情况可以选用。

3. 虽然酒精可以使大部分病人的震颤幅度明显减轻,但目前其作用机制并不清楚,同时考虑到酒精中毒的风险,因此并不推荐常规饮酒来治疗 ET。

4. 慢性病程以及严重的特发性震颤病人,可以考虑丘脑腹内侧核的深部电刺激术治疗。

(卢健军)

第六节　抽动秽语综合征

抽动秽语综合征(multiple tics-coprolalia syndrome)又称 Gilles de la tourette 综合征、Tourette 综合征(Tourette syndrome, TS),Itard 于 1825 年首次报道,法国医生 Georges Gille de la Tourette 于 1885 年对此进行了详细描述。在 18 岁前发作的运动抽动和发声痉挛并持续至少 1 年。基于学校的国际流行病学研究发现有 0.3%~0.8% 的儿童受累,最常见的发病年龄为 5—7 岁。

【病因和发病机制】　抽动秽语综合征曾被认为是一种精神心理疾病,但现在被认为是一种普遍而又复杂的神经行为疾病。遗传因素可能是其病因,围产期事件和母亲吸烟、A 组 β 溶血性链球菌感染可能相关,具体发病机制尚不明确,目前认为可能累及基底节神经环路。研究发现 TS 的纹状体和丘脑功能活动下降,可能是由于纹状体的间接通路受到抑制,导致丘脑底核活动下降。并发现直接通路功能活跃是由于前额叶和 STN 活跃性增加的代偿激活的结果。尸检发现 TS 病人多巴胺转运体和 D2、D1 和 a-2A 受体密度增加而外侧苍白球、尾状核神经元显著减少。

【诊断与鉴别诊断】

1. 临床表现

(1)本病多在 2—15 岁间发病,男女之比为 3~4:1,提示与雄激素的作用有关。

(2)动作性抽动是本病早期临床表现,主要表现为挤眼、噘嘴、皱眉、摇头、仰颈、提肩等由表情肌、颈肌或上肢肌肉迅速、反复、不规则抽动而引起的症状;随着病情的发展可出现躯干扭转、投掷运动、踢腿等肢体及躯干的暴发性不自主运动,抽动动作频繁,少则一日十几次,多则可达数百次。

(3)发声性抽动发生率为 79%~98.5%,常出现在病程的 1~2 年。患儿因口喉部肌肉抽动而发出重复性暴发性无意义的单调怪声,似如犬吠声、喉鸣声、咳嗽声等,半数有秽亵言语。

(4)85% 的患儿出现行为紊乱,表现为注意力不集中、焦躁不安、强迫行为、秽亵行为或破坏行为。约有半数患儿可能同时伴注意力缺陷、多动障碍。抽动在精神紧张时加重,精神松弛时减轻,入睡后消失。患儿的智力不受影响。

(5)神经系统检查除不自主运动外一般无其他阳性体征。

2. 辅助检查　脑电图检查可表现为高幅慢波、棘波、棘慢综合波等,动态脑电图异常率可达 50%,但对诊断无特异性,PET 和 SPECT 检查可显示颞、额、基底节区糖代谢及脑灌注量降低。

3. 诊断要点　本病诊断按照 Tourette 国际联合组织下属的研究小组制定的临床诊断标准。

(1)病程中出现多个运动性抽动以及 1 个或以上的发声性抽动。

(2)抽动一天内发作多次(通常丛集发作),并几乎每日或间歇地发作持续超过 1 年。

(3)抽动的部位、数目、频率、形式、复杂性、严重性随病程而改变。

(4)21 岁前发病。

(5)不自主运动和发声不能用其他内科疾病所解释。

(6)运动性抽动和(或)发声性抽动必须有可靠地检查者目击或录像记录。

临床可能的 TS1 型符合以上诊断标准,除外第 3 和(或)第 4 条;临床可能的 TS2 型符合以上的诊断标准,除外第 1 条;还包括了单一的运动性抽动伴发声性抽动或多个运动性抽动伴可疑的发声性抽动。

4. 鉴别诊断(表 7-2)

表 7-2 抽动秽语综合征相关鉴别诊断

遗传性	亨廷顿病、原发性肌张力障碍、神经棘红细胞增多症、伴脑铁沉积的神经变性疾病I型、结节性硬化症、肝豆状核变性
感染性	小舞蹈病、脑炎、神经梅毒等
药源性	安非他命、左旋多巴、卡马西平、抗精神病药物和其他多巴胺受体阻滞药物
中毒性	一氧化碳中毒
发育性	精神发育迟滞、全面发育障碍亚型
染色体异常	唐氏综合征、XYY染色体组型、X染色体易碎综合征等
其他	头部外伤、卒中、精神分裂症等

【治疗】

1. 非药物治疗 心理行为治疗包括行为疗法、支持性心理咨询、家庭治疗等，帮助患儿和家长正确认识该障碍，消除环境因素对患儿症状产生不利影响的各种因素。

2. 抽动症的治疗 使用最多的是多巴胺受体拮抗药，一线用药包括氟奋乃静、利培酮、匹莫齐特。氟奋乃静用量为睡前 1mg，5～7 天增加 1mg。效果欠佳时可以选用氟哌啶醇、硫利达嗪、齐拉西酮、阿立哌唑等药物。

多巴胺激动药罗匹尼罗证实对 TS 有效，可能是通过激动受体后减少内源性多巴胺的释放来实现，同时普拉克索也有相应的实验正在进行。

氯硝西泮、抗癫痫药托吡酯、多巴胺耗竭剂丁苯那嗪也可使用。

3. 肉毒素注射治疗 少数学者提倡用肉毒素注射治疗肌张力障碍型抽动症，特别是令人烦恼的面部抽动（如眨眼、扭颈）和包括秽语症的发声痉挛（如声带注射）。这种治疗方法常有限。

4. 行为症状的治疗 行为调节和情感支持可以作为辅助治疗。同时应该予以中枢性兴奋药物如：哌甲酯 5mg 每日 1 次，逐渐增加至每日 20～60mg。匹莫林的剂量约是哌甲酯的 6 倍，晨起顿服。

当不能使用中枢性兴奋药物时，可以选择可乐定（突触前 α_2 受体激动药），起始剂量睡前 0.1mg，逐渐加量至 0.5mg，分 3 次服

用，也可以选择同类的药物胍法辛（睡前 0.5mg 起始，逐渐加量至每日 4～6mg）。

如司来吉兰、安非他酮、托莫西汀也有应用的研究。

5-羟色胺再摄取抑制药除西酞普兰外都可治疗 TS 合并的强迫症状，其中舍曲林、氟伏沙明、氟西汀特别有效。治疗剂量可按常规剂量逐渐加量。

5. 深部脑刺激 公认的治疗指南提出目前 DBS 应该仅在 25 岁以上且患有严重抽动秽语综合征，通过药物和心理行为治疗未获得改善的病例中方可考虑应用，认为此时大脑已经完全成熟。目前最常用的靶点为苍白球内侧部（Gpi），还有选择丘脑内侧区治疗抽动症状，内囊腹侧及腹侧纹状体对重度行为障碍有效。

【临床体会】

1. 治疗目标不是控制所有的抽动症状而是把抽动控制在可接受的范围内；药物治疗的总体原则是以最低剂量起始，缓慢滴定，逐渐加量。

2. 使用多巴胺受体拮抗药注意锥体外系症状、体重增加、代谢综合征、高血糖症和高催乳素血症等不良反应。治疗上需要重视个体化治疗，根据病人症状、药物反应以及运动症状和精神症状选择药物。

3. 家庭、社会的影响对病人疾病的转归起着重要的作用，改善家长的教育方式，减少病人社交中可能会遇到的各种负面压力也是

一个不容忽视的问题。

4. 大部分病人预后良好,约 50% 的病人于青春期后可完全恢复,40% 的部分改善,约 5% 的病人可持续至成年,甚至发展成精神分裂症。

（董晓立　卢健军）

第七节　迟发性运动障碍

迟发性运动障碍(tardive dyskinesia, TD)是一组由于长期服用多巴胺受体拮抗药后出现的运动障碍,即异常不自主运动或坐立不安为主要表现的一组综合征。最早于 1968 年由 Crane 首先提出的概念。

【病因和发病机制】　本病是因为长期服用多巴胺受体拮抗药,如典型的抗精神病药物后出现。一般认为是因为这类药物常见阻断多巴胺 D2 受体,负反馈使得多巴胺神经元过度激活,脑内多巴胺的合成和释放受到影响,继而引起胆碱能与多巴胺两种递质的平衡受到破坏;同时突触后纹状体神经元 GABA 释放减少,谷氨酸活性增加有关。但目前 TD 的病理生化机制仍不明确。

【诊断与鉴别诊断】

1. 临床表现　本病存在明确的服用典型抗精神病药物等多巴胺受体拮抗药,尤其是 D2 受体拮抗药或可能的 D2 受体拮抗药的病史。可在服药 6 个月内开始出现,随着服药时间的增加而逐渐增加。在年轻病人中,男性病人多于女性病人;而在 40 岁以上的病人中,女性病人则多于男性病人。开始服用抗精神病药物的年龄、接受 ECT 治疗、每日及累积服药剂量以及早期出现锥体外系症状均是影响 TD 的高危因素。TD 的临床表现:①迟发性肌张力障碍,年轻病人多表现为全身型肌张力障碍,成人主要表现为头颈部的节段性或局灶性肌张力障碍。②迟发性静坐不能,通常表现为持久的静坐不能。除了上述两项主要症状外,还可以出现震颤、肌阵挛、抽动、舞蹈、眼球旋动和帕金森综合征表现。

2. 辅助检查　迟发性运动障碍的病人血液常规以及肝肾功能检查通常都是正常的。大部分 TD 病人 SPECT 的多巴胺转运体结合率无增加,而利用 FDG PET 显像发现 TD 病人内叶边缘系统、脑干以及小脑代谢亢进。

3. 诊断要点　目前 TD 的诊断需要符合以下几个条件。

(1)临床表现为运动障碍,主要是肌张力障碍和静坐不能。

(2)至少服用一种多巴胺受体拮抗药或可能的多巴胺受体拮抗药所致,服药 6 个月内出现(可以更长的服药时间)。

(3)停药后症状仍可持续至少 1 个月。

4. 鉴别诊断　由于 TD 有明确的服药原因,因此诊断上并不困难。但注意鉴别原发性的肌张力障碍、其他药物导致的肌张力障碍、服用抗精神病药物后出现急性运动障碍。

另外,TD 还需要注意与亨廷顿病、肝豆状核变性、脑干病变导致的锥体外系症状相鉴别。

【治疗】　由于迟发性运动障碍的发生与多巴胺受体拮抗药治疗密切相关,而且发生后治疗较困难。因此该病最重要在于预防其发生和及早发现症状的出现。

1. 使用抗精神病药物时严格把握适应证　尽可能避免使用对多巴胺 D2 受体高亲和力的药物。长期用药应密切观察运动症状的改变,如果更改药物或停用药物应注意逐渐减量。

2. 选用多巴胺耗竭剂　利血平、丁苯那嗪等可以降低多巴胺突触的活性,从而改善临床症状。一般建议利血平从 0.25mg 逐渐增加至每日 2～4mg。丁苯那嗪起效快,维持时间短,主要抑制中枢神经系统的 2 型囊泡单胺转运体,使用上也需要从低剂量(12.5mg)逐渐增加,有报道使用至每日175mg,近87%的病人症状可以改善。多巴胺耗竭剂注意引起药源性帕金森综合征、急性静坐不能和抑郁症。

3. 非经典的抗精神病药物　对多巴胺 D2 受体亲和力较弱,可以用于替代经典的抗精神病药物,治疗出现了迟发性运动障碍的精神病病人,既可控制精神症状,也使得迟发性运动障碍可能完全缓解。最常用的药物:氯氮平一般从 12.5mg 每日 2～3 次逐渐加量,但需要每周监测血常规以便及时发现粒细胞的改变。另外喹硫平也可以选择,有报道使用每日 600mg 可以有效改善症状。其他如奥氮平、利培酮等药物由于对多巴胺 D2 受体仍有较强亲和力,因此不宜使用。

4. 多巴胺能药物　左旋多巴和多巴胺受体激动药均会恶化初始症状,并可能加重基础精神病。金刚烷胺可能对部分肌张力障碍病人有效,但也需要注意其精神症状的副作用。

5. 其他药物　氯硝西泮对部分病人有效,丁螺环酮、丙戊酸钠有研究发现对迟发性运动障碍有效。

6. 非药物治疗　局限性的肌张力障碍可予以肉毒素治疗;电休克对难治性病例有效。在所有药物治疗都失败的情况下,可以考虑丘脑和苍白球的切开术和深部电刺激术。

【临床体会】

1. 迟发性运动障碍作为医源性疾病,临床上多数见于使用长期抗精神病药物后出现,因此抗精神病药物应缓慢停药,不宜突然停药。

2. 如果迟发运动障碍不严重,可不予以药物治疗。经典抗精神病药物短期可以缓解迟发性运动障碍的症状,但由于对多巴胺受体的过度影响,使得病情更加复杂,因此非必要情况下不使用经典抗精神病药物治疗迟发性运动障碍。

3. 首选药物是多巴胺耗竭剂,可以降低多巴胺受体的过敏,但需要警惕帕金森综合征和急性运动障碍。

4. 非经典精神病药物界定标准是对多巴胺受体 D2 的亲和力,并非新上市的药物都是非经典抗精神病药物,当病人仍合并有精神症状时,应考虑使用氯氮平或喹硫平。

5. 迟发性运动障碍治疗复杂,而且多有精神疾患的基础疾病,因此早期预防与治疗更为重要。

(卢健军)

第 8 章

遗传变性疾病

随着老年化社会的来临以及基因诊断等新医疗技术的发展进步,近年来,神经系统遗传变性疾病在国内外的发病呈逐年上升趋势,此类疾病是指遗传因素或其他内源性因素造成的神经元变性及继发的脱髓鞘改变,可影响多个系统,同时环境污染也参与了其中的发病。这一大类疾病包括运动神经元病、多系统萎缩、脊髓小脑共济失调、阿尔茨海默病等,对其病因和发病机制的研究已成为国际神经科学领域的热点。

【病因和发病机制】

1. 病因 遗传变性疾病的发病原因如下。

(1)遗传性。

(2)营养代谢性。

(3)感染性:病毒感染或免疫介导。

(4)中毒性:酒精、重金属、农药等。

2. 发病机制 各种遗传性或其他原因,造成神经元变性和继发性脱髓鞘变化,导致了慢性、多系统损坏的病变。

【诊断思路】

1. 病史的采集 详细问诊病人的职业、起病年龄、病程是否呈进行性加重,神经系统损害的主要症状和伴随症状,诱发因素,家族史及亲属发病特点,病人的生活习惯,有无酗酒,有无农药毒物或重金属接触史等。

2. 临床表现

(1)病程呈慢性进行性发展,一般持续数年,甚至数十年。

(2)常常是一个或多个系统的神经元受损表现,临床症状复杂且有重叠。

(3)部分病人可有家族史。

(4)多为双侧对称性损害,但疾病早期可为单侧。

(5)可在任何年龄发病,遗传性痉挛性截瘫可在婴儿期,而多系统萎缩多在中老年期发病。

(6)神经系统一般表现为精神发育迟缓、痴呆、行为语言障碍、不自主运动、抽搐发作、共济失调、瘫痪、肌肉萎缩、感觉异常、自主神经功能症状、睡眠障碍、脊髓症状等。

(7)其他系统损害:结节性硬化症的皮肤特异性损害如色素脱失斑、面部血管纤维瘤、鲨革样斑、咖啡牛奶斑等,还可累及心脏、肾脏、眼、骨、消化道、性腺等。

3. 辅助检查

(1)神经传导速度和肌电图检查:对运动神经元病的诊断很有价值,可与颈腰椎病、周围神经病等鉴别;肛周肌电图对多系统萎缩有一定的诊断价值。

(2)脑活检和肌肉活检:多系统萎缩脑活检可见神经胶质细胞胞浆包涵体;运动神经元的肌肉活检可见神经源性肌萎缩。

(3)影像学检查:结节性硬化可见典型的室管膜下结节;多系统萎缩可见脑干"十字征"和壳核"线样征";肌萎缩侧索硬化可见皮

质脊髓束呈高信号改变等。

（4）实验室检查

①常规化验：血生化如血脂血糖等、维生素族、免疫球蛋白、脑脊液等。

②特殊检查：基因测序、自身免疫性抗体、病原微生物学、重金属、环境毒物。

（5）PET，睡眠监测，脑电图、彩超、诱发电位，相应的量表评估等。

4. 明确疾病的诊断　根据病史、临床表现及辅助检查，受累神经系统可诊断：影响大脑皮质的多为阿尔茨海默病，波及锥体外系的多为帕金森病、进行性核上性麻痹等；影响小脑的多为脊髓小脑共济失调；影响脊髓和肌肉的为运动神经元病；影响多个系统可为多系统萎缩，结节性硬化等。

（王展航）

第一节　运动神经元病

运动神经元病（MND）是一组以上下运动神经元同时或分别受累为主要表现的神经系统变性病，临床上主要表现为进行性肌无力和肌萎缩。其中以肌萎缩侧索硬化（ALS）最为常见，另外三型包括进行性肌萎缩（PMA）、原发性侧索硬化（PLS）和进行性延髓性麻痹（PBP）。90％以上 ALS 为散发型。

【病因和发病机制】　目前对该病的病因和发病机制仍不清楚，普遍认为在遗传背景的基础上的氧化应激损害和兴奋性毒性作用共同损害了运动神经元，影响了线粒体和细胞骨架的结构和功能。

【诊断与鉴别诊断】

1. 临床表现

（1）肌萎缩侧索硬化：为脊髓前角细胞、脑干运动神经核及锥体束受累，表现为上、下运动神经元损害同时并存的特征。

①多在 40 岁以后发病，男性多于女性。

②首发症状常为手指运动不灵活和力弱，随之手部小肌肉如大鱼际肌和蚓状肌萎缩，渐向前臂、上臂、肩胛带肌群发展，萎缩肌群出现粗大的肌束颤动；颈膨大前角细胞严重受损害时上肢腱反射减低或消失，双上肢可同时出现或先后相隔数月；与此同时或以后出现下肢痉挛性瘫痪，剪刀样步态，肌张力增高，腱反射亢进和巴宾斯基征阳性等，少数病例从下肢起病，渐延及双上肢。

③可有主观感觉异常如麻木感、痛感等，无客观感觉异常；延髓麻痹通常晚期出现。

④病程持续进展，最终因呼吸肌麻痹或并发呼吸道感染死亡。

（2）进行性肌萎缩：运动神经元变性仅限于脊髓前角细胞。

①发病年龄稍早于 ALS，多在 30 岁左右，男性多见。

②表现为肌无力、肌萎缩和肌束颤动等下运动神经元受损症状体征；隐袭起病，首发症状常为一手或双手小肌肉萎缩、无力，逐渐累及前臂、上臂及肩胛带肌肉；也有从下肢萎缩开始者，但少见，远端萎缩明显，肌张力及腱反射减低，无感觉障碍，括约肌功能不受累。

③累及延髓出现延髓麻痹者存活时间短，常死于肺感染。

（3）进行性延髓麻痹：病变侵及脑桥和延髓运动神经核。

①多中年以后起病，进展较快。

②主要表现为构音不清、饮水呛咳、吞咽困难和咀嚼无力，舌肌萎缩明显，伴肌束震颤，咽反射消失；皮质延髓束受损出现下颌反射亢进，后期伴有强哭、强笑，呈真性与假性球麻痹并存表现。

（4）原发性侧索硬化：病变为选择性地损害锥体束。

①极少见，中年或更晚起病。

②首发症状为双下肢对称性强直性无

力,痉挛步态,进展缓慢,渐及双上肢,四肢肌张力增高、腱反射亢进、病理征阳性,下肢明显;无肌萎缩,感觉正常。

③皮质延髓束变性可出现假性球麻痹,伴情绪不稳、强哭、强笑。

2．辅助检查

(1)肌电图:典型神经源性改变,主动收缩时运动单位时限增加,有时可见束颤或纤颤电位,神经传导速度正常。

(2)肌肉活检:有助于诊断,但无特异性;早期为神经源性肌萎缩,晚期在光镜下与肌源性萎缩不易鉴别。

(3)MRI:部分病例可见脊髓、脑干萎缩。

3．诊断要点

(1)40 岁以后,隐袭起病,男性多于女性。

(2)临床主要表现为上下运动神经元损害所致的肌无力、肌肉萎缩、延髓麻痹及锥体束征的不同组合。

(3)无感觉障碍。

(4)肌电图呈神经源性损害。

(5)脑脊液、影像学检查无明显异常。

4．ALS 的诊断标准　世界神经病学联盟 1994 年提出了有关 ALS 的诊断标准,并于 1998 年和 2000 年进行了修订,神经电生理检查在所有诊断标准中均具有重要地位。临床上通常将 ALS 上下运动神经元病变分为 4 个区域,即延髓、颈、胸和腰骶神经支配区,其诊断根据受累区域的多少而定。

(1)确诊 ALS:全身 4 个区域的肌群中,3 个区域有上下运动神经元病损的症状和体征。

(2)很可能 ALS:至少有 2 个区域的上、下运动神经元病损的症状和体征,而且上运动神经元病损的症状和体征必须位于下运动神经元病损的症状和体征近端(之上)。

(3)实验室支持很可能 ALS:只有 1 个区域的上、下运动神经元病损的症状和体征,或 1 个区域的上运动神经元病损的症状和体

征,加肌电图显示的至少 2 个肢体的下运动神经元损害证据。

(4)可能 ALS:只有 1 个区域的上、下运动神经元病损的症状和体征,或有 2 处或以上的上运动神经元病损的症状和体征,或下运动神经元病损的症状和体征位于上运动神经元病损的症状和体征近端(之上)。

5．鉴别诊断

(1)脊髓肌萎缩症:脊髓肌萎缩症是一种神经系统常染色体隐性遗传病,主要的致病基因已被克隆,命名为运动神经元生存基因。病变只累及下运动神经元,以脊髓前角细胞为主,易误诊进行性脊肌萎缩症。但 SMA 肌无力和肌萎缩从四肢近端开始,根据起病年龄又可分为婴儿型、青少年型和成年型,除婴儿型进展较快外,青少年型和成年型进展缓慢,可存活 20 年以上。

(2)颈椎病脊髓型:发病年龄与 MND 相似,病程也呈慢性进行性,临床表现相近,两者的鉴别有时较为困难。但颈椎病肌萎缩局限于上肢,常伴有感觉减退,可有括约肌功能障碍,肌束震颤少见,一般无脑干症状。ALS 胸锁乳突肌肌电图阳性率可达 94%,而颈椎病几乎为零。

(3)脊髓空洞症:可有双手小肌肉萎缩、肌束震颤、锥体束征和延髓麻痹,但临床进展极慢,常合并其他畸形,有节段性分离性痛温觉缺失,MRI 可见空洞形成。

(4)多灶性运动神经病:慢性进行性区域性下运动神经元损害,肌无力呈不对称分布,上肢为主,不伴锥体束受损表现,感觉障碍罕见;多灶性运动传导阻滞和纤颤波,血清单克隆或多克隆神经节苷脂抗体滴度升高。静脉注射免疫球蛋白治疗可有戏剧性疗效。

(5)X-连锁脊髓球部肌萎缩:中年男性起病,进行性肢体和球部肌肉无力萎缩,可伴男子女性型乳房和生育能力下降,锥体束通常不受累,部分病人有轻微感觉性神经受损。外周血的 DNA 检查:X 染色体上雄性受体

基因第一个外显子的三核苷酸重复序列扩增。

【治疗】

1. 利鲁唑 50mg,口服,每日 2 次,服用 18 个月,能延缓病程、延长病人的生存期。

2. 依达拉奉 30mg,静脉注射,第一疗程 14 天,观察 14 天,随后 5 个疗程每次连续注射 10 天,观察 18 天,共 6 个疗程。

3. 干细胞移植 治疗 MND 是否有效,仍处于试验阶段。

4. 对症治疗 对于疲劳者可使用莫达非尼,失眠者可服用唑吡坦,痉挛者使用巴氯芬、替扎尼定,便秘者使用番泻叶或果糖,喉部痉挛者使用劳拉西泮,流涎者可使用阿托品或东莨菪碱,抑郁及焦虑者可使用抗抑郁及抗焦虑药物。

5. 康复训练 包括语言、吞咽、肌肉(面部及躯干、肢体等)、步态平衡等训练。

【临床体会】

1. MND 是一组异质性疾病,目前缺乏有效的治疗措施,可考虑多种治疗方法的联合。

2. 利鲁唑服用 18 个月,能延缓病程、延长病人的生存期,但对病人的肌力和生活质量没有显著改善。

3. 2017 年 5 月 5 日美国 FDA 批准依达拉奉用于 ALS 治疗。这是美国 FDA 近 22 年来批准的首个 ALS 新疗法。

4. 目前证明神经营养因子、大剂量维生素、抗氧化剂、矿物质等治疗对 ALS 无明显作用。

5. PLS 进展缓慢,预后相对良好;ALS 生存期短者数月,长者 10 余年,平均 3~5 年;PBP 预后不良,多在 1~3 年死于呼吸肌麻痹和肺部感染。

(王玉周 叶锦龙 王展航)

第二节 多系统萎缩

多系统萎缩(multiple system atrophy, MSA)是一种成年期发病,呈进展性的神经系统变性疾病,1969 年由 Graham 首次命名,临床表现为不同程度的自主神经功能障碍、对左旋多巴类药物反应不良的帕金森综合征、小脑性共济失调和锥体束征等症状的组合。平均发病率为 0.6~0.7/10 万人年,50 岁以上人群中的年发病率约为 3/10 万,患病率为 3.4~4.9/10 万人,40 岁以上则为 7.8/10 万人,中国尚无完整的流行病学资料。50-60 岁发病多见,平均发病年龄为 54.2 岁(31-78 岁),男性发病率稍高。

【病因和发病机制】

1. 病因 目前病因尚未明确,以前认为 MSA 是一种散发性疾病,环境因素如职业、生活习惯(如化工塑料、添加剂暴露、重金属接触、农药)可导致 MSA。但近期研究显示遗传因素在其发病过程中也发挥了作用,可能致病的风险基因包括 SNCA、COQ2、LRRK2、SHC2 等。

2. 发病机制 临床前和尸检研究均提示少突胶质细胞病变是 MSA 最主要的发病机制。可能有两种途径:一是原发性少突胶质细胞病变假说,即先出现以 α-突触核蛋白(α-synuclein)阳性包涵体为特征的少突胶质细胞变性,导致神经元髓鞘变性脱失,激活小胶质细胞,诱发氧化应激,进而导致神经元变性死亡。二是神经元本身 α-突触核蛋白异常聚集,形成胞质包涵体。包涵体形成后反过来影响神经元功能,并释放 α 突触核蛋白进入细胞间隙内,导致形成神经源性的胞质包涵体,以类似朊病毒样的传播方式最终导致病人多系统受累。

【诊断与鉴别诊断】

1. 临床表现 MSA 的临床表现主要为

以下几个方面。

（1）自主神经功能障碍

①往往是首发症状，也是 MSA 各亚型的共同特征。

②临床表现：体位性低血压、出汗异常、尿失禁、尿频、尿急和尿潴留、男性阳萎、吞咽困难、瞳孔大小不等、Horner 综合征等；部分病人可出现吸气性喘鸣、呼吸暂停和呼吸困难；皮肤斑纹和手凉有特征性。

（2）帕金森综合征

①是 MSA-P 型的突出表现，也是其他亚型的常见症状之一。

②临床表现：运动迟缓，伴肌强直，可双侧同时受累，但可轻重不同，多数对左旋多巴治疗反应差，但也有 40％病人有效，可维持时间不长，且易出现异动症等不良反应。震颤和嗅觉减退少见。

（3）小脑性共济失调

①是 MSA-C 型的突出症状，其他亚型也常见。

②临床表现：进行性步态和肢体共济失调，下肢症状明显，伴有小脑性构音障碍、言语缓慢、含糊不清、眼球震颤等。

③散发晚发性小脑共济失调病人中有29％～33％终将发展为 MSA。

（4）其他表现

①20％的病人可出现轻度认知功能损害。

②常有吞咽困难、发音障碍的症状。

③睡眠障碍：包括睡眠呼吸暂停、睡眠结构异常和 REM 睡眠行为异常等。

④部分病人可出现肌肉萎缩，后期可出现锥体束征、视神经萎缩、眼肌麻痹等。

2．辅助检查

（1）头颅 MR 检查：是目前诊断 MSA 最有价值的检查，典型的 MR 征象表现：脑桥"十字征"（图 8-1），壳核线样征（图 8-2），旁中央矢状位小脑中脚宽度小于 8mm（图 8-3）。

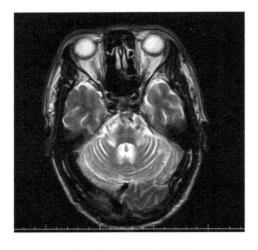

图 8-1　脑桥"十字征"

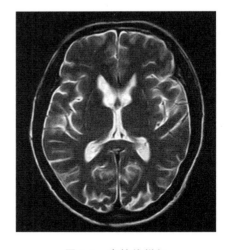

图 8-2　壳核线样征

（2）基因检测：虽然迄今为止未发现 MSA 家系，但已证实部分基因可能和 MSA 发病有关，有条件可进行基因测序，查 SNCA、LRRK2、COQ2、FMR1、PINK1、SCA1、SCA2、SCA3、SCA6、SCA8、SCA17；TNF-α，ICAM-1、SLC1A4、SQSTM1 等基因。

（3）肛门括约肌或尿道括约肌肌电图、

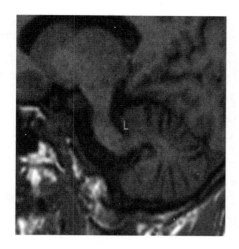

图 8-3　旁中央矢状位小脑中脚宽度小于 8mm

TCD 的卧立床实验有一定的诊断价值。

（4）UMSARS 量表、三维步态分析、平衡功能测定可进行评估。

3. 诊断要点　目前对 MSA 的诊断仍以 Gilman 等 2008 年根据自主神经功能及排尿功能障碍、帕金森综合征、小脑功能障碍及皮质脊髓束损害等功能障碍及其特征制定的标准进行诊断。

（1）确诊标准：病理学证实神经胶质细胞胞质包涵体存在，伴黑质纹状体和橄榄脑桥小脑通路变性改变。

（2）很可能的 MSA

①散发、进行性加重、成年发病（＞30岁），且有自主神经功能严重障碍表现为尿失禁（男性病人有勃起功能障碍）或者站立 3 分钟收缩压下降至少 30mmHg 或舒张压下降至少 15mmHg。

②很可能伴有左旋多巴不敏感帕金森症状（运动迟缓伴肌强直，震颤或姿势不稳）或者小脑症状（共济失调步态伴小脑性构音障碍，肢体共济失调或小脑性动眼障碍）。

（3）可能 MSA

①散发、进行性加重、成年发病（30岁），并且帕金森症状（运动迟缓伴肌强直，震颤或姿势不稳）或者小脑症状（共济失调步态伴小

脑性构音障碍、肢体共济失调或小脑性动眼障碍）。

②至少有一项自主神经功能障碍的表现：不能用其他疾病解释的尿急、尿频、膀胱排空障碍；男性勃起障碍；站立 3 分钟后血压下降但未达到很可能 MSA 的标准。

③至少一项附加特征

a. 可能 MSA-P 或 MSA-C：①巴氏征阳性伴反射亢进；②喘鸣。

b. 可能 MSA-P 至少一项附加特征：快速恶化的 PD 症状，左旋多巴不敏感；运动症状发作 3 年内出现姿势不稳；共济失调步态、小脑性构音障碍；肢体共济失调或小脑性动眼障碍；运动症状发作 5 年内出现吞咽困难；MRI 表现为壳核、小脑中脚、脑桥或小脑萎缩；FDG-PET 检查表现为壳核、脑干或小脑低代谢。

c. 可能 MSA-C 至少一项附加特征：PD 症状：运动迟缓和肌强直；MRI 表现为壳核、小脑中脚或脑桥萎缩；FDG-PET 检查表现为壳核低代谢；SPECT 或 PET 表现为黑质纹状体突触前多巴胺能纤维去神经病变。

（4）支持 MSA 的特征

①口面肌张力障碍，不对称性颈项前屈。

②严重脊柱前曲伴 Pisa 综合征（严重脊柱侧弯）。

③手或足挛缩，吸气征，严重发音障碍，严重构音障碍。

④出现打鼾或加重，手足冰冷，病态哭、笑。

⑤抽动、肌阵挛性姿势/动作性震颤。

（5）不支持 MSA 的特征

①典型的搓丸样静止性震颤。

②临床上明显的周围神经疾病。

③发病年龄大于 75 岁。

④共济失调或帕金森症状家族史。

⑤痴呆（DSM-IV）。

⑥怀疑为多发性硬化的白质病灶。

⑦非药源性幻觉。

4. 鉴别诊断

（1）MSA-P 型应与下列疾病相鉴别

①帕金森病或帕金森综合征：表现为运动迟缓、静止性震颤和肌强直，存在嗅觉减退及非运动症状如睡眠障碍、精神障碍等，但无自主神经功能损害；无小脑损害体征；无吸气性喘鸣，且对多巴药物反应良好，有多巴制剂的副作用，头颅 MRI 无特征性改变。

②进行性核上性麻痹（PSP）：特征表现有垂直性核上性眼肌麻痹，特别是下视麻痹，向后跌倒、运动障碍和僵硬。头颅 MRI 提示中脑萎缩，典型征象如蜂鸟征。

③皮质基底节变性（CBD）：有异己手（肢）综合征、空间运动功能障碍和失用、痴呆、不对称的帕金森样表现和构音障碍、肌阵挛等。病理改变为神经元和胶质细胞中异常 tau 蛋白的蓄积。头颅 MRI 可见额顶部不对称的脑皮质萎缩。

④Lewy 体痴呆：波动性的认知障碍、形象生动的视幻觉、帕金森样症状，可合并快速动眼期睡眠行为障碍；对镇静药物高度敏感；PET 显示基底节区多巴胺转运体摄取减少，早期可有体位性低血压表现。

（2）MSA-C 型与下列疾病相鉴别

①橄榄脑桥小脑萎缩（OPCA）：小脑性共济失调、眼球震颤及眼球运动障碍、震颤、肌强直等锥体外系症状、自主神经功能障碍等。家族性 OPCA 的发病年龄早，有家族史，现多归入遗传性脊髓小脑共济失调（SCA）中，散发的 OPCA 年龄多在 50 岁左右，多归为 MSA 中。

②遗传性痉挛性截瘫（HSP）：复杂型的 HSP 可表现为步态不稳，双下肢僵硬，排尿障碍，合并智力障碍、共济失调、锥体外系症状、鱼鳞病、癫痫、视神经萎缩等，头颅 MRI 也可见小脑萎缩，基因测序可鉴别。

【治疗】 本病无特殊治疗方案，可考虑使用下列措施。

1. "鸡尾酒"疗法方案

（1）丁苯酞：25mg 静脉滴注，每日 2 次；或 0.2mg，口服，每日 3 次。

（2）每次维生素 B_1 片 20mg、维生素 B_2 片 20mg、维生素 B_6 片 20mg、甲钴胺片 500μg、维生素 E 丸 100mg、维生素 C 片 100mg、艾地苯醌片 30mg 及叶酸片 5mg，辅酶 Q10 20mg 口服，每日 3 次。还可加入左卡尼汀口服液每次 20ml，每日 3 次。

（3）适当给予 ATP 注射液及注射辅酶 A 静脉治疗。

2. 康复理疗和平衡功能训练等

3. 对症治疗

（1）体位性低血压：①避免诱发因素、高盐饮食、穿弹力袜、睡眠抬高床头等；②管通：2.5mg，口服，每日 3 次，最大剂量可到每日 40mg；③卧位血压高于正常者选用溴吡斯的明；④9-α 氟氢可的松：每日 0.1～0.6mg；⑤中药可给予生脉饮；⑥屈昔多巴：100～300mg 每日 3 次。

（2）尿失禁：①曲司氯铵 20mg，口服，每日 2 次；②奥昔布宁：2.5～5mg，口服，每日 2～3 次；③托特罗定：2mg，口服，每日 2 次。

（3）动作迟缓和僵直：美多巴、息宁、雷沙吉兰或多巴受体激动药。

（4）肌阵挛和动作性震颤：氯硝西泮。

（5）男性勃起功能障碍：西地那非和鞘内注射血管舒张性前列腺素。

（6）喘鸣或呼吸睡眠暂停：持续正压通气或双向正压通气。

（7）手足部肌张力障碍：肉毒素治疗。

（8）抑郁、焦虑或其他情绪症状：SSRI 类药物。

【临床体会】

1. 患病早期与 PD、SCA 有时难以鉴别，需观察病人病情变化和进展。

2. 既往认为 MSA 是罕见病，目前来看并不少见，所以临床医师要加强对此病的认识，目前也缺乏有效治疗方法。

3. 以前认为 MSA 的病人没有认知功能障碍,现在发现也有 20%左右合并痴呆,所以痴呆不应作为绝对排除标准。

4. 发病后平均生存期为 6～10 年,极少病人生存期可超过 15 年。

(王展航)

第三节　脊髓小脑性共济失调

脊髓小脑性共济失调(SCA)是遗传性小脑性共济失调中最常见的类型,是病人的小脑、脑干和脊髓由于病变而产生退行性变性萎缩所致。一般病人多在青少年期、成年期发病,病情逐渐加重。该病起病隐匿,具有临床和遗传异质性,基因检测是惟一可以确诊和分型的方法。目前报道的 SCA 基因亚型已经达到 30 余种。其中 SCA1、2、3、6、7、8、10、12、17、DRPLA 致病基因已经获得鉴定,可以通过基因检测得出诊断,而其他亚型需通过连锁分析才能得出诊断。SCA 中最常见的类型是 SCA1、2、3、6。

【病因和发病机制】　目前该病的病因病机并不完全清楚,研究认为:SCA 是由相应基因外显子 CAG 异常扩增,产生的多聚谷氨酰胺链有毒性作用,共同的突变机制是 SCA 各亚型临床表现相似的原因。然而 SCA 各亚型临床表现仍有差异,可能还有其他因素参与。

【诊断与鉴别诊断】

1. 临床表现

(1)共同症状与体征

①起病年龄多在 30－40 岁,隐袭起病,缓慢进展,也有儿童期和 70 岁起病者。

②首发症状多为下肢共济失调,表现为走路摇晃,易跌倒,说话含糊不清;继之出现双手笨拙、意向性震颤、眼球震颤、痴呆和远端肌萎缩等。

③查体可见肌张力障碍、痉挛性步态、腱反射亢进、病理反射阳性、音叉震动觉及本体觉丧失。

(2)各亚型的临床特点

①SCA1 具有小脑性共济失调、腱反射亢进、快速扫视眼震、进展性精神症状。

②SCA2 具有慢眼动、肌阵挛、位置性震颤、腱反射消失。

③SCA3 具有突眼、腱反射亢进、面肌颤搐、肌痉挛、凝视障碍、周围神经病。

④SCA4 具有突出的多发性周围神经病。

⑤SCA5 表现为单纯性小脑综合征。

⑥SCA6 具有迟发性轻度但缓慢进展的小脑性共济失调、眼震、轻度的震动觉及本体感觉缺失。

⑦绝大多数 SCA7 合并有黄斑萎缩、视网膜色素变性。

⑧SCA8 具有小脑综合征、晚发性痉挛状态。

⑨SCA10 表现为伴有或不伴癫痫的单纯性小脑综合征。

⑩SCA11 表现为良性病程、腱反射亢进合并小脑综合征。

⑪SCA12 具有早期上肢远端震颤、逐渐发展成头部震颤、共济失调步态、腱反射亢进、运动减少、眼球运动异常,病人后期出现痴呆。

⑫SCA13 表现为儿童期起病的小脑性共济失调、中度精神发育迟滞以及运动发育迟缓;SCA14 表现为早期出现的肌阵挛、共济失调。

⑬SCA15 具有轻度但明确的共济失调步态,书写困难、转身及眼球运动困难等。

⑭SCA16 具有头部震颤伴小脑性共济失调。

⑮SCA17 具有小脑性共济失调、运动迟缓、痴呆。

⑯DRPLA 表现为不同年龄的共济失调伴肌阵挛癫痫、舞蹈病、痴呆。

2. 辅助检查

(1)头部核磁共振扫描：可见幕下结构异常表现为脑干形态变细，小脑体积变小，沟裂增宽加深，半球小叶变细变直呈枯树枝状。脑池及脑室扩大，脑桥小脑中脚以及小脑 T_2WI 对称性高信号。基底节区异常表现为壳核萎缩，壳核背外缘 T_2WI 低信号或外侧缘缝隙样高信号。

(2)基因检测：检测相关基因，以便确诊及区分亚型。

3. 诊断要点

(1)隐袭起病，缓慢进展。

(2)进行性加重的对称性肢体共济失调、吟诗样语言、眼震、眼球运动障碍、视神经损害、锥体外系征、肌萎缩、周围神经体征和痴呆等。

(3)CT/MRI 显示脑干、小脑萎缩。

(4)PCR 检测显示相应基因 CAG 的重复扩增数显著增多。

(5)排除其他累及小脑和脑干变性病。

4. 鉴别诊断

(1)多系统萎缩（MSA）：病人在临床表现和核磁影像学表现相近，尤其是遗传史不明的 SCA 病人同 MSA-C 型病人的鉴别非常困难。SCA 家族发病符合常染色体显性遗传规律，发病年龄越晚，临床症状以及病情进展相对较轻、病程相对较长。相比 MSA，SCA 病人发病年龄相对提前。MSA 病人以中年发病为主，鲜见遗传史，多为散发病例。家族史的调查对于明确两者的诊断有重要意义。

(2)腓骨肌萎缩症：病人可出现缓慢进展的对称性双下肢无力、肌萎缩、弓形足，可有脊柱侧弯、腱反射减弱或消失；但病人一般无构音障碍、共济失调，MRI 或 CT 检查脑干、小脑无明显萎缩。

【治疗】 目前缺乏有效治疗措施，只能进行对症治疗可缓解病人的部分症状。如左旋多巴可缓解肌肉强直及其他帕金森症状，巴氯芬可减轻痉挛，金刚烷胺可改善共济失调，再通过理疗、康复训练，从而使病人尽可能维持最高的生活自理能力。

【临床体会】

1. SCA 的诊断应该是步步递进的，除非病人呈现出典型的 SCA 特征，如遗传早现（见于由 CAG 重复扩增突变所致的 SCA 亚型）等具有特征性的改变，可以首选进行 SCA3 等常见相关基因的筛查。

2. 目前对于 SCA 的基因检测尚无一个明确的标准，对有遗传风险而无症状的儿童进行基因检测需慎重。

3. 遗传咨询和产前诊断有助于减少患儿的出生。

4. 由于缺乏有效的治疗方法，对症治疗不能改变病人的病情进展，因而该病预后差。

（王玉周　王展航）

第四节　遗传性痉挛性截瘫

遗传性痉挛性截瘫（HSP）是一组具有高度异质性的单基因疾病，流行病学研究发现其发病率在 $0.9\% \sim 9.6\%$。HSP 是由于参与编码皮质脊髓束神经元维持蛋白的基因发生突变引起的。根据临床症状分为单纯型和复杂型。

【病因和发病机制】

1. 病因　根据遗传方式 HSP 分为常染色体显性遗传、常染色体隐性遗传、X-连锁遗传及母系遗传。目前已证实有近 60 种不同的基因位点与 HSP 有关，19 种 HSP 属于常染色体显性遗传的痉挛性截瘫（AD-HSP），34 种为常染色体隐性遗传的痉挛性截瘫（AR-HSP），5 种为 X-连锁遗传的痉挛性截瘫(XL-HSP),1 种母系遗传特征的痉挛性截瘫。

2. 发病机制　HSP 具体发病机制尚不确定。可能是致病基因突变引起高尔基体、内质网、轴浆运输、髓鞘形成、线粒体、胆固醇/神经甾体代谢、蛋白质构象及神经导向功能异常。

【诊断与鉴别诊断】

1. 临床表现

(1)多在婴幼儿或青少年时期起病,男性多于女性。

(2)初期常表现为双下肢僵硬、无力,行走易跌倒,逐渐发展成双下肢痉挛性截瘫,剪刀步态,病人不能行走,需要拐杖、轮椅。

(3)单纯型 HSP 病人的主要表现为双下肢痉挛性截瘫,肌张力增高,腱反射亢进等,肌力正常或稍减退。其他表现有双下肢感觉减退、括约肌功能障碍、足畸形、肢体远端肌萎缩、双上肢轻微的共济失调及踝反射消失等。部分病人有下肢远端的位置觉和震动觉消失;以及尿频、尿急现象。足畸形和下肢远端肌肉轻度萎缩多发生在起病数年后。少数病人上肢亦可受累,可在疾病早期出现,表现为上肢痉挛,手运动障碍。

(4)复杂型 HSP 除了上述临床表现外还可伴有癫痫、智力障碍、锥体外系症状、共济失调、白内障、视神经萎缩、视网膜变性、鱼鳞病及周围神经病等。HSP 还可以伴发多种类型的癫痫,包括肌阵挛发作、单纯部分性发作、复杂部分性发作和全面性发作等。

2. 辅助检查　HSP 的最终确诊需要基因检测。常规的辅助检查如 MRI、肌电图、脑脊液等检查主要用于排除其他可能的疾病。

3. 诊断要点　HSP 的诊断主要依靠临床症状及家族遗传史,诊断依据如下。

(1)儿童、青少年期发现,缓慢进行性加重的双下肢痉挛性截瘫。

(2)伴有视神经萎缩、视网膜色素变性、锥体外系症状、共济失调、肌肉萎缩、智力低下、癫痫、皮肤病变等。

(3)有阳性家族史。

(4)基因检测可明确诊断。

4. 鉴别诊断

(1)脑性瘫痪:病人于围产期常有宫内窘迫、难产、窒息等特殊病史,出生时即有症状,病情随年龄增大而稳定或略有好转,常有精神发育迟滞和眼外肌瘫痪,无阳性家族史,常无弓形足,头颅 CT 和 MRI 可有脑萎缩或脱髓鞘表现。而 HSP 发病年龄为儿童或青少年,且双下肢僵硬、无力等症状呈缓慢进行性加重。

(2)运动神经元病:症状发展相对较快,常无弓形足,肌电图有失神经改变和巨大电位,肌活检有神经源性肌萎缩。

(3)其他:如脊髓压迫症、Arnold-Chiari 畸形、颈椎病等行颈椎磁共振成像(MRI)检查可以排除。多发性硬化病程呈现缓解复发,神经功能缺损呈阶梯式进展,与痉挛性截瘫病程不符,且头部及脊髓磁共振可见多发的陈旧与急性期病变。

【治疗】　目前尚无满意的治疗方案,主要进行物理治疗以改善骨骼肌和心血管健康、维持和提高肌肉的力量和步态,包括物理疗法、作业疗法、辅助行走装置(如踝足矫形器)等。也可服用药物如巴氯芬或替扎尼定以减轻肌张力增高的症状。如果这些药物均无效,可以尝试化学去神经疗法结合肉毒杆菌毒素 A 或 B 治疗。

【临床体会】

1. 本病是一种遗传性疾病,确诊需要基因诊断,因此预防十分重要,做好产前检查以防止患儿出生。

2. 不同遗传分型的 HSP 病人的临床表现、病情严重程度及病程进展各不相同,且同一家系内的不同病人其病情也不尽相同。起病年龄较早的病人(<35 岁)病情进展缓慢,

起病晚的病人(35 岁)病情进展快,多数在 60 岁左右就丧失行走能力,需坐轮椅。

3. 目前没有特效的治疗方法,但发展缓慢,如果病程中注意体育锻炼和护理,仍可维持数十年生命。

(王玉周　王展航)

第五节　结节性硬化症

结节性硬化症(TSC)是一种常染色体显性遗传性神经皮肤综合征,以神经功能缺陷、多器官错构瘤和皮肤损害为特征的疾病,主要临床表现为面部纤维血管瘤、癫痫及智力减退,伴多器官错构瘤,但实际上并非每个病人均出现以上临床表现。

【病因和发病机制】　本病的发生主要是基因突变,约 80% 的病人出现 TSC1 或 TSC2 突变,其余突变可能是大片段的缺失、突变区嵌合体、非编码区但是功能区域的突变,或者突变在其他基因区域。致病基因导致神经外胚层、中胚层和内胚层畸形发育。

【诊断与鉴别诊断】

1. 临床表现　本病的特征是起源于三个胚层的器官发育不良,引起多个系统、组织的异常,包括皮肤、脑、肾脏、心脏、视网膜、肺等。该病外显率不完全,即便同一家族患病成员的临床表现也并不完全相同。

(1)皮肤改变:TSC 的皮肤表现包括:色素脱失斑、面部血管纤维瘤、鲨革样斑、咖啡牛奶斑、甲周纤维瘤、额部纤维性斑块、confetti 样斑(碎纸屑样白斑)等(图 8-4,图 8-5)。TSC 病人可同时具有两种及以上的皮肤损害。其中色素脱失斑、面部血管纤维瘤、鲨革样斑及甲周纤维瘤比较常见,且对 TSC 有诊断价值。

(2)神经系统改变:大约 90% 的 TSC 病人至少有以下一种幕上病灶:皮层结节、室管膜下结节、室管膜下巨细胞型星形细胞瘤、白质内线状迁移线及局灶皮质发育不良,有的病灶伴有钙化。临床主要表现为癫痫、智力障碍、认知和行为能力受损,可出现多动症、自闭症等行为异常。

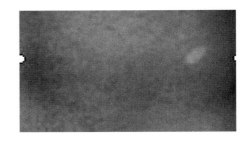

图 8-4　色素脱失斑

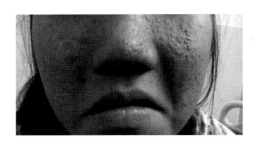

图 8-5　面部血管纤维瘤

(3)其他表型

①肾脏病变:肾脏的病变是 TSC 主要的临床表现和死亡原因之一,TSC 的肾脏病变包括肾血管肌脂瘤、肾囊肿、肾细胞癌等。TSC2 突变的病人比 TSC1 突变的病人更容易出现肾血管肌脂瘤和肾囊肿。而且肾血管肌脂瘤可能发生破裂出血,因此需要定期复查。

②心脏病变:主要表现为心脏的横纹肌瘤,一般发生于多个腔室。在 6 岁以前一半以上的病人可以无症状或瘤体发生退行性改变。临床最常出现的症状是心律失常,甚至是致命性的。

③眼部病变:视网膜错构瘤的发生率为

40%，其中 34% 为双侧性的。除了视网膜错构瘤外，还发现有其他的眼部病变，如：眼睑的血管纤维瘤、非麻痹性斜视和眼部结构的缺损。

④血管病变：可表现为动脉瘤，但不常见。

⑤其他：TSC 病人还可以出现齿龈的血管纤维瘤、全血细胞减少症，可并发肝脏的血

管肌脂肪瘤、骨皮质囊肿、肾上腺错构瘤、直肠息肉、睾丸血管纤维瘤等。对于成年女性 TSC 病人出现气促或呼吸费力，需要注意肺部淋巴管肌瘤的可能。

2. 辅助检查

（1）头颅 CT 或 MR：可以发现颅内钙化、皮层结节、室管膜下巨细胞型星形细胞瘤等颅内病变（图 8-6，图 8-7）。

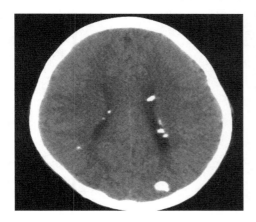

图 8-6 室管膜下及皮层钙化结节

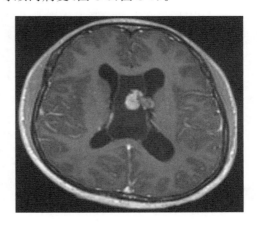

图 8-7 室管膜下巨细胞星形细胞瘤

（2）腹部 B 超：可见肾血管平滑肌脂肪瘤、肾囊肿、多囊肾，必要时需行腹部 CT 检查。

（3）心脏彩超：可以发现心脏横纹肌瘤的存在，新生儿及婴幼儿易发现。

（4）心电图：可以发现心律失常。

（5）脑电图：如有癫痫发作需行脑电图检查。

（6）胸部 X 线或 CT：可发现肺部淋巴管肌瘤。

3. 诊断要点　根据 2012 年国际 TSC 共识大会修订的诊断标准进行诊断（包括 11 个主要特征和 6 个次要特征）。

（1）确定诊断：2 个主要特征或 1 个主要特征＋≥2 个次要特征；基因诊断。

（2）可能诊断：1 个主要特征或≥2 个次要特征。

（3）主要特征：①色素脱失斑（≥3 处，最

小直径 5mm）；②血管纤维瘤（≥3 处）或头部纤维斑块；③指（趾）甲纤维瘤（≥2 处）；④鲨鱼皮斑；⑤多发视网膜错构瘤；⑥脑皮质发育不良（包括皮质结节和白质放射状移行线）；⑦室管膜下结节；⑧室管膜下巨细胞星形细胞瘤；⑨心脏横纹肌瘤；⑩淋巴管肌瘤病；⑪血管平滑肌脂肪瘤（≥2 处）。

（4）次要特征：①"斑斓"皮损；②牙釉质点状凹陷（>3 处）；③口内纤维瘤（≥2 处）；④视网膜脱色斑；⑤多发性肾囊肿；⑥非肾性错构瘤。

4. 鉴别诊断　注意与其他累及皮肤、神经系统和视网膜病变的疾病相鉴别，如神经纤维瘤等。

【治疗】

1. 西罗莫司和依维莫司　可用于治疗结节性硬化症相关的肾脏血管肌脂瘤和室管膜下巨细胞型星形细胞瘤。

2. 抗癫痫治疗　对于癫痫的控制要根据病人的年龄、癫痫发作类型和癫痫综合征选择,对于婴儿痉挛症的控制首选氨己烯酸、拉莫三嗪、丙戊酸等,ACTH 或类固醇药物也有效。药物治疗无效的癫痫病人可采用手术治疗。

3. 手术治疗　若室管膜下巨细胞型星形细胞瘤引起阻塞性脑积水或有明显的占位效应,可考虑手术治疗。如肾脏血管肌脂瘤出现破裂出血,必要时需要介入手术治疗。

【临床体会】

1. 基因诊断可作为独立的诊断标准,发现突变基因即可确诊,但约有 20% 的 TSC 病人并无 TSC1 或 TSC2 突变,所以基因突变检测阴性不能用以排除 TSC 诊断,可通过临床症状相关检查诊断 TSC。

2. 本病需定期进行随访以监测各个系统病变的变化。

3. 目前缺乏有效的治愈手段,也无法准确预测疾病的病程和严重程度,但经过严密的监测和适当的治疗,病人的寿命可不受影响。

（李　花）

第9章

癫痫

癫痫(epilepsy)是一种以具有持久性的致痫倾向为特征的脑部疾病。我国癫痫的患病率在4‰~7‰。我国活动性癫痫患病率为4.6‰,我国有600万左右的活动性癫痫病人,同时每年有40万左右新发癫痫病人。按照传统,临床出现两次(间隔至少24小时)非诱发性癫痫发作时就可确诊为癫痫。这是目前普遍采用的、具有临床可操作性的诊断方法。2005年国际抗癫痫联盟(ILAE)对癫痫定义作了修订,并指出"在脑部存在持久性致痫倾向的前提下,诊断癫痫可只需要一次癫痫发作"。该定义对于尽早诊断并治疗癫痫有积极意义,但由于多数情况下很难确定某个个体首次发作后的再发风险,该定义缺乏临床可操作性。2014年ILAE推出新的癫痫临床实用性定义:癫痫是一种脑部疾病,符合如下任何一种情况可确定为癫痫:①至少两次间隔>24小时的非诱发性(或反射性)发作。②一次非诱发性(或反射性)发作,并且在未来10年内,再次发作风险与两次非诱发性发作后的再发风险相当时(至少60%)。③诊断某种癫痫综合征。符合如下任何一种情况,可认为癫痫诊断可以解除(resolved epilepsy):①已经超过了某种年龄依赖癫痫综合征的患病年龄。②已经10年无发作,并且近5年已停用抗癫痫药物。

对于癫痫的预后,各国临床研究表明,新诊断的癫痫病人,如果接受规范、合理的抗癫痫药物治疗,70%~80%病人的发作是可以控制的,其中60%~70%的病人经2~5年的治疗可以停药。然而在发展中国家,由于人们对癫痫缺乏正确认识以及医疗资源匮乏,很多癫痫病人得不到合理有效的治疗,存在很大的治疗缺口。我国活动性癫痫病人的治疗缺口达63%,即我国大约有400万活动性癫痫病人没有得到合理的治疗。

(费凌霞)

第一节　癫痫的分类

【癫痫发作的分类】　(ILAE,1981年和2010年)

目前,世界范围内普遍应用的仍是ILAE在1981年推出的癫痫发作分类。2010年ILAE分类工作报告对癫痫发作的概念和分类进行了部分修订。

1. 部分性发作　最初的临床发作表现和EEG改变提示"一侧大脑半球内的一组神经元首先受累"。

(1)单纯部分性发作(无意识障碍)

运动症状的发作;

躯体感觉性或特殊感觉症状的发作;

有自主神经症状的发作；

有精神症状的发作。

(2)复杂部分性发作(伴有意识障碍)

单纯部分性发作起病,继而出现意识障碍；

发作开始就有意识障碍。

(3)部分性发作发展至全部性发作

单纯部分性发作发展至全部性发作；

复杂部分性发作发展至全部性发作；

单纯部分性发作发展成复杂部分性发作然后继发全部性发作。

2. 全面(全身)性发作 最初的临床发作表现及 EEG 改变提示"双侧大脑半球同时受累"。

(1)失神发作和不典型失神发作；

(2)肌阵挛发作；

(3)阵挛发作；

(4)强直发作；

(5)全部性强直阵挛发作；

(6)失张力发作。

3. 不能分类的发作 因资料不充足或不完全以及迄今分类标准尚无法归类的发作。

【1981 年及 2010 年 ILAE 癫痫发作的分类对比】 2010 年 ILAE 分类工作报告进行了修订,保留了对发作的"两分法",即局灶性发作和全部性发作,建议把部分性发作称为局灶性发作(表 9-1)。

表 9-1 1981 年及 2010 年 ILAE 癫痫发作的分类对比

1981 年分类	2010 年分类
全部性发作	全部性发作
• 强直-阵挛(大发作)	• 强直-阵挛
• 失神	• 失神
• 肌阵挛	—典型失神
• 阵挛	—不典型失神
• 强直	—伴特殊表现的失神
• 失张力	肌阵挛失神/眼睑肌阵挛
	• 肌阵挛
	—肌阵挛
	—肌阵挛失张力
	—肌阵挛强直
	• 阵挛
	• 强直
	• 失张力
部分性发作	局灶性发作
• 简单部分性发作(无意识障碍)	根据需要,对局灶性发作进行具体描述
• 复杂部分性发作(有意识障碍)	
• 继发全部性发作	
不能分类的发作	发作类型不明
	• 癫痫性痉挛

(费凌霞　胡湘蜀)

第二节 癫痫的诊断

【临床表现】

1. 全部性发作(generalized seizures)

(1)全部性强直阵挛发作(generalized tonic-clonic seizures,GTCS):是一种表现最明显的发作形式,故既往也称为大发作(grand mal)。以意识丧失、双侧对称强直后紧跟有阵挛动作并通常伴有自主神经受累表现为主要临床特征。

(2)失神发作(absence seizures)

①典型失神:发作突发突止,表现为动作突然中止或明显变慢,意识障碍,不伴有或伴有轻微的运动症状(如阵挛/肌阵挛/强直/自动症等)。发作通常持续 5～20 秒(<30秒)。发作时 EEG 呈双侧对称同步、3Hz(2.5～4Hz)的棘慢综合波爆发。约 90% 的典型失神病人可被过度换气诱发。主要见于儿童和青少年,如儿童失神癫痫和青少年失神癫痫,罕见于成人。

②不典型失神:发作起始和结束均较典型失神缓慢,意识障碍程度较轻,伴随的运动症状(如自动症)也较复杂,肌张力通常减低,发作持续可能超过 20 秒。发作时 EEG 表现为慢的(<2.5Hz)棘慢波综合节律。主要见于严重神经精神障碍的病人,如 Lennox-Gastaut 综合征。

③肌阵挛失神:表现为失神发作的同时,出现肢体节律性 2.5～4.5Hz 阵挛性动作,并伴有强直成分。发作时 EEG 与典型失神类似。

④失神伴眼睑肌阵挛:表现为失神发作的同时,眼睑和(或)前额部肌肉出现 5～6Hz 肌阵挛动作。发作时 EEG 显示全部性 3～6Hz 多棘慢波综合。

(3)强直发作(tonic seizures):表现为躯体中轴、双侧肢体近端或全身肌肉持续性的收缩,肌肉僵直,没有阵挛成分。通常持续 2～10 秒,偶尔可达数分钟。发作时 EEG 显示双侧性波幅渐增的棘波节律(20±5Hz)或低波幅约 10Hz 节律性放电活动。强直发作主要见于 Lennox- Gastaut 综合征。

(4)阵挛发作(clonic seizures):表现为双侧肢体节律性(1～3Hz)的抽动,伴有或不伴有意识障碍,多持续数分钟。发作时 EEG 为全部性(多)棘波或(多)棘-慢波综合。

(5)肌阵挛发作(myoclonic seizures):表现为不自主、快速短暂、电击样肌肉抽动,每次抽动历时 10～50 毫秒,很少超过 100 毫秒。可累及全身也可限于某局部肌肉或肌群。可非节律性反复出现。发作期典型的 EEG 表现为爆发性出现的全部性多棘慢波综合。肌阵挛发作既可见于一些预后较好的特发性癫痫病人(如青少年肌阵挛性癫痫),也可见于一些预后较差的、有弥漫性脑损害的癫痫性脑病(如 Dravet 综合征、Lennox-Gastaut 综合征)。

(6)失张力发作(atonic seizures):表现为头部、躯干或肢体肌肉张力突然丧失或减低,发作之前没有明显的肌阵挛或强直成分。发作持续 1～2 秒或更长。临床表现轻重不一,轻者可仅有点头动作,重者则可导致站立时突然跌倒。发作时 EEG 表现为短暂全部性 2～3Hz(多)棘-慢波综合发放或突然电压低减。失张力发作多见于癫痫性脑病(如 Lennox-Gastaut 综合征、Doose 综合征)。

2. 部分性发作(partial seizures)

(1)简单部分性发作(simple partial seizures,SPS):发作时无意识障碍。根据放电起源和累及的部位不同,简单部分性发作可表现为运动性、感觉性、自主神经性和精神性发作四类,后两者较少单独出现,常发展为复杂部分性发作。

(2)复杂部分性发作(complex partial seizures,CPS):发作时有不同程度的意识障碍，可伴有一种或多种简单部分性发作的内容。

（3）继发全部性发作（secondarily generalized seizures）：简单或复杂部分性发作均可继发全部性发作，可继发为全面强直-阵挛、强直或阵挛发作。本质上仍为部分性发作。

3. 癫痫性痉挛（epileptic spasms）　在2010年 ILAE 分类工作报告中，明确把癫痫性痉挛作为一种发作类型。癫痫性痉挛可以是全部性起源、局灶性起源或起源不明。癫痫性痉挛表现为突然、主要累及躯干中轴和双侧肢体近端肌肉的强直性收缩，历时0.2～2秒，突发突止。临床可分为屈曲型或伸展型痉挛，以前者多见，表现为发作性点头动作，常在觉醒后成串发作。发作间期 EEG 表现为高度失律或类高度失律，发作期 EEG 表现多样化（电压低减、高幅双相慢波或棘慢波等）。癫痫性痉挛多见于婴幼儿，如 West 综合征，也可见于其他年龄。

4. 反射性发作（reflex seizures）　反射性发作不是独立的发作类型。它既可以表现为局灶性发作，也可以为全部性发作。其特殊之处是，发作具有特殊的外源性或内源性促发因素，即每次发作均为某种特定感觉刺激所促发，并且发作与促发因素之间有密切的锁时关系。促发因素包括视觉、思考、音乐、阅读、进食、操作等非病理性因素。可以是简单的感觉刺激（如闪光），也可以是复杂的智能活动（如阅读、下棋）。发热、酒精或药物戒断等病理性情况下诱发的发作，则不属于反射性发作。反射性发作和自发性发作可同时出现在一个癫痫病人中。

【辅助检查】

1. 脑电图　对疑诊癫痫的病人应进行脑电图检查。间歇期脑电图常可发现癫痫样电位或者非特异性异常。间歇期癫痫样电位包括棘波、尖波和发作性快节律以及这些电位与慢波的复合电位，如棘-慢波、多棘-慢波。癫痫样电位和非癫痫样电位的鉴别依赖其波形特征分为：波形上的不对称性，即起始相（正相）时程短且波幅低，第二相（负相）时程长且波幅高；后续慢波波幅较高，有别于背景活动。间歇期癫痫样电位的出现概率并不标志癫痫发作复发和疾病的严重性。癫痫样放电反映了"易激惹区"（irritative zone）的电活动，是癫痫分类［局灶性（部分性）/全部性（全面性）］、癫痫综合征和致痫区定位诊断的依据之一。

间歇期脑电图非特异性异常包括广泛性或者局灶性慢波以及双侧背景活动波幅不对称等弥漫性或局灶性异常。这些非特异性异常也可见于非癫痫病例。虽然脑电图对局灶性癫痫的定位诊断并不具有特异性，但脑电图表现对诊断特定脑区起始或早期受累的局灶性癫痫有一定提示意义。

颞区间歇性节律性 δ 活动（TIRDA）被认为是颞叶癫痫比较特异的间歇期脑电图表现，并且曾有报道称 TIRDA 与颞叶内侧硬化高度相关。在颞叶外癫痫病人，特别是枕叶癫痫、额眶区癫痫、扣带回癫痫中，也可记录到单侧或者双侧分布的颞叶癫痫样放电。额叶癫痫发作有提示价值的发作期脑电图异常包括额叶相关电极出现的节律性快活动（β或者 α 范畴）或者 θ 节律、节律性棘波，这些改变常见于背外侧额叶癫痫。顶-枕叶癫痫以及岛叶癫痫同样缺乏较为特异的发作期脑电图改变，故其定位诊断需要综合发作期症状学、脑电图及影像学完成。

全部性棘-慢复合波高度提示全部性发作或者全部性癫痫。在特发性全部性癫痫中，间歇期全部性棘-慢波通常高于 2.5Hz。全部性棘-慢波可被过度换气、闪光刺激和特殊行为诱发。肌阵挛发作（婴儿期或青春期特发性肌阵挛癫痫）常与棘-慢波放电相关，且容易被闪光刺激诱发出现。

2. 神经影像诊断

（1）磁共振（MRI）：磁共振（MRI）技术已

成为癫痫影像学诊断的基础手段。所有癫痫或者出现癫痫发作的病人都建议进行高分辨率的 MRI 扫描。出现首次癫痫发作或者新诊断的癫痫病人中也有 13%～14% 可发现 MRI 异常,若使用 3.0Tesla 的 MRI 扫描,这个比例可提升至 26%。局灶性癫痫病例中,超过 70%～90% 的病例在完整切除已准确定位或者影像学显示完全的致痫病变后可实现发作消失,但对于 MRI 阴性的病例则术后效果不佳。采用 T_2 加权快速自旋回声序列的轴位全脑扫描(层厚 3～5mm)对致痫病变的检出率较高。常用液体衰减反转恢复(FLAIR)序列的薄层扫描显示病变细节。反转恢复(IR)序列常用于显示灰白质界限,双倍反转恢复序列可用于显示微小灰质改变。T_2 加权序列常用于显示含铁血黄素沉积性病变,如海绵状血管瘤、脑外伤等。

(2)正电子发射断层成像(positron emission tomography,PET):对癫痫诊断可起到重要作用,特别是对局灶性癫痫定位诊断和术前评估意义重大。目前最常用的 PET 示踪剂是[18F]2-氟-2 脱氧-D-葡萄糖([18F]FDG),故称为[18F]FDG-PET。[18F]FDG-PET 可通过检测脑组织对葡萄糖的代谢率反映不同区域神经元功能状态。多数情况下,局灶性癫痫致痫区及其周围区域在发作间期呈低代谢,发作期呈高代谢。

(3)单光子发射计算机断层成像(single-photon emission computed tomography,SPECT):可提供局部脑血流量(rCBF)信息,并通过对间歇期和发作起始时的成像对比,对致痫区定位诊断提供有价值的信息。

(4)功能磁共振(fMRI)、脑磁图(MEG):对癫痫病人运动、感觉、语言功能区定位,以及对致痫区定位诊断均有一定的价值,对局灶性癫痫外科切除部位和范围的确定有重要的意义。

(5)头颅 CT:头颅 CT 的敏感性及特异性均不如 MR,而且孕产期妇女禁用,但 CT

检查具有独特的应用价值,是对 MRI 的补充:①对于有钙化的病变,如 Sturge-Weber 综合征、结节性硬化症、囊虫结节等;②对于 MRI 禁忌证的病人,如体内有心脏起搏器,金属置入物的病人,只能进行 CT 检查;③MRI 幽闭综合征病人。

3. 染色体及基因诊断　染色体及基因检测已经成为癫痫诊断重要的辅助手段。目前已经发现一些染色体病可以出现癫痫发作,最常见 21 三体病人可以合并癫痫发作,另外一些染色体易位、倒置、单倍体、三倍体或者环状染色体病人均可能出现癫痫发作,因此染色体核型分析对于一部分病人的病因诊断提供了帮助。

既往利用一代测序技术检测已知的癫痫致病基因,但仅限于临床高度怀疑的某一种癫痫。随着高通量二代测序技术及微阵列比较基因组杂交技术的发展及应用,越来越多的癫痫致病基因被发现,目前已经成功应用于癫痫性脑病的病因学诊断。但是基因检测不作为常规病因筛查手段,通常是在临床已高度怀疑某种疾病时进行。

4. 其他检查

(1)血液检查:包括血常规、血糖、电解质、肝功能、肾功能、血气、乳酸等,能够帮助寻找病因。同时服用抗癫痫药物需定期抽血检测药物不良反应或药物浓度。

(2)尿液检查:包括尿常规及遗传代谢病的筛查。

(3)脑脊液检查:对于怀疑颅内感染或某些遗传代谢病需进行脑脊液检查。

(4)心电图:对于疑诊癫痫或新诊断的癫痫病人,建议常规进行心电图检查,有助于发现容易误诊为癫痫发作的某些心源性发作,还能早期发现某些心律失常。

【诊断要点】　癫痫发作的本质是脑神经元突然异常放电导致的临床表现,有一过性、反复性及刻板性的特点,伴有脑电图的痫样放电。癫痫的诊断分为五个步骤。

1. 确定发作性事件是否为癫痫发作：首先确定是诱发性癫痫发作还是非诱发性癫痫发作，传统上，临床出现两次（间隔至少 24 小时）非诱发性癫痫发作时可诊断为癫痫。

2. 确定癫痫发作的类型。

3. 确定癫痫及癫痫综合征的类型。

4. 确定病因。

5. 确定残障和共患病。

【鉴别诊断】 癫痫发作需与各种各样的非癫痫发作鉴别，非癫痫发作是指临床表现类似于癫痫发作的所有其他发作性事件，不同年龄需要鉴别的非癫痫发作有所差异。

1. 新生儿和婴儿期（0—2 岁）：需鉴别呼吸异常（窒息发作/屏气发作）、运动异常（抖动或震颤/良性肌阵挛/惊跳反应/点头痉挛/异常眼球活动）、代谢性疾病（低血糖/低血钙/低血镁/维生素 B_6 缺乏）。

2. 学龄前期（2—6 岁）：需鉴别睡眠障碍（夜惊症/睡行症/梦魇）、习惯性阴部摩擦、惊跳反应、腹痛、注意力缺陷、晕厥。

3. 学龄期（6—18 岁）：需鉴别晕厥、偏头痛及头痛、抽动症、发作性运动障碍、精神心理行为异常（焦虑/恐惧/暴怒）、睡眠障碍。

4. 成人期（大于 18 岁）：需鉴别晕厥、癔症发作、偏头痛及头痛、舞蹈症、发作性睡病、短暂性脑缺血发作、短暂性全面遗忘症、老年猝倒、多发性硬化发作性症状。

【临床体会】

1. 对于发作性事件首先一定要确定是否癫痫发作，如果临床符合癫痫发作，即使脑电图未见癫痫样放电，也需考虑癫痫诊断，必要时行长程脑电图监测或反复脑电图检查；如果无临床发作或者临床发作不符合癫痫发作，即使脑电图出现癫痫样放电，也不能诊断为癫痫。

2. 癫痫的药物治疗依赖于癫痫发作类型及癫痫综合征分类，因此诊断癫痫需进行发作类型和综合征的分类。

3. 大约 1/3 的病人通过抗癫痫药物不能控制发作，需要考虑生酮饮食或者手术治疗。2009 年国际抗癫痫联盟（ILAE）特别工作组提出了一个耐药性癫痫（drug-resistant epilepsy）的概念：正确、足量、足疗程使用两种抗癫痫药物（单药或者联合用药）不能控制癫痫发作。一些癫痫综合征，如大田原综合征、婴儿痉挛症、Lennox-Gastaut 综合征、伴有海马硬化的颞叶内侧型癫痫、Rasmussen 脑炎等极易发展为药物难治性癫痫，最终可能需手术治疗。

（李 花 张 玮 费凌霞）

第三节 癫痫的药物治疗

癫痫的治疗方法包括病因治疗、药物治疗、生酮饮食治疗、手术治疗和物理治疗。目前癫痫的治疗仍以药物治疗为主，治疗的目标：完全控制癫痫发作或明显减少癫痫发作，提高病人生活质量，没有或只有轻微的不良反应。

【抗癫痫药物及用法】 目前抗癫痫药物的作用机制尚未完全了解，主要是抑制病灶区神经元的异常放电或是遏制异常放电向正常组织扩散，从而控制癫痫发作。作用机制多与增强中枢性抑制递质 GABA 的作用或干扰 Na^+、K^+、Ca^{2+} 等离子通道，发挥膜稳定作用。有些 AEDs 是单一作用机制，而有些 AEDs 可能是多重作用机制。常用的抗癫痫药物如下所述。

1. 传统的抗癫痫药物

（1）苯妥英钠（phenytoin sodium，PHT）：成人每日 0.3～0.6g，儿童为 4～8mg/（kg·d），本品半衰期长，达到稳态后可日服 1 次。

（2）卡马西平（carbamazepine，CBZ）：成人每日 0.3～1.2g，儿童 10～30mg/（kg·

d),起始剂量应为 2~3mg/(kg·d),渐加量至有效剂量。本品是部分性发作的首选用药。

(3)苯巴比妥(phenobarbital,PB):又称鲁米那,成人每日 30~250mg,小儿 2~5mg/(kg·d)。

(4)扑米酮(primidone,PMD):成人常用量为:50mg/睡前口服;3 日后渐加量,总量不超过每日 1500mg。与苯妥英钠和卡马西平合用有协同作用,与苯巴比妥合用无意义。

(5)乙琥胺(ethosuximide,ESX):成人每日 1~2g,儿童 15~40mg/(kg·d)。

(6)丙戊酸钠(sodium valproate,VPA):成人每日 0.6~2.5 g,儿童 16~60mg/(kg·d)。本品是一种广谱抗癫痫药物,是全部性癫痫发作(原发性 GTCS、失神发作、肌阵挛发作、失张力发作)的首选用药。

(7)氯硝西泮(clonazepam,CNZ):可从每日 0.5mg 起始用药后渐加量,用量应个体化,成人最大量每日不超过 20mg。本品起效快,联合用药时小剂量即可取得良好疗效,但易出现耐药使作用下降。

2. 新型抗癫痫药物

(1)拉莫三嗪(lamotrigine,LTG):成人初始剂量每日 25mg,1~2 周后缓慢加量,通常有效维持量为每日 100~200mg。儿童初始剂量 2mg/(kg·d),维持剂量 5~15mg/(kg·d);与丙戊酸钠合用剂量减半或更低。

(2)托吡酯(topiramate,TPM):成人初始剂量为每日 50mg,1 周后缓慢加量,目标剂量为每日 100~200mg。儿童维持剂量 4~8mg/(kg·d)。

(3)奥卡西平(oxcarbazepine,OXC):成人初始剂量可为每日 150mg,加量至单药治疗剂量每日 600~1200mg。本品是一种卡马西平的 10-酮衍生物,在体内不能转化为卡马西平或卡马西平环氧化物,对卡马西平有变态反应的病人 2/3 能耐受奥卡西平。与卡马西平相同是部分性发作的首选用药。

(4)加巴喷丁(gabapentin,GBP):起始剂量每日 300mg,渐加量至日推荐量 900~1800mg,最大剂量不宜超过 4800mg。用于 12 岁以上及成人的部分性发作和 GTCS 辅助治疗,本品不经肝代谢,以原型由肾排泄。

(5)左乙拉西坦(levetiracetam,LEV):成人起始治疗剂量为每次 500mg,每日 2 次;每日最大剂量 3000mg。儿童起始剂量 10mg/kg,每日 2 次,最大剂量 30mg/kg,每日 2 次。为吡拉西坦同类衍生物,作用机制尚不明确。对部分性发作伴或不伴继发 GTCS、肌阵挛发作等均有效。

(6)非尔氨酯(felbamate,FBM):起始剂量每日 400mg,维持剂量每日 1800~3600mg。90% 以原型经肾排泄。对部分性发作和 Lennox-Gastaut 综合征有效,可作为单药治疗。

(7)氨基烯酸(vigabatrin,VGB):商品名为喜保宁。初始剂量每日 500mg,每周加量 500mg,维持剂量每日 2~3g,但有些可增加至每日 4g 才能控制发作。本品作为 GABA 转氨酶抑制药,增强 GABA 能神经元作用,主要经肾脏排泄。对部分性发作的疗效强于全部性发作,对婴儿痉挛症、Lennox-Gastaut 综合征也有效。

(8)唑尼沙胺(zonisamide,ZNS):初始剂量每日 100mg,每 2 周加量每日 100mg,可达到每日 400mg。每种剂量都要持续至少 2 周时间以达到稳态。本品可用于 GTCS 和部分性发作,也可用于失张力发作、West 综合征、Lennox-Gastaut 综合征、不典型失神及肌阵挛发作。

(9)替加宾(tiagabine,TGB):开始剂量每日 4mg,一般用量每日 10~15mg。作为难治性复杂部分性发作的辅助治疗。

(10)普瑞巴林(pregabalin,PGB):本品推荐剂量为每次 75mg 或 150mg,每日 2 次;或者每次 50mg 或 100mg,每日 3 次。可在 1 周内根据疗效及耐受性增加至每次 150mg,每日 2 次。

主要用于癫痫部分性发作的辅助治疗。

【癫痫药物治疗方案的制定】

1. 药物治疗的一般原则

(1)抗癫痫药物应用的指征：癫痫诊断一旦明确即开始用药治疗；通常情况下，第二次癫痫发作后推荐开始应用抗癫痫药。对于发作次数稀少者，如半年以上发作1次者，可在告知抗癫痫药物可能的副作用和不治疗可能后果情况下，根据病人及家属的意愿，酌情选择用或不用抗癫痫药。

(2)首次发作后是否开始用药：取决于发作复发的可能性、继续发作的后果、发作类型和综合征诊断、药物治疗的风险和益处等几方面。以下情况抗癫痫药物治疗在首次发作后开始使用同时与病人或监护人进行商议，当具有以下情况时建议抗癫痫治疗：①病人有神经缺陷症状；②脑电图提示明确的痫样放电；③病人本人及监护人认为不能承受再发一次的风险；④头颅影像学显示脑结构损害。

(3)如何选药：根据发作类型和综合征选

药是治疗癫痫的基本原则；如果综合征诊断不明确，应根据癫痫发作类型做出决定；同时还需要考虑共患病、共用药、病人的年龄和性别以及病人或监护人的意愿等进行个体化选择；一种类型的癫痫发作可有几种适合选择的药物，医生可根据个人对药物的熟悉程度、药物优缺点评价和临床经验决定。

(4)首选单药治疗：一般从小剂量开始逐渐增加，以达到既能有效控制发作，又没有明显副作用后维持治疗。治疗过程中不宜突然停药或减药，癫痫发作完全控制后2～3年再逐渐停药，以防复发。单药治疗若无效时可选用另一种单药，但更换药物时应逐渐过渡换药，即在原药基础上加用新药，待其发挥疗效后再逐渐撤掉原药。单药治疗没有达到无发作时才推荐联合用药。长期用药应注意毒副作用，定期复查血常规、肝肾功能及离子。

(5)根据不同的发作类型选择合适的抗癫痫药物（表9-2）。

(6)癫痫综合征药物选择（表9-3）。

表9-2　根据发作类型选药

发作类型	一线药物	添加药物	可以考虑的药物	可能加重发作的药物
全面强直阵挛发作	丙戊酸、拉莫三嗪、卡马西平、奥卡西平、左乙拉西坦、苯巴比妥	左乙拉西坦、托吡酯、丙戊酸、拉莫三嗪、氯巴占		
强直或失张力发作	丙戊酸	拉莫三嗪	托吡酯、卢非酰胺	卡马西平、奥卡西平、加巴喷丁、普瑞巴林、替加宾、氨己烯酸
失神发作	丙戊酸、乙琥胺、拉莫三嗪	丙戊酸、乙琥胺、拉莫三嗪	氯硝西泮、氯巴占、左乙拉西坦、托吡酯、唑尼沙胺	卡马西平、奥卡西平、苯妥英钠、加巴喷丁、普瑞巴林、替加宾、氨己烯酸
肌阵挛发作	丙戊酸、左乙拉西坦、托吡酯	左乙拉西坦、丙戊酸、托吡酯	氯硝西泮、氯巴占、唑尼沙胺	卡马西平、奥卡西平、苯妥英钠、加巴喷丁、普瑞巴林、替加宾、氨己烯酸

（续 表）

发作类型	一线药物	添加药物	可以考虑的药物	可能加重发作的药物
局灶性发作	卡马西平、拉莫三嗪、奥卡西平、左乙拉西坦、丙戊酸	卡马西平、左乙拉西坦、拉莫三嗪、奥卡西平、加巴喷丁、丙戊酸、托吡酯、唑尼沙胺、氯巴占	苯妥英钠、苯巴比妥	

表 9-3　癫痫综合征的药物选择

癫痫综合征	一线药物	添加药物	可以考虑的药物	可能加重发作的药物
儿童失神癫痫、青少年失神癫痫或其他失神综合征	丙戊酸、乙琥胺、拉莫三嗪	丙戊酸、乙琥胺、拉莫三嗪	氯硝西泮、唑尼沙胺、左乙拉西坦、托吡酯、氯巴占	卡马西平、奥卡西平、苯妥英钠、加巴喷丁、普瑞巴林、替加宾、氨己烯酸
青少年肌阵挛癫痫	丙戊酸、拉莫三嗪、左乙拉西坦	丙戊酸、拉莫三嗪、左乙拉西坦、托吡酯	氯硝西泮、唑尼沙胺、氯巴占、苯巴比妥	卡马西平、奥卡西平、苯妥英钠、加巴喷丁、普瑞巴林、替加宾、氨己烯酸
仅有全面强直阵挛发作的癫痫	丙戊酸、拉莫三嗪、卡马西平、奥卡西平	左乙拉西坦、托吡酯、丙戊酸、拉莫三嗪、氯巴占	苯巴比妥	
特发性全面性癫痫	丙戊酸、拉莫三嗪	左乙拉西坦、丙戊酸、拉莫三嗪、托吡酯	氯硝西泮、唑尼沙胺、氯巴占、苯巴比妥	卡马西平、奥卡西平、苯妥英钠、加巴喷丁、普瑞巴林、替加宾、氨己烯酸
儿童良性癫痫伴中央颞区棘波、Panayiotopoulos 综合征或晚发性儿童枕叶癫痫（Ga-staut 型）	卡马西平、奥卡西平、左乙拉西坦、丙戊酸、拉莫三嗪	卡马西平、奥卡西平、左乙拉西坦、丙戊酸、拉莫三嗪、托吡酯、加巴喷丁、氯巴占	苯巴比妥、苯妥英钠、唑尼沙胺、普瑞巴林、替加宾、氨己烯酸、艾司利卡西平、拉科酰胺	
West 综合征（婴儿痉挛症）	类固醇、氨己烯酸	托吡酯、丙戊酸、氯硝西泮、拉莫三嗪		
Lennox－Ga-staut 综合征	丙戊酸	拉莫三嗪	托吡酯、左乙拉西坦、卢非酰胺、非尔氨酯	卡马西平、奥卡西平、加巴喷丁、普瑞巴林、替加宾、氨己烯酸

（续　表）

癫痫综合征	一线药物	添加药物	可以考虑的药物	可能加重发作的药物
Dravet 综合征	丙戊酸、托吡酯	氯巴占、司替戊醇、左乙拉西坦、氯硝西泮		卡马西平、奥卡西平、加巴喷丁、拉莫三嗪、苯妥英钠、普瑞巴林、替加宾、氨己烯酸
癫痫性脑病伴慢波睡眠期持续棘慢波	丙戊酸、氯硝西泮、类固醇	左乙拉西坦、拉莫三嗪、托吡酯		卡马西平、奥卡西平
Landau-Kleffner 综合征	丙戊酸、氯硝西泮、类固醇	左乙拉西坦、拉莫三嗪、托吡酯		卡马西平、奥卡西平
肌阵挛-失张力癫痫	丙戊酸、托吡酯、氯硝西泮、氯巴占	拉莫三嗪、左乙拉西坦		卡马西平、奥卡西平、苯妥英钠、加巴喷丁、普瑞巴林、替加宾、氨己烯酸

（7）难治性癫痫的治疗：国际抗癫痫联盟 2010 年的定义为应用正确选择且能耐受的两种抗癫痫药物（单药或联合用药），仍未能达到持续无发作即为药物难治性癫痫。

（8）癫痫持续状态的治疗：见本章第四节。

2. 特殊人群选择抗癫痫药物注意事项

（1）儿童病人：儿童选用抗癫痫药治疗的原则与成人基本相同，但要注意以下特点。

①儿童期生长发育快，在标准体重范围内应按千克体重计算每日给药量，并结合临床疗效和血药浓度调整给药剂量。

②儿童首次发作后是否开始抗癫痫药治疗需要考虑癫痫的病因、发作类型、癫痫综合征等。如良性婴儿癫痫首次丛集性发作后，可以暂不用抗癫痫药，继续观察，若间隔 24 小时再出现发作再开始用抗癫痫药治疗；儿童良性癫痫伴中央颞区棘波，间隔时间很长的复发，也不一定急于用抗癫痫药治疗。但如导致癫痫发作的病因持续存在，首次发作后即应给予 AEDs 治疗，如有明确的围产期

脑损伤病史。

③有些儿童期特殊的癫痫性脑病（如 West 综合征、Lennox-Gastaut 综合征、Landau-Kleffner 综合征等）除 AEDs 治疗外，可选用肾上腺皮质激素、生酮饮食等特殊治疗方法。

（2）女性病人

①女性病人若长期使用苯妥英可导致皮肤多毛症和齿龈增生，应尽可能避免长期使用。

②癫痫女性在服用丙戊酸时发生内分泌紊乱、多囊卵巢综合征的概率增加，可能导致体重增加、月经紊乱、不育、性功能减退等，使用时应慎重。

③由于女性育龄期病人应该充分考虑到生殖、妊娠及分娩等多方面情况。例如：持续应用丙戊酸对于胎儿可能造成的风险，应当警惕大剂量丙戊酸（超过每日 800mg）以及联合丙戊酸的多药治疗；对于尚未生育的病人应尽量避免使用丙戊酸类药物。

④孕前咨询：告知病人癫痫发作及

AEDs 对妊娠及胎儿风险。妊娠期使用 AEDs 可能对癫痫女性后代智力发育造成影响,尤其是苯巴比妥和丙戊酸。如果孕妇或者配偶有癫痫疾病,尤其是有特发性癫痫及相关遗传病家族史者,应当进行遗传咨询。

（3）老年人

①老年人通常对 AEDs 较敏感,应尽可能缓慢加量、维持较低的有效治疗剂量,注意血药浓度监测。

②老年癫痫病人合并慢性病(高血压、糖尿病、心脏病、高脂血症等)需服用其他药物的情况很常见,应系统性考虑病人服用的非 AEDs 与 AEDs 的相互作用以及多种 AEDs 联合应用之间的相互作用。

③老年病人,尤其是绝经后女性病人容易出现骨质疏松,建议尽可能避免使用有肝酶诱导作用的 AEDs,并可补充维生素 D 和钙剂。

3. 临床体会

（1）减少熬夜、劳累、长时间打牌、看电视及停止咖啡、可乐、茶叶、酒等兴奋性饮品的饮用可减少癫痫发作的次数。

（2）服药期间若 2～5 年无发作,可考虑缓慢减量或停药,但不同癫痫综合征服药时间不一样,具体需结合病人实际情况。

（3）根据不同病因(线粒体、病毒性脑炎等)合理用药,并合理决定癫痫用药的时间。

（金 洋 胡湘蜀）

第四节 癫痫持续状态及治疗原则

传统的癫痫持续状态(status epilepticus,SE)的定义:1 次癫痫发作持续 30 分钟以上,或反复多次发作持续＞30 分钟,且发作间期意识不恢复至发作前的基线状态。但对于 30 分钟的时间界定一直存在争议。基于癫痫持续状态的早期临床控制和对脑的保护,ILAE 在 2001 年提出临床上更为实用的定义:一次癫痫发作(包括各种类型癫痫发作)持续时间大大超过了该型癫痫发作大多数病人发作的时间,或反复发作,在发作间期病人的意识状态不能恢复到基线状态。从临床实际操作角度,全面性惊厥性发作持续超过 5 分钟,或者非惊厥性发作或部分性发作持续超过 15 分钟,或者 5～30 分钟内两次发作间歇期意识未完全恢复者,即可以考虑为早期 SE(early SE 或 impending SE),因为此期绝大多数发作不能自行缓解,需紧急治疗以阻止其演变成完全的癫痫持续状态。还需要注意的是,"癫痫持续状态"一词的含义实际为"癫痫发作的持续状态",既可见于癫痫病人的癫痫发作,也可见于其他病因(如脑炎、脑外伤等)所导致的癫痫发作。

【常见病因】 不适当停用抗癫痫药或大脑发育畸形、脑卒中、脑炎、外伤、肿瘤和药物中毒所致,不规范的抗癫痫药治疗、感染、精神因素、过度疲劳、孕产和饮酒等也可诱发,个别病人病因不明。

【诊断】 临床表现:一次癫痫发作(包括各种类型癫痫发作)持续时间大大超过了该型癫痫发作大多数病人发作的时间,或反复发作,在发作间期病人的意识状态不能恢复到基线状态。全面性惊厥性发作持续超过 5 分钟,或者非惊厥性发作或部分性发作持续超过 15 分钟,或者 5～30 分钟内两次发作间歇期意识未完全恢复者,即可以考虑为早期 SE。

【辅助检查】

1. 新发生的 SE 查血电解质、头颅影像学;如临床怀疑相关疾病:血/尿毒物检测、遗传代谢相关检查;如伴有发热,查血常规、CSF。

2. 癫痫病人发生 SE 不适当停抗癫痫药物为最常见原因,需查抗癫痫药血浓度、血电解质、血糖、根据情况复查头颅影像学;如伴有发热,查血常规、CSF。

3.**诊断要点** 根据病人癫痫发作时临床表现及持续时间即可诊断。即:全面性惊厥性发作持续超过 5 分钟,或者非惊厥性发作或部分性发作持续超过 15 分钟,或者 5～30 分钟内两次发作间歇期意识未完全恢复者,即可以考虑为早期 SE。

【治疗】

1.惊厥性癫痫持续状态的治疗

(1)治疗原则:①尽早治疗,遵循 SE 处理流程,尽快终止发作;②查找 SE 病因,如

有可能进行对因治疗;③支持治疗,维持病人呼吸、循环及水电解质平衡,如保持呼吸道通畅、给氧、生命体征的监测;④防治脑水肿及其并发症:适当使用脱水药及神经保护药。

(2)处理流程(图 9-1)

①院前治疗:可选择:咪达唑仑(鼻腔/口腔/肌注)或地西泮(直肠给药)。目前国内尚无咪达唑仑鼻腔黏膜用药剂型及地西泮直肠用剂型。对于曾受过医护人员培训的家属,若条件允许,可酌情给予水合氯醛灌肠。

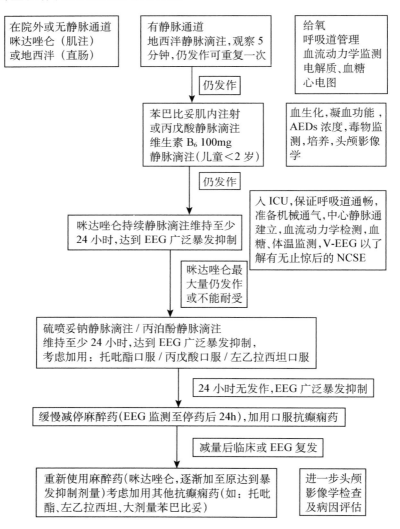

图 9-1 癫痫持续状态临床处理流程

②院内治疗

a. 一线治疗药物（针对早期 SE）：为苯二氮䓬类药物，包括劳拉西泮（国内尚无）、地西泮静推及缓慢静滴、咪达唑仑（非静脉应用）、水合氯醛灌肠或鼻饲。若无静脉通道，立即给予咪达唑仑成人 10mg、儿童 0.3mg/kg（≤10mg/次）肌内注射，或者地西泮（成人 10～20mg、儿童 0.3～0.5mg/kg＋注射用水或葡萄糖）灌肠，或者 10％水合氯醛溶液（成人 10～20ml，儿童 0.5ml/kg）灌肠。若有静脉通道，目前国内使用最常见的是地西泮缓慢静推［一般成人 10～20mg/次，儿童 0.3～0.5mg/（kg·次），间隔 5 分可重复使用］，成人每分钟 2～5mg。5 岁以内，每分钟 0.2～0.5mg，最大量为 5mg/次，5 岁以上每 2～5 分钟 1mg，最大限用量 10mg/次。若发作仍反复，一般情况需地西泮溶于 5％葡萄糖注射液静脉维持（目前尚无统一标准剂量，成人 100～200mg/24h 均在安全范围内，儿童酌情减量），但病情稳定时，需逐步减量，不宜骤停，防止反跳现象。

b. 二线治疗药物（针对确定性 SE）：苯妥英、磷苯妥英（fosphenytoin）、苯巴比妥（有争议，儿童常用），部分国家还推荐使用丙戊酸（静脉）、左乙拉西坦（静脉，临床经验尚少）。目前国内无苯妥英、磷苯妥英以及左乙拉西坦静脉剂型。

c. 三线治疗药物（针对难治性 SE）：主要为麻醉药，包括咪达唑仑（静脉用）、丙泊酚、戊巴比妥、硫喷妥钠等。

d. 超难治性 SE 的其他治疗选择：目前对于超难治性 SE 尚缺乏有效的治疗手段，应积极寻找病因，争取对因治疗。可以尝试：免疫治疗（甲泼尼龙、大剂量丙种球蛋白、血浆置换等）、$MgSO_4$、生酮饮食治疗、利多卡因、低温治疗、某些病例尝试外科治疗。

2. 非惊厥性 SE（NCSE）的处理　目前缺乏 NCSE 处理的统一流程，需进行个体化治疗方案的选择。主要处理原则：①积极寻找病因，进行病因治疗（例如病毒性脑炎、代谢性或中毒性脑病）；②对于癫痫病人的 NCSE，例如不典型失神持续状态、失张力持续状态等可临时应用安定类药物，并进行口服抗癫痫药的调整；③对于危重病人 CSE 后的 NCSE，治疗原则同 CSE，应使用 CSE 三线药物（麻醉药），并在 EEG 监测下进行治疗；④对于缺氧后脑损伤病人 NCSE，尤其伴有低血压者，治疗可相对保守。

【临床体会】

1. 癫痫持续状态一旦出现，建议就近就诊，一旦诊断，需争分夺秒尽快终止发作；首次给药需足量，且能使其快速到达脑部发挥作用，保证在最短的时间内最有效地控制发作，若在最快的时机内给予足量的药物，一般都控制良好，癫痫持续状态持续时间越长，控制越困难。

2. 癫痫持续状态病人就诊时，需急查末梢血糖，尽快判断血糖情况，防止因并发低血糖而导致不可逆的中枢神经系统缺血缺氧。

3. 对于惊厥性癫痫持续状态病人，需关注心肌酶的转归，密切监测肌红蛋白及肾功能，观察 24 小时出入量，避免肌红蛋白血症所致急性肾衰竭，严重时可致死亡。

4. 地西泮一般需静脉使用，若发作严重，因为肌肉的剧烈强直建立静脉通道困难，可选择灌肠，但避免肌内注射，因为肌内注射吸收慢且不完全。

5. 10％水合氯醛溶液（成人 10～20ml，儿童 0.5ml/kg）用生理盐水或灭菌注射用水稀释 1～2 倍灌肠，在控制癫痫持续状态中的有效率为 60％～70％，使用方便且安全，尤其适用于难以尽快建立静脉通道的病人；在院前急救则可使用。

6. 对于癫痫病人，需反复宣教切忌不适当停药；对于服用中药粉（成分不明）的病人，需查抗癫痫药物浓度，方便用同类药物替代药粉。

（张佩琪　胡湘蜀）

第五节 热性惊厥的诊断及治疗

热性惊厥(febrile seizures,FS)既往又称为高热惊厥,是人类最常见的抽搐事件,据统计各种类型"发作"的终身罹患危险率为8%,而其中有一半为热性惊厥。总体来说人群中有4%~5%至少有过一次热性惊厥。热性惊厥分为单纯性热性惊厥(占70%~80%)及复杂热性惊厥(20%~30%),两者界限不十分明确。大量研究提示该疾病多与良性疾病相关。

【病因和发病机制】 FS的发病原因和发病机制仍不清楚,目前认为与三种因素有关:脑发育未成熟、各种原因所致的发热、遗传易感性。

【诊断】

1. 临床表现 全面强直阵挛是热性惊厥最常见的癫痫发作类型(80%),其余20%分别表现为强直发作、失张力发作、单侧肢体强直阵挛发作或肌张力低下的凝视发作。大约16%的病人在一次热性疾病过程中反复出现多次的惊厥发作,而持续时间大于20分钟的发作见于5%的病例中。

2. 辅助检查 三大常规及生化(血糖、电解质)、脑脊液、代谢、神经影像学检查均未见异常。局灶性神经体征者应进行脑电图及神经影像检查。多数FS患儿脑电图缺乏特异性,2周后脑电图正常,无法预测FS复发或者以后发展为癫痫的概率。

3. 诊断要点

(1)单纯型FS:首次发作年龄为6月龄至5岁,腋温≥38.0℃时出现,5分钟以内很快自行缓解,排除颅内感染和其他导致惊厥的器质性和代谢性疾病,既往没有热性惊厥史,即可诊断为单纯型FS。

(2)复杂型热性FS:首发年龄<6月龄或>5岁、惊厥时体温<38.0℃、局灶性发作、持续时间>15分钟、24小时内惊厥次数≥2次、脑电图异常、病前有神经系统异常,以上具有一条即可诊断为复杂型热性FS。

4. 鉴别诊断

(1)非痫性事件:如寒战、热性肌阵挛、疾病诱发晕厥等。

(2)颅内感染:大约15%的脑膜炎患儿会出现惊厥发作,但可能出现相应的神经功能异常,对于婴儿可能只出现轻微症状和体征,根据临床评估,必要时可完善头颅MRI、脑脊液等检查。

(3)其他的癫痫综合征:一些癫痫综合征以FS起病,具有"热敏感"的特点或者早期表现为FS,不易与FS鉴别,需引起重视。证实至少2个癫痫综合征与FS关系密切。遗传性癫痫伴热性惊厥附加症(GEFS+),既往称全面性癫痫伴热性惊厥附加症(Generalized epilepsy with febrile seizures plus,GEFS+),为家族性遗传性癫痫综合征,呈不完全外显遗传。在一个受累的家族中约有1/3的受累儿童出现一次或一次以上的热性惊厥,并经常持续超过一般发作年龄。另有1/3的病例先有热性惊厥,然后在青春期出现无热性全身强直阵挛发作,然后缓解。在余下1/3病例中患有其他癫痫综合征。Dravet综合征(婴儿严重肌阵挛癫痫)为另一种密切相关的早期表现为热性惊厥的严重的癫痫综合征,表现为长时间部分性热性惊厥发作,随后出现极具伤害性的顽固性癫痫及精神功能残疾,多与SCN1A基因突变有关,较少见。

【治疗】

1. 发作期的治疗

(1)单纯的热性惊厥不需要用止痉药。

(2)频繁发作或者长时间惊厥者(>5分钟):多首选地西泮,在家可给予地西泮灌肠

(0.3～0.5mg/kg)或者地西泮栓剂;在医院静脉滴注地西泮(0.3～0.5mg/kg)止惊,也可选用咪达唑仑肌注。热性惊厥持续状态若地西泮无效,可选用咪达唑仑或者其他静脉用止惊药(苯妥英钠、氯硝西泮等),国外常用劳拉西泮。

2. 间歇期预防治疗

(1)发热时间歇性应用地西泮:平时不用抗惊厥药,只在每次发热期间使用,地西泮溶液灌肠或者口服地西泮,也可使用地西泮栓剂,剂量为 0.3～0.5mg/(kg·次),最大剂量 10mg/次。如 8 小时后仍有发热,可再次直肠注入或者口服地西泮 1 次,必要时 8 小时后给药第 3 次。为防止地西泮在体内蓄积,24 小时内不超过 3 次,该方法在医生指导下在家进行,应用地西泮的同时应及时退热并治疗原发病。该疗法适用于首次 FS 发作后但有 FS 复发的危险因素的、虽无 FS 复发危险因素,但已有 FS 复发者。疗程一般 2年或者用至 4—5 岁。

(2)长期口服抗癫痫药物:如苯巴比妥3～5mg/(kg·d)或者丙戊酸钠 20～30mg/(kg·d),使稳态血药浓度在有效范围,疗程一般 2 年,适用于复杂型 FS 或者每年发作 5次用间歇期短疗程预防性治疗无效者,服药期间应注意监测药物不良反应。长期口服新型抗癫痫药物左乙拉西坦对预防 FS 也有效。

【临床体会】

1. 热性惊厥非常常见,病因不明。有热性惊厥家族史预后相对好,不引起脑损害或智能减退,发展为癫痫相对少见,成年后病人智力运动基本正常。

2. 多数 FS 患儿首次发作后,有部分复发。复发的危险因素:有热性惊厥家族史、首次 FS 的年龄小于 18 月龄,低热时容易出现发作、首次为复杂型 FS、有永久性的神经系统异常。随着危险因素增多,复发率越高。且相应癫痫发生率也增高。

3. 首次热性惊厥的病人需排除其他器质性疾病,反复热性惊厥的病人需排除其他癫痫综合征。

4. 仅有脑电图的异常放电,不能作为长期口服抗癫痫药物的依据。复发型热性惊厥患儿可在发热期间短期使用抗惊厥药预防发作,对于发作频繁的复杂型热性惊厥可长期口服抗惊厥药物预防复发,减轻因发作引起的恐慌及社交障碍。

(欧阳梅　李　花)

第六节　常见癫痫综合征的诊断及治疗

癫痫不是一个单纯的疾病,而是由多种症状及病因构成的多个综合征和疾病。目前大多数癫痫综合征都能准确诊断,明确癫痫发作类型和癫痫综合征非常必要,它能为治疗和预后提供很好的指导,不同综合征间有显著的差异。临床上常见的有:

一、新生儿期癫痫综合征

(一)良性家族性和非家族性新生儿惊厥

良性新生儿惊厥被归类至"特发性全部性癫痫和癫痫综合征",其预后好,智力、运动发育正常,不出现继发性癫痫。影响预后最重要的因素是病因学。

良性家族性新生儿惊厥

【概述】　该病为一种离子通道病,家族史一般为阳性,为常染色体显性遗传,外显率高达 85％。目前已证实的良性家族性新生儿惊厥基因连锁位点位于 20 号染色体长臂、8 号染色体长臂,这两个位点分别被命名为EBN1、EBN2。大多数家系位于染色体20q13.3 上的电压门控钾离子通道亚单位基因 KCNQ2 的突变引起,小部分因染色体

8q24 相关基因 KCNQ3 的突变所致。也有发现钠离子通道亚单位 SCN2A 与良性家族性新生儿-婴儿发作之间有特异关系。

【临床表现】 新生儿一般足月顺产,出生时体重均正常。男女分布大致正常,约80%病例在出现后第 2 天或第 3 天开始出现惊厥,少部分患儿于出生后 1 个月内出现甚至迟至 3 个月内发病。早产儿一般在 1 个月开始出现惊厥,以强直发作和阵挛发作为主,有些伴有自主神经症状和眼-面部症状,可为单侧或双侧对称性。

【脑电图特点】 间歇期正常,伴有局灶性或多灶性改变的交替型异常,也就是"θ-尖波交替型"。脑电图发作起始时背景活动全部性减低,随后出现局灶性或全部性棘波或慢波。

【治疗】 目前尚无统一的治疗方案,惊厥通常无需治疗而自发缓解,抗癫痫药物不影响最终的结局。

【预后】 首次发作后 1～6 个月自行缓解,68%于起病 6 周内缓解。

良性新生儿惊厥

【概述】 又称"五日惊厥",约占非新生儿惊厥的 4%。多数为男性。

【临床表现】 在出生后第 1～7 天起病,惊厥多为部分性阵挛,部分为窒息发作,没有强直发作。惊厥发作通常为单侧性,从一侧开始随后累及另一侧,少数为全身性,惊厥持续 1～3 分钟。惊厥反复发作,则可演变为阵挛癫痫持续状态,持续 2 小时至 3 天,平均约20 小时。如惊厥反复发作,则可出现嗜睡及肌张力低下等神经功能异常情况。

【脑电图特点】 表现为 θ-尖波交替型异常。这种脑电图型以 θ 波活动为主,与尖波交替出现,对外源刺激无反应,经常出现双侧半球不同步现象。

【治疗】 很多时候发作未经治疗也能自行停止,所以如果可排除其他诊断,对这类患儿可不予治疗。

【预后】 本病预后很好,患儿生长发育正常,惊厥也不复发。

(二)Ohtahara 综合征(大田原综合征)

【概述】 Ohtahara 综合征是临床罕见的一种早期严重的癫痫性脑病,特征性表现为极早期发病,频繁强直性痉挛发作,爆发-抑制型脑电图。大部分 Ohtahara 综合征患儿可见器质性脑损害,包括脑穿通畸形、脑积水、偏侧巨脑畸形、无脑回畸形、脑发育不良等。因此,神经影像学检查为本病最重要的诊断手段。

【临床表现】 首次癫痫发作出现于生后 2～3 个月内,以生后 1 个月内发病为主,大多出现在生后 10 天。癫痫发作类型主要为强直性痉挛,发作可以是全身性、对称性或单侧性,可成组出现或单发,清醒及睡眠均可出现。约 1/3 到 1/2 患儿可见部分性发作,如多发性局灶运动性发作或偏身抽搐。肌阵挛发作罕见。

【脑电图特点】 最典型表现爆发-抑制型。爆发期持续 2～6 秒,表现为高波幅慢波间以棘波。抑制期持续 3～5 秒。两次爆发期之间间隔 5～10 秒。强直性痉挛发作期脑电图表现为弥漫性去同步化,也可以开始出现高波幅慢波或成组的快活动。

【治疗】 药物治疗效果不理想。ACTH或肾上腺糖皮质激素仅对个别病例有效。生酮饮食、促甲状腺激素释放激素及其类似物、水合氯醛可能对极个别患儿有效。对神经影像学有明显畸形患儿,外科手术治疗可能有效。

【预后】 预后不良。小部分患儿死于婴儿期,大部分患儿最后演变为 West 综合征及 Lennox-Gastaut 综合征,幸存患儿病情较重且常有严重功能障碍。

二、婴幼儿期癫痫综合征

(一)West 综合征

【概述】 West 综合征为临床最常见的

一种癫痫性脑病,多种病因均可引起 West 综合征。痉挛发作、精神运动功能退化及脑电图高幅失律为 West 综合征三联征。60%～90%病例在发病前存在脑损害。产前、围产期、出生后疾病均可致病。①产前疾病主要为大脑畸形,约占全部病例 30%。②与 West 综合征发病有关的围产期缺血性损伤的确切发病率为 15%,低血糖症本身可引起 West 综合征,子宫出血、毒血症引起的胎儿发育不良也可以成为病因。③生后疾病包括缺血、感染、外伤等是 West 综合征的重要原因。④先天代谢异常作为原发病因较为少见。婴儿期各种肿瘤,包括 Aicardi 综合征的脉络膜乳头状瘤等,均可导致 West 综合征。

【临床表现】 约 90%的病例于出生后 3～12 个月出现首发症状,发病高峰为生后 5 月,少数病例可以在出生时或最迟 5 岁发病。典型病例中痉挛常为首发症状,病初为单发性,随后以成组方式出现。表现为上肢屈曲,下肢伸直,持续时间为 0.2～2 秒,伸肌屈肌均受累,也可仅累及屈肌,单独伸肌受累很少见。痉挛也可以为单纯颈部症状或只有眼球运动。痉挛常成组出现,每组 20～40 次,偶可达上百次,间隔时间为 5～30 秒,每天可出现 1～10 组以上。嗜睡、触摸、喂奶等均可诱发,清醒比睡眠更易出现发作。精神运动功能退化以视觉跟随能力的减退和轴性肌张力减低为主。由于原发病因不同,发病之前精神运动发育可以正常也可以不正常。精神运动评估对判断预后具有重要意义,眼球跟踪活动无退化的病例预后相对较好。较多病例同时有视觉注意和认知功能障碍。神经功能异常可见于 33%～89%病例中。运动功能障碍包括截瘫、四肢瘫、共济失调、手足徐动等。

【脑电图特点】 所谓"高幅失律"典型脑电图表现为不规则性高波幅慢波和棘波,这些棘波在出现部位和持续时间两方面均可随时发生变化,有时以局灶性形式出现,有时以多灶性形式出现。这种脑电图几乎为持续性。睡眠中棘波、多棘波可进一步增多,甚至趋于同步化,也可见到高幅失律活动的解体现象。在发病初期,高幅失律脑电图可只见于嗜睡或清睡状态下。"非典型"或"变异型"高幅失律表现为棘波放电可以更趋向于同步化,可以为非对称性,甚至为单侧性。并非所有病例均有高幅失律脑电图表现,约有 33%的病例可以不出现高度失律。

【治疗】 ①药物治疗:对 West 综合征有效的药物主要为 ACTH,少数可使用皮质类固醇或氨己烯酸。此外丙戊酸钠、拉莫三嗪、大剂量的吡哆醇、托吡酯、唑尼沙胺、左乙拉西坦等对部分病例可能有效。卡马西平可能导致病情加重。②生酮饮食:此前被推荐药物无效的病人可使用生酮饮食治疗,但目前国外已经在新发未治疗的 West 综合征病人中使用生酮饮食治疗,效果不错。③外科治疗:致痫皮质病灶切除为一种有效的治疗方法,适用于存在单一病灶的病例。如果在患儿会走路后实施全段胼胝体切开术,可在 80%病例中获得疗效。单纯的前端或后端切开术无效。

【预后】 West 综合征是一种严重的癫痫性脑病,72%～99%病例在 5 岁前痉挛发作消失,但会出现其他发作类型,60%转变为其他类型的难治性癫痫,其中 Lennox-Gastaut 综合征最为常见,半数患儿出现永久性运动障碍,2/3 患儿存在严重的认知和心理障碍。仅有 5%～12%的患儿智力和运动发育正常。病人的预后几乎完全决定于致病因素及其严重程度,癫痫性痉挛本身及治疗反应对预后影响不大。

(二)婴儿恶性迁徙性部分发作

【概述】 婴儿恶性迁徙性部分发作(MMPSI)为一种少见并极易被忽略的癫痫综合征,常于出生后 6 个月之内发病,癫痫发作近于连续性,累及双侧大脑半球多个不同的孤立脑区,并伴有精神运动发育停止。目前为止病因不明。

【临床表现】 首发症状一般在出生后 1 周至 7 个月之间出现,平均发病年龄为 3 个月。多数病例中首次发作表现为单个肢体或半身的运动症状,部分病例出现继发全身性发作,少数演变为癫痫持续状态。如果发作初期以呼吸暂停、发绀、充血等自主神经症状为主,则诊断困难。在发病初期癫痫发作基本每周 1 次左右。之后癫痫转变为多种类型频繁发作,仍然以局灶性运动发作为其主要特点。发作常成组出现,每日数组,每组 5～30 次,甚至可以在 2～5 组内连续发作,继之出现明显运动和认知功能退化。如果此后发作次数减少、程度有所减轻,在下一组发作之前,精神运动功能发育可有一定程度恢复,但不能确定是病情自然转归还是治疗的效果。在丛集发作过程中,患儿肌张力减低,流涎,嗜睡,不能进食或水。在丛集发作结束后,视觉跟踪功能可见轻度恢复,但不能持物,在下一次发作中,已经恢复的功能会再度丧失。当患儿出现小头畸形和斜视时,会出现明显躯干肌张力减低,锥体束征,手足徐动样锥体外系症状并进行性加重。

【脑电图特点】 ①间歇期脑电图:发病初期脑电图表现形式以背景活动弥漫性减慢为主,这一阶段癫痫样放电为偶发性。脑电图背景活动减慢均具有游走性不对称特点,在一次记录中一侧半球出现慢活动,在下一次记录中可见另一侧半球的慢活动增多。几乎所有病例中可见多灶性棘波及正常睡眠活动消失。②发作期脑电图:异常放电累及不同大脑皮质区域,表现为一个区域开始的节律 θ 波活动逐渐扩散至其他区域,随着时间延长,放电频率逐渐减低。如果发作频繁,发作起始区可以从一个区域转移到另一个区域,从一侧半球转移到另一侧半球,连续多次发作之间可以相互重叠,如此导致连续性、游走性发作放电活动,形成非常复杂型癫痫持

续状态。

【治疗】 目前尚无有效治疗方法。司替戊醇、氯硝西泮联合使用,溴化物治疗等疗效不确定。氨己烯酸和卡马西平可能诱发病情加重。

【预后】 该病治疗效果不佳,癫痫难以控制,患儿常早期死亡。

(三)婴儿肌阵挛癫痫

【概述】 肌阵挛发作为该综合征的典型表现,除偶发单纯性热性惊厥外不伴有其他类型癫痫发作,多于出生后 3 年之内发病,病前患儿正常,肌阵挛发作易于通过简单的抗癫痫治疗控制,均在儿童期获得缓解,病后精神运动发育正常。

【临床表现】 男性发病多于女性,约为 2:1,目前没有家族发病的报道。在肌阵挛发作之前多数患儿没有其他任何疾病,但热性惊厥阳性者并不少见,均为单纯型。发病年龄通常为出生后 4 个月至 3 岁,也有极少数晚发病例,最迟发病年龄 4 岁 9 个月。发作形式为肌阵挛发作,无其他类型发作出现。主要累及上肢及头部,极少累及下肢。严重者可导致手中物体突然被甩出,也可以引起摔倒。轻症者可只引起头部向前移动,或者单纯闭眼运动。发作时间非常短暂。每日数次,以不规则形式出现,没有时间规律性。肌阵挛可以为自发性或反射性,或者两者兼有。

【脑电图特点】 背景活动正常。间歇期脑电图与正常同龄儿童相同,偶见自发性棘-慢波放电。肌阵挛发作时脑电图异常为大于 3Hz 的全部性快棘-慢或多棘-慢复合波,持续存在时间与肌阵挛相符。

【治疗】 丙戊酸钠单药疗法为首选治疗方案,提倡尽可能早期应用。也可考虑使用左乙拉西坦、氯硝西泮等。

【预后】 预后良好,几乎所有病人的肌阵挛发作最后均消失。在部分病人中出现其他类型的癫痫发作,对药物治疗反应良好。

Dravet 综合征（婴儿重症肌阵挛癫痫）

【概述】 该综合征癫痫表现为全身性和单侧性、有热和无热性阵挛或强直-阵挛发作。在生后 1 年内发病，患儿病前一向正常，后期可出现肌阵挛、非典型失神、部分性发作等。所有类型均对抗癫痫药物不敏感。在生后第 2 年出现明显的发育落后，继之伴随出现明显的认知功能与人格障碍。Dravet 综合征为一种少见疾病，其年发病率小于 1/4000。大部分患儿有癫痫或热性惊厥家族史。在 Dravet 综合征病人中发现钠通道基因 SCN1A 突变。不同研究中突变基因携带者比例各不相同，从 33% ～ 100% 不等。移码突变和无义突变最为常见，错义及其他类型突变较少见。多数 Dravet 综合征患儿病前一向正常，部分患儿有前期疾病，包括宫内生长缓慢、早产、新生儿缺氧、妊娠期异常等。一般神经影像学检查如 CT、MRI 可见不典型改变，如弥漫性脑萎缩、白质信号异常等，但没有器质性病变及畸形类异常。间歇期 SPECT 检查正常，或者脑区、半球低灌注改变。

【临床表现】 生后 1 年内发病，发病初期表现为长时间的全身性或单侧性阵挛性抽搐，癫痫病例中由发热诱发，也可以无热惊厥形式出现，具有热敏感的特点。在 1—4 岁期间出现其他类型的发作，同时伴有精神运动发育减慢，然后逐渐趋于稳定期。可以出现多种形式的发作：包括 GTCS、全身阵挛发作、交替性单侧阵挛发作、肌阵挛发作、部分性发作及非典型失神，容易出现癫痫持续状态，需要静脉用药或辅助呼吸支持。极少数出现强直发作，多在睡眠中出现，表现为轴肌强直，伴随肌阵挛。出生 1 年后出现精神运动发育倒退进行性加重。患儿学会走路的年龄尚属正常，但后来逐渐出现走路不稳。语言开始发育的年龄仍属正常，但语言发育极其缓慢，多数患儿不能完成完整语句表达与理解。2 岁以后出现多动、违拗行为、学习能力明显下降。

【脑电图特点】 缺乏特异性，间歇期癫痫样放电可表现为棘波、棘-慢波、多棘-慢波。可以全部性、对称性、非对称性、散在性或短程爆发形式出现。发作期依据具体发作（GTCS、全身阵挛发作、交替性单侧阵挛发作、肌阵挛）而表现为相对应脑电图改变。Dravet 综合征病人光敏感性增高，睁闭眼试验、图形刺激、看电视等对肌阵挛和伴有明显眼睑阵挛的非典型失神均有诱发作用。

【治疗】 ①各种药物均不能有效控制癫痫发作。苯巴比妥、丙戊酸钠、苯二氮䓬类只能使抽搐发作频率减少，持续时间缩短。丙戊酸钠、硝基西泮、乙琥胺、大剂量吡拉西坦对肌阵挛改善有一定效果。溴化物可用于癫痫大发作的治疗。新型抗癫痫药物中拉莫三嗪无明显疗效，托吡酯对部分性抽搐发作疗效较好。②生酮饮食为一种选择性治疗方法，仅对部分病例有效。

【预后】 该病具有热敏感，癫痫难以控制，抗癫痫药物仅能减少病人发作频繁，发病早期发育可正常，随着年龄增长多合并精神发育迟滞。

三、儿童期癫痫综合征

(一)肌阵挛-站立不能性癫痫(Doose 综合征)

【概述】 肌阵挛-站立不能性癫痫为一种全部性癫痫综合征，具有多种发作类型，包括肌阵挛、肌阵挛-失张力、失张力、失神、强直-阵挛，也可能出现强直发作，患儿发病前正常，发病年龄 18—60 个月，发病高峰年龄为 3 岁左右。全部性癫痫伴热性惊厥附加症（GEFS＋）患儿出现肌阵挛-站立不能性癫痫的首次年龄约为 4.5 岁。发病率占全部 9 岁前儿童癫痫病例的 1% ～ 2%，男性女性发病比例为 2.7:1 ～ 3:1。在肌阵挛-站立不能癫痫发病中遗传因素可能起决定性作用。在肌阵挛-站立不能性癫痫患儿有热性惊厥或全部性癫痫伴热性惊厥附加症（GEFS＋）家族史。目前有 3 种基因突变和 GEFS＋有关。其中 2 种编码为钠通道亚单位 SCN1A-染色体 2q24，SCB1B-染色体 5q31。部分病例中肌阵挛-站立不能性癫痫为单基因遗传病。另外，可能还有其他类型的家族性基因与肌阵挛-站立不能性癫痫有关。

【临床表现】 肌阵挛-站立不能性癫痫具有不同类型的癫痫发作，基本均属于全部性发作。肌阵挛和肌阵挛-失张力发作见于全部病例中，且为最突出的表现形式，表现为突然的头部和躯干前屈，甚至摔倒在地。持续时间非常短暂。跌倒发作可能与广泛性肌阵挛发作有关，有时也可能与非常明显的肌阵挛发作后静息期有关。强直-阵挛发作为第二常见发作类型（75％～95％）。此类发作常为首发症状。失神发作可见于 62％～89％病例中。在绝大多数病例中以非典型失神形式出现，伴有肌张力减低。在 14％～95％儿童病例中出现非抽搐性癫痫持续状态，表现为精神错乱、情感淡漠，伴多灶性非节律性面部和四肢肌肉的抽动。失张力发作可以为单纯性失张力发作。临床上表现为突然摔倒在地，如果处于立位状态，摔倒时臀部着地；如果处于坐位状态，依身体重心不同，病人可以向前或向后倾倒。发作后病人可以得到即刻恢复。强直发作可以表现为睡眠中典型轴肌强直性发作，也可以为强直-颤动发作，特别易出现在夜眠行将结束时，即清晨4—6时。典型病例发病初期表现为全身强直-阵挛发作，也可以和肌阵挛发作同时出现。典型病例每日出现多次全部性发作，非抽搐性癫痫持续状态反复发作，肌阵挛-站立不能性发作每日多次出现。在数月之内频繁癫痫发作出现间断，部分病例癫痫发作可以完全消失，另一部分癫痫发作可以每周或每月出现。

【脑电图特点】 背景活动早期可正常，随后常见典型 4～7Hz 单一式样的 θ 波活动，呈弥漫性分布，以中央-顶区为著。间歇期可见爆发性 2～3Hz 全部性棘-慢波、多棘-慢波放电，常以非对称形式出现。睡眠状态下全部性放电活动增多。

【治疗】 丙戊酸钠为首选治疗方案，添加小剂量拉莫三嗪会有助于丙戊酸的药代动力学。托吡酯、左乙拉西坦对失张力发作有效。也可考虑小剂量氯硝西泮与丙戊酸钠联合应用。对肌阵挛-站立不能的癫痫顽固性病人，如果发作频繁或非抽搐性癫痫持续状态，可试用糖皮质激素治疗。生酮饮食对药物无效的病例会起到一定效果。卡马西平、奥卡西平、苯妥英钠及氨己烯酸可能导致癫痫发作频率增加或诱发持续状态，应避免。

【预后】 总体上，肌阵挛-站立不能性癫痫的预后难以预料。尽管多种类型发作频繁，但这种疾病的病程有一定的自限性。药物治疗不当可诱发长时间肌阵挛持续状态反复发作，其中以卡马西平最为明显。

（二）Lennox-Gastaut 综合征

【概述】 Lennox-Gastaut 综合征（LGS）具有三联征：①多种形式癫痫发作：强直、失张力、非典型失神为主的多种难治性发作形式；②脑电图异常：清醒状态下弥漫性慢棘-慢波爆发、爆发性节律性快波、波率较慢的多棘波，最终出现睡眠中 10Hz 全部性快节律；③智力发育落后及伴随发生的人格障碍。发病年龄为 3—10 岁，多数在 8 岁以前出现症状，发病高峰年龄为 3—5 岁。男女无明显性别差异，男性稍多。典型 LGS 占儿童癫痫病人群 2％～3％。LGS 的病因广泛而复杂，可见于各种产前、围产期、产后致病因素，也可见于正常个体。器质性脑病的已知病因包括外伤、畸形、肿瘤、脑炎等。LGS 还可以见于既往已有的癫痫病人中，如 West 综合征、Down 综合征、Angelman 综合征等。

【临床表现】 LGS 最典型的发作为全部性发作。常见的发作有轴肌强直发作（TAS），可为强直-自主神经发作、强直发作伴自动症、强直-颤动性发作、短暂性强直发作或轴肌痉挛等。不典型失神：见于 2/3 的病人，发作渐发渐止，伴意识模糊而不是意识丧失，患儿可继续原来的活动，但动作缓慢，经常出错。失张力发作可见于发作起始（不伴有肌阵挛的失张力发作），也可见于一次肌阵挛之后（肌阵挛-失张力发作），相对少见，临床表现可能仅为突然的点头，全部发作持续时间短暂，或开始时表现为头部下垂，继之出现躯干和下肢肌张力突然丧失。非惊厥性癫痫持续状态（NCSE）可以伴或不伴有反复的运动，也出现肌阵挛、部分性发作、强直-阵挛发作。LGS 病人在发作期间可有一过性神经功能退化，没有特定类型的神经受损症状。随着患病时间延长，出现畸形和平衡功能障碍，病后很快出现智能障碍，思维过程减慢及反应迟钝为突出表现。重症认知功能障碍是本病的主要特点，随着年龄的增长，越来越明显。精神症状也可以发生，退化性精神病为主要表现形式。

【脑电图特点】　发病初期出现脑电图异常，但是没有特异性，可以出现 $2 \sim 2.5\,Hz$ 弥漫性慢-棘波爆发。还可以出现以前头部为主的双侧同步性快棘-慢波，也可以出现多灶孤立性棘波放电。慢波睡眠期可以出现频发的快节律放电，伴有或不伴有明显的临床表现，这种爆发性脑电图可以极其频繁，表现为 2～5 秒/次类周期样放电，类似"交替性脑电图"型。除快节律外，也可以反复出现爆发性棘-慢波或多棘-慢波。

【治疗】　多种类型的发作需要有多种疗法，为了避免出现药物蓄积不良反应，所用药物总数应控制在 3 种以内。大多数学者提倡使用丙戊酸钠和苯二氮䓬类药物。丙戊酸钠对失神发作有效，苯二氮䓬类对多种类型发作有效，包括强直发作。氯巴占优于硝西泮和氯硝西泮，氯巴占嗜睡不良反应较轻。拉莫三嗪主要用于控制失张力跌倒发作。卡马西平对大部分强直发作有效，但可能导致某些类型发作加重，包括失神发作，非惊厥性癫痫持续状态等全部性发作。如果卡马西平不能使发作控制在最佳水平，对各种发作最好不要选用。糖皮质激素及 ACTH 治疗 LGS 的疗效基本与 West 相仿，可使用于 LGS 病程初期，但多数仅获得短程疗效。生酮饮食对部分 LGS 病人有效。

【预后】　预后不良。多数病人趋向慢性病变，尽管癫痫发作逐渐趋向缓解，但绝大多数病人的智能和心理功能异常逐渐加重。

（三）伴中央-颞区棘波的良性癫痫

【概述】　伴中央-颞区棘波的良性癫痫（BECTS）为一种儿童部分性癫痫，表现为部分性运动发作、中央-颞区棘波为特征性脑电图改变，不伴有神经系统功能障碍，可以自然缓解。该综合征的特点：没有神经-精神功能缺损；儿童期起病；部分运动性发作，多为偶发及短暂性，最常见于睡眠中，伴有或不伴有全身扩散；在青春期前可自然缓解不遗留神经功能和认知功能障碍。脑电图改变为背景活动及睡眠脑电均正常，特异性局灶或多灶性中央-颞区棘波（CTS），睡眠中发放频率增加，到青春期消失。BECTS 为儿童时期最为常见的特发性癫痫类型，其年发病率为 21/100 000，占 16 岁以下儿童癫痫的 8%～23%。癫痫发作年龄为 3—14 岁，发病高峰年龄为 5—8 岁，在 2 岁前发病的病人十分少见。家族史阳性率较高（18%～36%），中央-颞区棘波按照常染色体显性遗传方式遗传，具有明显年龄易感性，外显率相当高。有证据表明本病与染色体 15q14 有关。

【临床表现】　典型的癫痫发作表现为偏侧面肌阵挛性抽搐，常伴有单侧舌肌、口唇、齿龈、面颊部的麻木（麻、木、串电），抽搐可伴有口角、舌肌、唇部向一侧偏斜，如有咽喉部肌肉受累可以导致构音和言语不清，由于唾液增多及滞留引起流涎。可以向同侧上肢扩散，偶可扩散至同侧下肢。BECTS 发作频率较低，大约 2/3 患儿发作属于偶发性，仅

20%患儿为频繁发作。约 2/3 患儿癫痫发作出现在睡眠中或醒后,在不足 1/5 患儿中癫痫只在清醒时出现,其余患儿清醒和睡眠均有发作。

【脑电图特点】 间歇期放电可以为局灶性放电、多灶性放电及全部性棘-慢波。典型的放电为局灶性负向为主的棘慢波,可以向附近区域扩散。在双极导联记录中,棘波可在中央-颞区或中央-顶区形成位相倒置。在嗜睡期放电频率明显增加,并持续至各期睡眠中为中央-颞区棘波最为显著的特点。

【治疗】 由于 BECTS 良性自然病程,长期持续治疗只局限于频发性和(或)清醒状态下有反复发作或这些发作对患儿及家庭产生明显影响。在选择药物时,需要注意卡马西平可能会引起症状加重。左乙拉西坦有比较好的疗效。仅有不到 2%患儿在成年期出现不频繁的全面性发作,大多数在起病后 2～4 年或 16 岁以前缓解。癫痫发作活动可以持续 2.4～3 年,尽管脑电图仍可见到中央-颞区棘波放电,但多数患儿在癫痫发作控制 1～2 年后可以停止治疗。

【预后】 神经功能和智能发育相关的预后均良好。

(四)儿童失神癫痫

【概述】 儿童失神癫痫为年龄相关的特发性癫痫,见于正常儿童中,女性较男性多见,具有较为明显的遗传倾向。儿童失神癫痫为以典型失神发作为特征的儿童期癫痫综合征。临床表现为频发失神及随意运动停止,伴有自动症,其持续时间 4～20 秒,多数持续 10 秒左右,每天发作多达十至上百次。尽管儿童失神癫痫为遗传所决定,但确切的遗传方式及其基因均尚不明确。目前研究发现,染色体 I 关联基因、GABA 受体基因、脑-表达的电压-依赖性钙通道编码基因等可能与儿童失神癫痫有关,但都不能单独解释儿童失神癫痫特征。后天获得性因素可能起到诱发作用。

【临床表现】 女性患儿明显多于男性。发病年龄 4—10 岁,高峰年龄为 5—7 岁,常在 12 岁前出现缓解。典型失神发作为自发性,但也经常受到其他因素影响,尤其是过度换气。除此之外,其他诱发因素包括情绪(生气、伤感、恐惧、激动、窘迫),智能活动(兴趣减低、注意力不集中、进餐时间、上课时间),昼夜变化(傍晚、醒后),代谢(低血糖),易激动或冲突环境等。典型失神发作表现为突然发生、突然终止、持续时间短暂、意识障碍严重、发作频率高。发作持续时间为 4～20 秒,一般有 10 秒左右。发作的主要特点是严重意识障碍,表现为意识和反应的完全丧失以及运动的中止,患儿可能会停止讲话、进食、走路等,持续不动,伴双眼发呆、凝视或上视。伴有自动症,如舔唇、吞咽、面部摩擦、搔抓、摸索物体、自言自语等。如有明显的眼睑、口周、肢体、躯干肌阵挛性抽搐持续存在,则基本可以排除失神发作。失神发作频繁出现,每日数十至上百次,因此被称之为"癫痫小发作"。诊断标准:①发病年龄 4—10 岁,高峰年龄 5—7 岁。②神经功能发育正常。③失神短暂(持续时间 4～20 秒,少数可以更长)、频发(每日数十次),突然发作,意识障碍严重(意识丧失)。自动症常见,但不具有诊断意义。④脑电图发作期放电为全部性高波幅棘-慢、双棘-慢复合波(只有少数情况下允许最多 3 个棘波)。棘-慢波为节律性,大致 3Hz,从放电开始至结束前节律逐渐变慢;其持续时间为 4～20 秒。排除标准:①除失神发作外另有其他类型发作,如在失神发作的活动期出现 GTCS、肌阵挛发作。②眼睑肌阵挛,口周肌阵挛,肢体广泛性抽动,头、躯干、肢体的单发性或不规则性肌阵挛。③在 3～4Hz 放电过程中意识障碍程度较轻或无意识障碍。④脑电图少于 4 秒的短程 3～4Hz 棘-慢波放电,多棘波(大于 3 个),发作期放电的解体。⑤临床发作易被视觉(闪光)及其他感觉刺激诱发。

【脑电图特点】　被认为是唯一最为重要的诊断技术。背景脑电图活动正常，可见不典型后头部慢波活动。典型失神发作脑电图表现为双侧对称、同步、节律性 3Hz 棘-慢复合波放电。从放电开始到结束之前频率逐渐减低。放电为较规则的典型棘波，与慢波的相互关系保持恒定，放电持续时间一般为 10～12 秒，不少于 4 秒，个别病例可大于 20 秒。

【治疗】　一线治疗药物为乙琥胺、丙戊酸钠、拉莫三嗪，可单药治疗或联合用药治疗。氯硝西泮、氯巴占、乙酰唑胺为儿童失神癫痫的二线治疗药物。对顽固性病例，可以丙戊酸钠、拉莫三嗪、乙琥胺三药联合应用。氯硝西泮、乙酰唑胺、金刚烷胺为较有效的辅助性治疗药物。卡马西平、氨己烯酸、加巴喷丁、盐酸噻加宾等加重失神发作的可能性，用药禁忌。

【预后】　尚不明确，有待进一步研究证实。

（五）Panayiotopoulos 综合征

【概述】　Panayiotopoulos 综合征（PS）为儿童期常见的年龄相关性特发性良性癫痫，易于出现自主神经发作和自主神经发作持续状态。在 3—6 岁无热惊厥患儿中患病率约为 13％，在 1—15 岁患儿中患病率为 6％。一般人群中，儿童受累为 2/1000—3/1000。发病年龄范围 1—14 岁，发病高峰年龄为 4—5 岁，76％患儿发病年龄为 3—6 岁。男女患病率均等。

【病因】　PS 可能是一种由遗传因素引起的疾病。PS、Rolandic 发作及其他类型的儿童良性局灶性癫痫可能是密切相关的，据认为是在大脑皮质发育过程中由遗传因素导致的可逆性轻微功能障碍，同属儿童良性癫痫发作易感综合征。

【临床表现】　自主神经发作及自主神经癫痫持续状态为 PS 的主要表现。癫痫发作由一组特定的症状群组成，自主神经症状以呕吐为主，另可见行为改变、眼向一侧倾斜及其他一般性癫痫发作症状。在发作初期意识和语言功能保留，随诊病程进展出现异常。发作常从自主神经症状开始，呕吐为主要表现。在 74％的 PS 患儿中恶心、呕吐发作以三联征（恶心、作呕、吐出）的形式出现，而在另一部分患儿中只有恶心或呕吐发生，只有少数患儿恶心、呕吐症状不明显。其他的自主神经表现：苍白（少数为潮红）、发绀、大小便失禁、瞳孔扩大、瞳孔缩小（少见）、流涎、先兆头痛、咳嗽、体温调节变化、肠道蠕动功能异常、呼吸与心律不齐以及心搏骤停等。自主神经癫痫持续状态是指持续时间超过 30 分钟的自主神经发作。发作性晕厥为这种综合征最值得关注的重要表现。在至少 1/5 的发作中，患儿表现为完全的意识丧失，这种情况可出现抽搐发作之前，也可以孤立的形式出现。另外患儿还可以出现发作性行为异常，通常在发作初期，表现为不安、易激惹、恐惧、不动等。约 2/3 病人的发作在睡眠中开始。同一个患儿发作可以出现清醒状态，也可以出现在睡眠状态。无明显诱因，但很多发作在患儿乘车、船、飞机等旅途中。在 PS 患儿中，纯自主神经发作及纯自主神经癫痫持续状态只见于 10％患儿中。其余患儿中，继自主神经症状后出现一些其他一般性癫痫发作症状，其中最常见为意识障碍、眼向一侧偏斜、偏身抽搐、全身抽搐。另外患儿还可以出现不伴有自主神经表现的发作。在极少数患儿中没有自主神经表现的发作。

【脑电图特点】　一般情况下脑电背景活动正常。间歇期脑电图以后头部受累为主，可见多灶为主的功能性高波幅尖-慢复合波，棘波可以出现在任何脑区部位，这些棘波通常以孤立性形式出现在后头部不同脑区，在少数情况下也可出现在同侧或对侧前头部，表现为反复多灶性"克隆样"棘-慢复合波。自主神经发作及自主神经癫痫持续状态脑电图主要表现为节律性 θ 波或 δ 波活动，常带有小棘波。

【治疗】 急性期首要任务为控制癫痫发作,其中半数可自然缓解,但自主神经癫痫持续状态属于儿科急诊范畴,需要采取恰当而有效的治疗措施。苯二氮䓬类药物中以地西泮静脉内或直肠内应用为首选治疗方法。不推荐使用抗癫痫药物进行预防性治疗,即使长时间发作或每日 2 次以上发作患儿。

【预后】 该病预后良好,可以自行缓解。

(六)Gastaut 型特发性儿童枕叶癫痫

【概述】 Gastaut 型特发性儿童枕叶癫痫(G-ICOE)为儿童癫痫发作易感综合征较为少见的类型,癫痫发作具有明显的年龄相关性和年龄自限性,可能是遗传决定的。癫痫主要发作表现为单纯性视幻觉、失明或两者兼有,癫痫常为频发性日间发作,持续数秒到数分钟。单纯型视幻觉为最常见最典型的发作症状。发病率占全部癫痫的 0.2%～0.9%。发病年龄 3－15 岁,平均发病年龄 8 岁。男女患病率基本相同。多数患儿无家族史。预后相对较好。

【临床表现】 G-ICOE 癫痫发作均从枕叶开始,主要表现为视觉发作症状,为最常见最典型的首发症状。视觉发作表现为单纯性和复杂性视幻觉、视错觉、失明、不完全视力丧失、眼球运动和眼球疼痛幻觉。在 2/3 患儿中单纯性视幻觉为发作早期症状,通常非常短暂。视幻觉为多种颜色的彩环,可出现在偏侧视野周边,也可出现在视野中心区,这种视幻觉可以为发作唯一表现,也可以演变伴随出现其他症状,表现非常刻板。复杂性视幻觉和错觉相对较少,多数继发于单纯性视幻觉。失明为仅次于单纯性视幻觉的第二个最为常见的视觉症状,表现为突然的完全性失明,平均持续时间较视幻觉长。发作后失明、偏盲、其他类型的不完全性视力丧失等也可以出现在伴有或不伴有继发全部性发作的视觉发作之后。眼球运动及疼痛幻觉主要见于单纯型视幻觉症状的进展期。眼球偏斜:为最常见的非视觉症状。常伴有头部向同侧偏斜,多数出现在视幻觉症状之后,多数情况下会发展为偏身抽搐或全身强直阵挛发作。用力闭眼和眨眼为枕叶发作重要临床症状,多数出现在意识障碍期间。这类症状出现提示很快发作会转变为继发性全面强直阵挛。

【脑电图特点】 间歇期脑电图:可见枕区癫痫样放电,这种放电在闭眼状态下出现,提示对注视暂停的敏感性增高(FOS)。脑电图不规则形枕区棘波常只见于睡眠中,可以频发的形式出现。脑电图的异常与临床病情程度不平行。发作期脑电图:视觉发作初期脑电图表现为枕叶开始的局灶性快棘波,其波幅逐渐增高、频率逐渐减慢(递增递减型放电)。单纯性视幻觉与快棘波有关,这种放电可以向另一侧半期扩散。复杂性视幻觉似与频率较慢的放电有关。失明发作的脑电图表现为假周期性慢波和棘波。发作后脑电图很快恢复到发作前状态。

【治疗】 与其他儿童良性局灶性癫痫不同,G-ICOE 需要治疗。大多数未经治疗的患儿都无可避免地继发全面强直阵挛发作。首选药物卡马西平。建议末次视觉发作后 2～3 年逐渐减药,如停药后反复发作,还需重新开始治疗。

【预后】 该病服用抗癫痫药物总体预后好。

(七)慢波睡眠期癫痫放电持续状态(ESES 或 CSWS)

【概述】 慢波睡眠期癫痫放电持续状态(ESES 或 CSWS)为一种非常特殊脑电图型,表现为非常明显的"临床"下棘-慢波,在慢波睡眠期以近持续形式存在,其持续时间不等。伴 ESES 或 ESES 综合征性脑病指由 ESES 所引起临床异常。ESES 可以出现各种不同类型的发作,可为全部性也可为部分性,在睡眠期间出现,在清醒状态下可出现非典型失神,不出现强直发作。神经心理和

（或）运动障碍为该病突出特点。目前该病发病率还有待进一步研究证实。约有 1/3 的患儿有前期疾病史，如脑病、生前或围产期异常、先天因素引起的偏瘫等，神经放射学异常基本相当于个人前期疾病史的发生概率。约有 15% 病例有癫痫家族史。ESES 可见于特发性部分性癫痫儿童中。

【临床表现】 癫痫发作可以出现在 ES-ES 被发现之前。癫痫发病年龄从生后 2 个月至 12 岁，发病高峰年龄 4－5 岁。首次发作通常在夜间出现，偏侧性发作甚至偏侧持续状态发作为其突出特点。部分性发作、失神、GTCS、复杂部分性发作等均可作为其开始发作类型，发作初期没有发现偏身阵挛性发作继发泛化，转变为 GTCS。在 ESES 期间多数患儿出现癫痫发作，有少数患儿不出现癫痫发作。没有强直发作为该综合征的重要特点。ESES 期间可出现操作功能障碍进一步加重，伴明显 IQ 异常、语言倒退、时间-空间定向障碍、行为障碍以及精神障碍。ESES 停止后，患儿智能、语言等功能得到改善，但不充分，只有约 50% 患儿生活能达到正常。约 50% 患儿需要在监护下生活。预后不良因素与 ESES 发现年龄、癫痫严重程度、伴随存在某些功能障碍的严重程度等均无关。预后可能与 ESES 持续存在的时间有关。

【脑电图特点】 该病典型表现见于 NREM 睡眠，患儿一进入睡眠状态，持续性双侧弥漫性慢棘-慢波（SSW）就会出现，以 1.5～2Hz 为主，并在全部慢波睡眠过程中持续存在。这种脑电图型一般只在 4－14 岁期间出现。

【治疗】 治疗中需考虑到癫痫发作及 ESES 两种因素。常用药物为苯二氮䓬类、丙戊酸钠、乙琥胺、卡马西平、苯妥英钠等。目前苯二氮䓬类加用丙戊酸钠为最有效的治疗方案。脑电图 ESES 放电对药物治疗反应欠佳，但如果癫痫放电发生与神经心理功能

退化开始这二者相互关系能确认，则可以采取更加积极的治疗手段，并尽可能进行 IQ 和神经心理功能监测。苯二氮䓬、ACTH、皮质类固醇激素等用于治疗脑电图棘-慢波活动，但疗效非常有限。

【预后】 该病脑电图如不能缓解会影响病人认知和行为发育。

（八）获得性癫痫性失语（Landau-Kleffner 综合征）

【概述】 获得性癫痫性失语综合征为儿童时期一种伴有脑电图癫痫样放电异常（以双颞为主）的获得性失语，属于"良性"自限性癫痫疾病，没有脑组织损害，相隔一段不确定时间后病情可获得稳定或缓解。由于很多获得性癫痫失语综合征患儿具有慢波睡眠中棘-慢波放电极为活跃，所以认为该综合征为 ESES 相关性脑病的变异型。

【临床表现】 获得性癫痫失语出现在正常的儿童中，病前言语发育正常。发病年龄 2～8 岁，高峰年龄 5－7 岁，仅有极少数患儿在 9 岁之后发病，没有 12 岁之后发病的患儿。失语亚急性起病，进行性加重，可以有自发性波动。各种类型的语言均可受累，典型的失语表现为听觉语言失认。听觉语言失认是指不能从不同语音中得出语意。最早出现的症状为口语理解不能，继之讲话构音不清，讲话量逐渐减少。其中自发性语言会在短期内迅速减少，还可能出现重复性语言、错语、音韵异常，有时甚至语言表达刻板以及令人费解的简短电文。最终患儿变成完全失音，甚至对非语言类声音刺激的反应也会丧失，如电话铃声、敲门声。语言障碍发生顺序为感觉性失语最先出现，继之出现听觉失认，最后词盲。部分患儿出现精神障碍、全部认知功能退化、情感发育障碍、注意力障碍，甚至交流障碍。癫痫发作为偶发性，多出现在发病初期，可以为单发性癫痫发作，也可以为癫痫持续状态。这种偶发性癫痫多出现在夜间，临床类型可以为全身阵挛、单纯部分运动

发作、非典型失神、单侧性发作等。

【脑电图特点】 清醒状态下脑电图背景活动正常。间歇期癫痫样放电表现为反复出现的高波幅棘波、棘-慢波,多灶性放电为主。单侧性放电出现在疾病初期。癫痫样放电多见于颞叶或顶-枕叶。这种癫痫样放电在睡眠期出现活化现象,尤其以初期更为明显。与 ESES 脑电图表现基本相同。

【治疗】 各种药物治疗效果欠佳。苯妥英钠、卡马西平、苯巴比妥无效,甚至导致临床和脑电图加重,丙戊酸钠、乙琥胺、苯二氮䓬类可以诱发一过性部分性缓解。苯二氮䓬类静脉内注射对脑电图的抑制和语言交流改善起到迅速、喜剧性作用。糖皮质醇激素治疗可能具有一定疗效。多部位软脑膜下横切手术（MST）可以作为一种替代性疗法。MST 为一种选择性大脑皮质内水平走行纤维,而垂直走行的柱状结构得以保存,因此可以阻断经过水平方向走行纤维联系的同步化过程,而通过垂直方向走行的皮质柱状结构的正常生理联系不受影响,且术后语言功能可以获得长期稳定性改善。

【预后】 该病抗癫痫药物效果不佳,早期使用糖皮质激素治疗具有一定疗效,部分病人需行手术治疗。

四、年长儿童和青春期癫痫综合征

（一）青少年失神癫痫

【概述】 青少年失神癫痫为一种年龄相关性的特发性全部性癫痫,青春期前后出现,青少年失神和儿童失神相同,发作频率较儿童失神少,不是每天均有发作,多数为散发,较儿童失神更易伴发全身强直-阵挛发作,多于醒后发作。另外可见肌阵挛发作。治疗效果非常好。

【临床表现】 癫痫家族史常见。发病年龄 7—17 岁,高峰发病年龄为 10—12 岁。典型发作为失神发作,发作频率少于儿童失神,并非每天都有临床上的失神发作,以散发为

主。失神发作与儿童发作相同,但伴有后退运动的失神发作少见。与儿童失神癫痫相比,语言功能障碍发生相对缓慢,意识障碍程度较轻,过度换气中止相对较晚。单纯性失神较常见。多数患儿还可以出现全身强直-阵挛发作,且常先于失神出现。多于醒后发作。还可见肌阵挛发作。

【脑电图特点】 背景活动正常。间歇期和发作期典型脑电图改变是全部性对称的棘-慢波放电,以额区为主著。棘-慢波频率常大于 3Hz（3.5～4Hz）,一组棘-慢波中第一个波形频率可以更快。

【治疗】 首选药物丙戊酸钠、乙琥胺或两者合用。卡马西平和奥卡西平可能会加重青少年失神癫痫的发作。

【预后】 预后良好,优于儿童失神癫痫。

（二）青少年肌阵挛癫痫

【概述】 青少年肌阵挛癫痫在青春期前后发病,典型表现为单发或反复出现的双侧性、非节律性、不规则肌阵挛抽动,以上肢受累为主。在部分病例中,肌阵挛抽动可导致跌倒,但意识保留。全身强直-阵挛发作较为常见,少数病例偶见失神。癫痫发作常出现在醒后不久,剥夺睡眠可诱发发作。发作间期和发作期脑电图表现为快速的、全部性并且常为不规则性的棘-慢波和多棘-慢波,脑电图棘波和肌阵挛抽动间没有密切的相位相关性。病人常有光敏感。如用药合理,疗效较好。

【临床表现】 大部分病人为单发性,但约 1/3 病人有癫痫家族史。青少年肌阵挛癫痫可能与 6 号染色体有关。目前认为青少年肌阵挛癫痫为多基因遗传病,多种基因模式涉及一个共同的基因核心,使得特发性全部性癫痫的致痫阈值下降。青少年肌阵挛癫痫可见于既往没有任何神经系统疾病的病人,只有不足 10% 病人曾出现单纯性热性惊厥史。脑部病灶的存在与否并不影响青少年肌阵挛癫痫的临床表现和预后,所以神经系统

异常也不能排除青少年肌阵挛癫痫。发病无明显性别差异。青少年肌阵挛癫痫有明显的年龄相关性,发病年龄在 8－26 岁,具有严格的单峰曲线分布特征,75％ 以上的病人年龄在 12－18 岁,平均发病年龄为 14 岁。大部分病人是在第一次全身强直-阵挛性发作后才被转诊,此前几个月已经出现单发的肌阵挛抽动。第一次明显癫痫发作常由一种或多种因素诱发,如失眠剥夺、过量饮酒、应激、劳累、月经等。其中最常见的诱发因素是睡眠不足。肌阵挛性抽动(MJ)诊断青少年肌阵挛癫痫的必备症状,为短暂性、不自主的、突发的、同步性、大致对称的肌阵挛抽动。肌阵挛性抽动可以单发,也有成组出现,没有意识状态改变。常在清晨醒后半小时内发生,尤其易发生在睡眠中间突然被唤醒或下午小憩后。可以以持续状态出现。全身强直-阵挛性发作见于大部分病人。其发作时间分布和诱发因素与肌阵挛性抽动相同,这一点有助于追溯肌阵挛性抽动。全身强直-阵挛性发作过程具有特征性,典型表现:先出现一组比平常持续时间要长的丛集性肌阵挛性抽动,其幅度和频率逐渐增高,最后肌阵挛性抽动与全身强直-阵挛性发作的强直初期混在一起,其先后顺序为阵挛-强直-阵挛发作。典型失神:此种发作在青少年肌阵挛癫痫中并不多见。常见表现为单纯性典型失神及轻度意识障碍。失神持续状态少见。口周反射性肌阵挛:青少年肌阵挛癫痫中频发,表现为单发为主闪电样口-舌-面部肌阵挛,谈话诱发者多见。

【脑电图特点】 清醒和睡眠期脑电图背景活动正常。间歇期可见不规则棘-慢波、快棘-慢波、慢棘-慢波等多种形式的异常放电。发作期脑电图特征性表现为双侧对称、同步的多棘-慢波放电,并且紧接着出现一次肌阵挛性抽动,棘波波幅高,其中额部导联波幅最高。青少年肌阵挛性癫痫是一种光敏感性最明显的癫痫综合征。光发作反应和多棘慢波并存是青少年肌阵挛癫痫的典型表现。

【治疗】 ①对青少年肌阵挛性癫痫病人进行生活方式指导是很有必要的。必须要注重调整睡眠觉醒规律性,去除影响正常睡眠和清晨被强行唤醒的环境因素。晚上不要饮用咖啡或茶,在社交场合尽量少饮酒,避免视觉刺激,在阳光较强时戴墨镜。②一线治疗药物:巴比妥、丙戊酸钠、氯硝西泮等,也可以选择新型抗癫痫药物拉莫三嗪、左乙拉西坦、托吡酯等。由于停止治疗后复发者常见,所以青少年肌阵挛癫痫需要终身治疗。

【预后】 大部分预后良好。80％～90％ 可以完全控制。

(李 花 柴 英)

第 **10** 章

脊髓疾病

脊髓疾病是指非生物源性致病因子,如外伤、压迫、血管、代谢、遗传、中毒和其他不明原因所致的脊髓灰质或白质的部分或系统病变。临床上可表现为肢体瘫痪、肌肉萎缩、感觉缺失、分离以及伴或不伴膀胱、直肠功能障碍等症状。常见的脊髓疾病:脊髓炎、脊髓压迫症、脊髓创伤、脊前动脉血栓形成、脊髓空洞症、运动神经元病、亚急联合变性、遗传性共济失调。

【脊髓疾病的解剖学基础】

1. 脊髓的位置和外形   脊髓位于椎管内,全长 $40\sim45cm$,上端于枕骨大孔处与延髓相接,下端脊髓圆锥终于第 1 腰椎下缘水平。共发出 31 对脊神经,其中颈$_8$、胸$_{12}$、腰$_5$、骶$_5$、尾$_1$,脊髓也相应分为 31 节段。其中有两处脊髓膨大,即颈膨大($C_5\sim T_2$ 水平)、腰膨大($L_1\sim S_2$ 水平)。

2. 脊髓的内部结构   脊髓同神经系的其他部分一样,是由神经元的胞体、突起和神经胶质以及血管等组成。脊髓横切面可见白质和灰质两种组织成分,切面中央为灰质,灰质周围包绕着白质。每侧灰质和白质都分为三个主要部分:灰质的前角、后角和中间带以及白质前索、后索和侧索。

(1)脊髓的灰质:前角中的神经元主要为运动神经元,即前角运动神经细胞,这些细胞的轴突自前外侧沟穿出脊髓,组成脊神经前根,支配骨骼肌。后角的神经元为中间神经

元,主要是传导痛觉、温度觉及部分触压觉的第二级神经元所在的部位。每个脊髓节段的后角细胞接受来自相应节段皮肤等处的感觉纤维传入的冲动,并发出纤维组成上行传导束。侧角主要见于胸段和上腰段,其内为交感神经节前神经元的胞体。在骶髓 $2\sim4$ 节内,相当于侧角的位置上,含有副交感神经节前神经元的胞体。

(2)脊髓的白质:脊髓的白质由神经纤维、神经胶质细胞和血管组成。在白质内,上行和下行的长距离纤维占据特定的区域,且有序的排列,形成不同的传导束。其中上行传导束有薄束和楔束、脊髓小脑束、脊髓丘脑束、脊髓网状束、脊髓中脑束、脊髓皮质束及脊髓橄榄束等;下行传导束有皮质脊髓束、前庭脊髓束、顶盖脊髓束、红核脊髓束、网状脊髓束、内侧纵束及中介脊髓束等。

3. 脊髓的血液供应   脊髓的血液供应来源于脊髓前动脉、脊髓后动脉和根动脉。脊髓前动脉起源于椎动脉,供应脊髓横断面前 2/3 的区域。脊髓后动脉起源于椎动脉,供应脊髓横断面后 1/3 的区域。脊髓后动脉的分支间吻合较多,较少发生供血障碍。颈深动脉、肋间动脉、腰动脉、骶动脉的分支沿脊神经根经椎间孔穿入硬膜后发出根动脉,根动脉又分为根前动脉和根后动脉,分别与脊前动脉与脊后动脉发生吻合。脊髓体积较小,侧支循环丰富,且脊髓对于缺血缺氧的耐

受性强于脑组织,故脊髓血管病的发病率远低于脑血管病,但因脊髓内部结构紧密,较小的血管损害就可以出现明显的症状。

【病因和发病机制】　本系统中不同的疾病引起原因不同,常见的原因:先天发育异常(颅底凹陷、小脑扁桃体下疝、脊椎裂、脊柱侧弯畸形等)、血液循环异常(脊前动脉受压或脊髓静脉回流受阻)、病毒感染而引起的免疫反应、代谢性(维生素 B_{12} 缺乏)、外伤性、肿瘤压迫等,引起脊髓内组织的缺血、变性、坏死等,最后引起脊髓病变而导致神经功能受损。

【诊断思路】

1. 病史采集

(1)急性、亚急性还是慢性起病:急性、亚急性起病多见于脊髓炎症、血管病、外伤、硬膜外脓肿及血肿、椎间盘突出;慢性起病多见于肿瘤、转移瘤、变性病、代谢营养障碍性脊髓病、慢性炎症。

(2)病程呈进行性加重还是呈波动性:病程呈进行性加重者多见于肿瘤变性病、遗传病、脊髓空洞症、肌萎缩侧索硬化症。病程呈波动性者多见于多发性硬化。

(3)是否为与生俱来者:这类疾病为先天发育畸形或遗传性。

(4)是否有理化有毒因素接触史:多见于放射性脊髓病、中毒性脊髓病。

2. 临床表现　主要是运动、感觉和自主神经功能障碍,根据受累部位的不同可有不同的表现。

(1)前角损害:表现为相应节段骨骼肌的下运动神经元性瘫痪,而无感觉障碍。前角慢性进行性病变时,由于前角细胞兴奋性不一致,常在萎缩的肌肉中看到肌束颤动。

(2)后角损害:表现为节段性痛温觉障碍,而深感觉和触觉保留。这种痛温觉和触觉不一致的现象称之为分离性感觉障碍,可见于脊髓空洞症。

(3)侧角损害:表现为相应节段的自主神经功能障碍,引起血管运动、发汗、竖毛反应障碍以及皮肤、指甲的营养障碍。

(4)后索传导束损害:表现为病损平面以下的同侧深感觉缺失,并出现感觉性共济失调。

(5)侧索锥体束损害:表现为损害平面以下的上运动神经元瘫痪。

(6)脊髓丘脑束损害:表现病损平面以下的对侧皮肤痛觉、温度觉缺失,深感觉及触觉保留。

(7)脊髓某节段横贯性损害:表现为该节段平面以下的四肢瘫或截瘫,各种感觉缺失,大小便障碍和脊髓反射的改变。

(8)中央管附近损害:后角发出的痛、温觉纤维在灰质前联合处交叉,病变产生双侧对称的节段性分离性感觉障碍,痛、温觉减退或消失,触觉保留。如脊髓空洞、髓内肿瘤和脊髓出血等。

3. 辅助检查

(1)脑脊液检查:CSF 动力学检测是否存在椎管梗阻,常规、生化、细胞学及病原学检查对疾病的诊断均有重要意义。

(2)影像学检查

①脊椎 X 线片:可观察椎骨病变及椎管内肿瘤等。

②椎管脊髓造影:观察椎管形态的变化及椎管内外有无占位病变等。

③脊髓 MRI:可清晰显示脊髓,适用于脊髓肿瘤、脊髓空洞、椎间盘突出、椎管狭窄及韧带骨化及髓外肿瘤等,增强扫描可提高诊断水平。

④脊髓 CT:与脊髓 MRI 类似,但不及 MRI 清晰。

⑤数字减影血管造影(DSA):可用于脊髓血管畸形和脊髓肿瘤的诊断。

(3)肌电图及传导速度检查。

(4)体感诱发电位检查。

4. 明确疾病的定位和定性

(1)脊髓损害的定位:主要根据感觉丧失

的水平、瘫痪肌肉的节段性神经支配、反射障碍的节段水平特征来定位。

脊髓节段损害的定位(脊髓损害的纵向定位)如下。

①高颈段(C_1～C_4):枕颈区放射性痛,四肢痉挛性瘫痪,伴躯干、四肢的感觉障碍。如累及膈神经和肋间神经可出现呼吸困难,甚至呼吸停止;如累及枕骨大孔区可有颈项强直、强迫头位,以及后组脑神经、延髓、小脑受损及颅内压增高表现。

②颈膨大段(C_5～T_1):肩及上肢放射性疼痛,上肢弛缓性瘫痪,下肢痉挛性瘫痪,病灶以下感觉障碍,C_8～T_1受损侧出现 Horner 综合征。

③胸段(T_2～T_{11}/T_{12}):早期胸腹背部放射痛及束带感,继而由一侧下肢发展至双下肢无力及麻木,双下肢痉挛性瘫痪并感觉障碍,腹壁反射减弱或消失,括约肌功能障碍。

④腰膨大段(T_{12}/L_1～S_2):腹股沟、臀部、会阴及双下肢放射性根痛,双下肢弛缓性瘫痪,损害平面以下感觉障碍,膝反射、跟腱反射、提睾反射消失,明显的括约肌功能障碍。

⑤圆锥部(S_2/S_3～L_1):大腿后部、臀部、会阴肛门区有鞍状感觉障碍,膝反射、踝反射和肛门反射消失,性功能障碍,括约肌功能障碍出现较早,但根痛不明显,下肢运动功能正常。

⑥马尾部(L_2以下):早期有剧烈的下腰部、骶尾部、会阴部根痛或坐骨神经痛,臀部及会阴肛门区呈鞍状感觉障碍,可有下肢弛缓性瘫痪,膝以下各种反射消失,早期排尿费力、晚期尿潴留。症状和体征两侧不对称。

(2)髓内、髓外、硬脊膜内外病变的定位(横向定位)

①脊髓病变上界的确定:早期根痛于节段性症状;各种感觉消失的上界;反射消失的最高节段;棘突叩击压痛明显部位。由于相邻的上下两个感觉神经根支配的皮节区有重叠,故节段性感觉障碍常以感觉减退或过敏带之间的界限为病变的上界。

②髓内与髓外及硬膜外病变的鉴别:髓内病变常以感觉分离或感觉异常为首发症状,感觉和运动障碍常从病变节段平面自上而下发展,常为双侧性、对称性,根痛较少见,多出现皮肤营养改变而且显著,括约肌功能障碍出现较早,发展较快,病程短,一般无椎管梗阻或部分性梗阻,脑脊液蛋白量无明显升高。髓外硬膜内病变多以根痛为首发症状,感觉和运动障碍多自下而上发展,常有脊髓半侧损害综合征,待脊髓完全横断损害时,才恒定于病变节段。皮肤营养障碍少见,括约肌功能障碍出现较晚,椎管阻塞出现早且呈完全性多,脑脊液蛋白量明显增高或呈黄变征。硬膜外病变起病较快、病程较短,根痛明显且常伴棘突叩压痛,瘫痪出现快、两侧体征常对称。

(胡运新)

第一节　急性脊髓炎

急性脊髓炎也称急性非特异性脊髓炎,系指一组原因不明的急性横贯性脊髓损害,是临床上最常见的一种脊髓炎。常由非特异性炎症引起脊髓急性进行性炎性脱髓鞘病变或坏死,可累及脊髓的任何节段,以胸段最常见,引起病变水平以下运动、感觉、自主神经功能障碍。

【病因和发病机制】　本病的病因不明,约半数病人发病前具有呼吸道、胃肠道病毒感染的病史,如 EB 病毒、水痘、流行性腮腺炎等前驱症状,有从病人中检测到Ⅱ型疱疹病毒抗体,故多数学者认为可能是病毒感染后诱发的一种自身免疫性疾病,机制可能为细胞介导的免疫反应。

【诊断与鉴别诊断】

1. 临床表现

（1）多见于青壮年，无性别差异，散在发病，可见于任何季节。病前数天或数周可有上呼吸道感染症状或疫苗接种史，受凉、过劳、外伤常为诱发因素。

（2）急性起病，多于数小时至 2～3 天发展至高峰；首发症状多为双下肢麻木、无力、病变节段根痛及束带感。以病损水平以下肢体瘫痪、传导束性感觉障碍和尿便障碍为临床特征，病人常表现为：

①运动障碍：起病急骤，早期常见脊髓休克，表现为四肢瘫或截瘫、肢体肌张力低和腱反射消失，病理征无法引出。临床上以胸髓（T_3～T_5）受累最为常见，表现为截瘫，如高颈段脊髓病变则表现为四肢瘫，常伴有呼吸肌麻痹。脊髓休克期可持续 2～4 周，之后肌张力可逐渐恢复，肌张力逐渐升高，尤以伸肌张力增高较明显，深反射出现，继而亢进，病理反射明显，远端肌力开始，肌力逐渐恢复。恢复期持续数周至数月，部分病人可遗留终身残疾。

②感觉障碍：脊髓受损害平面以下深、浅感觉障碍，为传导束型感觉障碍。感觉缺失区上缘常见感觉过敏或束带样感觉区。随着疾病恢复，感觉平面逐渐下降。同运动障碍相比，感觉障碍恢复较慢。

③自主神经功能障碍：脊髓休克期表现为尿潴留，无膀胱充盈感，呈无张力性神经源性膀胱，膀胱充盈过度时出现充盈性尿失禁。脊髓休克期过后，出现反射性尿失禁。随着疾病好转，可逐渐恢复排尿能力，脊髓休克期尚有大便干结、损害平面以下躯体无汗或少汗、皮肤干燥、苍白、发凉、立毛肌不能收缩。

（3）上升性脊髓炎：为急性脊髓炎的特殊类型，起病急骤，病变可在数小时或 1～2 天上升到高颈段脊髓，瘫痪由下肢迅速累及上肢，出现吞咽困难、构音障碍、呼吸肌瘫痪，甚至导致死亡。

2. 辅助检查

（1）血常规：急性期白细胞总数可正常或稍增高。

（2）脑脊液：腰穿压力正常，外观无色透明，细胞数、蛋白正常或轻度增高，以淋巴细胞为主，糖、氯化物正常。

（3）电生理检查：下肢体感诱发电位（SEP）波幅可明显降低，运动诱发电位（MEP）异常。肌电图呈失神经改变。视觉诱发电位（VEP）正常，可与视神经脊髓炎或多发性硬化鉴别。

（4）影像学检查：典型 MRI 显示病变部脊髓增粗，病变节段髓内多发片状或斑点状病灶，呈 T_1 低信号、T_2 高信号，强度不均，可有融合，增强可见不强化或轻度强化。病变以上胸段与颈段为主，上下延伸至数个节段。部分病例 MR 可始终无异常。

3. 诊断要点

（1）发病前数天或数周可有上呼吸道感染症状或疫苗接种史。

（2）急性发病，迅速出现以脊髓运动、感觉和自主神经功能障碍等脊髓横贯性损害症状。

（3）有感觉平面。

（4）脑脊液检查除外其他感染性疾病。

（5）影像学检查提示脊髓病变或除外脊髓压迫症。

4. 鉴别诊断

（1）视神经脊髓炎：属于脱髓鞘疾病，具有脊髓炎和视神经炎症状，视神经病变可见脊髓症状之前或者之后出现，检查视觉诱发电位异常，磁共振可见病变范围常超过 3 个脊髓节段，部分病人 AQP4IgG 阳性。

（2）吉兰-巴雷综合征：肢体呈弛缓性瘫痪，可有或不伴有肢体远端袖套式感觉障碍，脑神经常受损，病理征阴性，一般无大小便障碍，起病 2 周后脑脊液常有蛋白-细胞分离现象。肌电图检查可出现神经传导速度下降或神经轴索损害。

（3）脊髓压迫症：由脊髓椎间盘突出、血肿、脊髓原发肿瘤或转移瘤、炎性肿块压迫所致。脊髓肿瘤一般发病慢，逐渐发展成横贯性脊髓损害症状，常有神经根性疼痛史，椎管有梗阻。硬脊膜外脓肿起病急，但常有局部化脓性感染灶、全身中毒症状较明显，脓肿所在部位有疼痛和叩压痛，瘫痪平面常迅速上升，椎管有梗阻。必要时可做脊髓造影、磁共振等检查加以确诊，一般不难鉴别。

（4）急性脊髓血管病：脊髓前动脉血栓形成容易与急性脊髓炎混淆，均呈急性发病，剧烈根性疼痛，损害平面以下肢体瘫痪和痛温觉消失，但深感觉保留。脊髓出血少见，多由脊髓外伤或脊髓血管畸形引起，影像学检查有助于诊断。

【治疗】 急性脊髓炎早期诊断，早期治疗对预后具有重要影响。

1. 药物治疗

（1）皮质类固醇激素：首选大剂量甲泼尼龙冲击治疗，500～1000mg 静脉滴注[20mg/(kg·d)]连续 3～5 天，或地塞米松，10～20mg 静脉滴注[0.4～0.6mg/(kg·d)]，每日 1 次，连用 7～14 天。之后改为口服泼尼松 40～60mg，逐渐减量至停用，总疗程 1～2 个月。注意预防低钾或骨质疏松等激素等不良反应。

（2）大剂量免疫球蛋白：丙种球蛋白静脉输注，可按 0.4g/(kg·d)计算，每日 1 次，连用 3～5 天为 1 个疗程。重症病人如上升性脊髓炎，可与激素联用。

（3）B 族维生素：维生素 B_1 100mg，维生素 B_{12} 0.5mg，肌内注射，每日 1 次。

（4）抗生素：如合并呼吸道感染等部位感染，根据病原学及药敏结果选用药物。

（5）其他：急性期可选用血管扩张药物，如尼莫地平等；神经营养药物，如鼠神经生长因子等，疗效待确定。神经根痛病人使用卡马西平、普瑞巴林等药物具有一定疗效。双下肢痉挛病人，使用巴氯芬可减轻症状。

2. 血浆置换 对于药物治疗无效病人，病情进展迅速，血浆置换治疗证实是有效的，可帮助缓解症状。

3. 康复治疗 早期康复训练，促进肌力恢复，被动运动，防止关节挛缩，以改善机体血液循环，有助于功能恢复及改善预后。

【临床体会】

1. 急性脊髓炎可累及脊髓的不同部位，以胸髓（$T_3 \sim T_5$）最常见。

2. 脊髓 MRI 是急性脊髓炎诊断的重要手段，对急性脊髓炎的诊断具有重要意义。

3. 甲泼尼龙治疗能缩短疗程，改善预后，用药安全且方法简便。危重病人可与免疫球蛋白交替或联合使用。

4. 预后与病情严重程度无关，无并发症通常 3～6 个月可基本恢复，合并泌尿系感染、褥疮、肺炎常影响恢复。完全性截瘫半年后肌电图仍为失神经改变或 MRI 显示髓内广泛信号改变、病变范围多于 10 个脊髓节段预后不良。

（李志刚　胡运新）

第二节　脊髓空洞症

脊髓空洞症（syringomyelia）是由于各种先天或后天因素导致进行性脊髓病的脊髓空穴样膨胀，临床表现为病变节段分离性感觉障碍、节段性肌肉萎缩和传导束性运动、感觉及局部营养障碍。病变累及延髓者称为延髓空洞症。

【病因和发病机制】 目前该病的病因病机并不十分清楚，推测其并非单一病因所致，是多种因素和机制引起的综合征。现有以下几种学说。

1. 先天性发育异常 由于本病常合并有小脑扁桃体下疝、扁平颅底、脑积水、脊柱裂等畸形,因而认为本病是脊髓先天性发育异常所致。

2. 脑脊液动力学异常　由于颈枕区先天性异常造成第四脑室出口处闭塞,影响脑脊液正常循环,脉络丛所产生的脑脊液压力的搏动波,不断冲击脊髓中央管而导致中央管扩张。

3. 脊髓血液循环异常　脊髓血管畸形、脊髓损伤及脊髓炎伴有中央管软化扩张及蛛网膜炎引起的脊髓血液循环异常,产生髓内组织缺血、坏死、液化,从而形成空洞。

【诊断与鉴别诊断】

1. 临床表现　本病隐袭起病,进展缓慢,由于脊髓受累范围及空洞大小的不同,临床表现存在一定的差异,其临床表现包括以下几个方面。

(1)感觉障碍:早期突出症状为节段性分离性感觉障碍,即痛、温觉丧失而触觉及深感觉存在。大多数病例以不对称的单侧感觉丧失起病。感觉缺失可能通过无痛性皮肤溃疡、瘢痕、水肿、Charcot 关节、末端指(趾)骨再吸收等临床表现反映出来。患儿多因手指无痛觉,局部皮肤被烫伤而就诊。当空洞向灰质前联合扩展,则出现双侧"马甲"型分离性感觉障碍。有时患儿自诉在感觉缺失区有自发性难以形容的烧灼样疼痛,呈持续性,称为"中枢性痛"。空洞如继续扩大,侵及脊髓丘脑束,则损害平面以下对侧痛、温度觉丧失;脊髓后索常最后受侵,出现损害平面以下深感觉缺失。

(2)运动障碍:脊髓空洞症多出现上肢的下运动神经元性萎缩和无力。病变常累及上肢末端,以爪形手最多,极少影响前臂及上臂,相应节段的肌肉萎缩及肌束颤动。如空洞在颈膨大区,则双手小肌肉萎缩最突出,上肢腱反射减低甚至消失。锥体束受侵则损害平面以下的上运动神经元,同侧肢体痉挛性瘫痪。随病变扩大,由于脊髓侧索内胶质细胞增生或皮质脊髓束受压,可有括约肌功能

障碍。T_1 节段受累常导致同侧 Horner 综合征。有时脊髓空洞中合并出血,则症状可迅速加重。

(3)营养障碍:最常见关节肿大、关节面磨损、骨皮质萎缩和骨质脱钙,多侵犯上肢关节,不伴疼痛,活动时有响声。神经源性关节病变称为夏科(Charcot)关节。此外,皮肤营养障碍,包括出汗异常、青紫、过度角化、皮肤增厚。因无痛觉,故手指或足趾常受伤而形成顽固性溃疡,甚至指(趾)节末端发生无痛性坏死、脱失,形成莫旺(Morvan)征。

(4)延髓症状:延髓空洞症多伴有脊髓空洞症,为脊髓空洞症的延续。症状多不对称,累及一侧延髓,可有构音障碍、吞咽困难等单侧型体征;累及三叉神经脊髓束和脊束核则可以有交叉性感觉障碍,并有累及小脑通路的纤维。

2. 辅助检查

(1)脑脊液常规及动力学检查无特征性改变,空洞较大可引起椎管轻度梗阻和 CSF 蛋白增高。

(2)影像学检查

①MRI:矢状位图像可清晰显示空洞位置、大小和范围;是否合并 Anold-Chiari 畸形等,是确诊本病的首选方法,有助于选择手术适应证和设计手术方案。

②应用延迟脊髓 CT 扫描(DMCT):将水溶性造影剂注入蛛网膜下隙,在注射后 6、12、18 和 24 小时行脊髓 CT 检查,可显示高密度空洞影像。

③X 线片检查可发现脊柱侧弯或后突畸形、隐性脊柱裂、颈枕区畸形和 Charcot 关节等。

3. 诊断要点

(1)青壮年期发病,起病隐袭,缓慢进展。

(2)临床表现为节段性分离性感觉障碍、肌无力和肌萎缩、皮肤和关节营养障碍。

(3)常合并其他先天性畸形。

(4)MRI 或延迟 CT 扫描发现空洞可确

诊。

4. 鉴别诊断

(1)脊髓内肿瘤:早期可有分离性感觉障碍,但肿瘤病变节段短,进展较快,括约肌功能障碍出现较早,多为双侧锥体束征,可发展为横贯性损害,营养性障碍少见,梗阻时CSF蛋白明显增高。MRI检查可以确诊。

(2)颈椎病:多见于中老年,手及上肢出现轻度无力和肌萎缩,根痛较常见,感觉障碍呈根性分布,颈部活动受限或后仰时疼痛、颈椎 X 线片、MRI 检查可资鉴别。

【治疗】 目前尚无特效疗法,治疗上可考虑:

1. 对症治疗 可给予镇痛药、B 族维生素、ATP、辅酶 A、肌苷等。痛觉消失者应防止外伤、烫伤或冻伤,防止关节挛缩,辅助按摩等。

2. 手术治疗 较大空洞伴椎管梗阻可行上颈段椎板切除减压术,合并颈枕区畸形及小脑扁桃体下疝可行枕骨下减压,手术矫治颅骨及神经组织畸形。张力性空洞可行脊髓切开及空洞-蛛网膜下腔分流术。

3. 放射治疗 可试用放射性同位素[131]碘疗法(口服或椎管注射),但疗效不肯定。

【临床体会】

1. 脊髓空洞继发于小脑扁桃体下疝者多见,是脊髓生理畸形,损伤脊髓导致神经功能麻痹,其并发症是损伤脊髓平面以下的运动、感觉知觉痛温觉减退等肢体功能障碍。

2. 约有 20% 的病人骨关节损害,常为多发性,上肢多见,关节肿胀,关节部位的骨质萎缩、脱钙、被磨损破坏,但无痛感。

3. 脊髓空洞症的自然病程尚不清楚,其预后与潜在病因、神经功能受损程度以及空洞的位置及范围有关,大多进展缓慢,常可迁延数十年之久,但中度至重度神经功能受损的病人较轻度受损者预后差,中央型空洞治疗反应差。

4. 由于外科水平以及瘫痪相关并发症护理技术的进步,死亡率可能有所下降。

(李志刚　胡运新)

第三节　脊髓压迫症

脊髓压迫症是一组具有占位效应的椎管内病变。脊髓受压后的变化与受压迫的部位、外界压迫的性质及发生速度有关。随着病因的发展和扩大,脊髓、脊神经根及其供应血管受压并日趋严重,一旦超过代偿能力,最终会造成脊髓水肿、变性、坏死等病理变化,出现脊髓半切或横贯性损害及椎管阻塞,引起受压平面以下的肢体运动、感觉、反射、括约肌功能以及皮肤营养功能障碍,严重影响病人的生活和劳动能力。

【病因和发病机制】 脊髓压迫症病因在成人以肿瘤最为常见,约占 1/3 以上;其次是炎症;少见病因包括脊柱损伤、脊柱退行性变、颅底凹陷症等先天性疾病以及脊髓血管畸形所致硬膜外及硬膜下血肿;在儿童则以椎管内肿瘤、外伤、感染和先天性脊柱畸形较为常见。

【诊断与鉴别诊断】

1. 临床表现

(1)临床分类:根据病程的发展可分为三类。

①急性脊髓压迫症:病人数小时至数日出现脊髓横贯性损害,表现为病变平面以下弛缓性截瘫或四肢瘫。

②亚急性脊髓压迫症:介于急性与慢性之间,出现持续性神经根痛,侧索受压出现锥体束征、感觉障碍及括约肌功能障碍。

③慢性脊髓压迫症:缓慢进展,临床上髓外与髓内病变表现不同。髓外压迫病变通常表现根痛期、脊髓部分受压期及脊髓完全受

压期,三期出现的症状体征常相互叠加。髓内压迫病变神经根刺激不明显,可早期出现尿便障碍和受损节段以下分离性感觉障碍。

(2)主要症状

①神经根症状:神经根性疼痛或局限性运动障碍,具有定位价值。早期病变刺激引起的根性痛,沿受损的后根分布的自发性疼痛,有时可表现相应节段"束带感"。随病变可由一侧、间歇性进展为双侧、持续性;前根受压可出现支配肌群束颤、肌无力和萎缩。

②感觉障碍:a.脊髓丘脑束受损出现受损平面以下对侧躯体痛温觉减退或消失;后索受压出现受损平面以下同侧深感觉缺失;横贯性损害上述两束均受损,表现为受损节段平面以下一切感觉均丧失。b.感觉传导纤维在脊髓内存在一定的排列顺序,使髓内与髓外病变感觉障碍水平及循序不同。髓外压迫的感觉障碍是由下肢向上发展;而髓内压迫的感觉障碍是自病变节段向下发展,鞍区感觉保留至最后才受累,称为马鞍回避。c.脊膜刺激症状表现为与病灶对应的椎体叩痛、压痛和活动受限,多由硬脊膜外病变引起。因此,感觉障碍对判断髓内外病变及脊髓压迫平面有重要参考价值。

③运动障碍:急性脊髓损害早期表现为脊髓休克,2~4周后表现为痉挛性瘫痪。慢性脊髓损伤,当单侧锥体束受压时,引起病变以下同侧肢体痉挛性瘫痪;双侧锥体束受压,则引起双侧肢体痉挛性瘫痪。初期为伸直性痉挛瘫,后期为屈曲性痉挛瘫。

④反射异常:脊髓休克时各种反射均不能引出。受压节段因后根、前根或前角受损出现相应节段的腱反射减弱或消失,锥体束受损则损害水平以下同侧腱反射亢进、病理反射阳性、腹壁反射及提睾反射消失。

⑤括约肌功能障碍:髓内病变早期出现括约肌功能障碍,圆锥以上病变双侧锥体束受累,早期出现尿潴留和便秘,晚期为反射性膀胱,而马尾及圆锥病变则出现尿、便失禁。

⑥自主神经症状:自主神经低级中枢位于脊髓侧角,病变节段以出现泌汗障碍、皮肤划痕试验异常、皮肤营养障碍、直立性低血压等表现为特征,若病变波及脊髓 $C_8 \sim T_1$ 节段则出现 Horner 征。

2. 辅助检查

(1)脑脊液检查

①脑脊液动力学改变:压颈试验可证明椎管是否有梗阻,但压颈试验正常并不能排除椎管梗阻。a.椎管部分阻塞:初压正常或略增高,压腹迅速上升,解除腹压缓慢下降,放出脑脊液后末压明显下降。b.椎管完全阻塞:在阻塞平面以下测压力很低甚至测不出,压腹可迅速上升,而颈静脉加压对脑脊液压力无影响,放出脑脊液后明显下降。

②脑脊液常规及生化改变:细胞计数一般均在正常范围,炎性病变多有白细胞计数升高;有出血坏死的肿瘤者红细胞和白细胞均升高;椎管完全梗阻时脑脊液蛋白明显增高,蛋白-细胞分离,甚至可超过 $10g/L$,流出后自动凝结,称为 Froin 征。

(2)影像学检查

①脊柱 X 线:一般正位、侧位即可,必要时加摄斜位。对于脊柱损伤,重点观察有无骨折错位、脱位和椎间隙狭窄等。椎旁脓肿和良性肿瘤常有阳性发现,如可见椎弓根间距增宽、椎弓根变形、椎间孔扩大、椎体后缘凹陷或骨质疏松。

②磁共振成像(MRI):能清晰地显示脊髓受压部位及范围、病变大小、形状及与椎管内结构关系,必要时可增强扫描推测病变性质。

③CT:有助于显示肿瘤与骨质之间的关系及骨质破坏情况。

④脊髓造影可显示脊髓的形态位置及脊髓腔状态,核素扫描可判断椎管梗阻部位,随着 CT、MRI 应用,这种检查方法很少应用。

3. 诊断要点　诊断脊髓压迫症的基本步骤:首先必须明确脊髓损害是压迫性的或

是非压迫性的,其次确定脊髓压迫的部位或节段,进而分析压迫是在脊髓内、髓外硬膜内或硬膜外病变以及压迫的程度,最后确定病变性质。

(1)明确是否存在脊髓压迫:根据病史中是否有脊柱外伤;慢性脊髓压迫症的典型表现分为根痛期、脊髓部分压迫期及脊髓完全受压期,脑脊液检查奎根试验阳性及 MRI 能提供最有价值的信息。

(2)脊髓压迫的纵向定位:早期的节段性症状对病变的节段定位有重大价值,如根痛、感觉障碍的平面、腱反射改变、肌肉萎缩、棘突压痛及叩痛等,脊髓造影和脊髓 MRI 也可以帮助定位。如出现呼吸困难、发音低沉,表明病变位于高颈髓($C_1 \sim C_4$);脐孔症阳性可见于 T_{10} 病变;圆锥病变($S_3 \sim S_5$)可出现性功能障碍、大小便失禁或潴留等。

(3)脊髓压迫的横向定位:定位脊髓压迫的病变位于髓内、髓外硬膜下或是硬膜外。病人的症状、体征及发展顺序对于横向定位很有帮助:若感觉运动障碍自压迫水平向远端发展,同时存在感觉分离现象,较早出现括约肌功能障碍等,表明压迫位于髓内可能性大;若早期有根痛,且出现脊髓半切综合征,则压迫位于髓外硬膜下可能大;若是急性压迫,根痛明显且有棘突叩痛,压迫常位于硬膜外;但尚需行脊髓 CT 或 MRI 进一步确定病变部位。

(4)脊髓压迫的方位:确定病变偏左或偏右对于确定手术显露范围有较大帮助,病变通常位于先出现运动障碍的那侧或运动障碍较重的那侧。侧方压迫常表现脊髓半切综合征,病灶侧出现根痛或束带感;前方压迫出现脊髓前部受压综合征;后方压迫则出现病损水平以下深感觉障碍、感觉性共济失调等。

(5)脊髓压迫病变性质:脊髓压迫定性诊断根据病变部位及发展速度。一般髓内或髓外硬膜下压迫以肿瘤为最常见;硬膜外压迫,多见于椎间盘突出,常有外伤史;炎性病变一般发病快,伴有发热与其他炎症特征;血肿压迫,常有外伤史,症状、体征进展迅速;转移性肿瘤,起病较快、根痛明显、脊柱骨质常有明显破坏。

4. 鉴别诊断 脊髓压迫症早期常有根痛症状,需与能引起疼痛症状的某些内脏疾病相鉴别,例如心绞痛、胸膜炎、胆囊炎、胃、十二指肠溃疡以及肾结石等。当出现脊髓受压体征之后则需进一步与非压迫性脊髓病变相鉴别。

(1)急性脊髓炎:急性起病,病前常有感冒或腹泻等全身的炎症症状,脊髓损害症状骤然出现,数小时至数天内发展达高峰,受累平面较清楚易检出,肢体多呈松弛性瘫痪,常合并有感觉和括约肌功能障碍,脑脊液白细胞数增多,以单核及淋巴细胞为主,蛋白质含量亦有轻度增高。若细菌性所致者以中性白细胞增多为主,脑脊液的蛋白质含量亦明显增高,MRI 可见病变脊髓水肿,髓内异常信号,可有增强。

(2)脊髓蛛网膜炎:本病起病缓慢,病程长,症状时起时伏,亦可有根痛,但范围常较广泛,缓解期内症状可明显减轻甚至完全消失,脊柱 X 线片多正常,脑脊液动力试验多呈现部分阻塞,伴有囊肿形成者,可完全阻塞脑脊液,脑脊液的白细胞增多、蛋白质可明显增高,脊髓造影可见造影剂在蛛网膜下隙分散成不规则点滴状、串珠状,或分叉成数道而互不关联。

(3)脊髓空洞症:起病隐袭,早期症状常为节段性的局部分离性感觉障碍,手部小肌肉的萎缩及无力,病变多见于下颈段及上胸段,亦有伸展至延髓者,脑脊液检查一般正常,MRI 可见髓内长 T_1 长 T_2 信号。

(4)肌萎缩侧索硬化症:为一种神经元变性疾病,主要累及脊髓前角细胞、延髓运动神经核及锥体束,无感觉障碍,多以手部起病,伴肌肉萎缩和束颤,查体可有腱反射亢进、病理征阳性,电生理显示广泛神经源性损害,脑脊液检查一般无异常,MRI 检查无明显异常。

【治疗】　应及早明确诊断,尽快去除脊髓受压的病因,手术是唯一切实有效的措施。同时应积极防治并发症,早期康复和加强护理。

1. 病因治疗　根据病变部位和病变性质决定手术方法,如病变切除术、去椎板减压术及硬脊膜囊切开术等。急性压迫病变力争发病或外伤事件 6 小时内减压;硬膜外转移肿瘤或淋巴瘤者应做放射治疗或化学治疗;髓内肿瘤者应视病灶边界是否清楚予以肿瘤摘除或放射治疗;恶性肿瘤或转移瘤如不能切除,可行椎板减压术,术后配合放化疗治疗;颈椎病和椎管狭窄者应做椎管减压,椎间盘突出者应做髓核摘除;硬脊膜外脓肿应紧急手术,并给予足量抗生素;脊柱结核在根治术同时进行抗结核治疗;真菌及寄生虫感染导致脊髓压迫症可用抗真菌或抗寄生虫治疗。

2. 药物治疗

(1)激素:脊髓急性损伤早期应用大剂量甲泼尼龙静脉注射可改善损伤后脊髓血流和微血管灌注,使脊髓功能得到改善。伤后 8 小时内给药,脊髓功能恢复最明显,伤后 24 小时内给药仍有治疗意义。使用时应注意其副作用。

(2)胃肠动力药物:西沙必利能改善脊髓损伤病人的结肠和肛门直肠功能障碍,促进排便。

3. 康复治疗

(1)心理康复治疗:存在心理障碍者需自行心理调整,必要时加用抗焦虑、抗抑郁药物治疗及心理辅导。

(2)脊髓功能的康复治疗:包括按摩、被动运动、主动运动、坐起锻炼等功能训练;另外可以进行功能重建,包括功能性神经肌肉电刺激、肌腱转移手术、交叉步态矫正术、大网膜脊髓移植术等,针对脊髓损伤病人性功能障碍可采用阴茎假体植入和真空缩窄等疗法;瘫痪肢体的理疗。

4. 防治并发症及对症支持治疗　包括预防感染、防止深静脉血栓、预防压疮、预防关节挛缩等。

【临床体会】

1. 病人的临床表现因病变性质的不同和病灶所在部位、发展速度、波及范围的不同而异。

2. 应及早明确诊断,脊椎 CT 检查对椎管狭窄和椎间盘脱出可助诊,脊髓磁共振则可显示脊髓本身病变。

3. 治疗原则是去除压迫病因。手术则是唯一有效的治疗方法。

4. 脊髓急性损伤的病人早期应用大剂量甲泼尼龙静脉注射可改善损伤后脊髓血流和微血管灌注,使脊髓功能得到改善。

5. 一般浅感觉恢复较快,少数病例压迫解除,痛觉即有一定程度恢复,或感到原有的束紧感消失。感觉恢复总是自上而下,而运动障碍的恢复往往自指(趾)端开始,括约肌功能障碍的恢复出现最晚。

6. 预后与诸多因素有关,如压迫病因的性质及其可能解除的程度、脊髓功能障碍的程度、髓受压平面的高低等,若术后 1 个月以上脊髓功能不见丝毫进步者,提示预后不良。

(李志刚　胡运新)

第四节　脊髓亚急性联合变性

脊髓亚急性联合变性(SCD)多认为是因体内维生素 B_{12} 缺乏引起的中枢和周围神经系统的变性疾病。其临床表现主要是因病变累及脊髓后、侧索引起,相应的表现有双下肢或四肢麻木、深感觉异常、感觉性共济失调、痉挛性瘫痪等，有时严重者大脑白质及视神经也可受累。

【病因和发病机制】 本病的发生与维生素 B_{12} 缺乏有关。维生素 B_{12} 缺乏可在其摄取、吸收、结合、转运及遗传因素中的任何环节发生障碍而导致。其机制尚不清楚，可能与下列因素有关：甲基转移反应障碍导致髓鞘形成障碍和髓鞘脱失；轴突的代谢障碍及中间产物毒性作用也会造成脱髓鞘病变；类脂质代谢障碍也可以引起轴突变性。

【诊断与鉴别诊断】

1. 临床表现

（1）SCD 多中年发病，男性多于女性，无明确发病时间，多为亚急性或慢性起病，症状逐渐加重。

（2）神经精神系统症状：常见的先是双足感觉异常，随后会有无力、痉挛步态及双下肢僵硬，可发展至上肢。深感觉障碍多表现为本体感觉和震动觉丧失，足部明显，共济失调、闭目难立征、跟膝胫试验多阳性，腱反射可增高或减低，病理征多阳性。部分可出现 Lhermitte 征，括约肌功能障碍，也可有痴呆、记忆力减退等智力障碍和抑郁、烦躁、幻想等精神症状。

（3）可出现血液、胃肠等方面广泛的病变，较多的是先出现胃肠及血液疾病。神经精神也可先出现。

2. 辅助检查

（1）血常规：多数有巨幼细胞贫血，但并非全有。

（2）血清维生素 B_{12} 和叶酸测定：常可见二者降低，但血清维生素 B_{12} 不能直接反映组织真实水平，血清维生素 B_{12} 正常时，还有可能出现功能性的不足。

（3）胃液分析：多数病人注射组胺做胃液分析发现抗组胺性胃酸缺乏，少数病人胃液仍有游离胃酸。

（4）脑脊液检查：多数正常，少数病例可有轻度蛋白升高。

（5）电生理检查：可以较早发现神经组织的功能改变，神经电生理检查可提示病变部位，有助于 SCD 的诊断，对评估治疗前后病情的发展变化很有意义，尤其可判断症状不典型的病人是否有神经系统的损害，从而减少误诊，包括：肌电图及神经传导速度、体感诱发电位、运动诱发电位、视觉诱发电位。

（6）MRI：可见脊髓后索、侧索出现局灶等 T_1 长 T_2 信号，典型表现为 T_2WI 序列病灶多为高信号；可在矢状位上看到脊髓后部有纵条状的病灶信号；而在轴位可看到较典型的"反兔耳征""倒 V 字征"病灶分布在脊髓后部。

3. 诊断要点 根据中年以后缓慢隐匿起病，亚急性或慢性病程，脊髓后索、锥体束及周围神经合并受损表现，血清维生素 B_{12} 减少，维生素 B_{12} 治疗后神经症状改善可确诊。

4. 鉴别诊断

（1）铜缺乏性脊髓病：其临床表现可与维生素 B_{12} 缺乏性亚急性联合变性十分相似。实验室检查主要特点为血清铜、铜蓝蛋白降低，可伴有贫血及粒细胞减少。脊髓 MRI 颈胸髓后索 T_2 高信号。补铜治疗后症状可能有部分改善，预防性补铜无效。

（2）脊髓压迫症：病灶常自脊髓一侧开始，早期多有神经根刺激症状，逐渐出现脊髓半切至横贯性损害症状，表现为截瘫或四肢瘫，平面较确切的传导束性感觉障碍，尿便障碍以及相应节段的肌萎缩。腰椎穿刺可见椎管梗阻，脑脊液蛋白增高，脊髓造影或脊髓 MRI 检查可供鉴别。

（3）视神经脊髓炎：起病较急，表现为横贯性或播散性脊髓损伤，病灶以下感觉、运动、括约肌障碍以及视神经改变，一般不伴有对称性周围神经损害，诱发电位、MRI 检查及脑脊液检查有助于鉴别。

（4）周围神经病：多种原因，特别是营养不良性或合并肿瘤的周围神经病可表现对称性四肢远端感觉及运动障碍,但多不伴贫血及维生素 B_{12} 缺乏,无脊髓侧索及后索损害体征,症状体征好转与恶化通常与维生素 B_{12} 治疗无密切关系。

(5)脊髓痨:表现后索及后根受损症状,如深感觉消失、感觉性共济失调、腱反射减弱或消失、肌张力明显降低、过电样痛等,但无锥体束征,脑脊液蛋白正常或轻度增高,90%的病人 CSF-IgG 增高及梅毒血清学检查阳性。

【治疗】

1. 药物治疗

(1)维生素 B_{12}:1000μg,肌内注射,每日 1 次,2 周后每周肌内注射 1000μg,可根据病情发展改善情况,1 个月后每个月肌内注射 1000μg,必要时需终身用药。

(2)贫血病人服用硫酸亚铁 0.3~0.6g,每日 3 次,或 10%枸橼酸铁铵溶液 10ml,每日 3 次;有恶性贫血者,叶酸与维生素 B_{12} 共同使用;不宜单独应用叶酸,否则会导致精神症状加重。

(3)胃液中缺乏游离胃酸的萎缩性胃炎病人,可服用胃蛋白酶合剂或饭前服稀盐酸合剂 10ml。

2. 康复治疗　包括肢体功能训练、电疗、针灸、理疗等。

【临床体会】

1. 维生素 B_{12} 缺乏是脊髓亚急性联合变性的主要病因,也是诊断脊髓亚急性联合变性的主要实验室指标及有力证据,但血清维生素 B_{12} 水平并不是诊断或排除诊断的唯一标准。维生素 B_{12} 正常或增高的病人,经维生素 B_{12} 治疗后症状好转也能诊断脊髓亚急性联合变性。

2. 早期静脉使用维生素 B_{12} 是治疗本病的有效手段,联合鞘内注射维生素 B_{12} 效果更加显著,能明显缩短疗程,很大程度上改善病人神经功能缺损症状,使病人短期内获益。

3. 本病的预后与早期诊断和治疗密切相关,3 个月以内确诊者,给予维生素 B_{12} 治疗后效果明显,有可能完全恢复;2~3 年后才治疗的,神经功能缺损可逐渐加重,预后差。

(胡琼力　胡运新)

第五节　脊髓血管病

脊髓血管病和脑血管病一样,可以发生梗死、出血、畸形、动脉瘤等,但由于脊髓内部解剖结构密集,较小的血管病损发生在脊髓相对在脑部可能引起更严重的临床后果。

【病因和发病机制】

1. 病因

(1)脊髓缺血性血管病:最常见的原因是由节段性动脉闭塞引起,如由远端主动脉粥样硬化、血栓形成或夹层动脉瘤引起的肋间动脉或腰动脉闭塞。其他原因有椎管内占位性病变或脊椎骨折、脱位对供血动脉主干的压迫,胶原性血管病、梅毒性血管炎、脊髓蛛网膜炎及血管畸形等。

(2)脊髓出血性血管病:病因常是外伤和血管畸形,其他原因有脊髓肿瘤、血液病(如

血友病、血小板减少性紫癜和白血病),极少数是动脉硬化性或炎症性动脉的破裂。

2. 发病机制

(1)各种原因导致脊髓缺血而致神经细胞变性、坏死、组织疏松、充满脂粒细胞、血管周围淋巴细胞浸润,晚期血栓机化被纤维组织取代,并有血管再通。

(2)脊髓内出血常侵及数个节段,中央灰质居多,脊髓外出血形成血肿或出血进入蛛网膜下隙,出血灶周围组织水肿、淤血及继发神经变性。

【诊断与鉴别诊断】

1. 临床表现

(1)缺血性脊髓血管病

①脊髓短暂性缺血发作:类似短暂性脑

缺血发作,起病突然,持续时间短暂,不超过24小时,恢复完全,不遗留任何后遗症。间歇性跛行和下肢远端发作性无力是本病的典型临床表现,行走一段距离后单侧或双侧下肢沉重、无力甚至瘫痪,休息或使用血管扩张药后缓解,或仅有自发性下肢远端发作性无力,反复发作,可自行缓解,间歇期症状消失。

②脊髓梗死:卒中样起病,脊髓症状在数分钟或数小时达高峰,因闭塞的供血动脉不同而分为:a. 脊髓前动脉综合征:以中胸段或下胸段多见,首发症状常为突然出现病变水平的相应部位根性疼痛或弛缓性瘫痪,脊髓休克期过后转为痉挛性瘫痪,痛温觉消失而深感觉存在。尿便障碍较明显,脊髓休克早期多为尿便潴留,大便之后逐渐恢复,很少出现大便失禁,尿失禁在后期较为常见。b. 脊髓后动脉综合征:脊髓后动脉极少闭塞,即使发生也因侧支循环良好而症状较轻且恢复较快。表现为急性根痛,病变水平以下深感觉消失,出现感觉性共济失调,痛觉和肌力保存,无尿便障碍。c. 中央动脉综合征:病变水平相应节段的下运动神经元瘫痪、肌张力减低、肌萎缩、多无感觉障碍和锥体束损害。

③脊髓血管栓塞:临床少见,与脑栓塞病因相同,主要表现为根痛、下肢单瘫或截瘫、尿便潴留等。转移瘤所致的脊髓血管栓塞,由于伴发脊髓和椎管内的广泛转移,病程进展较迅速。

(2)脊髓出血:很少见,可分为硬膜下出血、硬膜外出血、蛛网膜下腔出血或髓内出血,均可突然出现剧烈的背痛、截瘫、尿便障碍,病变水平以下感觉缺失等急性横贯性脊髓损伤的表现。脊髓蛛网膜下腔出血表现为突然背痛、脑膜刺激征和截瘫等;如仅为脊髓表面血管破裂可能只有背痛而无脊髓受压的表现。

(3)脊髓血管畸形:通常发生于男性,男女比例约为9:1。最常见的发病年龄是30—70岁。疾病的发生常与外伤、运动、怀孕和月经有关。脊髓血管畸形破裂出血最常见的部位是胸段和腰段的背侧和背外侧。以突然发病和症状反复出现为特点。多数病人以急性疼痛起病,有不同程度的截瘫、呈根性或传导性分布的感觉障碍及尿便障碍,少数以脊髓蛛网膜下腔出血为首发症状。动静脉畸形症状的周期性加剧与妊娠有关,可能与妊娠期内分泌改变使静脉压增高有关。脊髓血管畸形发展缓慢,临床表现缺乏特异性,诊断较为困难。

(4)脊髓静脉疾病:脊髓静脉系统疾病较动脉性疾病少见。表现为突发背痛、下肢单瘫或截瘫、尿便潴留等。

2. 辅助检查

(1)腰椎穿刺检查:脊髓梗死可以出现脊髓肿胀,但腰椎穿刺时椎管大多通畅,脑脊液蛋白可轻度升高。椎管内出血可导致脑脊液压力增高。血肿形成可造成椎管内不同程度阻塞,使脑脊液蛋白增高,压力降低,蛛网膜下腔出血则脑脊液呈均匀血性。

(2)影像学检查

①CT 或 MRI:可显示脊髓局部增粗、出血、梗死,增强后可以发现畸形血管。

②脊髓造影:可确定血肿部位,显示脊髓畸形血管的位置和范围,但不能区别病变类型,选择性脊髓动脉造影对诊断脊髓血管畸形最有价值,可明确显示畸形血管的大小、范围、类型与脊髓的关系,有助于治疗方法的选择。

3. 诊断要点 根据发病突然,伴疼痛,运动、感觉和自主神经的功能障碍等脊髓受损的表现以及症状体征符合脊髓血管分布,结合脑脊液和脊髓影像学可以作出临床诊断。

4. 鉴别诊断

(1)间歇性跛行:①血管性间歇性跛行系下肢动脉粥样硬化性狭窄、下肢动脉脉管炎或微栓子反复栓塞等病因所致,出现下肢间歇性疼痛、无力、苍白、皮肤温度降低、足背动脉搏动减弱或消失,超声多普勒检查有助于诊断。②马尾性间歇性跛行是由于腰椎管狭窄所致。常有腰骶区疼痛,行走后症状加重,休息后减轻或消失,腰前屈时症状可减轻,后仰时则加重,感觉症状比运动症状重等特点。

（2）脊髓硬膜动静脉瘘：是指供应脊髓或神经根的细小动脉在椎间孔穿过硬脊膜时与脊髓引流静脉出现了相互交通,导致静脉高压。多表现为进行性加重的脊髓缺血性病变。多见于中年男性,平均发病年龄 50 岁左右,常呈渐进性起病,逐渐出现双下肢无力,感觉障碍,常伴有尿便障碍。通常 2～3 年发展为截瘫。选择性脊髓动脉造影可确诊。

（3）急性脊髓炎：表现为急性起病的横贯性脊髓损害,但病前多有感染史或疫苗接种史,起病不如血管病快,无急性疼痛或根性疼痛等首发症状,脑脊液细胞数可明显增加,激素治疗有一定效果,轻症病人有自限性,预后相对较好。

（4）亚急性坏死性脊髓炎：可能是一种脊髓的血栓性静脉炎,成年男性多见,表现为缓慢进行性加重的双下肢无力伴肌萎缩,反射亢进,病理征阳性,损害平面以下感觉障碍,尿便障碍。腰骶段最易受累,胸段少见。

【治疗】

1. 缺血性脊髓血管病　其治疗原则与缺血性脑血管病相似。甘露醇等静脉滴注以减轻脊髓水肿；维持血压,低血压者应纠正血压；应用血管扩张药及促进神经功能恢复的药物。大剂量皮质类固醇激素、抗血小板药或抗凝药对脊髓缺血的疗效尚不肯定。对症处理和支持治疗、加强护理、避免压疮和尿路感染是必要的。

2. 脊髓出血　急性期应绝对卧床休息,疼痛时给予镇静镇痛药。硬膜外或硬膜下血肿,应紧急手术清除血肿,解除对脊髓的压迫,手术越早,效果越好。凝血障碍导致的脊髓出血应给予维生素 K。急性期过后,应尽早进行康复运动功能锻炼,促进功能恢复。

3. 脊髓血管畸形　畸形血管可以采用显微手术切除。由于血管介入科学的发展,栓塞简单易行,且可以在造影诊断的同时进行,可以作为首选方法。栓塞的异常动脉不能是脊髓的供血动脉,同时要求恰好闭塞在瘘口处和静脉起始端,以防止再通的发生。

【临床体会】

1. 脊髓血管病的预后取决于多种因素,如病人的年龄、体质、病变的程度和范围、有无合并症等,个体差异较大。大多数病人均会遗留不同程度的残疾,影响生活质量,个别还可危及生命。

2. 脊髓血管畸形为非自限性疾病,一旦患病,症状将进行性加重,直至出现不可逆的损害。一般 2 年内出现双下肢或排尿、排便等功能的进行性加重,2～4 年出现截瘫。如果早期诊断并进行有效的手术治疗,症状可减轻或消失,能明显改善病人的生活质量。

（胡琼力　胡运新）

第六节　脊髓蛛网膜炎

脊髓蛛网膜炎也称粘连性脊蛛网膜炎,是蛛网膜的一种慢性炎症过程,在某种病因的作用下,使蛛网膜逐渐增厚,引起脊髓和神经根的损害,或形成囊肿阻塞髓腔,或影响脊髓血液循环,最后导致功能障碍。发病年龄在 30－60 岁,男性多于女性,病变以胸腰段多见。

【病因和发病机制】

1. 病因

（1）原发性脊髓蛛网膜炎病因不明,可能与某种病毒感染有关。

（2）继发性脊髓蛛网膜炎多与椎管内某种感染、较重的椎管狭窄、脊髓损伤、椎管内注射药物、椎间盘手术、脊髓疾患如脊髓空洞症、多发性硬化症等引起的并发症。

2. 发病机制　在上述病因的作用下，使蛛网膜逐渐增厚、粘连，引起脊髓和神经根的损害；或形成囊肿阻塞髓腔；或影响脊髓血液循环而导致功能障碍。

【诊断与鉴别诊断】

1. 临床表现

(1)局限型：症状较轻，可发生于腰段、颈段及胸段，局限侵及几个节段的蛛网膜呈现节段性感觉障碍，括约肌障碍不明显，侵及神经根可以出现相应节段的肌肉萎缩及无力。

(2)弥漫型：症状较重，中年人多见，病变从胸段开始可以侵及颈段、腰段、圆锥及马尾部位，出现多发性节段性感觉障碍。可以出现肌力减退或瘫痪及括约肌功能障碍，腱反射降低或消失，腰穿时脑脊液压力初压较低。脑脊液呈无色透明，白细胞数目可轻度升高而蛋白质定量往往明显增高。

(3)囊肿型：脊髓肿瘤的临床表现相似。

2. 辅助检查

(1)腰椎穿刺：压颈、压腹试验呈部分性或完全性阻塞，脑脊液白细胞计数正常或稍多，蛋白中等度增高，糖和氯化物多数正常。

(2)椎管造影：造影剂在病变部位呈斑点状或片状不规则分布，如有阻塞平面，其边缘多不整齐。

(3)MRI 检查：有时可见小的蛛网膜囊肿。

3. 诊断要点

(1)亚急性或慢性起病，病程进展缓慢，症状可自行缓解或复发加重，复发加重多与感冒受凉或劳累有关。

(2)发病前常有感染、发热、椎管内药物注射史，或有脊柱疾患如外伤、增生、椎间盘突出、椎管狭窄，或脊髓病变如肿瘤、多发性硬化、脊髓空洞症等。

(3)临床症状与病变部位及程度相关，早期常有后根刺激症状，如上肢及胸背部呈放射性疼痛或有束带感，休息后症状减轻，其后出现不同程度的脊髓受损症状。少数病人病初即可出现脊髓横贯症状。病变弥散者，除主要病变部位的神经体征外，常有多发性脊髓或神经根损害症状，如横贯水平以下感觉减退区内尚有根性分布的感觉障碍；痉挛性瘫痪部位内有局限性的肌肉萎缩或肌纤维震颤等。

(4)体格检查时体征一般不对称。

(5)结合脑脊液、椎管造影及 MRI 检查结果可进一步明确诊断。

4. 鉴别诊断

(1)脊髓肿瘤：起病缓慢，有进行性脊髓压迫症状，症状和体征与受压迫的脊髓节段要对应，MRI 增强扫描和椎管造影有助于鉴别。

(2)颈椎间盘突出：可表现为单侧或双侧上肢疼痛或麻木感，手或前臂可有轻度肌萎缩，一般中老年多见，颈椎 X 线检查可见生理曲度变直或反弓，病变椎间隙变窄；颈椎MRI 检查可见椎间盘突出、椎间隙变窄。

【治疗】

1. 药物治疗

(1)积极治疗原发病：如抗感染或抗结核治疗等。

(2)激素治疗：氢化可的松 $100\sim200$ mg或地塞米松 $10\sim20$ mg＋生理盐水 100ml，静脉滴注，每日 1 次，$7\sim14$ 天后改为口服泼尼松 $30\sim40$ mg，以后每周减 5 mg，直至停药。

(3)神经营养治疗：可选用 B 族维生素及其他神经营养药物。

2. 腔内注射　症状较重时可脊髓腔内注射地塞米松，一般每周 1 次，$4\sim5$ 次为 1个疗程。

3. 手术治疗　囊肿型或局部粘连型可做囊肿摘除及粘连分离术，术后辅以药物治疗。

4. 康复治疗　包括针灸、理疗、体疗等。

【临床体会】

1. 弥漫型脊髓蛛网膜炎以内科治疗为

主,不宜做手术治疗,因手术亦可造成再粘连。而囊肿型及粘连局限型的脊髓蛛网膜炎施以外科手术效果较好。

2. 手术治疗选择诊断明确、病变局限、经非手术治疗脊髓功能损害继续发展、经椎管造影证实有椎管阻塞或症状顽固严重影响工作、生活的病人。以减压为主要目的,不强求粘连的充分松解。

3. 鞘内注射忌用氢化可的松蛛网膜下隙内注射,因其系高浓度的酒精溶液;也可以无菌氧气缓慢注入蛛网膜下隙冲破粘连和改善局部血液循环,但易引起一过性头痛。

4. 加强护理,对瘫痪病人要注意预防尿路感染及褥疮。

（胡琼力　胡运新）

第 *11* 章

周围神经疾病

周围神经疾病是指原发于周围神经系统结构或者功能损害的疾病。周围神经包括除嗅、视神经以外的脑神经和脊神经、自主神经及其神经节。周围神经从功能上分为感觉传入和运动传出两部分。前者由脊神经后根、后根神经节及脑感觉神经组成。周围神经疾病包括脑神经疾病和脊神经疾病二大类，其中脑神经疾病：三叉神经痛、特发性面神经麻痹、舌咽神经痛、面肌痉挛、多发性脑神经损害；脊神经疾病：单神经病及神经痛、多发性神经病、急性炎症性脱髓鞘性多发性神经病、慢性炎症性脱髓鞘性多发性神经病。

【病因和发病机制】

1. 病因　周围神经疾病的发病原因较为复杂，临床上主要有：

（1）特发性：自身免疫性疾病。

（2）营养及代谢性：酒精中毒、糖尿病、维生素缺乏。

（3）药物及中毒：氯霉素、乙胺丁醇、苯妥英钠等。

（4）传染及肉芽肿性：麻风、艾滋病、白喉等。

（5）血管炎性：类风湿、系统性红斑狼疮、硬皮病等。

（6）肿瘤性及副蛋白血症性：淋巴瘤、副肿瘤综合征。

（7）遗传性：特发性及家族性、代谢性。

（8）嵌压性：腕管综合征、椎间盘突出症。

2. 发病机制　各种不同原因，选择性地损伤了周围神经的不同部位，使远端轴突不能得到由神经元胞体提供的营养，致使轴突髓鞘变性即正向运输障碍，逆向运输受累则可引起轴索再生障碍。

【诊断思路】

1. 病史的采集　了解病人起病方式，是急性、慢性还是亚急性；疾病的演变过程；既往病史，如糖尿病、免疫性疾病、传染病、遗传性疾病等；病人的生活习惯，如长期酗酒等。

2. 临床表现　周围神经疾病有许多特有的症状和体征，主要有：①感觉障碍：表现为感觉缺失、感觉异常、疼痛、感觉性共济失调；②运动障碍：下运动神经元性瘫痪，肌力减低或丧失、肌萎缩，肌束震颤、肌纤维颤搐、痛性痉挛等，常伴有腱反射减低或消失；③自主神经功能障碍：表现为无汗、竖毛障碍及直立性低血压，严重者可出现无泪、无涎、阳萎及膀胱直肠功能障碍等。

3. 辅助检查

（1）神经传导速度和肌电图检查：对周围神经疾病的诊断很有价值，可发现亚临床型周围神经病，协助病变定位，可鉴别轴突变性及脱髓鞘性神经病，也可鉴别运动神经病变和肌病所致的肌萎缩。

（2）周围神经组织活检：一般用于临床及其他实验室检查定性困难者，可判断周围神经损伤部位，如轴索、神经膜细胞、间质等。部分周围神经病还可通过病理组织检查明确疾病性质如麻风、淀粉样变性等。

（3）实验室检查

①病因学检查：免疫学、遗传学、微生物学、毒物定性定量。

②常规化验：如血糖、血脂、肝肾功能、B族维生素、微量元素等。

③脑脊液检查：常规、生化、免疫学、细胞学检查。

4. 明确定位与定性

（1）疾病的定位：根据病人的临床症状、体征和辅助检查的改变进行定位，明确病人是单神经病变、多种单神经病变、神经根丛病变还是多发性神经病变；是感觉神经、运动神经、自主神经还是混合神经；是髓鞘病变、轴索病变，还是髓鞘＋轴索病变。

（2）寻找疾病的病因：病因诊断相对困难，需要结合病人的病史、病程的发展、症状体征和检查结果综合判断，任何一项单独的辅助检查都不能作为诊断的金标准。

（曾昭龙）

第一节　急性炎症性脱髓鞘性多发神经病

急性炎症性脱髓鞘性多发神经病（AIDP）又称吉兰-巴雷综合征（GBS），是由自身免疫介导的急性炎性周围神经病，主要病变为多发神经根和周围神经节段性脱髓鞘。临床特征为急性起病，症状多在 2 周左右达到高峰，表现为多发神经根及周围神经损害，常有脑脊液蛋白-细胞分离现象，多呈单时相自限性病程，静脉注射免疫球蛋白（IVIG）和血浆交换（PE）治疗有效。

【病因和发病机制】

1. 病因　本病病因尚不明确。约 70％的病人发病前 8 周内有前驱感染史，多见于病前 1～2 周，少数病人有手术史或疫苗接种史。空肠弯曲菌（CJ）感染最常见，约占 30％，腹泻为前驱症状的 GBS 病人 CJ 感染率高达 85％，常与急性运动轴索型神经病（AMAN）有关。另外有研究表明巨细胞病毒与严重感觉型 GBS 相关。

2. 发病机制　目前认为 GBS 是一种自身免疫性疾病，具有自限性。由于病原体某些成分的结构与周围神经的组分相似，机体发生错误的免疫识别，自身免疫性 T 细胞及自身抗体对周围神经组分进行免疫攻击，导致周围神经脱髓鞘。

【诊断与鉴别诊断】

1. 临床表现

（1）任何年龄、任何季节均可发病。多数病人发病前 1～3 周有上呼吸道感染和腹泻病史，包括空肠弯曲菌、巨细胞病毒、肺炎支原体或其他病原菌感染，或疫苗接种、手术、器官移植等。

（2）发病形式：急性起病，病情多在 2 周左右达到高峰。

（3）神经系统表现

①运动障碍：表现为弛缓性肢体肌肉无力，是 AIDP 的核心症状。多数病人肌无力从双下肢向上肢发展，数日内逐渐加重，少数病人病初呈非对称性；肌张力可正常或降低，腱反射减低或消失，而且经常在肌力仍保留较好的情况下，腱反射已明显减低或消失，无病理反射。

②脑神经受损：30％～53％的病人可有脑神经麻痹。成人以双侧面神经麻痹常见，儿童以舌咽、迷走神经麻痹常见，且可能作为首发症状就诊；严重者可出现颈肌和呼吸肌无力。

③感觉障碍：约 80％的病人有感觉障碍，可表现为：①主观感觉异常，如四肢麻木、肌肉疼痛和蚁走感等。②客观感觉障碍，如手套、袜套样感觉减退或过敏，特点为主观感觉异常重于客观检查异常。

④自主神经系统功能障碍：2/3 的病人可有交感神经及副交感神经功能不全的症

状,如心动过速、体位性低血压或血压增高、面部潮红等,但括约肌一般不受影响。

2. 辅助检查

(1)脑脊液检查:①脑脊液蛋白-细胞分离是 GBS 的特征之一,多数病人在发病几天内蛋白含量正常,2～4 周脑脊液蛋白不同程度升高,但较少超过 1.0g/L;糖和氯化物正常;白细胞计数一般＜$10×10^6/L$。②部分病人脑脊液出现寡克隆区带或脑脊液抗神经节苷脂抗体阳性。

(2)血清学检查:无明显特异性,少数病人出现肌酸激酶(CK)轻度升高,肝功能轻度异常或血清抗神经节苷脂抗体阳性等。

(3)神经电生理:肌电图检查早期可能仅见 F 波或 H 反射延迟或消失(F 波异常代表神经近端或神经根损害,有助于诊断节段性病变,应检查多根神经);神经传导速度减慢,远端潜伏期延长,动作电位波幅正常或轻度异常。

(4)神经活体组织检查:必要时可行神经活检,但不需要神经活体组织检查确定诊断。

3. 诊断要点

(1)发病前 1～3 周常有前驱感染史,起病急,进行性加重,约 2 周达高峰。

(2)肢体呈对称性弛缓性瘫痪,延髓支配肌肉、面部肌肉无力,伴四肢末端手套样、袜套样痛觉减退,重症者可有呼吸肌无力。

(3)查体见四肢腱反射减低或消失。

(4)脑脊液检查示蛋白-细胞分离现象。

(5)电生理检查提示远端运动神经传导潜伏期延长、传导速度减慢、F 波异常、传导阻滞、异常波形离散等。

(6)多呈单相自限性病程。

4. 鉴别诊断

(1)脊髓灰质炎:其瘫痪多呈不对称性,或只侵犯某一肢或某一肌群;无感觉症状及体征;无 CSF 蛋白-细胞分离现象;神经电生理检查无周围神经损害表现。

(2)急性横贯性脊髓炎:发病前 1～2 周

有发热病史,起病急,1～2 日出现截瘫,受损平面以下运动障碍伴传导束性感觉障碍。早期出现尿便障碍,脑神经不受累。磁共振平扫可见脊髓病变。

(3)周期性瘫痪:表现为四肢肌肉的发作性、弛缓性瘫痪,无感觉障碍及脑神经损害。发作时伴有血清钾的改变及其相应的心电图异常(U 波),低钾型最常见。

(4)重症肌无力:可呈弛缓性瘫痪,但症状波动、晨轻暮重,无感觉障碍,脑脊液检查正常,新斯的明试验可协助鉴别。

5. 特殊类型 GBS 的临床特点及诊断

(1)急性运动轴索性神经病(AMAN):AMAN 以广泛的运动脑神经纤维和脊神经前根及运动纤维轴索病变为主。临床以儿童更常见,多在夏秋发病;多有腹泻等前驱感染史。诊断参考 AIDP 诊断标准,突出特点是神经电生理检查提示近乎纯运动神经受累,并以运动神经轴索损害明显。

(2)急性运动感觉轴索性神经病(AM-SAN):AMSAN 以广泛神经根和周围神经的运动与感觉纤维的轴索变性为主。临床多有脑神经运动功能受累,同时有感觉障碍,甚至部分出现感觉性共济失调,且常有自主神经功能障碍。诊断参照 AIDP 诊断标准,突出特点是神经电生理检查提示感觉和运动神经轴索损害明显。

(3)Miller Fisher 综合征(MFS):与经典 GBS 不同,以眼肌麻痹、共济失调和腱反射消失为主要临床特点。临床多以复视起病。相继出现对称或不对称性眼外肌麻痹,部分病人有眼睑下垂,少数出现瞳孔散大,但瞳孔对光反应多数正常。肌力正常或轻度减退,部分有延髓部肌肉和面部肌肉无力,四肢远端和面部麻木,感觉减退,膀胱功能障碍。实验室检查主要特征为大多数 MFS 病人血清 GQ1b 抗体阳性。电生理检查非诊断MFS 的必需条件。重点需与 GQ1b 抗体相关的 Bickerstaff 脑干脑炎、急性眼外肌麻痹、视神经脊髓炎、重症肌无力等鉴别。

（4）急性泛自主神经病（ALN）：较少见，以自主神经受累为主。临床以广泛的交感神经和副交感神经功能障碍为特点，不伴或伴有轻微肢体无力和感觉异常。需与其他病因导致的自主神经病，如中毒、药物相关、血卟啉病、糖尿病、急性感觉神经元神经病、交感神经干炎等鉴别。

（5）急性感觉神经病（ASN）：少见，以感觉神经受累为主。临床以对称性肢体感觉异常为特点，神经电生理检查提示感觉神经损害。需与其他导致急性感觉神经病的病因，如糖尿病痛性神经病、中毒性神经病、急性感觉自主神经元神经病、干燥综合征合并神经病、副肿瘤综合征等相鉴别。

【治疗】

1. 一般治疗

（1）心电监护：有明显的自主神经功能障碍者，应给予心电监护。

（2）呼吸道管理：病情严重者，注意保持呼吸道通畅，加强吸痰及防止误吸。若有呼吸肌受累，必要时可予气管插管或气管切开，机械辅助通气。

（3）营养支持：根据病人病情，必要时及时予鼻饲甚至静脉营养支持。

（4）其他对症处理。

2. 免疫治疗

（1）IVIG（免疫球蛋白静脉注射）：尽早应用，可予 0.4g/（kg·d），每天静脉滴注 1 次，疗程 3～5 天。

（2）PE（血浆置换）：每次血浆交换量为 30～50ml/kg，在 1～2 周进行 3～5 次。

（3）糖皮质激素冲击治疗：甲泼尼龙 500～1000mg＋5％GS 500ml，静脉滴注，每日 1 次，连用 3～5 天后逐渐减量；或地塞米松 10～20mg＋5％GS 250ml，静脉滴注，每日 1 次，连用 7～10 天。糖皮质激素主要的不良反应有电解质紊乱、消化性溃疡等，应用过程中注意护胃、补钾、补钙等。甲泼尼龙浓度过高或静滴过快容易诱发心律失常，应用大剂量甲泼尼龙冲击治疗时应加以注意，使用时稀释于 500ml 的葡萄糖或氯化钠溶液中，缓慢静滴至少 3～4 小时。

3. 神经营养　病程中需予补充 B 族维生素（如维生素 B_1、维生素 B_6、维生素 B_{12}、神经节苷脂）。

4. 康复治疗　病情稳定后，应早期进行神经功能康复锻炼预防失用性肌萎缩和关节挛缩。

【临床体会】

1. 脑脊液蛋白-细胞分离是 AIDP 的特征之一，血清及脑脊液中的抗神经节苷脂抗体检测对 AIDP 的诊断有重要意义。

2. PE 和 IVIG 是治疗 AIDP 的一线治疗方法，但联合治疗并不增加疗效，故推荐单一使用；激素被认为治疗 AIDP 无效，但无条件行 PE 或 IVIG 治疗的病人可试用激素治疗。

3. PE 治疗 AIDP 需尽早使用，发病 2 周后治疗无效。使用过程中应注意其禁忌证和不良反应，PE 的禁忌证主要是严重感染、心律失常、心功能不全、凝血系列疾病等；其不良反应为血流动力学改变可能造成血压变化、心律失常，使用中心导管引发气胸和出血以及可能合并败血症。

4. 本病具有自限性，一般在 2 周左右达到高峰，经积极治疗多数病人神经功能在数周至数月内基本恢复，少数遗留持久的神经功能障碍。病死率 3％～5％，主要死于呼吸衰竭、感染等并发症。

第二节　慢性炎症性脱髓鞘性多发性神经病

慢性炎症性脱髓鞘性多发性神经病(CIDP)是一种慢性病程进展的、临床表现与AIDP相似的免疫介导的运动感觉周围神经病,约占总 GBS 病例的 15%。根据其病程特点临床上可分为 4 种类型:即慢性单相型、慢性复发型、阶梯式进展型、慢性进行型,其中以慢性复发型及慢性进行型多见。

【病因和发病机制】　本病的病因不清,虽然目前认为 AIDP 与胃肠道或上呼吸道前驱感染有关,而 CIDP 的病因学研究并未提示与前驱感染的关系。

其发病机制也不完全清楚,考虑与免疫介导有关,但 CIDP 的机制及其与 AIDP 的关系并不清楚。在 CIDP 中,自身免疫反应性 T 细胞和 B 细胞发生分化,引起周围神经的自身免疫性损害,分子模拟可能是重要的病理启动机制。在 AIDP 的研究中,发现了一系列周围神经抗原和相关的自身抗体,但 CIDP 的分子模拟机制在分子靶点上缺少足够的证据,同时分子模拟假说不能解释 CIDP 的全部免疫学和病理学改变。CIDP 似乎是一种器官特异性的免疫介导的疾病,起源于细胞免疫反应和体液免疫反应对特征未完全确定的周围神经抗原的协同相互作用。

【诊断与鉴别诊断】

1. 临床表现

(1)经典型 CIDP

①发病年龄:可见于任何年龄,40－60岁多见,发病无性别差异。

②前驱感染史:较少有明确的前驱感染史。

③发病类型:可分为慢性单相型、慢性进展型和缓解复发型。

④起病形式及病程:慢性起病,症状进展在 8 周以上;但约有 16% 的病人呈亚急性起病,症状进展较快,4～8 周即达高峰,且对糖皮质激素反应敏感,这部分病人目前仍倾向

归类于 CIDP 而非 AIDP。

⑤主要临床表现:CIDP 症状局限于周围神经系统。

a. 脑神经异常:仅少部分病人出现面瘫或眼肌麻痹,偶可累及延髓肌脑神经,少数有视盘水肿。

b. 运动障碍:以近端肌无力为突出特点,可伴有不同程度的肌肉萎缩,少见呼吸肌受累。

c. 感觉障碍:可有手套、袜套样针刺觉减退,可伴有深感觉减退,严重者出现感觉性共济失调。客观感觉检查可发现感觉丧失,以肢体远端较重。

d. 腱反射异常:腱反射减弱或消失,甚至正常肌力者的腱反射减弱或消失。

e. 自主神经功能障碍:可表现为体位性低血压、括约肌功能障碍及心律失常等。

(2)变异型 CIDP

①纯运动型:选择性累及运动纤维,传导阻滞较常见,对静脉免疫球蛋白(IVIG)反应较激素好。

②感觉型 CIDP 或慢性感觉性脱髓鞘性神经病:以肢体末端感觉障碍起病,甚至出现感觉性共济失调,虽然只有感觉症状,但电生理提示神经传导速度存在典型 CIDP 的运动纤维受损,随着病程进展可出现运动受累的症状。

③轻型:肌力通常是正常的,症状包括远端麻木、麻刺或无力,随着病程延长可进展。

④多灶型(多灶性获得性脱髓鞘性感觉运动神经病):临床表现为多灶性神经病,受累神经存在传导阻滞,存在感觉损害的证据,激素反应好。

⑤远端型(远端获得性脱髓鞘性对称性神经病):近端肌力不受累,未发现单克隆蛋白,且治疗反应与经典型 CIDP 类似。

⑥慢性免疫性感觉性多发性神经根病：临床表现为感觉性共济失调和大纤维性感觉缺失。电生理检查躯体感觉诱发电位提示感觉神经根受累，但神经传导速度正常。其组织学模式与 CIDP 类似。

2. 辅助检查

(1)电生理检查：运动神经传导测定提示周围神经存在脱髓鞘性病变，在非嵌压部位出现传导阻滞或异常波形离散对诊断脱髓鞘病变更有价值。通常选择一侧的正中神经、尺神经、胫神经和腓总神经进行测定。神经电生理检测结果必须与临床表现相一致。电生理诊断标准参考表 11-1。

(2)脑脊液检查：多数病人存在脑脊液蛋白-细胞分离现象，蛋白质可高达 2.00g/L 以上，细胞数多正常。

(3)腓肠神经活体组织检查：怀疑本病但电生理检查结果与临床不符时，需要行神经活体组织检查。主要病理改变为有髓神经纤维出现节段性脱髓鞘、轴索变性、施万细胞增生并形成洋葱皮样结构、单核细胞浸润，少数病人有 IgG 和 C3 补体沉积；神经活体组织检查还可以除外血管炎性周围神经病和遗传性周围神经病。

表 11-1　电生理诊断标准(Bergh,2004)

项目	定量异常
A.2 个运动神经，至少符合下列 2 项	
传导速度	30%
远端潜伏期	150%
F 波潜伏期	150%
传导阻滞	50%
异常时间离散	30%
B. 另 1 个神经(符合 A)，还需符合下列标准的 1 项	
F 波缺如	在 2 个神经具有远端阴性波
传导阻滞	CMAP 波幅>20%
	50% 在 1 个神经

①定量异常是正常值的上限或下限的百分率值；②CMAP：复合肌肉动作电位(compound muscle action potential)；③异常时间离散(temporal dispersion)：异常时间离散定义为近端和远端复合肌肉动作电位的时程增加>15%

3. 诊断要点　CIDP 的诊断目前仍为排除性诊断。符合以下条件的可考虑本病。

(1)症状进展超过 8 周，慢性进展或缓解复发。

(2)临床表现为不同程度的肢体无力，多数呈对称性，少数为非对称性(如 MAD-SAM)，近端和远端均可累及，四肢腱反射减低或消失，伴有深、浅感觉异常。

(3)脑脊液蛋白-细胞分离。

(4)电生理检查提示周围神经传导速度减慢、传导阻滞或异常波形离散。

(5)除外其他原因引起的周围神经病。

(6)糖皮质激素治疗有效。

4. 鉴别诊断

(1)POEMS 综合征：表现为多发性周围神经病(髓鞘脱失为主)、脏器肿大(如肝、脾、淋巴结肿大)、内分泌异常(糖尿病、甲状腺功能低下等)、M 蛋白(通常为 IgG 型，λ 轻链增多)和皮肤改变(肤色变深)，需通过全身多系统检查，方可与 CIDP 鉴别。

(2)多灶性运动神经病(MMN)：MMN 是一种仅累及运动的不对称的 CADP。成年男性多见,起病初期为不对称的上肢远端无力,逐渐累及上肢近端和下肢,也可下肢起病。受累肌肉分布呈现多数单神经病的特点。神经电生理检查提示为多灶性分布的运动传导阻滞。MMN 与典型的 CIDP 不难鉴别,但与 MADSAM 很相似,两者的鉴别点在于:前者无感觉症状,血清中可检出 IgM 型抗神经节苷脂 GM1 抗体,静脉注射免疫球蛋白或环磷酰胺治疗有效,而糖皮质激素治疗无效;后者伴感觉症状,血清中无抗神经节苷脂 GM1 抗体,糖皮质激素治疗有效。

(3)癌性周围神经病(副肿瘤综合征):是由于癌症引起的非转移性周围神经损害。多为纯感觉性或感觉运动性,感觉症状较明显,病程进行性发展,部分病人血清中可检出肿瘤相关的自身抗体,周围神经受损可先于癌症出现,也可同步或后续出现。多见于中老年人,免疫治疗效果差。主要通过对癌症的全面检查得以确诊和鉴别。

(4)单克隆丙种球蛋白病(MGUS)伴周围神经病:CADP 可见于原因不明的 MGUS,最多见的是 IgM 型 MGUS,与经典型 CIDP 不同的是,MGUS 伴发的周围神经病感觉症状重于运动症状,远端受累更明显,约 50% 病人抗髓鞘相关糖蛋白(MAG)抗体阳性。该病对免疫抑制药或免疫调节药治疗反应差,但可能对利妥昔单抗治疗有效。偶尔 IgG 或 IgA 型 MGUS 亦可伴发 CADP,其临床和电生理特点与 CIDP 相似。免疫固定电泳发现 M 蛋白是诊断 MGUS 伴周围神经病的关键。

(5)CIDP 还需与各种原因引起的慢性多发性周围神经病,如代谢性、药物性、中毒性、结缔组织病等引起的周围神经病鉴别,在青少年发生者还需与各种遗传性脱髓鞘性周围神经病,如腓骨肌萎缩症(CMT)等鉴别。

【治疗】

1. 免疫治疗

(1)糖皮质激素

①甲泼尼龙:每日 $500\sim1000mg$,静脉滴注,连续 $3\sim5$ 天,然后逐渐减量或直接改口服泼尼松 $1mg/(kg \cdot d)$,清晨顿服,维持 $1\sim2$ 个月后逐渐减量。

②地塞米松:每日 $10\sim20mg$,静脉滴注,连续 7 天,然后改为泼尼松 $1mg/(kg \cdot d)$,清晨顿服,维持 $1\sim2$ 个月后逐渐减量。

③泼尼松:直接口服泼尼松 $1mg/(kg \cdot d)$,清晨顿服,维持 $1\sim2$ 个月后逐渐减量。

(2)免疫球蛋白(IVIG):$400mg/(kg \cdot d)$,每日 1 次,静脉滴注,连续 $3\sim5$ 天为 1 个疗程。每个月重复 1 次,连续 3 个月,有条件或病情需要者可延长应用数月。一旦症状复发,重复使用仍有效。

(3)血浆置换(PE):有条件者可选用。每个疗程 $3\sim5$ 次,间隔 $2\sim3$ 天,每次交换量为 $30ml/kg$,每个月进行 1 个疗程。

(4)其他

①环磷酰胺:冲击治疗可予每次 $400mg$,每周 2 次,静脉滴注;或是每次 $800mg$,每周 1 次,静脉滴注;上述剂量连续使用 4 周后改口服,口服剂量为 $1\sim2mg/(kg \cdot d)$,累计总量至 10g。

②硫唑嘌呤:口服 $3\sim4mg/(kg \cdot d)$,最多不超过每天 $300mg$,$2\sim3$ 个月起效,一般总剂量 10g,若疗效不满意,累计总量可达 20g。

③环孢素 A:对某些 CIDP 病人有效,初始剂量为 $10mg/(kg \cdot d)$,后减为 $5mg/(kg \cdot d)$,可维持数年。为减少肾毒性可分每天 $2\sim3$ 次口服。

2. 神经营养　可应用 B 族维生素治疗,包括维生素 B_1、维生素 B_{12}(氰钴胺、甲钴胺)、维生素 B_6 等。

3. 对症治疗　有神经痛者,可应用卡马西平、阿米替林、曲马朵、加巴喷丁、普瑞巴林等。

4. 康复治疗　病情稳定后,早期进行正规的神经功能康复锻炼,以预防失用性肌萎缩和关节挛缩。

【临床体会】

1. CIDP 在临床上并不少见,其脑脊液蛋白-细胞分离不典型,神经节苷脂抗体检测多为阴性,肌电图等电生理检查对诊断有重要帮助。

2. 糖皮质激素、免疫球蛋白、血浆置换为 CIDP 的一线治疗,而以糖皮质激素为首选。对一线治疗效果不理想,或产生激素依赖或激素无法耐受者,可选用或加用硫唑嘌呤、CTX、环孢素、甲氨蝶呤等免疫抑制药。

3. 注意糖皮质激素使用方法及疗程,由于激素使用量大且疗程长,在使用激素过程中注意补钙、补钾和保护胃黏膜。

4. 在应用 IVIG 后 3 周内,不能进行血浆交换治疗。

5. 二线免疫抑制药如硫唑嘌呤、CTX、环孢素、甲氨蝶呤等不良反应多,必须监测血常规、肝功能、肾功能,治疗初期隔日检查 1 次。

6. 由于 CIDP 的直接病因以及始动的诱发因素并不明确,所以缺乏明确的一级预防建议,目前尚无预防措施及预防性药物。一些年轻女性病人的复发与妊娠相伴随,提示孕期风险增高,在孕期应注意神经系统症状的变化。

7. 缓解-复发型 CIDP 病人预后较持续进展型好,年龄较轻者较年龄较大者预后好。约有 4% 的病人可完全恢复,60% 左右的病人症状较轻,能正常地生活和工作。

（廖硕希　曾昭龙）

第三节　特发性面神经麻痹

特发性面神经麻痹也称 Bell 麻痹,是常见的脑神经单神经病变,为面瘫最常见的原因,确切病因未明,可能与病毒感染或炎性反应等有关。临床多为急性起病,多在 3 天左右达到高峰,表现为单侧周围性面瘫,无其他可识别的继发原因。本病具有自限性,但早期合理的治疗可以加快面瘫的恢复,减少并发症。

【病因和发病机制】　本病的确切原因未明,部分病人与嗜神经病毒感染有关,部分病人因局部受风吹或着凉起病。通常认为茎乳孔内的面神经急性病毒感染和水肿所致神经受压或局部血液循环障碍而产生面神经麻痹;也有人认为本病属一种自身免疫反应。

【诊断与鉴别诊断】

1. 临床表现

(1)一般情况:各种年龄均可发病,但以青、壮年多见,病前常有受寒或感冒、疲劳史。面肌无力前几小时到 1～2 天,可有患侧耳后或乳突区或下颌角疼痛,随后出现一侧面神经麻痹。

(2)发病形式:急性起病,症状多在 3 天左右达到高峰。

(3)面部表情肌不同程度瘫痪:受累侧闭目、皱眉、鼓腮、示齿和闭唇无力、额纹消失、眼裂扩大、鼻唇沟变浅以及口角向健侧歪斜;可伴有同侧耳后疼痛或乳突压痛。

(4)不同部位的面神经受累可出现不同的症状:

①膝状神经节前损害:可伴有同侧舌前 2/3 味觉消失、听觉过敏、泪液和唾液分泌障碍。

②膝状神经节损害:除膝状神经节前损害表现外,还有耳郭和外耳道感觉迟钝、外耳道和鼓膜上出现疱疹,称亨特综合征,为带状疱疹病毒感染所致。

③茎乳孔附近病变:仅有典型的周围性面瘫的症状与体征。

2. 辅助检查　对于特发性面神经麻痹的病人不建议常规进行化验、影像学和神经电生理检查。如需要进行鉴别诊断可根据病情行脑脊液、头颅 MRI 或 CT、神经电生理检查。

3. 诊断要点

(1)急性起病,通常 3 天左右达到高峰。

(2)单侧周围性面瘫,伴或不伴耳后疼痛、舌前味觉减退、听觉过敏、泪液或唾液分泌异常。

(3)排除继发原因。

4. 鉴别诊断

(1)中枢性面神经瘫:中枢性面神经瘫的肌无力只累及单侧下半部面肌,多无额纹消失。

(2)吉兰-巴雷综合征:常以双侧性面神经麻痹为首发症状,多很快出现其他脑神经损害,四肢运动、感觉和自主神经功能障碍,CSF 呈蛋白-细胞分离改变。

(3)颅后窝病变:桥小脑角肿瘤、多化性硬化、颅底脑膜炎及鼻咽癌颅内转移等病变可引起面神经麻痹,大多起病缓慢,常伴有其他脑神经受损或原发病的表现,颅脑 MRI 对确诊很有价值。

【治疗】

1. 药物治疗

(1)糖皮质激素:泼尼松:每天 30mg,顿服或分 3 次口服,1~2 周后停服。或地塞米松 10 mg 加 5% 葡萄糖液静脉滴注,连用 7~10 天。

(2)抗病毒治疗:阿昔洛韦片:0.2g,口服,每日 5 次,疗程 7~10 天;或阿昔洛韦 0.25g 加生理盐水静脉滴注,每 8 小时一次,连用 7 天。

(3)其他药物

①维生素 B_1:100mg,肌内注射,每日 1 次;或 20 mg,口服,每日 3 次。

②维生素 B_{12}:500μg,肌内注射,每日 1 次;或 0.5 mg,口服,每日 3 次。

③地巴唑 10~20mg,口服,每日 3 次。

④加兰他敏 2.5~5μg,肌内注射,每日 1 次。

2. 辅助治疗

(1)眼保护:可采用眼罩、滴眼药水、涂眼膏等方法。

(2)物理、运动治疗:根据病情予个体化康复治疗。

(3)低频脉冲电疗和针灸治疗:一般应于发病 1 周后进行,一旦面肌麻痹恢复或基本恢复后,必须停止治疗。

3. 手术治疗　病后 2~3 个月,面神经功能不能恢复的某些病例可行面神经减压术,面-舌下神经、面副神经吻合术。

【临床体会】

1. 糖皮质激素有减轻神经水肿和减轻疼痛的功效,排除禁忌后,尽早口服使用糖皮质激素治疗,可以促进神经损伤的尽快恢复,改善预后,但激素并不能缩短病程。

2. 由带状疱疹病毒引起者,应尽早联合使用抗病毒药物和糖皮质激素。

3. 急性期茎乳头附近的红外线照射、短波透热或热敷,有利于改善局部血液循环,消除水肿,并能减轻局部疼痛症状。

4. 低频脉冲电疗和针灸治疗宜在发病 1 周后进行,以免产生面肌痉挛。

5. 注意眼部卫生,当存在眼睑闭合不全时,需加强对眼部的保护,特别是在睡眠中眼睑闭合不拢时尤为重要。

6. 因手术疗效不肯定,且吻合术还需损伤其他运动神经功能,所以不宜广泛采用。

7. 本病越早治疗效果越好,一般发病后 2~4 周开始恢复,大多数病人可完全恢复,部分病人可遗留面肌无力、面肌痉挛等现象。

(廖硕希　曾昭龙)

第四节　面肌痉挛

面肌痉挛（HFS）又称面肌抽搐，是一侧面神经支配范围内肌肉呈阵发性非自主无痛性、反复发作的肌肉强直或抽搐为特点，无神经系统其他阳性体征的周围神经病。一般病程较长，呈缓慢渐进性进展，较难治愈。该病虽不危及病人的生命，但往往造成病人生活质量下降、影响病人的正常工作、学习等日常活动。

【病因和发病机制】　目前病因不明，可能与局部血管压迫、面神经根部蛛网膜粘连及桥小脑角区的非血管性占位疾患如胆脂瘤、蛛网膜囊肿、肿瘤压迫等有关，导致面神经异位兴奋或伪突触传导而发病。

【诊断与鉴别诊断】

1．临床表现

（1）常见于中老年病人，女性略多于男性。多表现为局限于一侧面部阵发性、非自主性反复发作的肌肉强直或抽搐，两侧受累少见。

（2）起病一般从眼轮匝肌的轻微抽动开始，逐渐向口角、整个面肌扩展，不伴疼痛。每次抽动数秒至数分钟后自行缓解。

（3）精神紧张、疲劳、焦虑或自主运动时加重，睡眠时可消失。

（4）病程较长者可致口角歪斜、眼肌活动困难、耳鸣、听力视力下降；少数病人有面肌轻度无力及萎缩。

2．辅助检查

（1）肌电图：可显示肌纤维震颤和肌束震颤波，刺激患侧面神经后可出现 $10 \sim 65 Hz$ 同步阵发性急促动作电位。阵挛抽动病人可见 $100 \sim 300 Hz$ 的动作电位。

（2）磁共振：磁共振平扫及增强观察是否存在占位病变，3D-TOF 磁共振断层血管成像技术可明确责任血管的来源、走行及血管与面神经空间关系。

3．诊断要点

（1）病人发病病史及典型的面肌阵发性抽动特点，神经系统检查无其他阳性体征。

（2）肌电图可见肌纤维震颤和肌束震颤波。

（3）影像学（3D-TOF）：患侧面神经与血管密切关系或面神经受蛛网膜囊肿、肿瘤等压迫。

4．鉴别诊断

（1）双侧眼睑痉挛：主要表现为局限于眼睑的阵发性、双侧性、自发性抽动，而无面肌抽动。

（2）习惯性面肌痉挛：常见于儿童及青壮年，表现为双侧眼睑强迫运动，可自我控制，肌电图正常。

（3）局灶性运动性癫痫：一般面部抽搐范围较大，多波及头颈部及肢体，脑电图可见癫痫波发放。

（4）舞蹈病：面肌抽动多为双侧，常伴有躯干、四肢的不自主运动。多见于风湿病、遗传性舞蹈病家族史等，常伴有该病的其他临床表现。

【治疗】

1．药物治疗

卡马西平：一般自小剂量开始，0.1g 口服，每日 3 次，逐渐增加至 0.2g，口服，每日 3～4 次，最大剂量每日 1.0g。

奥卡西平：0.15～0.3g，口服，每日 2～3 次。

加巴喷丁：0.15～0.3g，口服，每日 2～3 次。

氯硝西泮：0.5～1mg，口服，每日 2～3 次。

巴氯芬：起始剂量每次 5mg，口服，每日 2～3 次，每日最大剂量不超过 30mg。

2．A 型肉毒素局部注射治疗　在抽搐的

局部进行肉毒素注射,其优点就是方便快捷,术后对于缓解面部痉挛效果相对明显,但是肉毒素治疗面肌痉挛有效期只能保持 6 个月左右,并且反复注射肉毒素会导致肌肉僵硬、面瘫等不良反应。

3. 射频消融治疗　用射频套管针刺入茎乳孔内,利用电偶原理,通过射电使神经纤维间产生热能,温度在 65～70℃,在面神经功能监测仪监护下,控制温度使神经热凝变性,以减少传导异常冲动的神经纤维。术后同样要发生面瘫,在 1～2 年的面瘫逐渐恢复过程中又会旧病复发,否则电热过度,痉挛虽可长期不发作,但取而代之的是永久性面瘫。

4. 手术治疗　包括面神经梳理术、微血管减压术、面神经分支离断术。

【临床体会】

1. 影像学检查是该病的首选方法,既能排除继发 HFS,也能对实施微血管减压手术提供术前评估及指导手术治疗。

2. 药物治疗可使 60% 左右的病人症状改善,但此类药物治疗只是暂时缓解症状,不能根治该病,随着服药时间延长,疗效渐差,并可能出现诸多不良反应。

3. 随着微血管减压技术不断改进及影像学(3D-TOF)技术发展,显著提高了手术治疗效果并降低了并发症发生率。

4. 对药物及微血管减压术效果欠佳病人,可行面神经分支离断术。

(罗旌攀　曾昭龙)

第五节　三叉神经痛

三叉神经痛是原因不明的三叉神经分布区短暂反复发作性剧烈疼痛而不伴有三叉神经功能破坏的病症,又称特发性三叉神经痛。主要见于中老年人,发病高峰在 50－70 岁,有随着年龄增加而发病率增加的趋势。年发病率男性约为 3.4/10 万,女性约为 5.9/10 万,略多于男性。

【病因和发病机制】　三叉神经痛分为原发性(特发性)三叉神经痛和继发性三叉神经痛两大类,其中原发性三叉神经痛较常见。

原发性三叉神经痛的病因及发病机制尚不清楚,可能是三叉神经在脑桥被异常扭曲的血管压迫三叉神经后根,局部产生脱髓鞘变化而导致疼痛发作。继发性三叉神经痛多为三叉神经所属部位或邻近部位的各种病变如肿瘤、炎症等压迫或侵犯三叉神经的感觉根或髓内感觉核而引起疼痛,多伴有邻近结构的损害和三叉神经本身的功能丧失。

【诊断与鉴别诊断】

1. 临床表现

(1)部位:多限于一侧,最常见第 2、3 支同时受累,其次为单纯第 2、3 支受累,眼支最少见。发作前多无先兆,疼痛骤然来临又骤然停止,发作间期无疼痛感。

(2)性质:呈发作性电击样、刀割样和撕裂样剧痛。

(3)持续时间:疼痛由颌面或牙槽开始,沿神经支配区放射,每次疼痛发作时间由仅持续数秒至 1～2 分钟骤然停止。每次发作一般不超过 2 分钟,但发作后病人可有面部残留钝痛或烧灼感。早期发作较少,可数日 1 次,以后多逐渐加重,甚至数分钟 1 次。病程可周期性发作,周期数周至数月。

(4)诱发因素及"扳机点":常位于病侧三叉神经分布区的某处,如上下唇、鼻翼、口角、门犬齿、上腭、颊黏膜等部位。下颌支疼痛多因下颌动作(咀嚼、说话、哈欠)引起,直接刺激皮肤触发点诱发疼痛少见。上颌支则多有刺激扳机点引起(上唇外 1/3、上门齿、颊部、眼球内侧),洗脸、刷牙、剃须、擤鼻涕均可引起。

(5)其他症状:发作时可伴有同侧面肌抽

搐、面部潮红、流泪和流涎,部分病人可出现抑郁情绪。

2. 辅助检查　头颅 CT 或 MRI 检查观察有无颅内病变,尤其是脑干病变。

3D-TOF 磁共振断层血管成像技术可清晰显示脑桥小脑角池内的脑神经出脑干段与责任血管的关系。

3. 诊断要点

(1)面部三叉神经一支或几支分布区内突发的电击样剧痛,以第 2、3 支发生率最高,单侧多见。

(2)发作前无先兆,呈闪电式,历时数秒至数十秒,可有发作"触发点",严重者洗脸、刷牙、说话、吞咽、咀嚼等均可诱发。

(3)原发性三叉神经痛发作间歇期完全正常,神经系统无阳性体征;继发性三叉神经痛病人可伴有其他神经系统症状和体征。

4. 鉴别诊断

(1)继发性三叉神经痛:其发作持续时间较长,常伴有面部感觉障碍、咀嚼肌萎缩、角膜反射减退及其他脑神经功能损害表现,查体可见阳性体征,行头颅 MRI 或脑脊液等检查可找出致病原因。

(2)舌咽神经痛:疼痛部位在患侧舌根、咽喉、扁桃体、耳深部及下颌后部,有时以耳深部疼痛为主要表现。吞咽、咀嚼、说话、咳嗽、打哈欠时诱发疼痛。给予丁卡因溶液喷涂咽喉部可缓解疼痛。

(3)牙痛:三叉神经痛发病初期易误诊为牙痛,一般牙痛特点为持续性钝痛或跳痛,局限在齿龈部,不放射到其他部位,无颜面部皮肤过敏区,不因外来的因素加剧,但病人不敢用牙齿咀嚼,应用 X 线检查或 CT 检查可明确牙痛。

(4)中间神经痛:疼痛部位主要位于一侧外耳道、耳郭及乳突等部位,严重者可向同侧面部、舌外侧、咽部以及枕部放射。疼痛性质为发作性烧灼痛,持续时间长,多为数小时,短者也有数分钟。局部常伴有带状

疱疹,还可有周围性面瘫,味觉和听觉改变。

(5)颞颌关节综合征:可在咀嚼食物时出现下颌和颞部的疼痛,但无其他部位的触发点,且颞颌关节部位有压痛,可资鉴别。

【治疗】

1. 急性期的治疗

(1)药物治疗

①卡马西平:一般自小剂量开始,0.1g,口服,每日 3 次,逐渐增加至 0.2g,口服,每日 3~4 次,最大剂量每日 1.0g。对三叉神经痛有较好疗效,可首选。

②苯妥英钠:0.1~0.2g,口服,每日 2~3 次,日剂量不宜超过 0.6g。

③加巴喷丁:0.1g,口服,每日 3 次,可逐渐加大剂量,最大剂量不超过每日 3.6g。

④普瑞巴林:75mg,口服,每日 1 次;一周后可加量至 75mg,口服,每日 2 次;最大剂量不超过每日 600mg。

⑤巴氯芬:5~10mg,口服,每日 3 次。

⑥匹莫齐特:用于顽固性三叉神经痛治疗。通常第 1~4 日剂量每日 4mg,第 5~9 日,每日 6mg,第 10~14 日,每日 8mg,第 14 日后每日 12mg,均分 2 次口服。

(2)神经阻滞或封闭疗法:当药物治疗无效或有不良反应时,且疼痛严重者可行神经干或神经节阻滞疗法。常使用无水酒精或甘油,直接注射在三叉神经分支或半月神经节内,使感觉神经被破坏而止痛。止痛效果可持续数月、数年,也可复发。

(3)经皮半月神经节射频电凝疗法:在 X 线或 CT 等的监视导向下,将射频电凝针极经皮插入半月神经节,通电加热至 65~75℃维持 1 分钟,可选择性地破坏三叉神经痛觉纤维,近期疗效可达 90% 以上,但易复发。适用于老年人以及患有全身性疾病而不能手术者。

2. 手术治疗　手术方法:三叉神经感觉根部分切断术;微血管减压术;颅外三叉神经周围支切断术;颅内三叉神经周围支切断术

等。

【临床体会】

1. 三叉神经痛很少自愈，病程呈周期性，每次发作期可数天、数周或数月不等，缓解期可达数天至数年，但往往随病程推移而缩短。

2. 该病发作时疼痛剧烈，发作期严重影响病人生活，严重者可导致抑郁及自杀倾向，一旦确诊需尽快明确病因，排除继发性因素后，尽早给予药物治疗或手术治疗。

3. 药物治疗首选卡马西平，单药治疗无效时可考虑 2 种药物联合使用。药物治疗无效的病人则考虑手术或其他方法治疗。

（包泽岩　曾昭龙）

第六节　带状疱疹后神经痛

带状疱疹后神经痛（PHN）指带状疱疹皮疹消退后，神经痛仍持续存在的疾病，疼痛常持续超过 1 个月，是一种难治性的顽固性神经病理性疼痛，是带状疱疹最常见的并发症。表现为皮损区的烧灼样、电击样、刀割样及针刺样疼痛，严重影响病人的生活质量和身心健康。

【病因和发病机制】　水痘-带状疱疹病毒（VZV）通过空气传播，经上呼吸道或睑结膜侵入人体，潜伏在被感染的神经元中，并伴随着宿主终身，当机体免疫力低下时，病毒激活复制并大量繁殖，沿感觉神经纤维至皮肤，在感觉神经元支配的相应皮节引起疱疹，同时受累的神经元发生炎症、出血、甚至坏死，神经元功能出现紊乱、异位放电、外周及中枢敏化而引起疼痛。

【诊断与鉴别诊断】

1. 临床表现　带状疱疹后神经痛临床表现复杂多样，可呈间断性，也可为持续性，具有以下特点。

（1）疼痛部位：常见于单侧胸部、三叉神经眼支或颈部，其中头面部、颈部及腰部分别各占 10%～20%，骶尾部占 2%～8%，胸部占 50%，其他部位<1%。PHN 的疼痛部位通常比疱疹区域有所扩大，极少数病人会发生双侧疱疹。

（2）疼痛性质：疼痛性质多样，可为烧灼样、电击样、刀割样、针刺样或撕裂样。可以一种疼痛为主，也可以多样疼痛并存。

（3）疼痛特征：①自发痛：在没有任何刺激情况下，在皮疹分布区及附近区域出现的疼痛。②痛觉过敏：对伤害性刺激的反应增强或延长。③痛觉超敏：非伤害性刺激引起的疼痛，如接触衣服或床单等轻微触碰或温度的微小变化而诱发疼痛。④感觉异常：疼痛部位常伴有一些感觉异常，如紧束样感觉、麻木、蚁行感或瘙痒感，也可出现客观感觉异常，如温度觉和振动觉异常，感觉迟钝或减退。

（4）病程：30%～50%病人的疼痛持续超过 1 年，部分病程可达 10 年或更长。

（5）其他表现：常伴有情感的障碍：焦虑、抑郁、注意力不集中，甚至有自杀想法；中-重度睡眠障碍；影响病人的生活质量；还可出现多种全身症状如慢性疲乏、厌食、体重下降、缺乏活动等。

2. 辅助检查　主要行相关检查确定病人是否存在免疫功能低下的疾病，如 HIV。先出现神经痛而未见皮肤疱疹时可行带状疱疹病毒检测。

3. 诊断要点

（1）相应神经支配区域有明确的急性带状疱疹史，临床治愈 3 个月后患区仍存在持续或发作性剧烈疼痛。

（2）疼痛多表现为自发性刀割样或电击样疼痛，或持续性烧灼样痛。

（3）患区范围内可见明显的色素沉着改变，患区有明显的感觉和触觉异常。

（4）伴有情绪抑郁，甚至对生活失去信心和有自杀倾向。

4. 鉴别诊断　原发性三叉神经痛、舌咽神经痛、颈神经痛、肋间神经痛、脊柱源性胸痛、椎体压缩后神经痛、脊神经根性疼痛和椎体肿瘤转移性疼痛等，但疱疹后神经痛多有明确急性带状疱疹病史，可资鉴别。

【治疗】

1. 药物治疗

（1）抗抑郁药

①三环类抗抑郁药：最常用的药物为阿米替林，首剂 12.5～25mg，睡前服用，根据病人反应可逐渐增加剂量，每日最大剂量 150 mg，分 2～3 次口服。

②5-羟色胺和去甲肾上腺素再摄取抑制药（SNRIs）

文拉法辛：有效剂量为每日 150～225mg，口服，每日 1 次。

度洛西汀：每日 30～60mg，分 1～2 次口服。

（2）钙通道调节药

加巴喷丁：起始剂量为每日 300 mg，常用有效剂量为每日 900～3600 mg，分 3 次口服。

普瑞巴林：是第二代钙离子通道调节药，普瑞巴林剂量每日为 150～600 mg，分 2 次口服。

（3）抗癫痫药

拉莫三嗪：每日 50～400mg，口服，每日 1～2 次。

托吡酯：常用剂量为每日 100～200mg，分 2 次口服。

丙戊酸钠：每日 250～1000 mg，分 3 次口服。

卡马西平：每次 0.1～0.4g，口服，每日 2～3 次。

奥卡西平：每次 0.3～0.6g，口服，每日 2～3 次。

（4）曲马朵：起始剂量每次 50～100mg，

每日 1～2 次，每日最大量 400mg。应注意选择控释或缓释剂型。

（5）阿片类药物：常用药物有吗啡、羟考酮和芬太尼等。

（6）局部用药：利多卡因贴剂。

（7）其他用药：牛痘疫苗接种家兔皮肤炎症提取物、局部辣椒素。牛痘疫苗接种家兔皮肤炎症提取物的用量为每日 4 片（4.0 Neurotropin 单位/片），分早晚 2 次口服。辣椒素的推荐浓度为 0.025%～0.1%，不良反应为局部皮肤灼热感。

2. 微创治疗

（1）硬膜外腔自控镇痛技术：该技术具有减低应激反应程度、降低神经源性炎症的范围和程度及促进神经损伤修复的作用。病程在半年内的病人效果较好。

（2）脉冲射频技术：使用间断的脉冲电刺激神经系统治疗疼痛，具有调整或调控神经作用而非毁损之作用。在治疗疼痛的同时不会进一步损伤神经组织。

（3）脊髓刺激术：是将电极置入相应脊髓节段的硬膜外间隙给予适宜的刺激，阻断疼痛信号的传导，从而达到镇痛目的的一种方法。神经刺激可以缓解疼痛，增加活动，减少止痛药物使用，但神经刺激不是对所有的病人都有效。

（4）经皮外周神经刺激术：是指经皮在疼痛区域安置电极以刺激外周神经区域，并通过这些外周神经将刺激汇聚后传回脊髓。经皮外周神经刺激术已被用来治疗一些特殊部位的受损神经疼痛，包括枕部、髂腹股沟、眶上和三叉神经痛，具有简单、微创、低风险、没有药物副作用等优点。尤其对于那些具有合并症且使用其他治疗受限的老年病人。

（5）鞘内药物输注系统：鞘内药物输注系统可以将阿片类药物持续泵入蛛网膜下隙，药物在蛛网膜下隙弥散并与脊髓后角和脑组织的阿片受体结合，产生良好的镇痛作用，而不影响感觉、运动功能和交感反射。

【临床体会】

1. 发生于带状疱疹病毒感染后,10%的病人疼痛时间超过1个月,如得不到及时治疗或治疗不当,疼痛可在疱疹消失后仍然存在,因病程越长治疗越困难,特别是病程超过3年或以上的病人临床治疗难度明显增加。有的病例疼痛甚至超过数十年。

2. PHN是一种神经病理性疼痛,好发于免疫力低下的老年人,病人疼痛剧烈,严重影响病人的日常生活、工作、睡眠和心情,俗称为"恶性痛""疼痛之王",PHN治疗较困难,治疗的关键是尽快消除神经炎症和损伤。

3. 治疗PHN的一线药物包括钙离子通道调节药(普瑞巴林和加巴喷丁)、三环类抗抑郁药(阿米替林)和5%利多卡因贴剂,二线药物包括阿片类药物和曲马朵。

4. 阿片类镇痛药治疗PHN应遵循以下原则:在恰当的治疗目标和密切监测下处方阿片类药物,并严格选择控缓释剂型;从小剂量开始治疗,定期评估疗效和安全性;一旦治疗无效,应立即停药,一般使用不超过8周。

5. 单一的治疗方法无效时可采用综合治疗方法及时缓解病人疼痛、改善病人生活质量和睡眠质量。

(包泽岩　曾昭龙)

第七节　舌咽神经痛

舌咽神经痛是指局限于舌咽神经感觉支支配区内,有时伴有迷走神经耳支和咽支的分布区内反复发作性的一种烧灼样或针刺样疼痛。其特征为扁桃体、咽后、舌后和中耳内的阵发性剧痛。本病可呈自发性,但常由吞咽、谈话或触及扁桃体咽后部而突然发作。舌咽神经痛远较三叉神经痛少见,为1:70～1:85。男女发病率无差异,多于40岁以上发病。可分为原发性及继发性两种。

【病因和发病机制】　原发性舌咽神经痛病因未明,可能因舌咽、迷走神经的脱髓鞘改变,引起舌咽神经的传入冲动与迷走神经之间发生短路的结果;继发性舌咽神经痛可由小脑脑桥角及其附近肿瘤、炎症、异位动脉的压迫而引起。

【诊断与鉴别诊断】

1. 临床表现　舌咽神经痛为突然发生的一侧舌后1/3和扁桃体剧痛,并迅速放射到咽、喉、软腭、耳咽管、外耳道、中耳以及外耳的前后区域。

(1)诱发因素:疼痛常因吞咽、说话、打呵欠或掏耳等动作而发生,头颈部活动时也可诱发。

(2)疼痛部位:疼痛多局限于一侧咽后壁、舌根、扁桃体区和外耳道等部位。每个病人的疼痛部分虽有所相同,但均不超过上述范围。

(3)疼痛性质:呈发作性针刺痛、电击样、刀割样或烧灼样疼痛,发作时间持续数秒到数分钟不等,发作间歇期疼痛可完全缓解。部分病人疼痛较轻。

(4)扳机点:多在扁桃体、软腭、咽后壁或外耳道等处,一经触碰即可引起疼痛发作。"扳机点"经可卡因麻醉后可缓解发作。

(5)伴随症状:个别病人疼痛发作时可伴有心动过缓、心脏停搏、血压下降、晕厥及抽搐等症状。

(6)体征:检查时如触及舌咽神经的分布区域也可诱发剧烈疼痛。给予丁卡因溶液喷涂咽喉部可缓解疼痛。

2. 辅助检查　X线颅底拍片,头颅CT扫描及MRI等检查有助于病因诊断。

3. 诊断要点　根据病人疼痛的部位、疼痛性质、发作诱因、扳机点及伴随症状一般可以做出明确诊断,但需进一步行X线颅底拍片、头颅CT或MRI等检查以排除继发性舌咽神经痛。

4. 鉴别诊断　临床上需与三叉神经痛、喉上神经痛、膝状神经痛、蝶腭神经痛相鉴别,同时应注意排除继发性舌咽神经痛。

(1)三叉神经痛:两者的疼痛性质与发作情况完全相似,部位亦与其毗邻,第三支痛时易和舌咽神经痛相混淆。二者的鉴别点为:三叉神经痛位于三叉神经分布区、疼痛较浅表,"扳机点"在睑、唇或鼻翼,说话、洗脸、刮须可诱发疼痛发作;舌咽神经痛位于舌咽神经分布区,疼痛较深层,"扳机点"多在咽后扁桃体窝舌根,咀嚼、吞咽常诱发疼痛发作。

(2)喉上神经痛:喉深部、舌根及喉上区间隙性疼痛,可放射到耳区和牙龈,说话和吞咽可以诱发,在舌骨大角间有压痛点,用1%丁卡因卷棉片涂抹梨状窝区及舌骨大角处,或用2%普鲁卡因神经封闭,均能完全制止疼痛可相鉴别。

(3)蝶腭神经节痛:此病的临床表现主要是在鼻根眶周、牙齿、颜面下部及颞部阵发性剧烈疼痛,其性质似刀割、烧灼及针刺样,并向颌、枕及耳部等放射。每天发作数次至数十次,每次持续数分钟至数小时不等。疼痛发作时多伴有流泪、流涕、畏光、眩晕和鼻塞等,有时舌前1/3味觉减退,上肢运动无力。疼痛发作无明显诱因,也无"扳机点"。用1%丁卡因棉片麻醉中鼻甲后上蝶腭神经节处,5~10分钟后疼痛即可消失。

(4)继发性舌咽神经痛:颅底、鼻咽部及小脑脑桥角肿物或炎症等病变均可引起舌咽神经痛,但多呈持续性痛伴有其他脑神经障碍或其他的神经系局限体征。X线颅底拍片,头颅CT扫描及MRI等检查有助于病因诊断。

【治疗】

1. 药物治疗　凡治疗原发性三叉神经痛的药物均可应用于舌咽神经痛,常用的有:

卡马西平:100mg,口服,每日 3 次,以后每天增加 100mg,直至疼痛停止。最大量不应超过每日 1000mg,以后逐渐减少,找到最小有效量,维持服用。

苯妥英钠:100mg,口服,每日 3 次,最大量每天不超过 600mg。

巴氯芬:5~10mg,口服,每日 3 次。

加巴喷丁:300mg,口服,每日 3 次,最大量每天不超过 1800mg。

普瑞巴林:75~150mg,每日 2 次,最大量每天不超过 600mg。

2. 神经阻滞治疗　疼痛发作时,可以4%的可卡因或1%的丁卡因喷射到舌根部和扁桃体可立即缓解疼痛。1%~2%普鲁卡因或1%利多卡因 5~10ml 行咽后壁、扁桃体隐窝等"扳机点"的封闭治疗。进针深度以 1~1.5cm 为宜。

3. 射频电凝治疗　在 X 线或 CT 的引导下,使电极尖到达颈静脉孔神经部,缓缓持续增温,若无迷走神经反应出现,升温至 65~70℃,电凝 60 秒即可造成孤立的舌咽毁损灶。若在升温过程中出现迷走神经反应,应立即停止电凝,并给阿托品 0.5~1ml 数分钟内可恢复,复发后可重复电凝。

4. 手术治疗　部分病人疼痛严重而保守治疗无效者应考虑手术治疗,手术方法有:①舌咽神经根切断术。②神经血管减压术。

【临床体会】

1. 卡马西平对舌咽神经痛疗效确切,为首选用药,但应注意对药物的不良反应,特别是剥脱性皮炎,一旦发现立即停药。

2.10%左右的病人可发展为迷走舌咽性晕厥,即发作时出现心动过缓、心律失常、低血压、晕厥、抽搐甚至心脏停搏。需及时静脉注射阿托品 0.5~1.0mg 或颠茄类药物。有的病人必须置入临时性心脏起搏器。

3. 继发性舌咽神经痛主要是治疗原发病。

4. 舌咽神经痛病人一般不会自然好转,

需进行药物或其他治疗。大多数病例有明显的发作期和静止期,静止期有时长达 1 年,但不会自愈。

(包泽岩　曾昭龙)

第八节　多发性周围神经病

多发性周围神经病也称末梢神经炎或多发性神经炎,是由各种原因所致的周围神经病,包括遗传性、感染后或变态反应性、中毒性、营养缺乏性、代谢性等,临床主要表现为四肢对称性或非对称性的感觉障碍、下运动神经元性瘫痪和自主神经功能障碍。

【病因和发病机制】

1. 病因

(1)中毒:①药物中毒:如异烟肼、呋喃类、呋喃唑酮、磺胺类、乙胺丁醇、苯妥英钠、长春新碱、链霉素、顺铂、甲巯咪唑和氯喹等;②化学品中毒:如二硫化碳、三氯乙烯、四氯乙烷、丙烯酰胺、有机磷农药和有机氯杀虫剂等;③重金属:铅、砷、汞、铊、铋和锑等;④生物毒素:白喉毒素等。

(2)营养缺乏和(或)代谢障碍:如 B 族维生素缺乏、慢性酒精中毒、妊娠、慢性胃肠道疾病或手术后等;代谢障碍包括糖尿病、尿毒症、血卟啉病、黏液性水肿、淀粉样变性、肢端肥大症及恶病质所致的代谢障碍。

(3)继发于胶原血管病:如结节性多动脉炎、系统性红斑狼疮、硬皮病、类风湿关节炎以及结节病等。

(4)感染后或变态反应:如吉兰-巴雷综合征和急性过敏性神经病(血清注射或疫苗接种后神经病)等。

(5)感染:如白喉、麻风及莱姆病引起的多发性神经病。

(6)遗传:如遗传性运动感觉性周围神经病、肥大性多发性神经病、遗传性共济失调性多发性神经病、遗传性感觉性神经病及遗传性自主神经障碍等。

(7)其他:癌性周围神经病、癌性感觉神经元病以及 POEMS 综合征等。

2. 发病机制　各种原因导致周围神经的节段性脱髓鞘及轴突变性,少数引起神经-肌肉接头的改变,从而引起感觉、运动及自主神经功能损害。

【诊断与鉴别诊断】

1. 临床表现

(1)起病形式:急性、亚急性、慢性进行性和复发性等。

(2)发病年龄:任何年龄均可受累,遗传性周围神经病通常有家族遗传史。

(3)感觉障碍:感觉异常(疼痛、麻木、蚁走感及烧灼感等)。

(4)运动障碍:肢体远端对称性肌肉无力和萎缩,轻重不等。

(5)自主神经障碍:多汗或少汗、皮肤粗糙、干燥、变薄、发亮及指甲(趾甲)松脆等;还可有体位性低血压、阳萎、括约肌功能障碍等。

(6)查体:可见手套-袜套型深浅感觉障碍、神经压痛、腱反射减低或消失,以跟腱反射减低或消失最为常见。

2. 辅助检查

(1)脑脊液检查:一般正常,少数见蛋白增高。

(2)肌电图和神经传导速度测定:肌电图提示神经源性损害,神经传导速度正常或轻度减慢,但波幅降低。

(3)周围神经活检:原因不明的周围神经病应行腓肠神经活检,有助于对病变的性质和程度的确定。

(4)生化检查:包括血糖、肾功能、维生素等。

3. 诊断要点　根据病人四肢远端呈手套-袜套样分布的对称性感觉障碍、下运动神经元性瘫痪和自主神经功能障碍的临床表现及肌电图和神经传导速度的改变,再结合病人的病史,一般可做出明显诊断;部分诊断困难者可进行周围神经活检。周围神经病的病因诊断非常重要,是进行治疗的主要依据。

4. 鉴别诊断

(1)脊髓病变:在某些脊髓病变的临床表现可类似周围神经病变,如运动神经元病、脊髓灰质炎、脊髓空洞症等,可出现下运动神经元受累的体征,但详细的病史、仔细的体格检查明确病变的分布特点以及肌电图检查有助明确。

(2)神经根或神经丛病变:通常有神经根的刺激症状,运动及感觉症状按根性或神经丛性分布,EMG 检查对于协助判断受累神经的分布和明确诊断有重要价值。

(3)重症肌无力:临床上表现为易疲劳和波动性肌肉无力,而且无感觉障碍。EMG 和 NCV 通常正常,而 RNS 通常异常,全身型者 RNS 阳性率较高。

(4)肌病:临床也可表现为肌肉无力和萎缩以及腱反射减低等。但肌肉无力以近端为主,无感觉障碍,大多数人伴有肌酶谱增高,EMG 为肌源性损害,必要时可行肌活检。

【治疗】

1. 病因治疗

(1)中毒性周围神经病:应采取措施停止毒物继续进入体内,并加速排泄和应用可能的解毒剂。砷中毒可用二巯基丙醇 3 mg/kg 肌内注射,每 4～6 小时 1 次,2～3 天后改为每日 2 次,连用 10 天。铅中毒可用二巯丁二酸钠,每日 1 g 加入 5 ％葡萄糖 500ml 静脉滴注,5～7 天 1 个疗程,可重复 2～3 个疗程。

(2)急性感染性脱髓鞘性多发性神经病(GBS):见本章第一节。

(3)营养缺乏和代谢障碍应补充各种维生素类以及对原发病如糖尿病和尿毒症等进行治疗。

2. 对症治疗

(1)疼痛可用卡马西平、双氯芬酸、对乙酰氨基酚、布洛芬等。

(2)B 族维生素及神经营养药物等。

(3)血管扩张药物,如烟酸等。

(4)局部溃疡可用溃疡膏等。

3. 一般治疗

(1) 对重症病人应加强护理。

(2)对瘫痪肢体应保持功能位,以利于防止关节挛缩和畸形;必要时使用夹板和支架进行固定。

(3)康复治疗:如理疗、针灸、按摩、主动和被动功能锻炼等均有助于康复。

【临床体会】

1. 引起周围神经病的原因较多,应尽早查明病因,明确原发疾病,并针对病因及原发病进行治疗,如为中毒引起者应采取措施停止毒物继续进入体内并加速排泄和应用可能的解毒药;如为糖尿病引起者应严格控制血糖等。

2. 各种原因引起的多发性神经炎,均应尽早足量地应用 B 族维生素及维生素 C 等。

3. 结缔组织疾病及变态反应性疾病引起者根据病情应用糖皮质激素类药物。

(罗旌攀 曾昭龙)

第 *12* 章

神经肌肉接头和肌肉疾病

神经肌肉接头和肌肉疾病是指一组肌肉本身或神经肌肉接头处传递功能障碍疾病。神经电冲动由中枢到达运动神经末梢，传导到突触前膜，通过复杂的电化学过程，释放乙酰胆碱，引发肌肉收缩，在这条通路上的任何环节发生障碍，就可导致神经肌肉接头和肌肉疾病。

【病因和发病机制】

1. 病因　神经肌肉接头疾病的病因主要有：

（1）免疫性：重症肌无力抗 AChR 抗体、MuSK 抗体异常，多发性肌炎的特异性自身抗体异常。

（2）感染性：病毒感染与重症肌无力相关，柯萨奇病毒 B 病毒感染与儿童皮肌炎有关。

（3）遗传性：非胸腺瘤重症肌无力与 HLA-DQA1 * 0301 基因相关，Dystrophin 基因突变引起假肥大型肌营养不良等。

（4）肿瘤性：小细胞肺癌、乳腺癌可引起兰伯特-伊顿（Lambert-Eaton）综合征，胸腺瘤与重症肌无力密切相关。

（5）中毒和药物性：氨基糖苷类抗生素或 D-青霉胺可诱发重症肌无力；西咪替丁、氯喹、秋水仙碱、皮质类固醇、乙醇、海洛因、洛伐他汀可引起类似肌炎病变。

（6）代谢性：脂质、肉碱代谢异常可引起。

2. 发病机制　各种先天性或获得性因素，引起了神经肌肉传导通路上的不同部位损害，如神经肌肉接头的乙酰胆碱释放障碍，肌细胞本身变性坏死，肌细胞内线粒体功能异常，肌细胞内外的电解质紊乱等，从而导致肌无力、肌痛等症状。

【诊断思路】

1. 病史的采集　病人的起病年龄、有无晨轻暮重、病情进展快慢、有无多系统损害体征、家族史、病人有无酒精、药物、毒物长期接触史等。

2. 临床表现　神经肌肉接头和肌肉疾病症状和体征主要表现如下：

（1）肌无力：最常见，肌病多影响近端肌；多发性肌炎进展快，并常有复发缓解交替。进行性肌营养不良进展缓慢；周期性瘫痪反复发作肌无力。

（2）肌肉萎缩和肥大：肌源性疾病萎缩多见于四肢近端，呈对称性地分布，神经肌肉接头疾病一般无肌萎缩。假肥大型肌营养不良多见腓肠肌肥大。

（3）肌痛和肌疲劳：炎性肌病多有肌痛；肌疲劳常见于重症肌无力、肌无力综合征、多发性肌炎等。

（4）肌强直：强直性肌营养不良多见。

（5）肌张力低下，腱反射减弱。

（6）其他：心脏、内分泌、关节、呼吸、消化、泌尿、眼耳等多系统损害表现。

3. 辅助检查

(1)神经传导速度和肌电图检查:肌营养不良和肌炎多为肌源性损害,重频试验可鉴别重症肌无力和兰伯特-伊顿(Lambert-Eaton)综合征。

(2)肌肉活检:线粒体脑肌病特征性改变有破碎红纤维(RRF)、琥珀酸脱氢酶染色增强的血管(SSV)等。肌营养不良可见肌纤维坏死、再生、炎性细胞浸润、脂肪组织增生,免疫荧光染色可见抗肌萎缩蛋白阴性或减弱。肌炎可见肌纤维变性、坏死、再生、束周肌纤维萎缩等。

(3)实验室检查

①常规化验:血常规、肌酶、尿酸、乳酸、血电解质等。

②免疫学:各种抗体,如抗 AChR 抗体、MuSK 抗体、抗 Jo-1 抗体。

③特殊检查:基因测序。

(4)影像学检查:强直性肌营养不良、线粒体脑肌病可见特征性的影像学改变。

(5)其他:低钾性周期性麻痹心电图可见特异性改变,重症肌无力可有新斯的明试验和腾喜龙试验阳性。

4. 明确定位与定性

(1)定位:根据病人的临床症状、体征和典型的辅助检查结果来判断:病变是位于神经、神经肌肉接头还是肌肉。

(2)定性:幼时或青年起病,缓慢进展,可有家族史的多为肌营养不良等遗传性肌病;急性起病,快速进展的要考虑肌炎或线粒体脑肌病;反复发作的肌无力要考虑周期性麻痹。

(王展航)

第一节　重症肌无力

重症肌无力(MG)是一种由乙酰胆碱受体(AChR)抗体介导、细胞免疫依赖、补体参与,累及神经肌肉接头突触后膜,引起神经肌肉接头传递障碍,出现骨骼肌收缩无力的获得性自身免疫性疾病。极少部分 MG 病人由肌肉特异性酪氨酸激酶抗体、低密度脂蛋白受体相关蛋白 4(LRP4)抗体介导。其主要临床表现为骨骼肌无力、易疲劳,活动后加重,休息和应用胆碱酯酶抑制药后症状明显缓解、减轻。年平均发病率为(8.0~20.0)/10 万人。MG 在各个年龄阶段均可发病。在 40 岁之前,女性发病率高于男性;40-50 岁男女发病率相当;50 岁之后,男性发病率略高于女性。

【病因和发病机制】

1. 病因　发病原因分为两大类:一是先天遗传性,极少见,与自身免疫无关;二是自身免疫性疾病,最常见,其原因尚不明确,普遍认为与感染、药物、环境因素有关,同时约有 80% 的病人伴有胸腺增生,20% 的病人伴有胸腺瘤。

2. 发病机制　正常疲劳是肌肉连续收缩释放出 ACh 数量递减,MG 的肌无力或肌肉病态疲劳是神经肌肉接头处 AChR 减少导致传递障碍。ACh 与 AChR 结合后产生足以使肌纤维收缩的终板电位,MG 的 NMJ 由于 AChR 数目减少及抗体竞争作用,使终板电位不能有效地扩大为肌纤维动作电位,运动终板传递受阻使肌肉收缩力减弱,此变化首先反映在运动频率最高、AChR 最少的眼肌和脑神经支配肌肉。

【诊断与鉴别诊断】

1. 临床表现

(1)本病可见于任何年龄,我国病人发病年龄以儿童期较多,20-40 岁发病者女性较多,40-60 岁发病者多为男性,年龄较大者伴胸腺瘤的较多见。起病隐袭,也有急起暴发者。

(2)本病病程稽延,其间可缓解、复发或恶化。感冒、腹泻、激动、过劳及月经、分娩或手术等常使病情加重,甚至出现危象危及生命。

(3)主要临床表现:受累肌肉常局限于眼肌、延髓肌、颈肌和肢体肌肉,呈病态疲劳和症状波动的特点。

①眼外肌受累:上眼睑下垂、复视、斜视,重者眼球活动明显受限,甚至眼球固定,但瞳孔括约肌不受累。

②延髓肌受累:咀嚼无力、吞咽困难、饮水呛咳、吹气无力、构音障碍、声音嘶哑、说话吐词不清且极易疲劳。

③面肌受累:表情淡漠、苦笑面容、闭眼、露齿无力。

④颈肌受累:颈部伸屈肌无力,病人常以双手支撑其头部。

⑤舌肌受累:舌伸不出口外,晚期可出现舌萎缩。

⑥肢体肌受累:上肢抬举费力,上下楼梯困难,下蹲后起立需扶持。

⑦呼吸肌受累:病情严重者可累及呼吸肌,出现呼吸肌麻痹。

(4)重症肌无力危象:肌无力突然加重,特别是呼吸肌(包括膈肌、肋间肌)以及咽喉肌的严重无力,导致呼吸困难,喉头与气管分泌物增多而无法排出,需排痰或人工呼吸。多在重型肌无力基础上诱发,伴有胸腺瘤者更易发生危象。危象可分为3种。

①肌无力危象:为疾病本身肌无力的加重所致,此时胆碱酯酶抑制药往往药量不足,常由感冒诱发,也可发生于应用神经-肌肉阻滞药(如链霉素)、大剂量皮质类固醇及胸腺放射治疗或手术后。表现为呼吸微弱、嘴唇及全身发绀、烦躁、吞咽和咳痰困难、语言低微甚至不能出声。静脉注射腾喜龙后病情可缓解。

②胆碱能危象:是由于胆碱酯酶抑制药过量,使 ACh 免于水解,在突触积聚过多,表现胆碱能毒性反应;肌无力加重、肌束颤动(烟碱样反应,终板膜过度除极化);瞳孔缩小

(于自然光线下直径小于 2mm)、出汗、唾液增多(毒蕈碱样反应),头痛、精神紧张(中枢神经反应)。注射腾喜龙无力症状不见好转,反而加重。用阿托品后症状可好转。

③反拗性危象:对胆碱酯酶抑制药暂时失效,加大剂量无济于事。原因不明。

2. 临床分型   目前仍采用 Osserman 改良法,共分为以下类型。

Ⅰ型:眼肌型,症状主要是单纯眼外肌受累,表现为一侧或双侧上睑下垂,有复视或斜视现象。肾上腺皮质激素治疗有效,预后好。

Ⅱ型:全身型,累及一组以上延髓支配的肌群,病情较Ⅰ型重,累及颈、项、背部及四肢躯干肌肉群。据其严重程度可分为Ⅱa与Ⅱb 型。

Ⅱa 型:轻度全身型,常伴眼外肌无力,无咀嚼、吞咽及构音障碍,下肢无力明显,登楼抬腿无力,无胸闷或呼吸困难等症状。对药物反应好,预后较好。

Ⅱb 型:中度全身型,明显全身无力,生活尚可自理,伴有轻度吞咽困难,时有进流汁不当而呛咳,感觉胸闷,呼吸不畅。

Ⅲ型:急性暴发型或重症激进型,起病快,进展迅速,常数周就可出现严重全身肌无力和呼吸肌麻痹。药物治疗不理想,预后不良。

Ⅳ型:迟发重症型,起病隐匿,缓慢进展,药物治疗不理想。2 年内逐渐由Ⅰ型、Ⅱ型发展出现球麻痹和呼吸肌麻痹。药物治疗差,预后差。

Ⅴ型:肌萎缩型,起病半年出现肌肉萎缩,生活不能自理,吞咽困难,食物误入气管而由鼻孔呛出。口齿不清或伴有胸闷气急。因长期肌无力而出现继发性肌萎缩者不属于此型。病程反复 2 年以上,常由Ⅰ型或Ⅱ型发展而来。

3. 辅助检查

(1)血清自身抗体谱检查

① 血 清 AChR-Ab 测 定:MG 病 人

AChR-Ab 滴度明显增加,阳性率 70% ～ 95%,是一项高度敏感、特异的诊断试验。

②肌纤蛋白(如肌凝蛋白、肌球蛋白、肌动蛋白)抗体:见于 85% 的胸腺瘤病人,是某些胸腺瘤早期表现。

(2)肌疲劳试验(Jolly 试验):受累随意肌快速重复收缩,如连续眨眼 50 次,可见眼裂逐渐变小;令病人仰卧位连续抬头 30～40 次,可见胸锁乳突肌收缩力逐渐减弱出现抬头无力;举臂动作或眼球向上凝视持续数分钟,若出现暂时性瘫痪或肌无力明显加重,休息后恢复者为阳性;如咀嚼肌力弱可令重复咀嚼动作 30 次以上,如肌无力加重以至不能咀嚼为疲劳试验阳性。

(3)抗胆碱酯酶药(anticholinesterase drugs)

①腾喜龙(tensilon)试验:腾喜龙 10mg 稀释至 1ml,先静脉注射 2mg(0.2ml),若无不良反应且 45 秒后肌力无提高,将剩余 8mg (0.8ml)约 1 分钟缓慢注入。不良反应包括轻度毒蕈碱样反应(muscarinic effect),如恶心、呕吐、肠蠕动增强、多汗及多涎等,可事先用阿托品 0.8mg 皮下注射对抗。结果判定:多数病人注入 5mg 后症状有所缓解,若为肌无力危象,呼吸肌无力在 30～60 秒内好转,症状缓解仅持续 4～5 分钟;若为胆碱能危象会暂时性加重并伴肌束震颤;反拗性危象无反应。判定腾喜龙试验阳性应包括客观的肌收缩力增强、睑下垂和复视等明显减轻或消失。试验前应先对特定脑神经支配肌如提上睑肌和眼外肌进行肌力评估,对肢体肌力进行测量(用握力测定仪),重症病人应检查肺活量。

②新斯的明(neostigmine)试验:该试验有时较腾喜龙试验更可取,因作用时间长,对结果可进行精确和重复的评定。1～1.5mg 肌内注射,可提前数分钟或同时肌内注射硫酸阿托品(atropine sulfate)0.8mg(平均 0.5 ～1.0mg),对抗毒蕈碱样不良反应及心律不

齐。结果判定:通常注射后 10～15 分钟症状改善,20 分钟达高峰,持续 2～3 小时,可仔细评估改善程度。注意事项参照腾喜龙试验。

(4)电生理检查:肌电图低频(1～5Hz)重复神经电刺激:是检测 NMJ 疾病最常用方法。2～3Hz 低频重复电刺激周围神经引起支配肌肉动作电位迅速降低,由于 NMJs 局部 ACh 消耗,导致 EPPs 降低。

(5)影像学检查:胸部 X 线或胸腺 CT、MRI 发现胸腺增生或胸腺肿瘤,有辅助诊断价值。

(6)病理学检查:诊断困难的病人可做肌肉活检,电镜下观察 NMJ,根据突触后膜皱褶减少、变平坦及 AChR 数目减少等可确诊 MG。

4. 诊断要点

(1)眼肌、延髓支配肌肉、呼吸肌、全身肌肉极易疲劳,朝轻暮重。

(2)可疑的骨骼肌疲劳试验阳性。

(3)药物试验阳性:新斯的明 0.5 ～ 1.0mg 肌内注射,30～60 分钟内受累肌肉的肌力明显好转;静脉注射腾喜龙 20mg 观察 20 秒,如无出汗、唾液增多、心率加快等不良反应,再给 8mg,1 分钟内症状明显好转。

(4)重复电刺激受累肌肉的运动神经,低额刺激(1～10Hz,通常用 3Hz)或高频刺激(10Hz 以上),肌肉动作电位幅度很快递减 10% 以上为阳性。

(5)单纤维肌电图可见兴奋传导延长或阻滞,相邻电位时间差值延长。

(6)血清乙酰胆碱受体抗体阳性。

5. 鉴别诊断

(1)眼肌型 MG 的鉴别诊断

①Miller-Fisher 综合征:属于吉兰-巴雷综合征变异型,表现为急性眼外肌麻痹、共济失调和腱反射或消失;肌电图示神经传导速度减慢;脑脊液有蛋白-细胞分离现象,在部分病人可检测到抗人神经节苷脂 GQ1b 抗

体。

②慢性进行性眼外肌麻痹：属于线粒体脑肌病，表现为双侧进展性无波动性眼睑下垂、眼外肌麻痹，可伴近端肢体无力。肌电图示肌源性损害，少数病人可伴有周围神经传导速度减慢。血乳酸轻度增高，肌肉活体组织检查（活检）和基因检测有助于诊断。

③眼咽型肌营养不良：属于进行性肌营养不良，表现为无波动性的眼睑下垂，斜视明显，但无复视。肌电图示肌源性损害，血清肌酶轻度增高，肌肉活检和基因检测有助于诊断。

④眶内占位病变：眶内肿瘤、脓肿或炎性假瘤等所致，表现为眼外肌麻痹并伴结膜充血、眼球突出、眼睑水肿。眼眶 MRI、CT 或超声检查有助于诊断。

⑤Graves 眼病：属于自身免疫性甲状腺病，表现为自限性眼外肌无力、眼睑退缩，不伴眼睑下垂。眼眶 CT 显示眼外肌肿胀，甲状腺功能亢进或减退，抗促甲状腺激素受体抗体阳性或滴度高于界值。

⑥Meige 综合征：属于锥体外系疾病，表现为单侧或双侧眼睑痉挛、眼裂变小，伴有面、下颌和舌肌非节律性强直性痉挛。服用多巴胺受体拮抗药或局部注射 A 型肉毒毒素治疗有效。

（2）全身型 MG 的鉴别诊断

①吉兰-巴雷综合征：免疫介导的急性炎性周围神经病，表现为弛缓性肢体肌无力，腱反射减低或消失。肌电图示运动神经传导潜伏期延长、传导速度减慢、阻滞、异常波形离散等。脑脊液有蛋白-细胞分离现象。

②慢性炎性脱髓鞘性多发性神经病：免疫介导的慢性感觉运动周围神经病，表现为弛缓性肢体无力，套式感觉减退，腱反射减低或消失。肌电图示运动或感觉神经传导速度减慢、波幅降低和传导阻滞。脑脊液有蛋白-细胞分离现象，周围神经活检有助于诊断。

③Lambert-Eaton 综合征：免疫介导的

累及神经肌肉接头突触前膜电压依赖性钙通道疾病，表现为肢体近端无力、易疲劳，短暂用力后肌力增强，持续收缩后病态疲劳伴有自主神经症状（口干、体位性低血压、胃肠道运动迟缓、瞳孔扩大等）。肌电图示低频 RNS 可见波幅递减，高频 RNS 可见波幅明显递增。多继发于小细胞肺癌，也可并发于其他恶性肿瘤。

④进行性脊肌萎缩：属于运动神经元病的亚型，表现为弛缓性肢体无力和萎缩、肌束震颤、腱反射减低或消失。肌电图呈典型神经源改变。静息状态下可见纤颤电位、正锐波，有时可见束颤电位，轻收缩时运动单位电位时限增宽、波幅增高、多相波增加，最大用力收缩时运动单位电位减少，呈单纯相或混合相。神经传导速度正常或接近正常范围，感觉神经传导速度正常。

⑤多发性肌炎：多种原因导致的骨骼肌间质性炎性病变，表现为进行性加重的弛缓性肢体无力和疼痛。肌电图示肌源性损害。心肌酶显著升高、肌肉活检有助于诊断。糖皮质激素治疗有效。

⑥肉毒中毒：为肉毒杆菌毒素累及神经肌肉接头突触前膜所致，表现为眼外肌麻痹、瞳孔扩大和对光反射迟钝，吞咽、构音、咀嚼无力，肢体对称性弛缓性瘫痪，可累及呼吸肌，可伴有 Lambert-Eaton 综合征样的自主神经症状。肌电图示低频 RNS 无明显递减，高频 RNS 可使波幅增高或无反应，取决于中毒程度。对食物可进行肉毒杆菌分离及毒素鉴定。

⑦代谢性肌病：肌内代谢酶、脂质代谢或线粒体受损所致肌肉疾病，表现为弛缓性肢体无力，不能耐受疲劳，腱反射减低或消失，伴有其他器官受损。肌电图示肌源性损害。心肌酶正常或轻微升高、肌肉活检和基因检测有助于诊断。

【治疗】

1. 胆碱酯酶抑制药　溴化吡啶斯的明：是最常用的胆碱酯酶抑制药。成人 60～120

mg,进餐前 30 分钟口服,每日 3～4 次,最大剂量为每日 480mg。

溴化新斯的明:成人 15～30 mg,进餐前 30 分钟口服,每日 3～4 次。

2. 免疫抑制药物 糖皮质激素:是治疗 MG 的一线药物,可使 70%～80% 的 MG 病人症状得到显著改善。常用药物有:

醋酸泼尼松:0.5～1.0 mg/kg,每日早晨顿服;或每日 20mg 早晨顿服,每 3 天增加醋酸泼尼松 5.0mg 直至足量(60～80 mg)。

甲泼尼龙:每日 1000mg,连续静脉滴注 3 天,然后改为每日 500mg,静脉滴注 2 天;或者地塞米松每日 10～20mg,静脉滴注 7 天;冲击治疗后改为醋酸泼尼松 50mg 或者甲泼尼龙 40mg,晨顿服,视病情变化调整药物剂量,如病情稳定并趋好转,可维持 4～16 周后逐渐减量;一般情况下醋酸泼尼松每 2～4 周减 5～10mg,至 20 mg 左右后每 4～8 周减 5mg,酌情隔日服用最低有效剂量,过快减量可致病情反复、加剧。

当存在激素使用禁忌或病人拒绝使用激素时,可单独使用非激素类免疫抑制药。当由于共病存在,激素的不良反应风险很高时,非激素类免疫抑制药可在治疗初始即与激素联合使用。当存在以下情况时,非激素类免疫抑制药应当作为添加治疗:存在很严重的激素不良反应且逐渐加重;足剂量的激素疗效变差;激素剂量减少即会症状复发。

3. 非激素类免疫抑制药

(1)硫唑嘌呤:儿童每日 1～2 mg/kg,成人每日 2～3 mg/kg,分 2～3 次口服。

(2)环孢素 A:2～4mg/kg,口服,每日 1 次,使用过程中注意监测血浆环孢素 A 药物浓度,并根据浓度调整环孢素的剂量。

(3)他克莫司:3.0 mg,口服,每日 1 次。

(4)环磷酰胺:成人静脉滴注每周 400～800mg;50mg,口服,每日 2 次,直至总量 10～20g,个别病人需要服用到 30g;儿童每日 3～5 mg/kg(不大于 100 mg)分 2 次口

服,好转后减量为每日 2mg/kg。

(5)吗替麦考酚酯:0.5～1.0g,口服,每日 2 次。

免疫抑制药的使用剂量及疗程:一旦病人达到治疗目标,应当逐渐减少激素剂量。许多病人长期维持小剂量激素治疗,可维持疗效;对于非激素类免疫抑制药,一旦达到治疗目标并可保持 6 个月至 2 年,即可开始缓慢减少免疫抑制药剂量至最小有效剂量。剂量调整不应太频繁,不短于每 3～6 个月一次。免疫抑制药的减量与复发风险相关,一旦复发需要再上调剂量。有症状者或减量过快者,复发风险更高。通常需要维持免疫抑制药治疗多年,有时需终身治疗。

3. 静脉注射用丙种球蛋白 400mg/(kg·d),静脉滴注,连续 5 天,每个月可重复一个疗程。

4. 血浆置换 血浆交换量平均每次 2L,每周 1～2 次,连用 3～8 次,主要用于病情急性进展期、出现肌无力危象病人、胸腺切除术前和围术期处理以及免疫抑制治疗初始阶段。

5. 胸腺摘除手术治疗 疑为胸腺瘤的 MG 病人应尽早行胸腺摘除手术,早期手术治疗可以降低胸腺肿瘤浸润和扩散的风险。

6. 胸腺放射治疗 适用于胸腺增生、全身无力、药物疗效不佳、浸润性胸腺瘤不能手术、未完全切除胸腺瘤或术后复发的病人。分次日量 1～2 Gy,每周 5 次,一般总量 50～60 Gy,可获疗效。

7. 其他 进行呼吸肌训练和在轻型 MG 病人中进行力量锻炼,可以改善肌力。建议病人控制体重、适当限制日常活动、注射季节性流感疫苗等均有益于病情的控制。

【临床体会】

1. MG 病人可合并 Graves 病、多发性肌炎、多发性硬化、干燥综合征、周期性麻痹、Hashimoto 病、类风湿关节炎、系统性红斑狼疮、吉兰-巴雷综合征、再生障碍性贫血等疾病;部分病人还可能累及心肌,表现为心电图

异常、心律失常等。因此,在积极治疗 MG 的同时,还要兼顾可能合并的其他疾病。

2. 溴吡斯的明应当作为绝大多数 MG 病人初始治疗的一部分。溴吡斯的明的剂量应根据症状进行判断。所有已使用足量溴吡斯的明仍未达到治疗目标的 MG 病人应当使用糖皮质激素或免疫抑制药。

3. 非激素类免疫抑制药包括硫唑嘌呤、环孢素、吗替麦考酚酯、甲氨蝶呤及他克莫司,临床上以硫唑嘌呤作为 MG 免疫抑制药

的一线药物;其他如环孢素、吗替麦考酚酯及他克莫司在临床上也常使用。

4. 病人必须密切监控免疫抑制药潜在的不良反应与并发症。若不良反应与并发症十分严重或给病人造成了不当负担,应当考虑更换免疫抑制药。

5. 本病相对预后较好,小部分病人经治疗后可完全缓解,大部分病人通过药物维持治疗能保持正常的生活、学习和工作。

(唐晓梅　王展航)

第二节　周期性麻痹

周期性麻痹也称为周期性瘫痪,是指反复发作性的骨骼肌弛缓性瘫痪为主要表现的一组肌病。按发作时血清钾含量的变化可分为低钾型、正钾型和高钾型三种。按病因可分为原发性和继发性两类。原发性系指发病机制尚不明了和具有遗传性者;继发性则是继发于其他疾病引起的血钾改变而致病者。周期性麻痹通常是指前者而言。合并甲状腺功能亢进,称为甲亢性周期性麻痹。临床上以低血钾型最常见。

【病因和发病机制】

1. 病因　诱发周期性麻痹的因素有感染、创伤、情绪激动、月经、过度疲劳、受冷等,饱餐大量谷物、面粉和糖类食品、剧烈运动后卧床休息和有些药物如肾上腺素、甲状腺素、胰岛素、葡萄糖注射等也可诱发致病。

2. 发病机制　目前本病的发病机制尚不明了。大多认为钾代谢障碍和肌细胞内外的钾平衡失调是引起发作的主要原因。还与膜内外其他离子的分布及细胞膜上离子通道的功能改变有关。而糖代谢过程和胰岛素、肾上腺素和肾上腺皮质激素等内分泌激素对钾的代谢亦有广泛影响。

【诊断与鉴别诊断】

1. 临床表现

(1)低钾型周期性麻痹:临床上最为常

见。大多数病人在夜间睡眠或清晨睡醒时发病,醒时发现四肢软瘫、麻木、酸痛、无力;严重者可有呼吸肌麻痹,出现呼吸困难;肢体瘫痪双侧对称,近端为重,亦可仅波及双下肢,波及四肢时一般也以下肢为重;有时颈肌无力,抬头困难;肢体瘫痪程度不等,可由轻瘫至全瘫;肌无力一般于数小时内达高峰,发作一般持续数小时至数天,通常在 1 周内完全恢复。

(2)高钾型周期性麻痹:临床上较少见,为常染色体显性遗传病。多在 10 岁以前起病和白天发病,常因寒冷或口服钾诱发;瘫痪也以下肢近端为重,也可波及上肢及躯干呼吸肌;瘫痪持续时间不等,自几分钟至几小时,一般在 1 小时左右。

(3)正钾型周期性麻痹:临床很少见,也为常染色体显性遗传病。多在 10 岁前起病。发作前常有嗜盐及烦渴等表现;多在睡后或清晨发现肢体无力,其症状类似低钾型,但无力持续的时间大都在 10 天以上;减少食盐摄入或补钾均可诱发。

2. 辅助检查　发作时急查血清钾、心电图,常规检查电解质、肾功能、甲状腺功能。

3. 诊断要点

(1)低钾型周期性麻痹:根据病人发作时的肌无力表现、血清钾低于 3.5mmol/L、心

电图示低钾性改变（Q-T 间期延长、ST 段下降、T 波低平或倒置、QRS 波增宽、出现 u 波且常与 T 波融合）及补钾后迅速好转等即可诊断。既往有类似发作史或有家族史者更容易诊断。

（2）高钾型周期性麻痹：根据发作性无力伴肌强直、无感觉障碍和高级神经活动异常、血钾含量增高（6～8mmol/L）、心电图呈高钾性改变（T 波高尖、Q-T 间期缩短）及有家族史者易于诊断。

（3）正钾型周期性麻痹：根据病人 10 岁前发病、肌无力常在夜间发作且持续时间长（10 天以上）、无肌强直表现、血清钾正常、补钾后症状加重、服钠后症状减轻等特点可做出初步诊断，并注意排除吉兰-巴雷综合征。

4. 鉴别诊断　本病注意与甲状腺功能亢进性周期性瘫痪、吉兰-巴雷综合征、癔症性瘫痪及可反复引起低血钾的疾病鉴别，如原发性醛固酮增多症、肾小管性酸中毒、失钾性肾炎、腹泻、药源性低钾麻痹（噻嗪类利尿药、皮质类固醇等）。

【治疗】

1. 低钾型周期性麻痹　一次口服或鼻饲氯化钾 4～10g（儿童按 0.2g/kg 计算），一般在数小时内显效。以后再继续服用氯化钾 1～2g，每日 3 次，直至完全恢复后停药。重症者可以 10％氯化钾 30ml 加入生理盐水 1000ml 中缓慢静滴（1 分钟输入 5ml 左右）。

2. 高钾型周期性麻痹　饮用高糖甜饮料，也可以 10％葡萄糖酸钙 10～20ml 静脉注射，或将胰岛素 10～20U 加入 10％葡萄糖 500～1000ml 内静脉滴注。

3. 正钾型周期性麻痹　静脉滴入生理盐水或 5％葡萄糖盐水 1000～2000ml。或 10％葡萄糖酸钙 10～20ml 静脉注射。或每天服食盐 10～15g。

【临床体会】

1. 根据病人反复发作的骨骼肌弛缓性瘫痪及腱反射低下等临床特征以及血清钾和心电图的改变，临床诊断一般不难。

2. 首次发作者需与急性瘫痪的神经-肌肉疾病，尤其是较常见的急性感染性多发性神经炎相鉴别。不论是低钾型或高钾型，均需排除继发因素。可借助病史询问、瘫痪以外的其他相应症状及化验检查等予以鉴别。

3. 低钾型周期性麻痹病人一般口服补钾即可，重症病人可同时静脉补钾，不管病人血钾浓度多低，500ml 液体中加用 10％氯化钾不得超过 15ml，补液应尽量少用葡萄糖和胰岛素，以免影响补钾效果，同时静脉补钾时应监视血清钾。

4. 应避免剧烈运动、寒冷刺激、过饱或饥饿、情绪紧张、甜食过多、过度饮酒及感染等，做到合理饮食。

（唐晓梅　王展航）

第三节　多发性肌炎和皮肌炎

多发性肌炎（PM）与皮肌炎（DM）属原发性炎性肌病中两种不同的类型，均以横纹肌为主要病变的非化脓性炎症性肌病，其临床特点是四肢近端、肩周、颈周、髋周肌群进行性无力。目前病因尚不清楚，但为系统性自身免疫病。本病的发病率为（0.1～0.9）/10 万。

【病因和发病机制】　本病的确切发病机制尚不清楚，目前大量资料表明遗传因素、病毒感染、自身免疫机制和药物均与本病的发生有关。

【诊断与鉴别诊断】

1. 临床表现　本病多数呈缓慢起病，少数呈急性或亚急性发病。皮肤和肌肉受累是导致本病的两组主要症状。

（1）皮肤症状：皮损可与肌肉症状同时或

较早或较晚出现,皮疹包括以下几种表现。

①Gottron 征:掌指关节和近端指关节伸面红色鳞状斑丘疹,日久后中心萎缩,色素减退。本征为 DM 特异性皮疹,具有诊断价值,发生率约为 70%。

②向阳性皮疹:眶周出现淡红色水肿性斑疹,以上睑为主,约 50% 的病人早期即可出现此征,也为 DM 特征性皮疹之一。

③暴露部位皮疹:30% 的病人出现面、颈、胸部 V 字区、颈后披肩状以及四肢暴露部位红色皮疹,伴毛细血管扩张,部分对光敏感。

④技工手:1/3 病人双手外侧和掌面皮肤出现角化、裂纹、脱屑,与职业性技工操作者的手相似。

⑤甲周病变:甲根皱襞处可见毛细血管扩张性红斑,或出现瘀点,甲皱及甲床有不规则增厚,甲周可有线状充血性红斑,局部出现色素沉着或色素脱失。

⑥"技工手"样变:在手指的掌面和侧面出现污秽、深色的水平线横过手指。

⑦其他皮肤黏膜改变:20% 的病人可有雷诺现象,由甲皱微循环改变所致。手指溃疡、甲周梗死等皮肤血管炎表现亦可出现,且提示有恶性病变的潜在可能。口腔黏膜亦可出现红斑。75% ～ 80% 的病人可出现光过敏。还可出现肌肉硬结、皮下小结、皮下钙化改变。

⑧恶性肿瘤相关的皮肌炎或多发性肌炎。

(2)肌肉症状:表现为肌无力、肌痛、肌压痛和肌萎缩。其中,以对称性进行性肌无力最为突出。近端肢带肌、颈肌和咽肌为常见受累肌群,表现为步行障碍,举臂抬头困难,严重者不能梳头和穿衣。若动眼、咽、喉、食管、膈、肋间肌肉受累,可发生复视、斜视、声嘶、吞咽困难、呼吸困难。心肌受累可发生心律失常和心力衰竭。

(3)其他表现

①急性病例中约 40% 病例有高热。

②部分病人由于邻近肌肉病变的纤维化或挛缩所致,可有关节痛、肘、膝、肩和指关节发生畸形和运动受阻。

③心脏累及病例可出现心功能异常,心动过速或过缓,心脏扩大,心肌损害,房颤和心力衰竭等。亦可有胸膜炎、间质性肺炎。

④约 1/3 病例肝轻度至中等度肿大,质中坚。消化道累及钡餐示食管蠕动差,钡剂通过缓慢,食管扩张,梨状窝钡剂滞留。

⑤眼肌累及时可呈复视。

2.辅助检查

(1)实验室检查:血象通常无显著变化,有时有轻度贫血和白细胞增多,约 1/3 病例有嗜酸性粒细胞增高,红细胞沉降率中等度增加,血清蛋白总量正常或减低,白球蛋白比值下降、白蛋白减少,α_2 和 γ 球蛋白增加,白球蛋白比值下降。

(2)免疫学检测:①直接抗肌肉及其成分的抗体:PM 病人的血清中肌浆球蛋白抗体的阳性率为 90%。②抗核抗体和抗细胞质抗体:LE 细胞约 10% 阳性,抗核抗体 1/5～1/3 病例阳性,核型主要为小斑点型。③其他:约 1/3 病人 C4 轻度至中等度降低,C3 偶尔减少,有报道 DM 伴遗传性 C2 缺陷。有的病例 CIC 增高。

(3)血清肌浆酶测定:血清肌酸激酶(CK)、醛缩酶、天冬氨酸氨基转移酶(AST)、丙氨酸氨基转氨酶(ALT)、乳酸脱氢酶(LDH)测定值增高,特别是 CK,95% 的肌炎在其病程中出现 CK 增高。血清酶的增高与本病肌肉病变的消长平行,可反映疾病的活动性。

(4)尿肌酸测定:患本病时由于肌肉的病变,所摄取的肌酸减少,参加肌肉代谢活动的肌酸量亦减少,形成肌酐量因之亦减少,血中肌酸量增高而肌酐量降低,肌酸从尿中大量排出而肌酐排出量却降低。

(5)肌电图改变:90% 的 DM/PM 显示

肌源性改变,病变肌肉呈肌源性萎缩相,常见的为失神经纤维性颤动,呈现不规则的放电波形。

(6)其他:严重的肌损伤可释放肌红蛋白。血清肌红蛋白测定可作为衡量疾病活动程度的指标,尿中出现可见的血红蛋白样色素,病情加重时排出增多,缓解时减少。

3. 诊断要点

(1)典型的对称性近端肌无力、疼痛和压痛。

(2)血清肌酶谱升高,特别是 CK 明显增高。

(3)肌电图呈肌源性损害。

(4)肌活检见典型肌炎病理改变。

凡具备以上 4 条者确诊 PM,具备 3 条者可作出临床诊断,伴发典型的皮疹可确诊为 DM。

4. 鉴别诊断

(1)运动神经元病:肌无力从肢体远端开始,进行性肌萎缩,无肌痛,肌电图为神经源性损害。

(2)重症肌无力:为全身弥漫性肌无力,在进行性持久或反复运动后肌力明显下降,血清肌酶、肌活检正常,血清抗乙酰胆碱受体(AChR)抗体阳性,新斯的明试验有助诊断。

(3)进行性肌营养不良:肌无力从肢体远端开始,无肌压痛,有遗传家族史。

(4)包涵体肌炎:肌无力呈非对称性,远端肌群受累多见,而肌痛和肌肉压痛非常少见,血清 CK 正常或轻度升高,激素治疗无效。

【治疗】

1. 药物治疗

(1)糖皮质激素

泼尼松:每日 60～100mg/d[或 1～1.5mg/(kg・d),最大剂量不超过 100mg],早晨顿服,4～6 周后症状改善,血清 CK 降至正常后逐渐减量,一般每 2 周减 5mg,至每日 30mg 时改为 4～8 周减 2.5～5mg,最后达到维持剂量每日 10～20mg,维持 1～2 年。

甲泼尼龙:每日 1000mg,连续静脉滴注 3～5 天,随后改为静脉滴注 500mg、250mg、125mg 各 1 天,或者地塞米松每日 20mg,静脉滴注 7 天;冲击治疗后改为醋酸泼尼松 60mg 或者甲泼尼龙 48mg,每日早晨顿服,并逐渐减量至维持剂量。

(2)静脉注射免疫球蛋白:400mg/(kg・d),静脉滴注,连续 3～5 天,每个月可重复一个疗程,连续 3～5 个月。

(3)免疫抑制药

甲氨蝶呤:2.5mg,口服,每日 1 次。

硫唑嘌呤:25～100mg,口服,每日 2 次。

环磷酰胺:50mg,口服,每日 2～3 次。

2. 支持治疗　予以高蛋白和高维生素饮食,适当体育锻炼和理疗。重症病人应注意预防关节挛缩和肌萎缩。

【临床体会】

1. 本病的治疗以糖皮质激素为首选,糖皮质激素用量及治疗时间决定于病情的严重程度。轻者口服泼尼松即可,重者则宜甲泼尼龙或地塞米松冲击治疗。同时激素减量宜缓慢进行,太快则症状易波动。使用激素期间注意预防其副作用,如保护胃黏膜、补充钾和维生素 D。

2. 急性期或重症病人,糖皮质激素与免疫球蛋白联用效果更好,有条件者可考虑。

3. 激素治疗不满意时加用免疫抑制药如环磷酰胺等。

4. 在病情活动期,宜绝对卧床休息。

5. 该类病人(尤其是 40 岁以上者)应注意排除恶性肿瘤及是否合并其他结缔组织病,依病人的临床表现进行相应检查,并注意了解内脏器官受累情况。

6. 合并恶性肿瘤的病人,在切除肿瘤后,肌炎症状可自然缓解。

7. 大多数病人治疗效果较好,少数病人呈慢性过程,甚至十余年未愈。伴发恶性肿瘤者的预后取决于肿瘤的治疗效果。

(唐晓梅　王展航)

第四节 进行性肌营养不良

进行性肌营养不良是一大类累及肌肉的遗传性基因缺陷疾病,主要表现为肌肉进行性无力和萎缩,年发病率约为每 3500 个活产男婴中有 1 个,由于突变基因的不同,临床症状各不相同。常见的几种类型如下:假肥大性肌营养不良、强直性肌营养不良、面肩肱型肌营养不良、肢带型肌营养不良、先天性肌营养不良、眼咽型肌营养不良等。其中假肥大性肌营养不良最常见,包括迪谢内(Duchenne)肌营养不良(DMD)和贝克(Becker)肌营养不良(BMD),法国科学家 Duchenne 于 1861 年首次描述 DMD,而 Becker 于 1953 年首次报道了 BMD。

【病因和发病机制】 DMD 和 BMD 均为 X 性连锁隐性遗传疾病,女性为致病基因携带者。致病基因 dystrophin 基因位于 Xp21,基因组跨度为 2.4Mb,含有 79 个外显子和 78 个内含子,编码 3685 个氨基酸,组成相对分子质量 427 000 的细胞骨架蛋白-抗肌萎缩蛋白,这是目前发现的人类最大的一个基因。当 dystrophin 基因发生突变,肌细胞膜形态结构出现异常,肌膜通透性及转运功能发生改变,肌酶升高,逐渐被脂肪组织及结缔组织所替代,最终肌细胞出现不可逆的坏死凋亡。

【诊断与鉴别诊断】

1. 临床表现

(1)假肥大型

①迪谢内肌营养不良(DMD)

a. 肌无力:多于 3—5 岁逐渐出现症状,容易跌倒,步态异常,行走摇摆,俗称鸭步。

b. 腓肠肌肥大,因为有大量增生的脂肪结缔组织,故称为假性肥大。一般十来岁就不能行走,需坐轮椅。

c. 体检可发现:双侧肌肉对称受累,以近端为主,肌张力低,腱反射减弱,肌萎缩,有翼状肩。Gower 征阳性:即患儿从平卧位起来时,往往先翻身呈俯卧位,先抬头,以双手扶膝盖、大腿,缓慢直起躯干,站立。

d. 其他:呼吸肌无力,肺活量降低,最终出现呼吸衰竭。多累及心肌,表现为心律失常,40％病人出现心力衰竭。约 1/3 患儿有智力障碍,最后多死于并发症。

②贝克肌营养不良(BMD):发病较 DMD 晚,多在 8 岁后起病,肌无力症状较轻,40 岁时还保留行走能力,腓肠肌假肥大少见,但踝反射多消失。智力多正常,心肌不受累,但多有弓形足。可有正常寿命。

(2)面肩肱型肌营养不良(FSHD):是成人中最常见的肌营养不良,患病率为 1/15 000～20 000,多在 10—20 岁起病。主要表现为面部、肩部、下肢肌无力,呈非对称性,可合并有脊柱前凸、听力、视力、智力和肺功能障碍。体检可见翼状肩,Beevor 征阳性。目前认为是常染色体显性遗传疾病,基因定位在 4q35 上的微卫星重复序列串联 D4Z4 异常。

(3)肢带型肌营养不良(LGMD):肢带型肌营养不良可呈常染色体显性遗传(Ⅰ型)或隐性遗传(Ⅱ型)。根据基因位点、遗传方式、受累蛋白的不同,临床表现不尽相同。起病年龄差异大,开始多为骨盆带或肩胛带肌肉萎缩,行走呈鸭步,腰椎前凸,上楼或由坐位起身困难,部分病人可有腓肠肌假性肥大、翼状肩胛等。头颈面肌一般不受累。

(4)眼咽型肌营养不良(OPMD):眼咽型肌营养不良,基因定位于 14 号染色体的多聚腺苷酸结合蛋白核 1 基因(PABPN1),呈常染色体显性或隐性遗传。临床上多于 40 岁左右起病,对称性上睑下垂和吞咽困难为两大核心症状,之后逐步出现轻度面肌、眼肌、近端肢体无力和萎缩,眼球运动障碍,发音不清等表现。大多数病人肢体症状较轻,无复视。

2. 辅助检查

(1)血清酶学检查:DMD 病人肌酸磷酸激酶(CK)显著升高,可达正常值数十倍至数百倍,3 岁以后逐年下降。LGMD 病人 CK 增高也很明显,但一般低于 DMD 病人的水平,FSHD、OPMD 病人 CK 可正常或轻度增高。

(2)肌电图:肌源性损害。

(3)肌肉活检:可见肌纤维坏死、再生、炎性细胞浸润、脂肪组织增生,免疫荧光染色可见抗肌萎缩蛋白阴性或减弱。

(4)基因检测:可查出 Dystrophin 基因的突变和缺失,是目前诊断的金标准。

(5)其他检查:尿肌酸排泄下降,肌酸酐排泄上升;血肌红蛋白升高;视网膜电图(ERG)异常;肌肉 MRI 显示肌萎缩和假肥大,表现与疾病严重程度相关,可作为预后的评价指标。

3. 诊断要点　根据典型的临床表现、体格检查、血液生化检查、肌电图、肌肉活检特征性改变等,可诊断进行性肌营养不良,目前基因测序技术可对疾病进行分子水平的诊断。

4. 鉴别诊断

(1)脊肌萎缩症少年型:有类似的临床症状和体征:肌无力、肌肉萎缩、腱反射消失和病理征阴性,但 DMD 患儿肌酸磷酸激酶水平高,肌电图为肌源性损害,而 SMA 患儿 CK 正常,肌电图呈神经源性损害,可资鉴别。

(2)慢性多发性肌炎:也会出现 CK 高,近端肌肉无力,但一般急性起病,有肌痛,血白细胞升高,血沉加快,在发病之前患儿多数运动发育正常,不难鉴别。

(3)肌萎缩侧索硬化症:起病年龄较大,

临床表现除肌萎缩、肌束颤动外,还有肌张力高、腱反射亢进和病理征阳性等上运动元损害体征,肌电图呈神经源性损害,肌酶正常。

(4)重症肌无力:需与 LGMD、OPMD 病人鉴别,MG 病人的症状时轻时重,可有晨轻暮重现象,有肌无力,但无肌肉萎缩。肌电图提示神经肌肉接头病变,新斯的明试验阳性,肌酶正常。

【治疗】　进行性肌营养不良目前为止尚无特异性治疗方法,DMD 和 BMD 病人根据病情可考虑采取下列措施。

1. 一般治疗　适当多活动,富含蛋白质的饮食,加强护理:勤翻身、拍背以助排痰。

2. 药物治疗

(1)糖皮质激素:一般剂量为 0.75mg/(kg·d),但要注意激素的不良反应。近期美国 FDA 又批准了地夫可特用于治疗 DMD。

(2)沙丁胺醇:可促进肌肉蛋白质的合成。

(3)其他药物:ATP、氯沙坦、肌苷、维生素 E、蜂花粉、胞磷胆碱以及部分中药制剂等可有改善肌肉血液微循环和营养肌肉的作用。胰岛素样生长因子和蛋白酶抑制药等仍在研究阶段。

3. 康复理疗

(1)适当按摩防止关节和肌腱挛缩畸形。

(2)物理治疗:超短波、红外线等。

(3)支具辅助。

(4)心肺功能康复。

4. 对症治疗　晚期病人出现呼吸系统并发症时应及早进行机械辅助呼吸,对心肺功能的维护意义重大,可延长生存时间,提高生存质量。

5. 干细胞治疗　国内外学者使用骨髓干细胞和成肌细胞、脐带间充质干细胞、异基因造血干细胞、脐血干细胞等进行了动物和人的实验,证实血液生化、肌肉病理以及病人肌力等都有所改善,但距离大规模临床应用尚有相当长的时间。

6. 基因治疗 反义寡核苷酸的外显子跳跃剪接治疗；含有 DMD 基因质粒的肌内注射治疗；病毒载体为介导的 DMD 小基因治疗均有学者在研究，取得了部分进展。目前最新的研究应用 CRISPR/Cas9 技术对 mdx 小鼠（DMD 小鼠模型）受精卵的基因突变进行了编辑，发现经修复后的小鼠，肌细胞表达不同程度的 dystrophin 蛋白，肌酶接近正常，肌力明显改善，提示将来该技术可能给临床治疗 DMD 带来新希望。

【临床体会】

1. DMD 和 BMD 一类的遗传病，目前尚无法控制病情，因此遗传咨询很重要，如果家族中已有确诊患儿，再生育时一定要做好产前诊断。

2. 国际上通过实验已达成共识，泼尼松是治疗 DMD 的首选药物，具体机制不清，可能与激素促进合成、抑制炎性反应、提高肌力等有关。干细胞、基因治疗尚处于试验阶段。

3. 运动疗法治疗 DMD 目前尚有争议，但适当、合理的运动治疗对维持患儿的运动能力有帮助。

4. DMD 病人手术整形要慎重选择。

5. 本病缺乏特异性的治疗，病情会逐渐加重，多数病人预后差，但加强护理，可延长生命。

（王展航）

第五节　强直性肌营养不良

强直性肌营养不良（DM）是成人最常见的肌营养不良症，仅次于迪谢内（Duchenne）肌营养不良的第二常见的肌营养不良类型，由 Delege（1890）首先描述，1909 年 Strinert 也描述了此病，为常染色体显性遗传，常累及多个器官系统，表现为肌强直、肌无力等。全球患病率为 2.1～14.3/10 万，发病率约为 1/8000 活婴，无明显地理或种族差异。

【病因和发病机制】 强直性肌营养不良分为两型：DM1 和 DM2。1 型基因定位于染色体 19q13.2～19q13.3，编码蛋白为强直性肌营养不良蛋白激酶（DMPK），正常 CTG 拷贝数为 5～37，而 DM1 病人的 CTG 拷贝数为 50 至数千，正是由于 CTG 异常表达导致了 DMPK 对细胞产生毒性，引起一系列的临床症状，而且 CTG 重复的长度有组织特异性，同一病人的不同组织中 DM 基因的表达程度都可不同。DM2 基因定位于染色体 3q13.3～q24，它是由于 CTG 拷贝异常而发病，正常重复次数为 11～26 次。

【诊断与鉴别诊断】

1. 临床表现

（1）DM1 型：又称 Strinert 病，其临床表现如下。

①本病任何年龄均可发生，但多见于青春期后，男多于女。

②根据发病年龄不同，可分为先天型、儿童型、经典成人型、晚发型/无症状型。

③主要症状为肌无力、肌萎缩和肌强直，肌无力发生顺序由高往低依次是：肢体远端肌肉、颈屈肌、面肌、肢体近端肌肉，远端肌肉肌无力症状发病早于并重于近端，伸肌重于屈肌。肌萎缩出现顺序由高往低依次是：颞肌、咀嚼肌、肢体远端肌肉、胸锁乳突肌、肢体近端肌肉，且远端肌肉萎缩早于和重于近端，体检可见"斧状脸""鹅颈"等典型体征，肌强直是本病的特征性表现，可分为动作性肌强直：握拳放松困难，坐位起立时迈步困难，重复动作后症状减轻。叩击性肌强直：叩击前臂肌肉后不容易松弛。并可有构音障碍或吞咽困难，多有遗传早发现象。

④其他系统表现：心脏可有心律失常；部分病人可有智力障碍；年轻时可出现白内障、眼睑下垂，但复视少见；还可有多汗、秃发、月

经不调、阳痿、性欲下降等内分泌系统表现。呼吸系统受累可有肺活量减少、呼吸困难；平滑肌受累表现为食管扩张、巨结肠等。

（2）DM2 型：其临床症状较 DM1 型轻，多在 30 岁左右发病，表现为肌强直、颈部、肘部及髋部近端屈肌为主的肌无力，与 DM1 不同的是有明显肌痛、肢体僵硬和疲劳感，多无遗传早发现象。

2. 辅助检查

（1）实验室检查：血清 CK 可正常或轻度升高，胆固醇增高，IgG、IgM 代谢增加。

（2）肌电图：可出现典型肌强直电位，受累肌肉重复电刺激后出现肌强直波逐渐衰减。

（3）肌肉组织活检：可见肌纤维大小不一，Ⅰ型纤维萎缩，Ⅱ型纤维肥大。

（4）基因检查：有特异性，病人 DMPK 基因的 CTG 三核苷酸序列异常重复扩增常超过 100，且重复数目与症状严重性相关。

（5）头颅 MRI：可见轻度脑皮质萎缩、额叶和颞叶皮质下白质病变、侧脑室扩张；其中前额叶受累是 DM1 的影像学标志性特征；且皮质下白质病变的严重性与认知功能障碍相关。

3. 诊断要点　根据临床典型的肌无力、肌萎缩和肌强直症状以及多系统损害的特点，结合中青年起病的特征、阳性家族史、典型肌强直放电肌电图可诊断，确诊可行基因检测发现异常 CTG 三核苷酸序列重复扩增。

4. 鉴别诊断

（1）先天性肌强直：通常出生就有全身性肌强直，肌肉假性肥大也是很突出的征象，叩击肌肉可出现肌球征，肌电图呈典型肌强直电位。但不伴肌无力、肌萎缩和多系统损害征象。遗传学上由骨骼肌氯离子通道 CLCN1 基因突变引起。

（2）先天性副肌强直：幼年起病，肌强直较轻，无肌萎缩，肌肥大也不明显。为常染色体显性遗传的骨骼肌钠离子通道病

（3）迪谢内肌营养不良（DMD）：幼年起病，伴肌无力、肌萎缩，肌肉假性肥大，肌酶高，但无肌强直。肌电图也无肌强直电位。

（4）脊髓性肌萎缩症（SMA）：有肌萎缩、肌无力，但无肌强直，肌电图为神经源性损害。

【治疗】

1. 一般治疗　适当活动，按摩理疗，预防肺部和心脏、内分泌系统的并发症。

2. 对症治疗

（1）肌强直

苯妥英钠：0.1g，口服，每日 3～4 次。

普鲁卡因胺：0.5～1g，口服，每日 3 次，但要注意对心脏的毒副作用。

乙酰唑胺：每日 0.25～0.75g，口服，分次服用。

硫酸奎宁：300～400mg，口服，每日 3～4 次。

卡马西平：0.1～0.2g，口服，每日 3 次。

（2）肌无力和肌萎缩

苯丙酸诺龙：每周 25～50mg，肌内注射。

灵孢多糖注射液：每日每次 2ml，肌内注射，1～3 个月为 1 个疗程。

加兰他敏：每次 2.5mg，每日 1～2 次，肌内注射，1 个月为 1 个疗程。

【临床体会】

1. 本病尚无有效的治疗方法，只能对症治疗。

2. 忌用引起肌无力的药物：庆大霉素、链霉素、卡那霉素、新霉素、四环素、土霉素、杆菌素、多黏菌素；异丙嗪、安定、吗啡、乙醚；箭毒、琥珀酰胆碱、氯化氨酰胆碱；蟾蜍及其中成药丸；六神丸、喉症丸和性味寒凉的中药等；奎宁、普鲁卡因胺要慎用，防止药物剂量过大带来毒副作用。他汀类药物也要慎用。

3. 生活规律、避免风寒感冒、饮食得当，多食用富含高蛋白的食物以及新鲜蔬菜水

果。

4. 适量运动，按摩理疗，并注意病人的心理康复。

5. 幼年发病者差，成年发病者相对较好。

（王展航）

第六节　线粒体脑肌病

线粒体脑肌病是一组由线粒体结构功能异常导致的以脑和肌肉受累为主的多系统疾病，本病为一组临床综合征，临床表现多样，任何年龄均可发病，但以儿童和青年多见。

【病因和发病机制】　线粒体和细胞核基因的变异影响了呼吸链上各类酶的表达，引起 ATP 合成障碍，从而导致线粒体功能异常，影响了整个细胞的功能。

【诊断与鉴别诊断】

1. 临床表现

（1）线粒体病分型

①线粒体脑肌病

a. 伴高乳酸血症和脑卒中样发作（MELAS）。

b. 肌阵挛性癫痫破碎性红纤维综合征（MERRF）。

c. Kearn-Sayre 综合征（KSS）。

d. 线粒体胃肠脑肌病（MNGIE）。

②线粒体脑病

a. Leigh 综合征。

b. Alpers 综合征。

c. 脊髓小脑共济失调伴癫痫发作综合征（MSCAPS）。

③线粒体神经病

a. Leber 遗传视神经病（LHON）。

b. 神经源性肌萎缩-共济失调-视网膜色素变性（NARP）。

c. 感觉性共济失调神经病伴眼外肌麻痹（SANDO）。

④线粒体肌病

a. 慢性进行性眼外肌麻痹（CPEO）

b. 线粒体肢带型肌病。

（2）临床表现：线粒体脑肌病临床症状复杂、多样，不同疾病之间的临床表现多有重叠，但共同特点是都有多系统损害，人体细胞中神经细胞、骨骼肌细胞、内分泌组织细胞中线粒体含量最高，所以受累最明显。

①神经系统：癫痫、卒中样发作、偏头痛、共济失调、痴呆、听力视力障碍、肌阵挛、周围神经病变等。

②肌肉系统：肌无力、运动不耐受、肌萎缩、肌病等。

③内分泌系统：糖尿病、甲状腺疾病和甲状旁腺疾病、卵巢疾病、乳酸酸中毒等。

④心脏系统：心肌病、心律失常、心力衰竭、传导阻滞等。

⑤消化系统：肝功能衰竭、发作性呕吐、便秘、假性肠梗阻等。

⑥呼吸系统：反复发作肺炎、窒息等。

⑦泌尿系统：肾小球疾病、肌红蛋白尿、肾小管功能缺陷等。

⑧眼耳疾病：白内障、眼外肌麻痹、视神经萎缩、视网膜色素变性、上睑下垂、神经性耳聋等。

2. 辅助检查

（1）血液和脑脊液生化：乳酸、丙酮酸可升高。

（2）肌电图和心电图、脑电图：肌电图多为肌源性损害，少数为神经源性损害，或两者兼有，但无特异性。脑电图可见癫痫脑电图特有的棘慢波综合、尖波慢波综合等，KSS 型的心电图检查有重要的诊断价值。

（3）影像学检查：MELAS、Leigh 综合征可见特征性的影像学改变。

（4）肌肉组织活检：特征性改变有破碎红纤维（RRF）、琥珀酸脱氢酶染色增强的血管

（SSV）、还原性辅酶Ⅰ四唑氮还原酶（NADH）染色肌纤维膜下深染、细胞色素 C 氧化酶异常［COX 阴性和（或）阳性肌纤维］等。电镜下还可见线粒体增生堆积和线粒体内包涵体。

（5）基因检测：mtDNA 和核 DNA 可检出相应的基因缺陷。

3. 常见线粒体脑肌病的临床特点

（1）MELAS 综合征：线粒体脑肌病伴乳酸血症和卒中样发作。

①多在 40 岁前发病，部分病人有家族史，早期发育正常，可有不规则的偏头痛，发育不良，体型矮小，运动不耐受现象。

②首发症状多为卒中样发作、癫痫、高乳酸血症、智力下降、偏轻瘫、失语、肌阵挛、皮质盲或耳聋。

③其他症状：可有肢体麻木等周围神经病表现、情绪抑郁等精神症状等。部分病人可有隐匿起病的神经性耳聋。

④头颅 CT 和 MRI 影像学特点：a. 病灶部位多在颞枕叶；b. 病灶范围与主要脑血管分布不一致；c. MRS 检测出乳酸双峰；d. 病灶区血流加快，小血管增多、增粗；e. DWI 中 ADC 值一般增高或轻微降；f. 可呈"迁徙样病灶"。

⑤血生化检查血酸常高于 0.25g/L；肌肉活检特征性改变有破碎红纤维（RRF）、琥珀酸脱氢酶染色增强的血管（SSV）、细胞色素 C 氧化酶异常［COX 阴性和（或）阳性肌纤维］等。基因检测 A3243G、T3271C、G1642A、T8316C 是常见的突变位点，其中 80% 是由编码亮氨酸基因的 A3243G 点突变引起。

（2）MERRF 综合征：肌阵挛性癫痫破碎性红纤维综合征。

①患病率约 1/100 万，属母系遗传，各个年龄均可发病，有家族史。

②主要表现：a. 肌阵挛癫痫发作和失神发作；b. 小脑共济失调；c. 高乳酸血症，合并

身材矮小、弓形足、神经性耳聋、多发性对称性颈部脂肪瘤、周围神经病、视神经萎缩、白内障、心脏病和糖尿病等。

③辅助检查：血乳酸增高，脑电图可有周期性 θ 波，癫痫样放电；棘慢波综合，肌肉活检特征性改变有破碎红纤维 RRF、琥珀酸脱氢酶染色增强的血管（SSV）、细胞色素 C 氧化酶染色活性降低或缺失。电镜下可见线粒体异常堆积和线粒体包涵体。头颅 CT 和 MRI 影像学特点可见脑萎缩、基底节、丘脑、苍白球钙化、中脑导水管周围灰质高信号等大脑白质病变。基因检测 mtDNA 的 A8344G、T8356C、G8361A 和 G8363A 是常见突变位点，其中 80% 由 A8344G 突变引起，T8356C、G8361A 和 G8363A 的突变约 10%，另有约 10% 的 MERRF 病人中无法检测出 mtDNA 基因突变。

（3）Kearn-Sayre 综合征（KSS 综合征）

①1958 年由 Kearn 和 Sayre 首次报道，多在 20 岁前发病，主要表现为三联征：眼外肌麻痹、视网膜色素变性和心脏传导功能异常，还可合并头痛、肌无力、共济失调、智能发育迟缓等症状。完全型 KSS 有眼外肌麻痹、视网膜色素变性和心脏传导功能异常三联征。不完全型 KSS 有眼外肌麻痹，伴其他一项症状。

②部分病人可有内分泌功能障碍，如糖尿病、甲状腺和甲状旁腺功能异常、性功能异常等，还有神经性耳聋、弓形足和脊柱侧弯畸形等。

③辅助检查：血和脑脊液中乳酸及丙酮酸水平明显升高；脑脊液蛋白升高（通常＞1g/L）；肌肉活检可见破碎红纤维 RRF、琥珀酸脱氢酶染色增强的血管（SSV）还原性辅酶Ⅰ四唑氮还原酶（NADH）染色肌纤维膜下深染。电镜下可见异常线粒体和线粒体包涵体。头颅 CT 和 MRI 影像学特点可见苍白球钙化和皮质及白质异常病变。基因检测可有 mtDNA 缺失或大量重排，常见的是

4977bp 的缺失。

(4)Leigh 综合征:亚急性坏死性脑脊髓病。

①最早于 1951 年由英国科学家 Leigh 首先报道,多为母系遗传史,多在幼年期发病,少数于少年或成年发病。可分为:新生儿型、经典婴儿型、少年型和成人型。常见的临床表现:进食困难、精神智力发育迟缓、共济失调、神经性耳聋、锥体束征及锥体外系体征、眼球震颤、构音障碍等。

②起病越早,预后越差,多于 2—3 岁死亡,成年发病可存活较长时间,另可合并呼吸衰竭、扩张型心肌病、腹泻、视网膜变性、眼外肌麻痹等。

③辅助检查:血和脑脊液乳酸增高;头颅 MRI 影像学特点可见脑干、基底节、脊髓对称性异常信号,MRS 可见乳酸峰,DWI 在急性期呈高信号,提示细胞毒性水肿,有特征所见。肌肉活检破碎红纤维 RRF 和线粒体包涵体少见,但细胞色素 C 氧化酶染色缺乏。基因缺陷原因复杂,既有 mtDNA 的点突变,如 A8344G、T8993G、T9176C 突变,又有核基因 nDNA 突变引起的,如复合体Ⅰ、复合体Ⅳ、丙酮酸脱氢酶相关基因缺陷导致的常染色体隐性遗传病。

(5)其他类型线粒体脑肌病

①慢性进行性眼外肌麻痹(CPEO 综合征):可为母系遗传,也可为染色体显性遗传,多为散发。各年龄均可发病,但 20 岁前为多,是成人线粒体脑肌病最常见类型。临床特点:进行性眼外肌麻痹和睑下垂、双侧病变、瞳孔无改变、胆碱能药物无效。少数病人可伴有偏头痛、听力下降、心脏传导异常。肌肉活检可见破碎红纤维 RRF、大量增生的异常线粒体和线粒体包涵体。基因检测差异大,多为 mtDNA 缺失,片段长度在 1.3～7.6kb;又有报道 CPEO 病人中也发现 A3243G 点突变。

②Leber 遗传性视神经病(LHON):

1871 年由 Leber 首次报道,男性好发,任何年龄均可发病,为母系遗传。一般分为急性期、进展期、慢性萎缩期。常表现为突发性双侧视力减低和丧失,少数双眼可一前一后起病,眼底有特征性的三联征:a.环绕视盘的微血管扩张或弯曲;b.视盘及其周围神经纤维层水肿;c.荧光素眼底血管造影(FFA)无血管荧光素渗漏。少数可伴有共济失调、腱反射亢进、病理征和遗传性周围神经病、肌张力减低等。但即使有严重的中央视野缺损时,瞳孔对光反应仍存在,且部分病人视力可有戏剧性的改善。肌肉活检无破碎红纤维 RRF 和琥珀酸脱氢酶染色增强的血管 SSV,头颅和视神经 CT、MRI 影像学检查无特异性。基因检测 mt DNA 的位点突变是 LHON 的特异性病征,国外已报道 25 个位点突变,一般公认原发突变位点有 G 11778A 占 40%,G3460 A 占 6%～25% 和 T14484C 占 10%～15%。

③线粒体周围神经病并胃肠型脑病(MNGIE):少见。

4.诊断要点 根据病人典型的临床表现和体征、有无家族史、辅助检查结果如高乳酸血症、心电图异常、肌肉活检的特异性改变及基因检测有线粒体 DNA 或细胞核 DNA 的突变等以明确诊断。

5.鉴别诊断

(1)病毒性脑炎:起病急,多有发热等前驱症状,单纯疱疹病毒性脑炎头颅 MR 可有特征性的"豆状核刀切征"的表现。脑脊液检查可发现白细胞、蛋白等不同程度的增高,严重时有意识障碍,没有听力和视力异常,一般不难鉴别。

(2)肌营养不良:幼年起病,四肢近端肌无力为主,肌酶高,基因检测可发现相应的缺陷。

(3)脑梗死:发病年龄较大,有高血压、高血脂、糖尿病等高危因素,病灶一般按颅内动脉分布,头颅 MR 病变呈 DWI 高信号,ADC

图低信号,但 ADC 值一般比 MELAS 要低得多。

(4)中枢神经系统血管炎:常表现为头痛、偏瘫,血液生化提示炎性指标异常,头颅 MR 主要波及软脑膜和皮质、皮质下的中小动脉,血管可呈"串珠样"表现,但无特异性。而 MELAS 头颅 MR 以灰质损害为主,MRS 可有特征性的乳酸双峰征。

(5)Wernicke 脑病:多有饮酒史或胃肠道疾病、术后病人,主要是 B 族维生素缺乏的症状,合并精神障碍等,头颅 MR 上通常会累及乳头体,而 Leigh 综合征一般不累及乳头体,另外 Leigh 综合征通常累及基底神经节、视神经、脑桥、延髓和脊髓,而 Wernicke 脑病通常不累及这些区域。

(6)视神经炎:急性或亚急性视力下降,伴有中心视野缺损,荧光素眼底血管造影(FFA)早期显示视盘表面荧光渗漏,边缘模糊,激素治疗有效。

(7)眼肌型重症肌无力:非对称性上睑下垂和双眼复视为主要临床症状,疲劳试验和新斯的明试验阳性,肌电图可有特异性改变,血生化乙酰胆碱受体抗体阳性。

(8)其他:MERRF 等还需与马查多-约瑟夫病(Machado-Joseph)、Friedreich 型共济失调、肌阵挛性小脑协调障碍(Ramsay-Hunt 综合征)、蜡样质脂褐质沉积病等鉴别。

【治疗】　目前尚无特异性治疗手段,多为对症支持治疗。

1. 一般治疗

(1)饮食治疗:避免饥饿、饮酒、高脂低糖饮食,生酮饮食近年来有应用可改善症状。

(2)运动治疗:阻力训练;耐力训练等。

(3)对症治疗:癫痫可用拉莫三嗪、托吡酯、左乙拉西坦等;心脏病可安装除颤仪或起搏器;耳聋者可置入人工耳蜗;有斜视和上睑下垂者可行矫形手术;吞咽困难者可行手术矫治。

2. 药物治疗

(1)抗氧化清除氧自由基:辅酶 Q10、艾地苯醌、维生素 C、维生素 E、谷胱甘肽、依达拉奉等。

(2)减少毒性产物:二氯乙酸、二甲基甘氨酸等。

(3)通过旁路传递电子:辅酶 Q10、艾地苯醌、琥珀酸盐、维生素 K 等。

(4)补充代谢辅酶:瓜氨酸、精氨酸、亚叶酸、肌酸、左旋肉碱、烟酰胺、维生素 B_1、核黄素(维生素 B_2)等。

(5)鸡尾酒疗法:多种辅酶、维生素及其他等改善能量代谢的药物组成的"鸡尾酒"疗法是目前治疗线粒体脑肌病的主要方法。

(6)精氨酸:MELAS 病人急性期发作的首选,$150\sim300mg/(kg \cdot d)$,尽早使用可改善线粒体能量状态及细胞活力,一般用 $3\sim5$ 天。

(7)丁苯酞:保护线粒体功能,$0.1\sim0.2g$,口服,每日 3 次。

3. 其他治疗　尚处在研究阶段,可能是将来线粒体脑肌病的治疗方向,包括:基因治疗、干细胞移植、核转移治疗等。

【临床体会】

1. 临床上如遇到多个系统受损的病人要考虑是否为 ME 的可能。

2. 临床确诊靠基因检测,但鉴于目前水平并不是每个病人都能检测出致病基因,如果基因检测阴性而临床症状符合,也可考虑诊断 ME。

3. 青年脑梗死一定要排除 MELAS 可能,因为服用他汀类药物可加重 MELAS 病情。

4. 乳酸试验运动后即刻升高 5 倍,休息10 分钟后升高 3 倍更有诊断价值。

5. 确诊或高度怀疑该病的病人,应注意避免使用以下药物:类固醇激素(增加线粒体膜电位)、丙戊酸(抑制氧化磷酸化,诱发小神经胶质细胞凋亡)、他汀类药物(减少辅酶 Q10）、苯妥英钠（抑制线粒体 ATP 酶）、巴比妥（减少线粒体蛋白合成，抑制线粒体功能）、麻醉药（氟烷等）、氟哌啶醇、氯丙嗪、喹硫平、利培酮、双胍类、胺碘酮、β 受体阻滞药、阿司匹林、氨基糖苷类抗生素。

（王展航）

第 **13** 章

神经症性障碍

最早神经症概念的提出是用以表达一组与神经系统有关的疾病。随着近代医学的不断发展、疾病分类的细化，神经症的概念也发生了一系列的演变。这种演变的总趋势是内涵变得越来越深，同时外延变得越来越小。我国的精神疾病诊断与分类第三版（CCMD-3）对神经症的描述性定义："神经症是一组主要表现为焦虑、抑郁、恐惧、强迫、疑病症状或神经衰弱症状的精神障碍。本障碍具有一定的人格基础，起病常受心理社会（环境）因素的影响，症状没有可证实的器质性病变作为基础，与病人的现实处境不相称，但病人对存在的症状感到痛苦或无能为力，自知力完整或基本完整，病程多迁延。"

【神经症性障碍的共同特点】 从神经症的定义描述，我们可以总结出神经症性障碍应该具备的一些共同特征。

1. 主要表现为焦虑、抑郁、恐惧、强迫、疑病或神经衰弱症状，这些症状可以单独存在（抑郁除外），但大多是混合存在，尤其是焦虑症状。

2. 无任何可证实存在的器质性基础。

3. 患病前多有一定的素质和人格基础，起病可能与精神刺激和心理社会因素有关。

4. 病人的症状与现实处境不相称，感到一种无能为力的痛苦，但一般的社会适应能力良好。

5. 不存在精神病性症状。

6. 对自己的病有相当的自知力，常常有较强的求治欲望。

7. 病程迁延，需至少持续 3 个月方可下诊断（惊恐发作除外）。

【病因和发病机制】

1. 病因 神经病学的理论研究已经沿着"生物-心理-社会医学"模式走向多学科综合探讨，根据研究角度不同，神经症性障碍的病因可分为：

（1）遗传因素和环境因素。

（2）素质因素、诱发因素和附加因素。

（3）致病因素和条件因素。

（4）生物因素、心理因素和社会因素。

2. 发病机制 神经症性障碍的发病机制是指致病因素作用于个体，引起个体一系列病理生理和病理心理反应，最终表现为临床症状的过程。如广泛性焦虑障碍的病理心理机制被认为是对来自外界的威胁特别警惕，有关威胁的信息很快进入意识，病人无法摆脱这些担心，从而产生广泛性焦虑。

【神经症性障碍的分类】 为了使神经症性障碍能够成为一组满足上述共同特征、具有足够同质性的诊断类别，CCMD-3 对原有的神经症分类进行了一定的调整。目前我国公认的神经症分为以下几类：

1. 恐惧症 包括场所恐惧症、社交恐惧症、特定恐惧症等。

2. 焦虑症 包括广泛性焦虑、惊恐发作

和混合性焦虑。

3. 强迫症　可有强迫思维为主、强迫行为为主或两者混合三种形式。

4. 躯体形式障碍　包括躯体化障碍、未分化躯体形式障碍、疑病症、躯体形式自主神经紊乱、持续性躯体形式疼痛障碍等。

5. 神经衰弱　是一种以精神易兴奋却又易疲劳为特征的神经症。

6. 其他或待分类的神经症　有咽喉部哽咽感引起吞咽困难、心因性斜颈、心因性瘙痒、心因性痛经等。

神经症这一概念经历数百年的变迁，其外延不断缩小、内涵不断变异。随着对中枢神经系统结构和功能的进一步认识，这一概念将逐渐消失。CCMD-3 已将抑郁性神经症划归情感性精神障碍之下，考虑临床工作中该病常见，本章节将继续讲述。

2013 年，美国精神障碍诊断统计手册第五版（DSM-5）将强迫障碍从神经症分离，单列成与之平级的一个诊断单元。本章节以 CCMD-3 分类系统为基准，继续将强迫症归为神经症进行描述。

在 CCMD-3 分类系统中，心理因素相关生理障碍与神经症是平行级的一个诊断单元，睡眠障碍是心理因素相关生理障碍的一类疾病，由于临床中睡眠障碍发病率高，将其纳入本章节中。

【诊断原则】

1. 症状标准　至少有下列 1 项：①恐惧；②强迫症状；③惊恐发作；④焦虑；⑤躯体形式症状；⑥躯体化症状；⑦疑病症状；⑧神经衰弱症状。

2. 严重程度标准　社会功能受损或无法摆脱的精神痛苦，促进其主动求医。

3. 病程标准　符合症状标准至少已 3 个月，惊恐障碍另有规定。

4. 排除标准　排除器质性精神障碍、精神活性物质与非成瘾物质所致精神障碍、各种精神病性障碍，如精神分裂症、偏执性精神病及心境障碍等。

（温金峰）

第一节　抑郁障碍

抑郁障碍（depression disorders）是一种常见的精神障碍，以显著而持久的心境低落为主要临床特征，典型的抑郁心境表现为心境低落、思维迟缓、行为减少的"三低"症状，在心境异常的同时，躯体生理症状也非常常见。抑郁障碍是具有患病率高、自杀率高、致残率高等特征的全球性疾病。轻者可对社会产生一些负性生活事件的异常反应，社会功能损害轻；重者则可成为严重的复发性甚至慢性的功能致残性精神疾病。

【病因和发病机制】　据目前的科研和临床证明，生物、心理与社会环境等诸多方面因素参与了抑郁症的发病过程。生物学因素主要涉及遗传、神经生化、神经内分泌、神经再生等方面，与抑郁症关系密切的心理学易患素质是病前性格特征，如抑郁气质。成年期遭遇应激性的生活事件，是导致出现具有临床意义的抑郁发作的重要触发条件。然而，以上这些因素并不是单独起作用的，目前强调遗传与环境或应激因素之间的交互作用以及这种交互作用的出现时点在抑郁症发生过程中具有重要的影响。

【诊断与鉴别诊断】

1. 临床表现

（1）心境低落：表现为显著而持久的情感低落，抑郁悲观。轻者闷闷不乐、无愉快感、兴趣减退，重者痛不欲生、悲观绝望、度日如年、生不如死。典型病人的抑郁心境有晨重夜轻的节律变化。在心境低落的基础上，病人会出现自我评价降低，产生无用感、无望感、无助感和无价值感，常伴有自责自罪，严重者出现罪恶妄想和疑病妄想，部分病人可出现幻觉。

（2）思维迟缓：病人思维联想速度缓慢，反应迟钝，思路闭塞，自觉"脑子好像是生了锈的机器""脑子像涂了一层糨糊一样"。临床上可见主动言语减少，语速明显减慢，声音低沉，对答困难，严重者交流无法顺利进行。

（3）意志活动减退：病人意志活动呈显著持久的抑制。临床表现行为缓慢，生活被动、疏懒，不想做事，不愿和周围人接触交往，常独坐一旁，或整日卧床，闭门独居、疏远亲友、回避社交。严重时连吃、喝等生理需要和个人卫生都不顾，蓬头垢面、不修边幅，甚至发展为不语、不动、不食，称为"抑郁性木僵"，但仔细精神检查，病人仍流露痛苦抑郁情绪。伴有焦虑的病人，可有坐立不安、手指抓握、搓手顿足或踱来踱去等症状。严重的病人常伴有消极自杀的观念或行为。消极悲观的思想及自责自罪、缺乏自信心可萌发绝望的念头，认为"结束自己的生命是一种解脱""自己活在世上是多余的人"，并会使自杀企图发展成自杀行为。这是抑郁症最危险的症状，应提高警惕。

（4）认知功能损害：表现为近事记忆力下降、注意力障碍、反应时间延长、警觉性增高、抽象思维能力差、学习困难、语言流畅性差、空间知觉、眼手协调及思维灵活性等能力减退。认知功能损害导致病人社会功能障碍，而且影响病人远期预后。

（5）躯体症状：主要有乏力、食欲减退、体重下降、身体任何部位的疼痛、性欲减退等。躯体不适的体诉可涉及各脏器，如恶心、呕吐、心慌、胸闷、出汗等。自主神经功能失调的症状也较常见。睡眠障碍主要表现为早醒，一般比平时早醒 2～3 小时，醒后不能再入睡，这对抑郁发作具有特征性意义。有的表现为入睡困难，睡眠不深；少数病人表现为睡眠过多。体重减轻与食欲减退不一定成比

例，少数病人可出现食欲增强、体重增加。

2. 辅助检查　完善颅脑核磁共振、脑电图、甲状腺功能、内分泌检查等实验室检查，心理测试评定工具：HAMA、HAMD、SAS、SDS、SCL-90、MMPI 及神经心理测验，有助于诊断。

3. 诊断要点　抑郁症的诊断主要应根据病史、临床症状、病程、体格检查及相关心理测试结果，一般可以做出明确诊断。

4. 诊断标准　目前国际上通用 DSM-5 诊断标准：在同一个 2 周时期内，出现与以往功能不同的明显改变，表现为下列 5 种以上，其中至少 1 项是（1）心境抑郁或（2）丧失兴趣或乐趣。症状的诱因不可归为一般躯体疾病。

（1）每天大多时间存在心境抑郁。

（2）明显的丧失兴趣和乐趣。

（3）显著的体重下降或增加。

（4）失眠或嗜睡。

（5）精神躁动或迟滞。

（6）虚弱或精力不足。

（7）感觉没有价值感或过度自责。

（8）思考能力减弱。

（9）反复想到死亡。

5. 鉴别诊断

（1）继发性心境障碍：脑器质性疾病、躯体疾病、某些药物和精神活性物质等引起的继发性抑郁障碍，与原发性抑郁症鉴别要点：①前者有明确的器质性疾病或服用某种药物或精神活性物质史，体格检查有相应的阳性体征，实验室检查及其他辅助检查有相应的指标改变；②前者可出现意识障碍、遗忘综合征及智能障碍；③前者的抑郁心境可随着原发病的波动而波动。

（2）精神分裂症：精神分裂症的早期常出现抑郁症状，或精神分裂症恢复期出现抑郁发作；其鉴别要点：①精神分裂症的抑郁症状是以思维障碍和情感淡漠为原发症状，抑郁症是以心境低落为原发症状；②精神分裂症的思

维、情感、意志行为等精神活动时不协调的；③精神分裂症病情未发作性进展，缓解期常有残留精神症状或人格缺损；抑郁症的病程是间歇发作性的，间歇期基本正常。

（3）心因性精神障碍：创伤后应激障碍常伴抑郁，其鉴别要点：①心因性精神障碍常在严重的、灾难性的、对生命有威胁的创伤性事件后出现的以焦虑、痛苦为主，无晨重夕轻的节律改变；②前者精神运动性迟缓不明显，睡眠困难为入睡困难，多有与创伤有关的噩梦、梦魇，常有重新体验到创伤的事件、反复闯入性回忆现象。

【治疗】

1. 治疗目标　抑郁发作的治疗要达到三个目标：提高临床治愈率，最大限度减少病残率和自杀率，关键在于彻底消除临床症状；提高生存质量，恢复社会功能；预防复发。

2. 治疗原则

（1）个体化治疗。

（2）剂量逐步递增，尽可能采用最小有效量，使不良反应减至最少，以提高服药依从性。

（3）足量足疗程治疗。

（4）尽可能单一用药，如疗效不佳可考虑转换治疗、增效治疗或联合治疗，但需要注意药物相互作用。

（5）治疗前知情告知。

（6）治疗期间密切观察病情变化和不良反应并及时处理。

（7）积极治疗与抑郁共病的其他躯体疾病、物质依赖、焦虑障碍等。

3. 药物选择

（1）选择性 5-羟色胺再摄取抑制药（SSRI）：代表药物氟伏沙明（每日 100～300mg），帕罗西汀（每日 20～60mg），氟西汀（每日 20～60mg），舍曲林（每日 50～200mg），艾司西酞普兰（每日 5～20mg）和西酞普兰（每日 20～60mg），早晨服用。需要从小剂量开始给药，以避免药物的初始敏感

性。

（2）5-羟色胺和去甲肾上腺素再摄取抑制药（SNRI）：代表药物文拉法辛（每日 75～225mg）和度洛西汀（每日 60～120mg）。

（3）去甲肾上腺素和特异性 5-羟色胺能抗抑郁药（NASSA）：代表药物米氮平每日 15～60mg。

（4）三环类抗抑郁药：可作为一线药物，较多选用丙米嗪（每日 50～300 mg），可从小剂量每日 12.5mg 开始，逐渐加量，大多数病人日用量至少在每日 150mg 以上才见效。氯丙米嗪（每日 25～200mg）也可使用，也要从小剂量开始。

（5）其他：四环类抗抑郁药和单胺氧化酶抑制药。

4. 心理治疗　常用的方法：支持性人际治疗、认知治疗、行为治疗、人际心理治疗、婚姻和精神动力学治疗等，帮助病人识别和更正认知歪曲，矫正病人适应不良性行为，改善病人的人际交往能力和心理适应能力，从而能减轻病人抑郁症状，调动病人积极性；其中对抑郁发作的疗效已经得到公认。

5. 电抽搐（MECT）治疗　有严重消极自杀企图的病人及使用抗抑郁药治疗无效的病人可采用改良电抽搐治疗。电抽搐治疗后仍需用药物维持治疗。

6. 重复经颅磁刺激（rTMS）　也是一种常见的治疗方法，主要适用于轻中度的抑郁发作。

【临床体会】

1. 随着诊断分类标准的修订，现已将抑郁状态、神经性抑郁症等病统一在抑郁障碍中，临床上仅将抑郁发作在 2 周以内者诊断为抑郁状态。

2. 抑郁障碍是一种具有患病率高、自杀率高、致残率高等特征的全球性疾病，轻者可影响病人的心身健康、社会交往、职业能力及躯体活动；重者可出现自杀、自伤，甚至杀害他人等危险行为；对个体的生活质量及全社

会的影响不容忽视。

3. 对社会上的高危人群进行筛查,能够及时发现前驱期病情的抑郁症病人,尽快介入心理及社会干预,尽早进行必要的临床治疗可改善预后,提高病人的治愈率。

4. 抑郁障碍药物治疗要全面考虑病人的症状特点、年龄、躯体状况及药物的耐受性,做到因人而异的合理化用药。

5. 尽可能单一用药,在足量足疗程前提下,当换药仍无效时,可考虑应用 2 种不同作用机制的抗抑郁药物联合使用。

6. 药物剂量宜从小剂量开始逐步递增,尽可能采用最小的有效剂量,以减轻药物的不良反应,提高病人的诊疗依从性。

7. 目前我国临床一线的推荐用药为新型的抗抑郁药,如 SSRIs、SNRIs、NASSAs 等类型药物,临床一线的常见用药有舍曲林、艾司西酞普兰、西酞普兰、帕罗西汀、氟西汀、氟伏沙明以及文拉法辛、度洛西汀等药物。

8. 心理应激因素在本病发病过程中起到重要作用,因此,在药物治疗的基础上,辅以心理治疗,可以取得更佳的疗效。

9. 要积极治疗与抑郁共病的焦虑障碍、躯体疾病及物质依赖等疾病。

（陈炳光　温金峰）

第二节　焦　虑　症

焦虑症（anxiety）是一种以焦虑情绪为主要表现的神经症,包括急性焦虑和慢性焦虑两种临床相,常伴有头晕、胸闷、心悸、呼吸困难、口干、尿频、尿急、出汗、震颤和运动性不安等。焦虑并非实际威胁所引起,其紧张程度与现实情况很不相称。在我国,焦虑症始终未受到足够的重视。直到 1987 年,我国的分类方案才将焦虑症单独列出。本症女性较男性多见。

【病因和发病机制】　总的来说,焦虑症的发病原因与发病机制仍不完全清楚,其发生与机体的素质、所处的环境均有密切关系,精神因素在焦虑症的发病中也有重要的作用。焦虑症可能有特殊的生物学基础,也不能排除环境因素的影响。焦虑症的发病机制虽不完全清楚,但目前认为与去甲肾上腺素、5-羟色胺、γ-氨基丁酸、乳酸盐的作用有关,尚有研究发现广泛性焦虑症病人的血浆肾上腺素、促肾上腺皮质激素及白细胞介素Ⅱ增高及皮质醇降低。

【诊断与鉴别诊断】

1. 临床表现　主要症状为焦虑的情绪体验、自主神经功能失调及运动性不安。临床上常见有急性焦虑和慢性焦虑两种表现形式。

（1）急性焦虑

①惊恐发作:典型的表现为一种突如其来的惊恐体验,表现为严重的窒息感、濒死感和精神失控感。同时伴有严重的自主神经功能失调症状,如胸痛、心动过速、心跳不规则、呼吸困难、头痛、头晕、眩晕、晕厥和感觉异常。

②预期焦虑:大多数病人在反复出现惊恐发作后的间隙期,常担心再次发病,因而惴惴不安,也可出现一些自主神经活动亢进的症状。

③求助和回避行为:惊恐发作时,由于强烈的恐惧感,病人难以忍受,常立即要求给予紧急帮助。在发作的间隙期,大部分病人由于担心发病时得不到帮助,因而主动回避一些活动,如不愿单独出门,不愿到人多的热闹场所,不愿乘车旅行等,或出门时要他人陪伴。

（2）慢性焦虑:主要表现为经常或持续的、无明确对象或固定内容的紧张不安,或对现实生活中的某些问题,过分担心或烦恼。

这种紧张不安、担心和烦恼,与现实很不相称,使病人感到难以忍受,但又无法摆脱;常伴有自主神经功能亢进、运动性紧张和过分警惕。

2. 辅助检查 评定 HAMA、HAMD、SAS、SDS、SCL-90、MMPI 及神经心理测验,有助于诊断。

3. 诊断要点 主要根据病人的病史(患病的时间,不好的表现等)、精神检查(通过和病人交谈得出检查结果)、体格检查、量表测查、实验室的辅助检查等,一般可做出初步诊断。

4. 诊断标准 目前仍以 CCMD-3 诊断标准进行分类和诊断。

(1)惊恐发作

①症状标准

a. 符合神经症的诊断标准。

b. 惊恐发作需符合以下 4 项:ⓐ发作无明显诱因、无相关的特定情境,发作不可预测;ⓑ在发作间歇期,除害怕再发作外,无明显症状;ⓒ发作时表现强烈的恐惧、焦虑及明显的自主神经症状,并常有人格解体、现实解体、濒死恐惧或失控感等痛苦体验;ⓓ发作突然开始,迅速达到高峰,发作时意识清晰,事后能回忆。

②严重标准:病人因难以忍受又无法解脱,而感到痛苦。

③病程标准:在 1 个月内至少有 3 次惊恐发作,或在首次发作后继发害怕再发作的焦虑持续 1 个月。

④排除标准

a. 排除其他精神障碍,如恐惧症、抑郁症或躯体形式障碍等继发的惊恐发作。

b. 排除躯体疾病如癫痫、心脏病发作、嗜铬细胞瘤、甲亢或自发性低血糖等继发的惊恐发作。

(2)广泛性焦虑症

①症状标准

a. 符合神经症的诊断标准。

b. 以持续的原发性焦虑症状为主,并符合下列 2 项:一是经常或持续的无明确对象和固定内容的恐惧或提心吊胆;二是伴自主神经症状或运动性不安。

②严重标准:社会功能受损,病人因难以忍受又无法解脱,而感到痛苦。

③病程标准:符合症状标准至少已 6 个月。

④排除标准

a. 排除甲状腺功能亢进、高血压、冠心病等躯体疾病的继发性焦虑。

b. 排除兴奋药物过量、催眠镇静药物或抗焦虑药的戒断反应,强迫症、恐惧症、疑病症、神经衰弱、躁狂症、抑郁症或精神分裂症等伴发的焦虑。

5. 鉴别诊断

(1)躯体疾病伴发的焦虑症状:①躯体疾病伴发的焦虑状态可见于急性心肌梗死、冠心病、阵发性心动过速、高血压、甲状腺功能亢进等。类恐惧发作可见于二尖瓣脱垂、甲状腺功能亢进、颞叶癫痫等。必须熟悉这些疾病的特有症状和体征,以资鉴别。必要时进行有关疾病的特殊检查。②临床上广泛使用激素类药物后,药物引起的焦虑症状不再罕见,只要询问时不忽略服药史,鉴别不难。可卡因、大麻、海洛因的服用或戒断都可引起自主神经功能紊乱,甚至出现典型的类惊恐发作。

(2)精神疾病伴发的焦虑症状:①焦虑可见于任何精神病,除了焦虑之外如果还伴有其他的精神病性症状,不诊断为焦虑症。②在神经症中,焦虑与抑郁常常同时存在,有时叫人难分主次。纵向的病史调查、横向的症状评估,有助于对二者的鉴别。二者鉴别困难时,倾向于诊断为抑郁障碍,理由之一是抑郁更可能导致绝望、自杀,后果严重。③惊恐发作与恐惧症的鉴别:发作时有特定的恐惧对象并伴有回避行为的是恐惧症,符合恐惧症的诊断不再诊断为惊恐发作。

【治疗】

1. 惊恐发作的治疗

(1)药物治疗

①5-羟色胺再摄取抑制药:常作为一线药物,特别是对三环类不良反应不能耐受者;合并强迫症状或社交恐惧症的病人可作为首选。常用药物:氟伏沙明(每日 150mg),帕罗西汀(每日 20～60mg),氟西汀(每日 20～60mg),舍曲林(每日 50～150mg)和西酞普兰(每日 20～60mg),早晨服用。需要从小剂量开始给药,以避免药物的初始敏感性。

②三环类抗抑郁药:可作为一线药物,较多选用丙米嗪,每日 50～300mg,可从小剂量每日 12.5 mg 开始,逐渐加量,大多数病人日用量至少在每日 150mg 以上才见效。氯丙米嗪(每日 25～200mg)也可使用,但也要从小剂量开始。

③单胺氧化酶抑制药:适用于对其他抗抑郁药不能耐受者;合并非典型抑郁症或社交恐惧症者可作为首选。常用药物有苯乙肼(每日 15～90mg)和反苯环丙胺(每日 10～80mg)。

④苯二氮䓬类:适用于对各种抗抑郁药不能耐受者;预期焦虑或恐惧性回避很突出以及需要快速见效的病例可首选。常用药物:劳拉西泮、阿普唑仑、氯硝西泮(药物具体用法及用量)。

⑤其他药物:双通道的再摄取抑制药如文拉法辛缓释剂(每日 75～225mg)、米氮平(每日 30mg)和艾司西酞普兰(每日 10～20mg)治疗惊恐发作也有效,可以选用。

(2)心理治疗

①支持性心理治疗:向病人说明疾病的性质,以减轻病人的精神负担,鼓励病人坚持治疗计划。组织同类病人参加小组治疗,互相帮助,能起到更好的效果。

②认知行为治疗

a. 可选择以下方式进行:在发作间歇期有慢性过度换气,而在自发或诱发的惊恐发作时出现急性过度换气的病人,采用抗惊恐药物控制惊恐发作,或通过呼吸的行为训练,教病人调节呼吸频率防止过度换气,可使惊恐发作显著减少。

b. 暴露疗法:让病人通过默想,暴露于惊恐发作时的躯体感受,以消除病人对各种自主神经反应的恐惧。对有恐惧性回避行为或继发广场恐惧的病人,宜采取现场暴露,使病人能逐步适应害怕的情境。

c. 放松训练:可按照从上到下的顺序依次收缩和放松头面部、上肢、胸腹部、下肢各组肌肉,达到减轻焦虑的目的。

d. 认知重建:对病人发病时的躯体感觉和情感体验给予合理的解释,让病人意识到这类感觉和体验是良性的,对健康不会导致严重损害。

2. 广泛性焦虑症的治疗

(1)药物治疗

①5-羟色胺-去甲肾上腺素再摄取抑制药:文拉法辛缓释剂(每日 75～225mg)、度洛西汀(每日 60～120 mg)可使精神和躯体症状都获得改善。

②选择性 5-羟色胺再摄取抑制药:帕罗西汀每日 20mg,大多数病人都能耐受。其他 SSRI 类也有效。

③苯二氮䓬类:使用广泛而且有效。常用的药物有地西泮(每日 10～30mg),阿普唑仑(每日 2～6mg),劳拉西泮(每日 2～4mg),氯硝西泮片(每日 2～6mg);对广泛性焦虑症的躯体症状的效果较其他药物为佳。长期大剂量使用可引起药物依赖和突然撤药时出现戒断症状,是这类药物的主要缺点。

④丁螺环酮:对广泛性焦虑症有效,剂量为每日 15～60mg,但起效较苯二氮䓬类慢,较少产生药物依赖和戒断症状。

⑤三环类抗抑郁药:对负性情绪和认知症状较苯二氮䓬类为佳,但对躯体症状效果不佳。常用药物为丙米嗪每日 50～150mg。不良反应较前两类药物多。

⑥其他药物:普萘洛尔可作为辅助药物,对心悸、震颤明显的病人使用。

(2)心理治疗

①心理教育:将本病的性质给病人讲解。让病人对疾病具有一定的自知力,可降低病人对健康的焦虑,增进在治疗中的合作,坚持长期治疗。

②认知行为疗法:包括焦虑控制训练和认知重建两种方式。采用想象或现场诱发焦虑,然后进行放松训练,可减轻紧张和焦虑时的躯体症状。对导致焦虑的认知成分,则运用认知重建,矫正病人的歪曲认知。

③生物反馈疗法:利用生物反馈信息训练病人放松,以减轻焦虑,对治疗广泛性焦虑症有效。

【临床体会】

1.焦虑与抑郁密切相关,常相互伴随、消长相应。诊断依据:两者在发生顺序的分析以及严重程度的比较。抑郁障碍诊断等级高于焦虑症,即临床表现足以诊断抑郁障碍时则不考虑焦虑症诊断。

2.苯二氮䓬类药物是临床上最常用的抗焦虑药物,依据个体敏感性及睡眠状况,可选用1种或2种该类药物。使用该类药物时,增加药量及减少剂量时需采用逐渐法,防止症状反跳。药物减量常以目前用药量的 $1/8\sim1/4$ 量开始递减,其间密切观察症状变化,确定适当的维持治疗量。服用苯二氮䓬类药物期间,不宜驾驶机动车辆或操纵大型机械,以免发生意外事故。

3.焦虑症的预后很大程度上与个体素质有关,如处理得当,大多数病人能数周内好转,病前特殊个性或生活事件频发者,预后较差。

4.由于本病容易复发,各种治疗时期一般不宜短于半年,有的病例需维持用药 $3\sim5$ 年,才能充分缓解。

5.急性焦虑症状缓解后,对于有明显焦虑性格病人需配合心理治疗,如支持性心理治疗、行为治疗、认知治疗等,对于改变病人认知结构,纠正不良行为模式有效,特别有远期治疗效果。

(胡全喜 温金峰)

第三节 躯体形式障碍

躯体形式障碍是一种以持久地担心或相信各种躯体症状的优势观念为特征的神经症,是躯体症状及相关障碍中最多见的类型。其主要临床表现是担心或相信自己患有某种严重的躯体疾病。病人对自身的健康状况或身体的某一部分过分关注,其关注程度与实际健康状况很不相称,经常诉述不适,并四处求医,但各种客观检查的正常结果和医师的解释均不能打消病人的疑虑。病人对检查结果的可靠性表示怀疑,对医生的解释不满意、感到失望,仍坚持自己的疑病观念,反复到各医院检查或治疗。国外资料显示,在门诊病人中6个月至1年的患病率为 $3\%\sim8\%$,两性患病率接近,多见于成年早期和中期起病,此障碍罕见于儿童。

【病因和发病机制】 躯体形式障碍发病原因与发病机制仍不完全清楚,其发生与机体的素质、所处的环境均有密切关系,精神因素在疾病焦虑障碍的发病中也有重要的作用。病人具有某种人格特征,敏感、多疑、固执,对健康过度关注;有人认为它是强迫观念,有人认为它是一种内脏的感觉过敏,也有人认为它是一种焦虑障碍。

心理学方面的研究发现此类病人有一定的人格特征,如经艾森克人格问卷测查,发现病人N分和E分较高。N分高的人较神经质,对体内变化敏感,常认为自己有病;E分高表示性格外向、喜诉说,要找人表达自己的感觉。心理学家还发现,具有某些素质因素如偏执型、强迫性人格特征的人也易患疾病焦虑障碍。

【诊断与鉴别诊断】

1. 临床表现

(1)常在躯体疾病后或精神刺激诱因作用下发病。

(2)有疑病性格,如敏感多疑,对健康过分关注并且要求较高,求全固执。

(3)对自身健康或疾病过分担心,认为已患有某种严重躯体疾病,为此烦恼,而并非对疾病的后果或继发性社会效应的苦恼。

(4)主诉或症状可限于身体某一部位,器官或系统,也可涉及全身。有的叙述部位明确,有的不甚明确。

(5)对身体任何轻微的变化都特别注意,如心跳、呼吸、大小便等细微变化,并以此认为"固有的"疾病在发展或趋于恶化。

(6)部分病人明确认为自己患了某一种或几种躯体疾病,即形成了疑病观念。

(7)尽管各种检查并无肯定的阳性病变,或其叙述的严重程度与实际健康状况并不相称,排除相关的躯体疾病,医生对其解释无效或仅有短暂效果。

(8)病人常有为其症状看过 3 个以上医生或在 1 个医生处就同一问题就诊 3 次以上。

(9)无疑病妄想,即检查的阴性结果可暂时缓解病人焦虑情绪,一旦病人感到身体轻微不适,疑病忧虑会再度出现并逐渐加重,且再一次就诊或检查。

(10)病人对疾病有关的各种读物十分注意,阅读后往往对号入座,加强疑病观念。

2. 辅助检查 按照病人的主诉做相应的重点辅助检查,对合作的病人评定 HA-MA、HAMD、SAS、SDS、SCL-90、MMPI 及神经心理测验,有助于诊断。

3. 诊断要点 主要根据病人的病史、临床表现、体格检查及实验室检查进行初步诊断。

4. 诊断标准 目前采用 DSM-5 关于躯体形式障碍的诊断标准:

(1)患有或获得某种严重疾病的先占观念。

(2)不存在躯体症状,如果存在,其强度是轻微的。如果存在其他躯体疾病或有发展为某种躯体疾病的高度风险(例如,存在明确的家族史),其先占观念显然是过度的或不成比例的。

(3)对健康状况有明显的焦虑,个体容易对个人健康状况感到警觉。

(4)个体有过度的与健康相关的行为(例如,反复检查他或她的躯体疾病的体征)或表现出适应不良的回避(例如,回避与医生的预约和医院)。

(5)疾病的先占观念已经存在至少 6 个月,但所害怕的特定疾病在此段时间内可以变化。

(6)与疾病相关的先占观念不能用其他精神障碍来更好的解释,例如,躯体症状障碍、惊恐障碍、广泛性焦虑障碍、躯体变形障碍、强迫症或妄想障碍躯体型。

5. 鉴别诊断

(1)躯体疾病:首先需要鉴别考虑的是基础的躯体疾病,包括神经系统或内分泌系统疾病,隐性恶性肿瘤以及其他影响多个器官系统的疾病,有些冠心病、高血压、支气管哮喘等病人常有一种夸大症状的趋势,使得躯体症状与疑病症状的区分颇为困难。存在躯体疾病并不能排除同时存在疾病焦虑障碍的可能性。如果存在躯体疾病,则与健康相关的焦虑和疾病担忧的严重性不成比例。与躯体疾病有关的短暂的先占观念不构成疾病焦虑障碍。

(2)适应障碍:与健康相关的焦虑是对严重疾病的正常反应而不是精神障碍。这些非病理学的健康焦虑显然与躯体疾病有关,通常有时间限制。如果健康焦虑足够严重,就可诊断为适应障碍。然而,只有当健康焦虑有足够的时间、严重性和痛苦程度,才能诊断为疾病焦虑障碍。因此,该诊断要求与健康相关的不成比例的焦虑持续至少6个月。

(3)焦虑障碍:在广泛性焦虑障碍中,个体担忧多个事件、情境或活动,其中只有一种可能涉及他们的健康。在惊恐障碍中,个体可能担心惊恐发作反映了躯体疾病的存在;然而,尽管这些个体可能有健康焦虑,他们的焦虑通常也是急性的、阵发性的。在疾病焦虑障碍中,健康焦虑和恐惧更持续和更持久。

(4)强迫及相关障碍:有疾病焦虑障碍的个体可能有关于某种疾病的侵入性想法,也可能有相关的强迫行为。然而,在疾病焦虑障碍中,先占观念经常聚焦于某种疾病,而在强迫症中,想法是侵入性的,通常聚焦于害怕未来患病。大部分有强迫症的个体除了害怕患病以外,还有涉及其他单项的强迫观念或行为。在躯体变形障碍中,担忧局限于个体认为自己躯体外形的缺陷或瑕疵。

(5)重性抑郁障碍:一些有重性抑郁发作的个体反复考虑他们的健康,过度担忧疾病。抑郁症以心境低落为主要临床相。病人自我感觉不佳,觉得痛苦、厌倦、疲劳,也可伴有疑病症状,但根据症状的主次及其出现的先后与此障碍相鉴别。如果这些担忧仅仅发生在重性抑郁发作期间,就不能额外给予疾病焦虑障碍的诊断。然而,如果重性抑郁发作缓解后,过度的疾病焦虑仍然持续,就应考虑疾病焦虑障碍的诊断。

(6)精神分裂症:精神分裂症的疑病妄想与疾病焦虑障碍的疑病观念区别在于:疑病妄想的产生常缺乏环境与心理基础,内容古怪离奇,明明与现实不符,病人却坚信不疑,并常常与被害妄想相纠缠,与日常行为表现不协调,缺乏求治要求,伴有其他精神活动不协调的症状,情感淡漠。

【治 疗】

1. 心理治疗 心理治疗是主要治疗形式,其目的在于让病人逐渐了解所患疾病之性质,改变其错误的观念,减轻心理因素的影响。

(1)支持性心理治疗:给予病人解释、指导、疏通,令其了解疾病症状有关的知识,对于缓解情绪症状、增强治疗信心有效。

(2)心理动力学心理治疗:帮助病人探究并领悟症状背后的内在心理冲突,对于症状的彻底缓解有效。

(3)认知治疗:对于疑病观念明显且有疑病性格的病人,予以认知矫正治疗,有远期疗效。

(4)森田疗法:使病人了解症状实质并非严重,采取接纳和忍受症状的态度,对于缓解疾病症状、提高生活质量有效。

2. 药物治疗 此障碍病人常常会有焦虑、抑郁症状,对健康要求高,对躯体反应敏感,宜选用不良反应小的药物,且以小剂量治疗为宜。

(1)抗焦虑药常用苯二氮䓬类药物

阿普唑仑片:0.4～0.8mg,口服,每晚1次。

氯硝西泮片:2mg,口服,每晚1次。

地西泮片:2.5～5mg,口服,每晚1次。

奥沙西泮片:7.5～15mg,口服,每晚1次。

劳拉西泮片:0.5～1mg,口服,每晚1次。

(2)抗抑郁药 小剂量 TCAs、SSRIs 和 SNRIs。

阿米替林片:75～225mg,口服,每晚1次。

氟西汀胶囊:20～40mg,口服,每日1次。

帕罗西汀片:20～40mg,口服,每日1次。

舍曲林片:50～150mg,口服,每日1次。

西酞普兰片:20～40mg,口服,每日1次。

艾司西酞普兰片:5～15mg,口服,每日1次。

安非他酮片:每次 75～150mg,口服,每日 1～3 次。

米氮平片:每次 15～30mg,口服,每日 1 次。

度洛西汀胶囊:每次 60mg,口服,每日 1 次。

文拉法辛胶囊:75～150mg,口服,每日 1 次。

(3)抗精神病药物:对确实难以治疗的病例可以合并小剂量抗精神病药物,如利培酮、奥氮平、喹硫平等,以提高疗效。

3. 其他治疗　针灸治疗、按摩治疗、体外反搏治疗等,有一定辅助治疗效果。

【临床体会】

1. 躯体症状及相关障碍包括躯体症状障碍、疾病焦虑障碍、转换障碍(功能性神经症状障碍)、影响其他躯体疾病的心理因素、做作性障碍、其他特定的躯体症状及相关障碍、未特定的躯体症状及相关障碍。而疾病焦虑障碍是其最多见的类型,在国内除了疾病焦虑障碍以外,其他的诊断在我国并未普遍使用,但治疗手段相似。

2. 疾病焦虑障碍的治疗一般是综合性治疗,开始时要重视医患关系的建立,良好的医患关系是治疗成败的关键;要以耐心、同情、接纳的态度对待病人的痛苦和诉述。

3. 对病人的主诉和症状不要急于否认,需认真检查以确定是否存在躯体疾病,以避免漏诊、误诊、延误治疗。在查明病情的基础上,巧妙机敏地婉拒不必要的检查。

4. 在治疗过程中,用药剂量宜小,镇静作用强更易被接受;为减轻不良反应,加深睡眠,便于日间活动,特别在症状好转后可在睡眠前一次服用;治疗前必须讲明药物可能出现的不良反应,以解除病人的担忧;药物要注意个体化,宜请病人参与决策。

5. 药物治疗只是对症治疗,症状缓解不急于停药,强调此障碍治疗有一个减药和巩固的过程,其时间的长短取决于病程、个性特征及外界环境等因素。一般认为,有明显精神诱发因素、急性起病者预后良好。若起病缓慢,病程持续 2 年以上者,其预后较差。

(温友禄　温金峰)

第四节　强　迫　症

强迫症(OCD)以反复出现强迫观念、强迫行为为基本特征的一类神经症,其特点是有意识的自我强迫和反强迫并存,强迫症在世界范围内的终身患病率为 0.8%～3.0%,与其他严重致残性精神疾病性障碍(约 1%)近似。国内报道的强迫症患病率总体上低于多数西方国家,女性高于男性,平均发病年龄 19—35 岁,56%～83% 的强迫症病人至少共患一种其他精神障碍,如情感障碍、焦虑障碍、神经性厌食症和贪食症、酒精或物质滥用或依赖、抽动障碍等。强迫症治疗效果及预后欠佳,被世界卫生组织列为十大致残疾病之一。

【病因和发病机制】　强迫症是一种多维度、多因素疾病,发病具有鲜明的社会-心理-生物模式特征。病人可能具有一定的遗传素质,儿童时期成长的经历和所受教育与发病密切相关;神经生化学研究显示病人脑内 5-HT 功能异常;影像学研究结果支持强迫症眶额皮质-纹状体-丘脑环路异常以及结构和功能异常的假说。

【诊断与鉴别诊断】

1. 临床表现

(1)强迫观念

①强迫思想:病人脑中常反复地想一些词或短句,而这些词或句子常是病人所厌恶

的。如一个笃信宗教的人,脑中反复想着一些淫猥或渎神的词句。

②强迫性穷思竭虑:病人对一些常见的事情、概念或现象反复思考,刨根究底,自知毫无现实意义,但不能自控。如反复思考"究竟是先有鸡还是先有蛋?"。

③强迫怀疑:病人对自己所做事情的可靠性表示怀疑,需要反复检查、核对。如门窗是否关好,钱物是否点清等,而病人自己能意识到事情已做好,只是不放心而已。

④强迫联想:病人脑子里出现一个观念或看到一句话,便不由自主地联想起另一个观念或词句,而大多是对立性质的,此时叫强迫性对立思维。如想起"和平",马上就联想到战争等。

⑤强迫回忆:病人意识中不由自主地反复呈现出经历过的事情,无法摆脱,感到苦恼。

(2)强迫动作和行为

①强迫检查:多为减轻强迫怀疑引起的焦虑而采取的措施。常表现为反复检查门窗、煤气是否关好,电插头是否拔掉,账目是否搞错等。

②强迫洗涤:多源于怕受污染这一强迫观念而表现反复洗手、洗衣物、消毒家具等。

③强迫性仪式动作:通常是为了对抗某种强迫观念所引起的焦虑而逐渐发展起来的。如一位学生开始出现强迫观念时便摇头对抗,果然有效,但好景不长,摇头不能抵抗强迫观念,于是就增加一项手拍桌子的动作,此法开始有效,但效力逐渐下降,于是病人又增加一项跺脚的动作以加强对抗作用。久而久之,病人即发展了一套复杂的仪式化程序:先摇几下头,接着拍几下桌子,然后跺脚。

④强迫询问:强迫症病人常常不相信自己,为了消除疑虑或穷思竭虑给自己带来的焦虑,常反复询问他人,以获得解释与保证。

⑤强迫缓慢:临床少见。这些病人可能否认有任何强迫观念,缓慢的动机是努力使自己所做的一切都非常完美。由于以完美、精确、对称为目标,所以常常失败,因而增加时间。

(3)强迫意向:病人体会到一种强烈的内在冲动要去做某种违背自己意愿的事情,但一般不会转变为行动,因病人知道这种冲动是非理性的、荒谬的,故努力克制,但内心冲动无法摆脱。如看到电插头就想去摸,看到异性就想拥抱等。

(4)强迫情绪:病人常常有一种不必要的担心忧虑,如:病人始终认为自己的外貌长相不够完美,反复到整形外科要求脸部整形,甚至反复多次或数十次整形,或病人担心自己患上艾滋病,反复到医院要求行艾滋病检查。

2. 临床评估

(1)评估内容:强迫症的临床症状表现形形色色,涉及思维、注意、感知、活动等多方面,需要进行系统的临床评估,包括:①症状的识别、诊断与鉴别诊断;②治疗的依从性、适应证与禁忌证、疗效与不良反应;③生活质量与社会功能康复等。

(2)评估方法:包括:①病史的采集与精神检查;②定式化检查,如自评和他评量表或问卷,包括人格测验等;③实验室与脑影像学检查等。

(3)评估量表:目前最常用的强迫症及相关症状评定量表为耶鲁-布朗强迫症状量表(Yale-Brown Obsessive-Compulsive Scale,Y-BOCS),包括成人版和儿童版。

3. 诊断要点　主要根据病人的病史、临床特征、精神检查、体格检查及相关的心理量表评定,并排除器质性疾病及其他精神疾病而引起的强迫症状后即可诊断。

4. 诊断标准　目前采用 DSM-5 诊断标准。

(1)具有强迫思维、强迫行为,或两者皆有。

(2)强迫思维或强迫行为是耗时的(例如,每天消耗 1 小时以上)或者症状引起具有临床意义的痛苦,或导致社交、职业或其他重要功能方面的损害。

(3)此强迫症状不能归因于某种物质(例如,滥用的毒品、药物)的生理效应或其他躯体疾病。

(4)该障碍不能用其他精神障碍的症状来更好地解释。

5. 鉴别诊断

(1)精神分裂症:精神分裂症可出现强迫症状,但往往不为强迫症状苦恼,无主动克制或摆脱的愿望,无治疗要求,且症状内容多荒谬离奇,对症状无自知力。鉴别的主要特点是分裂症病人还具有精神分裂症的阴性或阳性症状。

(2)恐惧症和广泛性焦虑症:恐惧症、焦虑症和强迫症均有焦虑表现,确定原发症状是鉴别的关键。恐惧症的对象来自于客观现实;有洁癖的强迫症病人也可有回避行为。广泛性焦虑与强迫症在过度忧虑上有很多相似之处,但是,与强迫观念不同,过度性忧虑其忧虑的具体内容,一般在现实生活中存在,而且病人不认为自己的忧虑是不合适的。而强迫观念的内容一般是虚构的,而且对这些想法病人认为是不合适的,他们认为不应该出现这些念头。

(3)脑器质性精神障碍:中枢神经系统的器质性病变,尤其是基底节病变,可出现强迫症状。神经系统病史和体征及相关辅助检查证据有助于鉴别。

(4)抽动-秽语综合征和其他抽搐障碍:身体任何部位的一组或一群肌肉发生不自主、重复、快速地收缩。病人体验为不可克制的,不由其目的压制强迫观念带来的痛苦烦恼。

【治疗】

1. 药物治疗

(1)一线治疗药物:SSRIs,如舍曲林(每日 50～200mg)、氟西汀(每日 20～60mg)、氟伏沙明(每日 50～300mg)和帕罗西汀(每日 20～50mg)。

(2)二线治疗药物:三环类药物氯米帕明(每日 50～300mg)、SSRIs 药物西酞普兰(每日 20～60mg)和艾司西酞普兰(每日 10～20mg)。

(3)三线以及增效治疗药物:第 2 代抗精神病药是最常用且增效作用确切的药物。利培酮(每日 0.5～6.0mg)、阿立哌唑(每日 5～20 mg)、氟哌啶醇(每日 2～10mg)、奥氮平(每日 2.5～10.0mg)、喹硫平(每日 150～450mg)、齐拉西酮和帕利哌酮。

2. 心理治疗　认知-行为治疗(CBT)、精神分析治疗均可用于强迫症。系统脱敏疗法可逐渐减少病人重复行为的次数和时间。

3. 外科治疗　临床上少部分病人症状无法通过上述治疗得到缓解,对于这部分病人,立体定向毁损手术是另一可行的治疗手段,包括扣带回毁损术、内囊前肢毁损术、尾状核下毁损术、边缘系统额叶白质毁损术和丘脑/苍白球毁损术、γ-刀和脑深部电刺激术(deep brain stimulation,DBS)等。

【临床体会】

1. 强迫症是以反复出现强迫观念、强迫行为作为主要特征的一类神经症,其病程迁延,治疗效果欠佳,其病因与发病机制涉及遗传、神经生化、神经病理、心理病理学等,其特点是有意识的自我强迫和反强迫并存,临床上要注意与多种常见精神疾病的鉴别诊断。

2. 目前强迫症的有效治疗包括药物治疗、心理治疗、手术治疗等,其中心理治疗有效率高、依从性好,不同病人药物治疗的有效率及症状改善程度不一,由于药物治疗周期长,不良反应多,依从性欠佳。目前暂不推荐外科手术作为强迫症病人的首选治疗,但手术治疗的效果值得肯定,对部分难治性病人有效,其中脑深部电刺激治疗是近年来研究的热点。

(钟　钧　温金峰)

第五节 失 眠

失眠(insomnia)是一种以失眠为主的睡眠质量不满意状况,其他症状均继发于失眠,包括难以入睡、睡眠不深、易醒、多梦、早醒、醒后不再易睡、醒后不适感、疲乏或白天困倦。对失眠的忧虑或恐惧心理是形成本症的致病心理因素。据统计,33%～50%的成人主诉每年有数夜失眠,10%～15%的人群会有失眠主诉和因失眠导致的不适症状。失眠最常见的类型是适应性失眠、心理生理性失眠和由于精神疾病导致的(精神障碍性)失眠。

【病因和发病机制】 失眠的发病机制目前仍不明确,但引起失眠的原因很多,常见的有:

1. 躯体因素 躯体慢性疼痛、浑身瘙痒、喘息、咳嗽、吐泻等。

2. 药物因素 兴奋性药物,如咖啡因、茶碱、甲状腺素、可卡因、中枢兴奋药、皮质激素、抗震颤麻痹剂等;撤药反应可引起反跳性失眠。

3. 环境因素 生活习惯的改变、住所的更换、嘈杂的环境及光线的刺激等。

4. 心理因素 过分关注自己的入睡困难,担忧,以致思虑过度、兴奋不安或焦虑烦恼。急性应激是失眠的主要原因,主要有一过性兴奋、思虑、精神紧张、近期居丧、时差反应等。

5. 精神疾病 如躁狂症等。

【诊断与鉴别诊断】

1. 临床表现

(1)主要表现:睡眠起始困难、睡眠维持困难、早醒、长期非恢复性睡眠,或者睡眠质量不佳。

(2)伴随症状:包括疲劳或乏力、注意力不集中、记忆力下降、社交或职业能力下降和学习能力下降;情绪不稳或易激惹、日间困倦、动机或原动力不足;在工作或驾驶时有发生错误/事故的倾向、因睡眠不足导致紧张性头痛或胃肠道症状以及对睡眠的担心和焦虑等。

2. 失眠的评估与辅助检查

(1)心理测试:对于测定失眠病人焦虑、抑郁情绪及筛查病人大有帮助。

(2)多导睡眠图:多导睡眠图可以显示出与失眠图表不同的一些异常表现,为诊断提供信息。异常的 REM 参数,如 REM 潜伏期缩短以及 REM 的第一阶段缩短,同时临床上有抑郁相关的表现,有助于将抑郁作为一个主要诊断,否则诊断将会模糊不清。

(3)腕动仪:腕动仪是一个佩戴在手腕上的设备,它用于检查肢体活动,并且很方便。通过分析肢体运动数据预测睡眠和觉醒事件。在正常人群中,这种预测睡眠和觉醒事件的方法与多导睡眠图相一致,但在失眠病人中这种一致性减低。

3. 诊断要点 主要根据病人失眠的主诉(存在失眠的症状)、日间功能损害的证据,结合多导睡眠图等检查结果一般可做出诊断。

4. 诊断标准 ICD-10 对非器质性失眠症的诊断标准如下。

(1)主诉是入睡困难,难以维持睡眠或睡眠质量差。

(2)每周 3 次并持续 1 个月以上。

(3)过分担心失眠的后果。

(4)睡眠质和(或)量的不满意引起了明显的苦恼或影响了社会及职业功能。

5. 鉴别诊断

(1)适应性失眠:适应性失眠可见于多数拥有正常睡眠的个体,多数病人的症状随着时间延长而缓解(不超过 3 个月),主要特征是对明确的特定事件的一种反应,病程不超过3个月,但如果对睡眠和日间的功能产生明显影响,则需要接受治疗。

(2)心理生理性失眠:是失眠门诊最常见的原发性失眠类型,常被称为"条件性失眠"或"习惯性失眠"。该病的本质特征是条件反射性睡眠障碍、卧床后觉醒程度提高,并且形成了阻睡联想。常见的主诉是当试图入睡时就出现心理唤醒(想法或思维突然涌进脑海)。多导睡眠监测及体动图可以鉴别。

(3)矛盾性失眠(睡眠状态感知错误):主要特征是病人诉说的睡眠紊乱严重程度与相对较轻的日间功能损害和睡眠多导图记录的睡眠紊乱程度不成比例。睡眠日记及多导睡眠图可以鉴别。

(4)精神障碍性失眠:精神障碍性失眠是睡眠医师诊疗过程中最常见到的失眠类型,病人经常关注失眠问题,却忽略(或否认)或淡化抑郁的其他症状。详细的病史、心理测试检查可以鉴别。多导睡眠图REM参数异常的变化对于焦虑抑郁的诊断有较大的鉴别价值。

(5)睡眠卫生不良:该病的病人特点是病人的一些行为具有潜在的干扰睡眠的可能,如睡前运动、饮咖啡或饮酒等。病人就寝和起床时间经常没有规律,卧床时间过长、不适应的小睡等,是导致他们夜间睡眠障碍的另一种不良行为。课件的睡眠日记可以明确。

(6)药物或物质导致的失眠:药物或物质导致的失眠,意味着失眠与应用或停用某种药物或物质有关。该病的主要特征是病人一定是应用于失眠相关的某种药物或物质,失眠也可以出现在停用这种物质的时候。详细的病史可以明确。

(7)内科疾病所致的失眠:许多内科疾病可因为合并疼痛、呼吸困难或端坐呼吸、夜尿和药物的不良反应等干扰睡眠。一些病人的内科疾病改善后,睡眠也随之改善。

【治疗】

1. 认知行为治疗

(1)认知疗法:是采用心理治疗的方法,让病人对睡眠和睡眠的作用形成一个正面且恰当的概念,从而重新建立认知通路。

(2)认知行为疗法:是认知疗法和行为疗法的结合,其中行为疗法的组成包括刺激控制疗法和(或)睡眠限制疗法,联合应用/不联合应用放松疗法。通常也包括睡眠卫生教育。

(3)放松疗法:是一个广义的概念,包括很多种方法,主要包括:①逐步肌肉放松,重点在于躯体激发;②引导式意象放松,重点在于唤醒认知。

(4)刺激控制疗法:目的是减弱床和不良结果之间的负面联想,不良结果包括觉醒、挫折感和担忧。长期努力入睡的结果和卧床时的觉醒之间就构成了条件反射的联想。故采用床和睡眠之间的正面联想取代负面联想。

(5)睡眠限制疗法:目的在于通过限制睡眠来提高睡眠的持续性和加强睡眠的驱动力。限制长时间卧床和小睡会使睡眠变得更加稳固。随着睡眠持续改善,逐渐延长卧床时间。

(6)矛盾意向:目的在于减弱行为焦虑。指导病人被动保持清醒,避免任何想要入睡的努力(意向)。

(7)生物反馈:目的在于降低对身体的激发。是训练病人通过视觉或听觉的反馈,控制一些生理变化。

2. 药物治疗

(1)GABA-BZ-氯离子载体复合物(苯二氮䓬类受体激动药,BAZRA):唑吡坦(5～10mg)、扎来普隆(5～10mg)、佐匹克隆(7.5mg)、右佐匹克隆(1～3mg)。

(2)苯二氮䓬类药物:地西泮(5～10mg)、氯硝西泮(2～4mg)、阿普唑仑(0.4～0.8mg)、艾司唑仑(1～2mg)、劳拉西泮(1～4mg)。

(3)褪黑激素受体激动药(MT1/MT2受体激动药):主要影响睡眠潜伏时间,半衰期短,用于不能耐受前述催眠药物,或已发生药物依赖病人的替代治疗。常用药物为雷美替胺(8mg)。使用氟伏沙明的病人,禁忌应用雷美替胺,因为抗抑郁药氟伏沙明可明显增加血中雷美替胺的水平。

(4)镇静性抗抑郁药和抗精神病药物:对于伴发焦虑、抑郁情绪的病人可使用抗抑郁药,如米氮平、曲唑酮、阿米替林、多塞平、马普替林等。抗精神病药物如喹硫平等。

(5)其他药物

①加巴喷丁:GABA 的结构类似物,对其他药物无反应或耐受的病人,也可以将加巴喷丁作为一种催眠药物的选择。常用剂量是睡前口服 300～900mg。加巴喷丁可能对失眠伴有疼痛的病人有效。

②缬草提取物:可作为催眠药物使部分病人受益。

3. 生物反馈疗法、体育锻炼

【临床体会】

1. 详细的睡眠病史是评价失眠的基础,要详细了解病人失眠的起因(发病年龄)、发生失眠时是否存在特殊的生活事件或不良刺激,同时还要包括既往的睡眠情况(睡眠觉醒时间表、睡眠期间的活动、睡眠习惯)、对日间的影响、认知指标,并且还需要了解药物应用及既往的治疗(包括精神病史)。

2. 失眠的诊断必须具备和夜间睡眠障碍相关的日间功能损害。

3. 催眠药使用期一般不超过 21～28天,时间过长应注意药物依赖和滥用的风险。

4. 失眠的认知行为(CBT)疗法对于原发性失眠和继发性失眠(合并其他疾病)均有效,包括药源性失眠。对于原发性失眠而言,联合应用催眠药物和 CBT 并不比单用 CBT 更有效。

(郭馨文　温金峰)